康复治疗师临床工作指南

——手法治疗技术

主　编　王于领　高晓平

副主编　万　里　叶祥明　马全胜

主　审　蔡永裕

顾　问　刘　浩　梁兆麟

人民卫生出版社

图书在版编目（CIP）数据

康复治疗师临床工作指南. 手法治疗技术/王于领，高晓平主编. —北京：人民卫生出版社，2020
ISBN 978-7-117-28851-4

Ⅰ. ①康… Ⅱ. ①王…②高… Ⅲ. ①正骨疗法
Ⅳ. ①R49②R274. 2

中国版本图书馆 CIP 数据核字（2019）第 201692 号

康复治疗师临床工作指南——手法治疗技术

主　　编： 王于领　高晓平
出版发行： 人民卫生出版社（中继线 010-59780011）
地　　址： 北京市朝阳区潘家园南里 19 号
邮　　编： 100021
E - mail： pmph @ pmph. com
购书热线： 010-59787592　010-59787584　010-65264830
印　　刷： 三河市宏达印刷有限公司
经　　销： 新华书店
开　　本： 787×1092　1/16　　**印张：** 21. 5
字　　数： 537 千字
版　　次： 2020 年 6 月第 1 版　2024 年 1 月第 1 版第 4 次印刷
标准书号： ISBN 978-7-117-28851-4
定　　价： 148. 00 元
打击盗版举报电话：010 - 59787491　E - mail：WQ @ pmph. com
质量问题联系电话：010 - 59787234　E - mail：zhiliang @ pmph. com

编者（以姓氏笔画为序）

万　里（江苏省人民医院）
马　明（东南大学附属中大医院）
马全胜（首都医科大学附属北京康复医院）
王于领（中山大学附属第六医院）
王古月（安徽医科大学第一附属医院）
叶祥明（浙江省人民医院）
孙天宝（广东省工伤康复医院）
李旺祥（昆明医科大学第二附属医院）
吴　华（嘉兴市第二医院）
张新涛（北京大学深圳医院）
林武剑（中山大学附属第六医院）
罗庆禄（广州医科大学附属第五医院）
庞晓峰（沈阳体育学院）
高晓平（安徽医科大学第一附属医院）
章国伟（浙江中医药大学附属温州中医院）
雷晓辉（西安交通大学第二附属医院）
廖麟荣（宜兴九如城康复医院）
谭同才（浙江省人民医院）

秘书（兼）

林武剑（中山大学附属第六医院）

主编简介

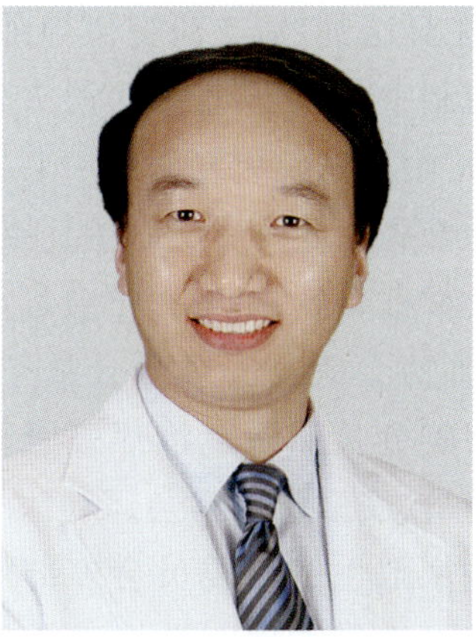

王于领，教授、主任物理治疗师、博士研究生导师，现任中山大学附属第六医院康复医学科主任、康复医学教研室主任。中国康复医学会常务理事、物理治疗专业委员会主任委员、康复医学教育专业委员会副主任委员，中国康复治疗国际化教育物理治疗学专家委员会主席，中国物理治疗师资质认证考核专家委员会主任委员。

从事康复医学与临床物理治疗临床与教学工作 20 余年，擅长骨关节运动损伤疾病的诊治，获得"羊城好医生""岭南名医""广州市实力中青年医学专家""全国十大康复治疗师"称号。担任中山大学八年制临床医学和内外全科医学国际班的"康复医学"、康复治疗专业"治疗性运动"与核心通识教育课程"运动损伤的预防与康复"课程负责人。先后主持国家自然科学基金面上项目（1 项）、美国中华医学基金会项目（1 项）、教育部教学项目（4 项）、广州市科技重大研发项目等项目 17 项，科研专注于慢性疼痛的发病机制与大脑网络连接、运动干预的机制与效用。主编《运动治疗》《运动治疗技术》，主译《运动控制》等专著。任《中国康复医学杂志》、*Journal of Physical Medicine, Rehabilitation & Disabilities* 等杂志编委，是 *Journal of Sports Science and Medicine* 等 14 本 SCI 杂志的审稿专家。中国康复医学会教学成果奖一等奖项目负责人。

主编简介

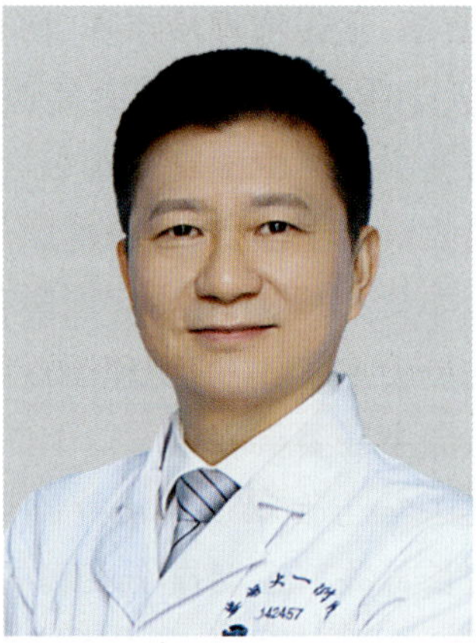

高晓平，主任医师、博士研究生导师，安徽省康复医学质量控制中心主任，安徽医科大学康复医学学系主任、第一附属医院康复医学中心主任。中国康复医学会颈椎病专业委员会副主任委员、康复教育专业委员会常务委员，中华医学会运动医疗分会委员，中国医师协会康复医师分会常务委员，安徽省康复医学会副会长兼康复治疗暨康复教育专业委员会主任委员，安徽省医学会运动医学分会主任委员。担任国家卫生健康委员会多部规划教材的主编和副主编，《中华物理医学与康复杂志》《中国康复医学杂志》等杂志编委。

从事康复医学临床和教育工作 27 年，获得安徽省“江淮名医”称号，多次获得校“优秀教师”称号，培养研究生 38 名；主编和参与编写各类教材和专著 16 部；主持和参与包括国家自然科学基金在内的科研项目 15 项，其中教学研究项目 3 项；发表科研论文 60 余篇，其中 SCI 论文 4 篇。长期在临床一线工作，对中枢神经系统疾病如脑卒中、颅脑损伤、脊髓损伤和骨科系统疾病包括颈椎病、腰椎间盘突出症、关节炎、肩周炎、各种软组织损伤和劳损、骨折和创伤等所致功能障碍的治疗、康复和预防进行了深入研究，具有丰富的临床经验，并开展推广了临床新技术项目 10 余项，获得临床实用新型专利 1 项。

副主编简介

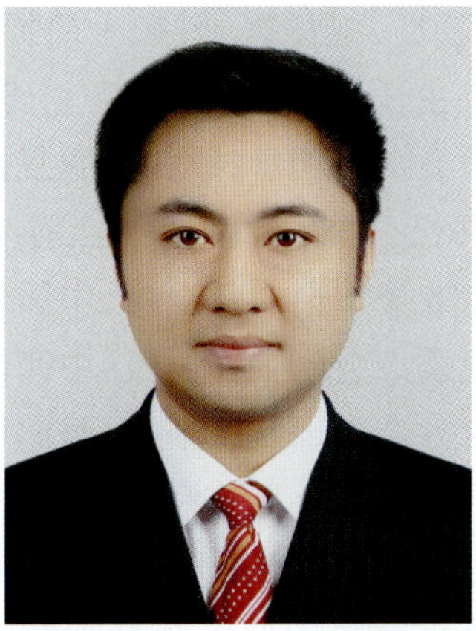

万里，教授、主任治疗师，江苏省人民医院康复医学中心本部治疗部主任。《中国康复医学杂志》编委、《中华物理医学与康复杂志》审稿专家，中国残奥委会分级委员会委员，中国残奥运动管理中心医学与科学部A级分级师，江苏省康复医学会肌肉骨骼康复专业委员会副主任委员、康复治疗专业委员会副主任委员，江苏省医学会运动医疗分会运动康复学组副主任委员，江苏省体育科学学会运动医学与康复分会常务委员，江苏省残疾人体育协会常务委员。

研究方向为骨骼肌肉疾病的康复评定与治疗及残疾运动员医学与功能分级，第一主编专著6部，副主编8部，参编专著10余部，参译专著3部，以第一作者及通讯作者发表于核心期刊论著30余篇，SCI收录1篇。

副主编简介

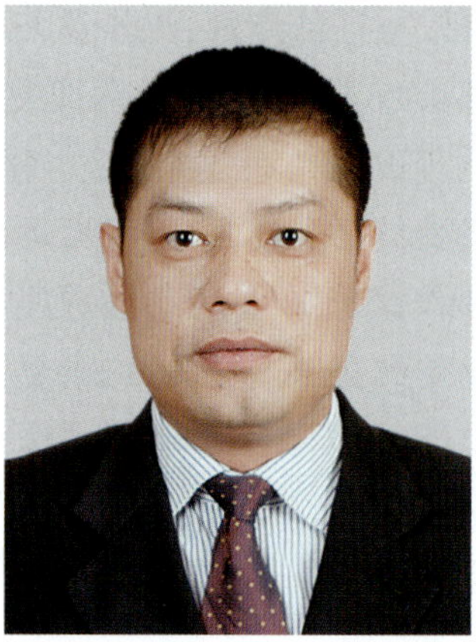

叶祥明，教授、主任医师、硕士研究生导师，浙江省康复中心主任，杭州医学院康复研究所所长。中国康复医学会常务理事，浙江省康复医学会常务副会长兼秘书长（法人代表），浙江省卒中学会副会长兼康复专业委员会主任委员，中国康复医学会康复治疗专业委员会副主任委员、中西医结合康复专业委员会常务委员，浙江省康复医学质量控制中心常务主任，浙江省康复治疗专业委员会主任委员，浙江省重点学科神经康复学带头人，浙江省中医药管理局重点学科中西医结合神经康复学带头人，浙江省康复医学会突出贡献奖获得者。

擅长脑血管意外、颅脑外伤的康复。主编专著 3 部，副主编 3 部，主审 3 部，发表学术论文 60 余篇，其中 SCI 6 篇，获浙江省医药卫生科技奖二等奖 2 项。

副主编简介

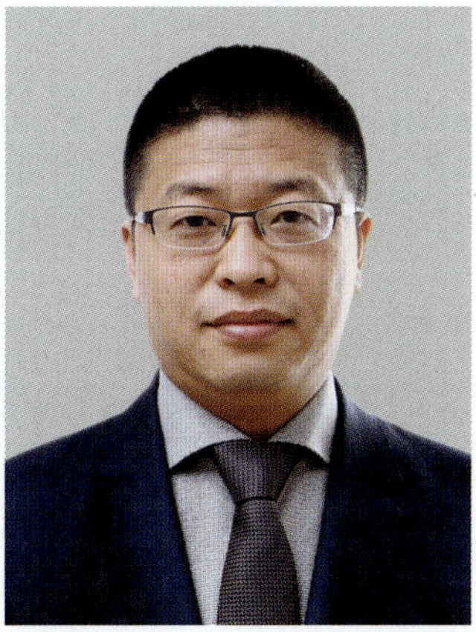

马全胜，首都医科大学附属北京康复医院首席治疗师，肌骨康复中心肌骨治疗师长。联合物理治疗师协会（香港）会长，中国康复医学会物理治疗专业委员会常务委员、康复治疗专业委员会常务委员、管理机构专业委员会常务委员，中国康复医疗机构联盟康复治疗专业委员委会主任委员。

从事康复事业20余年，擅长肌骨疾病康复、神经系统疾病康复、脊髓损伤康复等多领域。《运动治疗》编委，《中国老年保健医学》杂志青年编委。

出版说明

2016年10月发布的《“健康中国2030”规划纲要》将“强化早诊断、早治疗、早康复”作为实现全面健康的路径，在康复相关领域提出了“加强康复医疗机构建设、健全治疗—康复—长期护理服务链”等一系列举措。

康复医疗水平的提升离不开高素质的康复团队，其中，康复治疗师在整个康复环节起着十分关键的作用，而我国康复治疗的专业化教育起步晚，从业人员普遍年轻、缺少经验，水平参差不齐。为了规范、提升康复治疗师的临床工作水平，进而助推康复医疗学科发展，人民卫生出版社与中国康复医学会康复治疗专业委员会及康复专科医院联盟的主要专家一起，在全面调研、深入论证的基础上，组织国内顶尖的康复治疗师、康复医师编写了这套康复治疗师临床工作指南。

该套丛书包括16个分册，在编写委员会的统一部署下，由相关领域的300多位国内权威康复治疗师与康复医师执笔完成，为了进一步保障内容的权威性，在编写过程中还特邀了一大批业界资深专家担任主审及顾问。

该套丛书强调理论与实践相结合，注重吸纳最新的康复实用技术，突出实践操作以解决临床实际问题。具体编写过程中以临床工作为核心，对操作要点、临床常见问题、治疗注意事项进行重点讲述，特别是对治疗中容易发生的错误进行了详细的阐述，同时通过案例分析，给出相应科学的、安全的治疗方案，以促进康复治疗师对康复治疗技术有更好的认识和临床运用的能力。

本套丛书有助于满足康复治疗师、康复医师的需求，对康复相关从业人员也有重要的指导意义。

康复治疗师临床工作指南编委会

主任委员

燕铁斌　席家宁

委　员（以姓氏笔画为序）

万　勤　万桂芳　卫冬洁　王于领　公维军　朱　毅　朱利月　刘巧云
刘晓丹　刘惠林　闫彦宁　米立新　江钟立　肖　农　沈　滢　张庆苏
张志强　陈文华　武继祥　赵正全　胡昔权　姜志梅　贾　杰　侯　梅
徐　文　徐开寿　高晓平　席艳玲　黄　杰　黄昭鸣　黄俊民　梁　崎

编委会秘书

吴　伟　郄淑燕

特邀审稿专家及顾问（以姓氏笔画为序）

丁绍青　丁荣晶　于　萍　万　萍　马　明　马丙祥　王　刚　王　彤
王　琳　王　磊　王人卫　王乐民　王宁华　王丽萍　王伯忠　王国祥
王惠芳　卞卫国　亢世勇　方　新　叶红华　丘卫红　冯　珍　冯晓东
朱　庆　朱登纳　任爱华　华桂茹　刘　浩　刘　慧　闫　燕　闫彦宁
关雄熹　许光旭　孙启良　孙喜斌　麦坚凝　严　静　杜　青　杜晓新
李　奎　李奎成　李胜利　李晓捷　杨亚丽　励建安　吴　毅　吴卫红
何成奇　何兆邦　沈玉芹　宋为群　宋宗帅　张　通　张　婧　张　锐
张长杰　张玉梅　张晓玉　陆　晓　陈　翔　陈丽霞　陈卓铭　陈艳妮
陈福建　林　坚　林国徽　欧阳财金　岳寿伟　周　涛　周士枋　周贤丽
周惠嫦　郑宏良　单春雷　赵　澍　赵振彪　郝会芳　胡大一　胡继红
姜志梅　敖丽娟　贾　杰　贾子善　顾　新　徐　静　徐洁洁　高　颖
郭　兰　郭凤宜　郭红生　郭险峰　唐久来　黄昭鸣　黄晓琳　黄锦文
常冬梅　梁　兵　梁兆麟　韩在柱　韩丽艳　韩德民　喻传兵　喻洪流
谢　青　谢欲晓　窦祖林　褚立希　蔡永裕　燕铁斌　魏　全　魏国荣

康复治疗师临床工作指南目录

1	运动治疗技术	主　编	黄　杰　公维军
		副主编	南海鸥　杨　霖　张志杰　常有军
2	手法治疗技术	主　编	王于领　高晓平
		副主编	万　里　叶祥明　马全胜
3	物理因子治疗技术	主　编	沈　滢　张志强
		副主编	刘朝晖　谭同才　张伟明
4	贴扎治疗技术	主　编	黄俊民　陈文华
		副主编	高　强　王　刚　卞　荣
5	矫形器与假肢治疗技术	主　编	赵正全　武继祥
		副主编	何建华　刘夕东
6	作业治疗技术	主　编	闫彦宁　贾　杰
		副主编	陈作兵　李奎成　尹　昱
7	神经疾患康复治疗技术	主　编	刘惠林　胡昔权
		副主编	朱玉连　姜永梅　陈慧娟
8	肌骨疾患康复治疗技术	主　编	朱　毅　米立新
		副主编	马　超　胡文清
9	心肺疾患康复治疗技术	主　编	朱利月　梁　崎
		副主编	王　俊　王　翔
10	构音障碍康复治疗技术	主　编	席艳玲　黄昭鸣
		副主编	尹　恒　万　萍
11	嗓音障碍康复治疗技术	主　编	万　勤　徐　文
12	吞咽障碍康复治疗技术	主　编	万桂芳　张庆苏
		副主编	张　健　杨海芳　周惠嫦
13	儿童疾患物理治疗技术	主　编	徐开寿　肖　农
		副主编	黄　真　范艳萍　林秋兰
14	儿童语言康复治疗技术	主　编	刘巧云　侯　梅
		副主编	王丽燕　马冬梅
15	儿童发育障碍作业治疗技术	主　编	刘晓丹　姜志梅
		副主编	曹建国　许梦雅
16	失语症康复治疗技术	主　编	卫冬洁　江钟立
		副主编	董继革　常静玲

前言

手法治疗技术是康复治疗师必须掌握的核心技术之一，也是临床常用的康复治疗方法。治疗师的双手可作为诊断工具发现问题，亦可预防或治疗各种疾病。

本书全面系统地介绍了手法治疗的基本知识、基本理论和基本技能，并提供了常见的临床案例，以培养康复治疗师独立系统地评估各类疾病或功能障碍的能力，以及合理选择治疗手法和治疗方案的能力。全书重点突出操作技能的培养，强调实用性和可操作性，充分体现出"精、新、实"的特点，以便于教学培训和临床应用。

全书编写主要围绕具有较好实证依据的手法理念和手法内容，按照身体不同部位及相关疾病展开论述，图文并茂列出手法的操作细则。本临床工作指南分为两篇，共 15 章，其中第一篇是总论，包括绪论，手法的解剖、生理与运动生物力学基础，手法分类与分级；第二篇是各论，主要讲述手法的临床应用，分述各部位常见疾病的临床基本表现、基本检查与评估、手法选择与应用、典型病例。临床典型病例分享，作为本书第二篇每一个章的重要组成部分，为手法治疗提供临床评估和干预的典型范例，寻求更多的临床思维及临床推理空间，使读者能够在循证的理念下，有的放矢地实施手法治疗。

本书阅读对象主要是临床一线的康复治疗师、物理治疗师、作业治疗师和手法治疗师等专业人员，亦可用于治疗师规范化培训参考使用，并为临床相关从业人员提供一定的手法治疗理论基础、操作技能和临床应用思维。

本书在编写过程中得到了各院校和医院同行的大力支持，并聘请了国内外著名手法治疗专家刘浩、梁兆麟教授作为顾问，著名生物力学和手法专家蔡永裕教授主审，为编写团队指点迷津，谨在此表示衷心的感谢！感谢编写秘书林武剑老师和其他工作人员的辛勤劳动。

由于编者水平所限，书中错误之处在所难免，敬请同仁和读者批评指正。

王于领　高晓平

2019 年 3 月

目　录

第一篇　总　　论

第一篇

总　　论

第一章

绪　　论

第一节　手法的基本概念

一、手法

手法，顾名思义，是使用双手或单手来治疗疾病的方法，其定义或分类非常广泛，西方医学将传统骨科手法（包括 Cyriax、McKenzie、Mulligan 或来自北欧、巴黎、澳大利亚、北美等手法）、软组织手法（包括软组织松动术、肌筋膜松解术、肌筋膜激痛点治疗、拮抗松弛术等）和其他手法（包括躯体教育的 Feldenkrais、高速复位手法、治疗性瑜伽等）统称为手法；而中华传统医学将正骨（包括龙氏、赖氏等正骨手法）、推拿、按摩等用于治病或保健的，需要人手参与的方法统称为手法。

有学者倾向于将关节松动术（mobilization）定义为：一种带有节律和分级的被动运动，这种被动运动能够被患者制止，亦有学者认为复位（manipulation）是一种准确、局部、小振幅、快速和果断的运动，这种运动要求患者处于特定体位。近年来，为了避免混淆这两类手法，部分学者建议这两者是同义词，可以相互转换。

二、关节位置

（一）闭锁位置和松弛位置

从治疗效果和安全的角度出发，在进行手法治疗前，使关节处于一个预体位（preposition）是非常重要的。闭锁位置（close-packed position）被认为是在关节面之间，该关节的活动度最小的关节体位；松弛位置（open-packed position）也被称为松弛的位置（loose-packed position），指的是在关节面之间，该关节的活动度最大的关节体位。

此处有两个准则来衡量一个关节是处于闭锁位置还是松弛位置：

1. 关节一致性　总体来说，多数关节面都是不一致的，除非在某些特定位置。就像拉链被拉紧一样，双侧相互限制，所以一致性（congruency）的关节表现出限制性的关节运动。比如屈戌关节中的膝关节和肘关节，最大关节一致性是闭锁位置，而最小关节一致性是松弛位置；然而，对于球窝关节，例如髋关节和盂肱关节，最大关节一致性事实上是松弛位置。

2. 囊韧带复合体的延展程度 囊韧带复合体(capsuloligamentous complex,CLC)的最大紧张度是闭锁位置,相反地 CLC 的最小紧张度或最大的松弛度是松弛位置。

以上两个准则有时也存在一些矛盾的地方,例如髋关节,其最大的一致性是屈曲、外展和外旋体位,然而这个体位被认为是松弛位置,因为这个时候的 CLC 的紧张度最小。

事实上,判断一个关节位置,不仅要考虑以上两个准则,还要考虑不同个体或人群的关节面特点,更要考虑客观评估的被动运动、特殊检查和触诊结果。进行被动运动检查,要考虑关节在具体位置的松弛程度,比如中足外旋,其跗骨周边的韧带和关节囊处于很高的紧张度,因此外旋的中足处于闭锁位置。

(二)闭锁技术

闭锁技术(locking techniques)是一种锁定某一关节使关节处于闭锁位置的技术。当目的是运动 A 关节而不是邻近的 B 关节,为了手法的作用力不被 B 关节吸收,我们在摆放预体位时就需要运用闭锁技术。举个简单的例子,上腰椎的旋转复位术,我们旋转患者的腰椎后用拇指限制中、下腰椎的运动,然后在末端施行手法。在施行手法前的一系列动作就属于闭锁技术的内容。

实践中,经常遇到两种闭锁技术,第一种是关节面关节的反向闭锁(facet-opposition locking),如中段颈椎的闭锁技术要求受试者侧屈和向对侧旋转,此时关节面关节出现一个支点,这个支点是椎体旋转的轴心,而对侧的关节面关节处于被打开状态;第二种是韧带张力闭锁(ligamentous-tension locking),实际上是软组织限制某些关节或某些脊柱节段的方法,前面列举的腰椎旋转复位法就使用到此类闭锁技术。

(三)预体位

预体位(pre-positioning)是在施行手法治疗前,治疗师为达到更好的治疗目标而摆放的患者体位。在摆放预体位前,治疗师必须考虑施行手法的目的,更要考虑手法的效果。

临床实践中,某些软组织张力升高限制了关节活动度,为了更好地施行手法治疗,我们需要了解这些软组织被牵拉的预体位。Maitland 关节松动术经常使用如下预体位:关节处于末端的体位、关节处于复合运动的体位、关节受压的体位、关节牵引的体位、激惹症状的体位和缓解症状的体位等。

三、关节运动

关节的活动度从最小到最大,包括主动关节活动度(active range of motion,AROM)、生理关节活动度(physiologic range of motion,PROM)和解剖关节活动度(anatomical range of motion),其中主动关节活动度包括关节松弛位置和主动运动的范围,生理关节活动度包含主动关节活动度和关节内运动(joint play movement),解剖关节活动度包括生理关节活动度和扭伤(sprain)或拉伤(strain)后的范围,当关节脱位(dislocation)时,正常关节活动度不复存在。

进行关节运动时,我们经常要考虑运动学(kinematics)和动力学(kinetics),运动学单纯研究关节的各种运动,包括关节运动的方向、运动速度和幅度等,而动力学研究力(forces)作用于关节的各种运动,例如外力导致的压缩性骨折或暴力所致关节脱位。

(一)外周关节的运动

外周关节的运动(movement of peripheral joints)包括滚动(rolling)和滑动(gliding),前者可定义为随着关节的运动两个关节面的接触点不断改变,后者是一个关节面的接触点固定而另外一个关节面的接触点不断改变(图 1-1)。

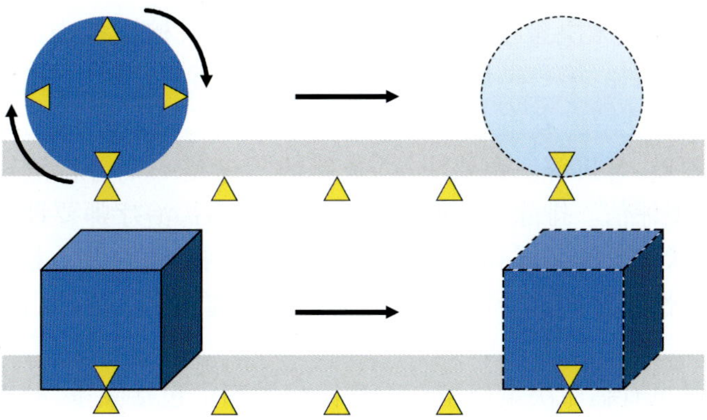

图 1-1 滚动和滑动

关节运动的凹凸定律(convex-concave rule)是由滚动和滑动发展出来的,当固定臂的关节面是凹面而移动臂的关节面是凸面时,移动臂的运动方向与关节的运动方向相反;而当固定臂的关节面是凸面而移动臂的关节面是凹面时,移动臂的运动方向与关节的运动方向一致。在施行手法治疗前,参考凹凸定律、滚动和滑动均有利于提高手法的疗效。例如因为肱骨是固定臂且其关节面是凸面,而尺骨是移动臂且其关节面是凹面,所以为了提高肘关节的屈曲活动范围,治疗师需要做的是顺着尺骨的运动方向滑动其关节面。

(二)脊柱关节的运动

一个椎体相对邻近椎体的运动被称为节段性运动(segmental movement),三个椎体(包括三个)以上的运动是多节段运动(multi-segmental movement)。在主动运动中,除了个别脊柱运动(比如寰枢关节的旋转)是阶段性运动,多数脊柱运动属于多节段运动。多数情况下,脊柱屈曲时,椎体前缘受压而后缘减压,关节突关节同时分离,伸展时则相反;脊柱侧屈时,同侧椎间关节受压,对侧关节减压;脊柱旋转时,同侧椎间孔闭合,对侧椎间孔分开。

四、手法治疗的运动

实施手法治疗时,我们需要了解生理运动(physiologic movement)和附属运动(accessory movement),生理运动指的是可主动产生的关节运动,包括关节的屈曲、伸展、侧屈、旋转、内收、外展等,这些关节运动可以被主观或客观地测量其关节活动度、运动质量和症状反应等。附属运动又称关节内运动(joint play movement),是不可主动产生的关节运动,这类关节运动包括滑动、滚动和旋转,伴随着关节的生理运动。附属运动的活动范围和症状反应的评估应在以下情况进行:被动的、松弛位置的、痛弧范围内、受限活动范围的末端。

手法治疗经常使用这样的生理运动作为治疗方式:被动的关节活动度、主动或被动的助力关节活动度。关于附属运动则包括滑动、滚动、旋转、牵引(和挤压)或它们的组合。

实施手法治疗也要考虑关节附件的组织,比如韧带、软骨、关节囊、滑囊、肌腱、肌肉、筋膜等。关节的运动受关节周围组织的影响较大,比如韧带可抵抗大拉力,手法的力量不应与韧带直接抵抗,被动关节的末端可引起肌腱或关节囊的抵抗,肌肉和筋膜的紧张也会阻碍手法的实施。

五、手法的临床决策模型

手法治疗的实施有临床决策模型。手法治疗师遇到机械性疼痛(力学引起的疼痛)患者,可有三种临床解决路径:第一是请会诊、第二是接诊、第三是转诊;接诊后,治疗师需要排除“红旗征”,“红旗征”是指患者出现的与高风险的严重功能障碍相关的症状和体征,包括感染、全身性炎症、肿瘤、骨折等。也要注意“黄旗征”,这是一个警告信号,提示暂缓治疗并考虑进一步的主、客观评估。排除“红旗征”“黄旗征”之后,治疗师要评估三个重要内容:可重复诱发的症状、症状来源的区域和位置、症状反应的水平(激惹性),根据这三大重要内容,判断该关节是低活动性还是高活动性,若是低活动性则选择手法治疗,若是高活动性则选择关节的稳定性训练。

手法治疗的剂量也有临床决策模型。手法治疗的剂量包括频率、幅度、速度和位置。首先施行 1~5 次的手法治疗,然后评估症状的变化,此变化有三种情况:当症状加重时,可选择观察一段时间,亦可减少一个剂量再进行 1~5 次的手法治疗;当症状少许减轻时,继续进行 1~5 次的手法治疗,若症状戏剧性地减轻,应该选择观察一段时间;当症状无变化时,可增加一个剂量再进行 1~5 次的手法治疗。不管哪种变化和处理,都应该再一次进行评估,从而判断处理的结果(疗效)。

六、手法的循证医学

基于循证的手法治疗可保证手法的疗效,引导正确手法操作。循证医学(evidence based practice)被认为是使用最好的、可获得的信息来协助临床决策的过程。手法的循证医学不是单独按照研究证据来实施,而是要结合患者的个体情况和治疗师的临床经验判断来实施。

在利用研究文献之前,基于循证医学手法治疗的特性,我们可以遵循以下步骤:①提出可回答的临床问题;②找出能回答这个问题的最佳证据;③批判性地评价这些证据;④为了做出最佳临床决策,整合患者的生物特殊性、临床知识或经验;⑤评价以上每一个步骤的效果。

尽管循证医学不是最好的,但是是较完善的系统,可引导治疗师的正确操作。

第二节 手法的对象

一、手法治疗的作用

可从三个方面分析手法治疗的作用,第一是机械效应,手法产生的力可以牵拉限制关节的周围组织,打破粘连,改变关节面的相对位置(对线),减少或消除影响关节活动的障碍;第二是生理效应,手法的一系列动作和应力可激活关节的机械感受器和本体感受器,激活表皮和肌肉的感受器,改变痛觉输入;第三是心理效应,手法的介入和疗效可使患者建立信心,手法作用的关节响声可使心理做出良性应答,手法的触觉可使患者感到积极的效果。(图 1-2)

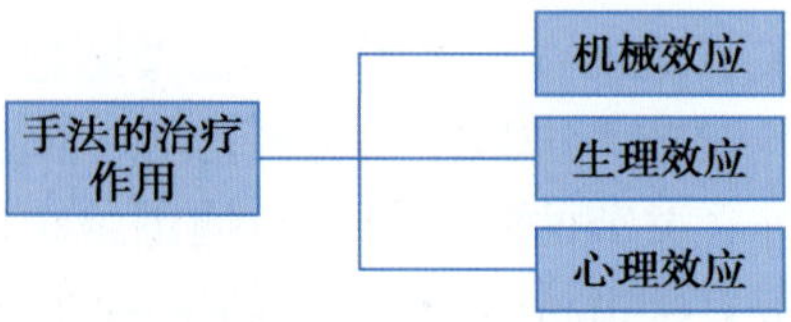

图 1-2 手法的治疗作用

二、手法治疗的对象

手法治疗的对象非常广泛,力学引起的多数功能障碍都可以应用手法治疗。根据手法治疗的作用,手法治疗的对象可包括以下问题:提高附属和生理运动的活动范围,降低脊柱的过度运动或僵硬,重建正常的关节对线,缓解症状和控制疼痛,加强运动功能,通过促进关节活动性而提高关节内结构的营养,降低肌痉挛,减缓关节活动性减少的进程,促进早期的关节活动,为患者建立信心,为非手法干预提供预支持。

三、手法治疗对操作者的要求

首先,手法操作者需要经过专业化的职业培训,比如毕业于物理治疗学专业、针灸推拿学专业、手法治疗学专业等;或者参加过相应的手法专业认证培训班,比如关节松动认证培训班、整脊手法认证培训班等。

其次,手法操作者应当掌握基本的评估和治疗技术:独立进行主观评估并排除潜在的医疗风险和禁忌证,独立进行客观评估并找出症状或病痛的来源,能够根据现有的临床证据进行临床推理,独立施行专业的手法治疗技术,使用评估工具评价治疗结果,提出患者自我管理的建议。

手法操作者在整个手法治疗过程中,需要保持健康安全的操作姿势,避免对操作者本身造成不必要的损伤,常见的健康姿势包括跨步站、跨坐、前倾跨步站等;需要保护双手免受损伤,常见的健康手姿势包括前臂和腕关节平行于关节面,避免手指过伸位,必要时保持指间关节屈曲位,为了增加力量可以双拇指叠放或者使用豌豆骨替代,应该使用身体的力量而不是单纯手或手指的力量,使患者处于良好的被操作体位,适当使用诸如手法腰带、枕头、毛巾、海绵等辅助工具。

最后,手法操作者必须熟记于心:手法有一套规范化的诊疗体系,能够帮助患者,然而手法不是万能的,当手法不足以治疗患者的问题时,我们应毫不犹豫地使用其他诸如理疗、运动等方法,或者将患者转诊至其他医务工作者。

第三节 手法的演变与历史

手法治疗起源于古代的生产劳作和日常生活。当人类皮肤或肌肉受伤时,用双手揉按受伤局部或附件的软组织可以缓解症状。当我们感到肌肉疲劳或活动受限时,或慢或快地甩动关节可缓解疲劳或提高活动范围。

古希腊的希波克拉底(Hippocrates)(公元前 460—370 年)和克劳迪亚斯-盖伦(Claudius Galenus)(公元 130—200 年)被西方认为是最早使用手法治疗的人物,他们提倡使用西式按摩和手法来诊治疾病。希波克拉底为摔跤选手使用手法复位肩关节,在日常诊疗中也使用摇摆的方法治疗肌骨疾病。六百年之后,盖伦撰写了大量关于手法治疗的医学文章,进一步丰富了手法的治疗范畴。

直到中世纪,希波克拉底的手法治疗模式仍然被使用,在当时属于先进的治疗技术,因为在中世纪的欧洲普通人多数前往教堂治病。文艺复兴时代,著名的法国医生安布鲁瓦兹·巴累(法语:Ambroise Paré)(1510—1590 年)使用与希波克拉底的手法治疗相似的方法，他善于手法和牵引，但是反对使用摇摆的方法。

安德鲁·斯蒂尔(Andrew Steer)(1826—1917年)开创了整骨疗法，丰富了手法治疗的内涵。他的整骨疗法是基于“动脉原则”，他的理论首先关注两个要点：人体具有自我愈合的能力，手法可以调整组织结构的力线。当组织结构力线得到调整后，血液即可回流到受伤的局部区域，从而重建组织代谢和恢复自我修复能力。

丹尼尔·大卫·帕尔默(Daniel David Palmer)(1845—1913年)在1895年发明了整脊疗法，最原始的整脊哲学是基于“神经法则”，整脊疗法认为：通过调整脱位的椎体可以解除受卡压的神经纤维，最终使神经重新发挥功能，加快疾病的修复进程。

佩尔·亨瑞克·林格(Pehr Henrik Ling)(1776—1839年)于1813年建立了皇家中央体操学院，林格的教育系统包含四大分支之一的医疗体操，该系统的医疗体操包含现代物理治疗的两项基本内容：手法和运动疗法。虽然林格并不是手法的发明者，但是他首次将解剖学和生理学的知识支撑手法的有效性。随后皇家中央体操学院为世界培养了大量的治疗师，他们在全球各地诊治患者。

二十世纪前半叶，大量关于手法治疗的论文和书籍被发表。其中，被誉为“现代骨科医学之父”的詹姆斯·希利斯(James Cyriax)(1904—1985年)在1954年发表了他的经典之作——《骨科医学教材》，他发展了详细骨科评估诊断体系，包括末端感觉评估、关节囊模式等。其手法治疗体系主要由三大理论支点：每一种疼痛或症状都有根源，手法治疗必须直达根源，治疗的主要目标是解决根源的问题，并最终缓解疼痛或症状。

约翰·梅内尔(John Menell)(1916—1992年)，在20世纪中叶开办了大量的手法治疗课程，并于20世纪70年代和80年代着力于促进手法在物理治疗领域的发展，提出了“关节内运动”。

澳大利亚大师级物理治疗师，杰弗里·麦特兰德(Geoffrey Maitland)(1924—2010年)在1964年发布他的著作《脊柱手法》，他优化了手法的主观评估和客观评估体系，通过小振幅的关节松动来评估“可重复诱发的症状”和关节的激惹性，发展出用于描述关节松动幅度的Ⅰ~Ⅳ级手法。麦特兰德先生晚年致力于手法治疗的课程培训，推动手法和肌肉骨骼物理治疗的研究。

随着美国物理治疗学会(APTA)和美国骨科物理治疗师学会(AAOMPT)相继成立，手法的物理治疗在20世纪下半叶得到广泛地发展，手法治疗的教育、临床和研究遍地开花。1974年，国际骨科手法物理治疗师联合会(IFOMPT)宣告成立，是史上第一个全球性的手法治疗专业的组织机构，建立了严格专业化的手法物理治疗培训课程。尽管历史上众多手法先驱对手法的推广起到关键的作用，但是当代手法物理治疗的实践和发展，是基于大量的临床研究和专业化协会(如IFOMPT、AAOMPT和APTA)设立的标准。

21世纪初，全球各地的手法专业化培训和认证进行得如火如荼，大量有效的临床研究不断推出，根据临床推理的思维模式，基于ICF的诊疗理念，整合其他康复治疗手段，以循证医学为依据，手法治疗逐步成为了康复医学治疗手段中的重要环节。

(王于领　林武剑)

参考文献

[1] Maitland GD. Peripheral Manipulation. 3rd ed. Woburn, MA: Butterworth-Heinemann, 1991.

[2] Grieve G. Modern Manual Therapy of the Vertebral Column. London:Churchill & Livingston,1986.
[3] Paris SV, Loubert PV. Foundations of Clinical Orthopedics, Course Notes. St. Augustine: Institute Press, 1990.
[4] Wise CH,Gulick DT. Mobilization Notes:A Rehabilitation Specialist's Pocket Guide. Philadclphia:FA Davis Company,2009.
[5] Sackett DL,Haynes RB,Guyatt GH,et al. Clinical Epidemiology:A Basic Science for Clinical Medicine. Boston:Little,Brown;1991.
[6] Wharton. Health Care Systems I:Slippery Rock University,1991.
[7] Olson,Kenneth A. Manual physical therapy of the spine. 2nd Edition. Amsterdam:Elsevier,2014.

第二章

手法的解剖、生理与运动生物力学基础

第一节　解剖学基础

一、运动系统解剖

（一）肌肉解剖

针对患者的手法治疗，基本围绕于肌肉牵张、肌力训练及肌肉的再教育三个方面。肌肉作为负责机体的主动活动的动力来源，主要作用是维持姿势、稳定关节、产生活动及热能。

1. 肌肉的组成　肌肉由肌腱与肌腹两部分组成，肌腹由骨骼肌纤维借助于结缔组织结合而成，可收缩。其中肌外膜为包绕在肌肉外表面的结缔组织，肌内膜包绕每条肌纤维。肌腱位于肌腹的两端，它由致密的结缔组织组成，肌腱无收缩能力，有极强的韧性及张力。一般情况下，结缔组织延展性的减少，是造成患者因受伤、疾病或手术等因素引起活动性受损进而导致关节活动度受限制的主要原因。

肌肉的收缩性取决于肌小节。肌肉是由许多平行排列的肌肉纤维组成，单一的肌肉纤维是由肌原纤维组成，而肌小节是肌原纤维的收缩单位，并且由肌动蛋白丝与肌凝蛋白丝重叠而成。当肌肉接受到刺激信号时，肌动蛋白丝与肌凝蛋白丝滑在一起，较粗的肌凝蛋白丝包含许多附着较细的肌动蛋白的头，形成横桥，这就是肌丝滑动理论。肌动蛋白丝滑过肌凝蛋白丝时使单个肌纤维产生收缩，当整条肌纤维同时收缩时，整个肌肉开始收缩。肌肉放松，横桥轻微滑开，肌肉恢复到初始长度。当肌肉长期处于缩短状态下时，肌动蛋白丝与肌凝蛋白丝的排列顺序开始变得紊乱，肌肉放松时，横桥无法滑开，导致活动受限。

肌肉的主动张力由肌小节产生，被动张力由肌膜系统结缔组织弹性部分产生，总张力由收缩力与弹性的叠加形成。被拉长的肌肉张力随时间的延长而下降的特性为肌肉黏弹性所决定，同时也是结缔组织的蠕变特性。

2. 肌肉的分类　根据肌肉附着关节数量可以分为单关节肌肉、跨双关节肌肉及跨多关节肌肉。单关节肌肌肉起止点附着于相邻骨骼上，如胸大肌、臀中肌等；跨多关节肌肌肉起止点附着于相间骨骼，如肱二头肌长头、指深屈肌等。其中跨多关节在收缩到最短或伸展到最长时，将表现出功能性无力。当关节活动时，其拮抗肌为跨双关节或者多关节被过度牵伸,则会限制该动作到达完整的关节角度,表现为肌肉的被动不足,如肘关节处于伸直状态时,肩关节做后伸动作,将会限制肩关节的活动。另一方面主动肌为跨双关节或多关节过度缩短时,将无法产生有效的主动活动的肌肉力量,如腕关节处于屈曲状态时,指间关节的屈曲力量减少。

根据肌肉产生作用又可以分为主动肌、协同肌、拮抗肌及稳定肌。

根据肌纤维的组成可以分为白肌和红肌,红肌由Ⅰ型纤维组成,为慢收缩肌纤维;白肌由Ⅱ型纤维组成,为快收缩肌纤维。

肌肉收缩引起的肢体活动方向由肌肉力线决定,力线一般从动点中心到定点中心做直线来表示。肌肉力线在关节额状轴前后产生屈伸作用,在矢状轴内外产生内收外展作用。肌肉的收缩方向并不固定。在肌肉起点附着部位较大时,肌肉力线并不只有一条,在关节轴的位置不一样产生的作用也不一致。如三角肌前束肌肉力线在额状轴前面产生前屈活动,中束在矢状轴外侧产生外展作用,后束在额状轴后面产生后伸活动。故而在手法治疗中可以将该种肌肉考虑为单独的几块肌肉。

(二)关节解剖

关节是两块或多块骨头之间的接合或是交界处,是骨骼活动的一个支点。整个身体或身体特定肢体的动作通常建立在个别关节骨骼的转动上。关节运动的范围、活动度和整体的功能性取决于特定的解剖结构。

1. 解剖学构造及动作潜能分类　关节根据解剖学构造及动作潜能分类可分为三类:不动关节、少动关节、可动关节。

(1) 不动关节:是骨骼间的接合处,允许极小或是没有活动,例如头骨之间的连线。这种关节主要的作用是将骨骼紧密的接合,并且将力量向其他骨骼转移。

(2) 少动关节:是由纤维软骨和透明软骨构成,虽限制关节的活动范围,但对于吸收运动震动起着很好的效果。例如骶髂关节允许相对较小的动作,在行走中吸收和分散下肢所产生的运动震动。

(3) 可动关节:是指两块或多块骨头间的接合处,并包含有充满液体的关节腔。由于滑膜的存在,可动关节也时常被称为滑液囊关节。

2. 滑液囊关节的结构特色分类　依据滑液囊关节的结构特色分类,每个关节的独特构造决定它的功能。

(1) 枢轴关节:拥有一个转动轴,动作只发生在一个平面上。例如肱尺关节、掌指关节及跖趾关节。

(2) 车轴关节:允许绕着单一转动轴做转动动作。例如近端桡尺关节和寰枢关节。

(3) 椭圆关节:一侧为单向延长的凸面,另一侧为相互吻合的凹面。这种类型的关节构造允许两个平面的关节运动,腕关节为椭圆关节的最佳例子。

(4) 球窝关节:由球型凸面和一个互为吻合的杯状凹面所组成。例如盂肱关节和髋关节皆为球窝关节,允许在三个平面上的大范围运动。

(5) 平面关节:由两个平坦的骨头表面构成。平面关节通常允许有限的关节运动,但是骨骼间缺乏屏障,经常让这些关节可以多方向滑动和旋转。手的腕骨间关节有很多为平面关节,由数个活动度极少的单一关节组成,是平面关节组合在特定区域内共同提升关节活动度的最佳例子。

(6) 鞍状关节:通常允许在两个平面内范围大的关节运动。鞍状关节任一侧有两个平面：一个为凹面，另一个为凸面，类似于马鞍形状。两个交互的曲面与另一侧呈直角相交后，产生一个高度稳定且交错的关节面，例如胸锁关节和大拇指掌指关节。

（7）髁状关节：由大且呈圆型的凸面和相对浅的凹面关节面所组成。大部分这些关节通常有两个自由度，韧带和关节的骨骼构造通常可避免关节运动发生于第三个平面，例如膝关节。

（三）筋膜解剖

1. 筋膜 筋膜是一种广泛存在于人体中的结缔组织，常见的筋膜组织有肌间隔、筋膜鞘、腺体的被膜、肌束膜等，根据其所在部位分为浅筋膜、深筋膜。浅筋膜位于皮肤下，由疏松结缔组织构成，淋巴管、毛细血管和皮神经在其中穿行，还有脂肪层与其相连，起营养、防御、支持连接、修复创伤等作用；深筋膜又称固有筋膜，位于浅筋膜深面，由致密结缔组织构成，主要起保护、分隔、减少肌肉收缩时摩擦、作为肌肉起止点、限制炎症扩散等作用。人体的筋膜并非独立的，它是一个相互关联的系统，在分隔各结构的同时又把它们连接起来，从皮下到骨骼，就像一张网包裹着人体。因此，某一部位的筋膜紧张会引起身体其他部位筋膜的紧张，如颈部筋膜的疼痛会影响到前臂筋膜。筋膜包绕着肌肉组织和神经组织，相互缠绕，所以用于筋膜的躯体疗法也会对包裹的肌肉和神经产生影响。当人体的肌肉或筋膜由于无菌性炎症发生粘连，并形成激痛点，就会导致肌筋膜疼痛综合征。

2. 激痛点 是由于过度的负荷，或者是反复性的使用所引起的，肌肉持续性收缩保持某种姿势，是过度使用最常见的例子，激痛点的常见人群有老年人、运动员、高强度体力工作者、信息技术（IT）工作者。激痛点不仅仅会在其所在区域产生疼痛，也有可能导致某个不相关的部位产生疼痛，牵涉性痛就是激痛点的主要症状之一。激痛点能够把疼痛传到身体的另外一个部分。在施压时出现敏感、疼痛或本体感觉改变的易激惹区域，会导致肌肉无力，导致运动障碍，受压时可能发生局部痉挛。可分为活动性的和潜伏性的，前者即便没有刺激也会产生疼痛，后者不会自发疼痛，但再次损伤时可转化为活动性的。常见于肌腱、韧带、皮肤、肌肉、瘢痕组织等，与纤维结节有关，触诊时能感觉局部张力高或有条索状。

二、周围神经系统解剖

周围神经是指中枢神经系统（脑和脊髓）以外的神经成分，包括脑神经、脊神经及自主神经，手法治疗技术不涉及脑神经，此处不做详细介绍。

1. 脊神经 共 31 对，包括颈神经 8 对、胸神经 12 对、腰神经 5 对、骶神经 5 对和尾神经 1 对。

（1）颈丛（$C_{1\sim4}$）：颈丛位于胸锁乳突肌深部，其运动纤维支配膈肌和众多颈部肌肉。其感觉纤维传递来自部分头皮、颈部、胸部的外界刺激信息和来自肌肉、肌腱和关节的本体感觉信息。支配腺体和血管运动的交感神经纤维，随颈丛分布到血管和腺体。皮支穿出颈筋膜支配皮肤结构，深支主要支配肌肉和关节。

（2）膈神经（$C_{3\sim5}$）：左、右膈神经支配双侧膈肌的运动神经。其感觉支分布于心包纤维层、纵隔胸膜和隔胸膜的中央区域。交感神经节后纤维也伴膈神经走行，膈神经损伤引起呼吸停止，导致呼吸衰竭。

（3）臂丛（$C_5\sim T_1$）：经斜角肌间隙走出，行于锁骨下动脉后上方，经锁骨后方进入腋窝。臂丛神经在分娩时较易发生损伤，高位臂丛麻痹出现三角肌、肱二头肌、肱肌、肱桡肌的麻痹，手功能丧失、整个三角肌区的皮肤感觉丧失及前臂和手的桡侧的感觉丧失。低位臂丛损伤(C_4、T_1)损伤,可使手内在肌和手指屈肌麻痹,以及手尺侧感觉丧失,还可引起 Horner 综合征。

1) 肩胛背神经(C_5):支配肩胛提肌和菱形肌,使肩胛骨上提和内收。该神经损伤会导致肩胛骨的内侧缘外展畸形和菱形肌的萎缩。

2) 肩胛上神经(C_5、C_6):支配冈上肌和冈下肌,使上肢外展和外旋。该神经损伤会导致上肢外展在最初角度时无力及上肢外旋无力。

3) 腋神经($C_5 \sim C_7$):支配三角肌和小圆肌,使上肢外展至水平位和上肢的外旋。腋神经损伤会导致三角肌萎缩和上肢在外展从 15°至 90°时的无力。

4) 桡神经($C_5 \sim T_1$):在腋窝内位于腋动脉的后方,并与肱深动脉一同向外下行,先经肱三头肌长头与内侧头之间,然后沿桡神经沟绕肱骨中段背侧向外下方下行,经肱骨外上髁上方至肱肌与肱桡肌之间,在此分为浅、深二支,浅支经肱桡肌深面,至前臂桡动脉的外侧下行;深支穿旋后肌至前臂后区,改称为骨间后神经。其肌支支配肱三头肌、肘肌、肱桡肌、桡侧腕伸肌、指伸肌和旋后肌。感觉支分布于手背桡侧半和桡侧两个半手指近节背面的皮肤。肘上桡神经损伤会出现"腕下垂"畸形,肘下损伤会出现伸拇及伸指障碍。

5) 尺神经(C_4、T_1):沿肱动脉内侧下行,至三角肌止点以下转至臂后面,继而行至尺神经沟内,再向下穿尺侧腕屈肌至前臂掌面内侧,于尺侧腕屈肌和指深屈肌之间、尺动脉内侧继续下降到达腕部,然后于腕骨的外侧穿屈肌支持带的浅面和掌腱膜的深面进入手掌。支配尺侧腕屈肌、第 3/4 指深屈肌(第 4/5 手指末节指骨屈曲)、掌短肌、小指展肌(小指外展)、小指对掌肌、小指屈肌、第 3/4 蚓状肌、骨间肌、拇收肌及拇短屈肌深头。感觉支分布于手尺侧及环、小指背侧皮肤。临床中常见的"爪形手"畸形、肘管综合征均为尺神经受损所致。

6) 正中神经($C_5 \sim T_1$):在臂部沿肱二头肌内行走,降至肘窝后,穿旋前圆肌二头之间行于前臂正中指浅、深屈肌之间达腕管,穿掌腱膜深面至手掌,分成数支指掌侧总神经。其肌支支配旋前圆肌、旋前方肌、桡侧腕屈肌、掌长肌、拇短展肌、拇对掌肌、拇长屈肌、拇短屈肌浅头、第 1/2 指深屈肌、第 1/2 蚓状肌、指浅屈肌。感觉支分布于手掌桡侧三个半、手背桡侧四指远侧指骨皮肤。临床中常见的"猿手"畸形、腕管综合征均为正中神经受损所致。

(4) 胸神经:12 对胸神经发自脊髓相应节段的后根和前根,这些神经不形成丛,它们发出皮支至胸部皮肤节段,发出其他感觉纤维至深部的肌肉结构、血管、骨膜、壁胸膜、腹膜和乳腺组织。胸神经也发运动纤维至胸部、腹壁肌肉,并与交感神经节前、节后纤维相伴进出交感神经干。

(5) 腰丛:由 $L_1 \sim L_4$ 脊神经前支组成,腰丛位于腰大肌后方。L_1 及部分 L_2 脊神经前支形成髂腹下神经、髂腹股沟神经和生殖股神经,这些神经支配腹横肌及腹内、外斜肌。腰丛其余的脊神经前支形成股神经、闭孔神经和股外侧皮神经。由于受到腰大肌保护,腰丛的损伤并不多见。损伤时可以导致大腿屈曲、内收无力,不能伸小腿,以及大腿前区及小腿感觉障碍。

1) 股神经($L_2 \sim L_4$):腰丛各支中最粗者,在髂凹内行走于腰大肌与髂腰肌之间,发出肌支至该两肌,通过腹股沟韧带到大腿后。支配髂腰肌、缝匠肌和股四头肌,可使髋关节屈曲和外旋、小腿屈曲和内旋以及伸膝;股神经感觉纤维还分布至大腿前向、小腿和足的前内侧面。股神经损伤可导致伸膝障碍、屈大腿和屈小腿无力、股四头肌萎缩以及其分布区感觉障碍。股外侧皮神经分布至膝以上的股外面和前面的皮肤与筋膜,损伤后可导致该区域的感觉障碍。

2）闭孔神经（$L_2 \sim L_4$）：支配耻骨肌、长收肌、短收肌、大收肌、股薄肌及闭孔外肌。闭孔神经支配的肌群使大腿内收、外旋，同时有感觉纤维分布至大腿内侧。闭孔神经损伤可导致大腿内收障碍，行走时大腿呈外展位，并伴有外旋障碍以及大腿内侧皮肤感觉障碍。

（6）骶丛（$L_4 \sim S_4$）：骶丛位于梨状肌前面，主要分支包括臀上神经（$L_4 \sim S_1$）、臀下神经（$L_5 \sim S_2$）、股后皮神经（$S_1 \sim S_3$）、阴部神经（$S_2 \sim S_4$）、坐骨神经（$L_4 \sim S_3$）及其分支胫神经、腓总神经。阴部神经支配会阴肌和括约肌，使膀胱和直肠的括约肌收缩。骶丛损伤可导致大腿后部、小腿以及足部的肌肉无力、大腿后部、肛周或鞍区的感觉障碍。

1）臀上神经（$L_4 \sim S_3$）：臀上神经支配臀中肌、臀小肌、阔筋膜张肌和梨状肌，可使大腿外展、内旋和部分外旋，并使小腿和大腿部分屈曲。

2）臀下神经（$L_4 \sim S_3$）：支配臀大肌、闭孔内肌以及上、下孖肌和股方肌，可使髋伸展及外旋。臀下神经损伤可导致上楼或起立时困难。

3）坐骨神经（$L_4 \sim S_3$）：坐骨神经是人体最粗大的神经，起始于腰骶部的脊髓，途经骨盆，并从坐骨大孔穿出，抵达臀部，然后沿大腿后面下行到足。支配股二头肌、半膜肌和半腱肌，可使小腿屈曲。其主干的损伤可以导致小腿屈曲障碍及膝关节以下肌无力，大腿、小腿后部和外侧部以及足底的感觉障碍。

4）胫神经（$L_4 \sim S_3$）：为坐骨神经在腘窝上角处的粗大分支，居腘窝最浅面。支配小腿三头肌、胫后肌及足趾屈肌，可使足跖屈、内翻及趾屈。其皮支为腓肠内侧皮神经，分布于小腿皮肤。股骨髁上骨折及膝关节脱位易损伤胫神经，引起小腿后侧屈肌群及足底内在肌麻木，出现足背屈、外翻畸形，称为“钩状足”。

5）腓总神经：腓总神经是骨颈处的神经，其沿腘窝上外缘经股二头肌内缘下行，至腓骨头后方并绕过腓骨颈，向前穿腓骨长肌起始部，分为腓浅神经及腓深神经两终支。腓深神经支配小腿前群的胫骨前肌、背屈肌；其皮支分布于小腿前侧及第 1/2 趾相邻的皮肤。腓浅神经行走于腓骨长、短肌之间并支配上述两肌，其皮支分布于小腿外侧面、足背以及趾背面皮肤。当腓骨颈骨折或使用固定器材不当时，可损伤腓总神经，出现足下垂、内翻畸形，称为“马蹄内翻足”。

2. 自主神经　自主神经系统也称为植物神经系统或者内脏神经系统，它由躯体神经分化发展而来，在功能上是一个独立的神经系统，由于它在发挥功能时并不受人的意志控制，故而称为自主神经。其主要功能是调节心肌、平滑肌和腺体的活动，又根据其形态、功能等特点分为交感神经和副交感神经。

（1）交感神经系统：交感神经低级中枢位于脊髓 $T_1 \sim L_2$（或 L_3）节段灰质侧角的中间外侧核，神经纤维从胞体发出后分布到三种类型的神经节：对称的 19～24 对椎旁神经节位于脊柱的两侧，由神经干连接，伴随脊神经分布于躯干四肢；非对称的椎前神经节位于腹腔和盆腔内脊柱的前方，接受 $T_5 \sim T_{12}$ 脊髓节段支配；第三种类型神经节分布接近于靶器官，特点是体积小、数量少。

（2）副交感神经系统：副交感神经的低级中枢位于脑干的副交感神经核（一般内脏运动核）和脊髓 $S_2 \sim S_4$ 节段灰质的骶副交感核，因此又分为颅部副交感神经和骶部副交感神经，其中颅部副交感神经节前纤维行于第Ⅲ、Ⅶ、Ⅸ、Ⅹ对脑神经内，即随动眼神经走行的副交感神经节前纤维、随面神经走行的副交感神经节前纤维、随舌咽神经走行的副交感神经节前纤维、随迷走神经走行的副交感神经节前纤维。

（3）自主神经的特点与功能：自主神经从低级中枢发出到所支配的脏器需在神经节内变换神经元，这样神经节内的神经元发出纤维才能达到所支配的器官，因而从低级中枢到器官需要两级神经元，区别是节前纤维为细的有髓纤维，节后纤维为细的无髓纤维。其在功能上是调节心肌、平滑肌和腺体的活动：维持心血管系统、胃肠道的功能及体温的恒定并协调稳态和应激反应。当交感神经系统兴奋后，血液会从内脏重新分配至骨骼肌，可以增强心脏的功能，出汗、流涎及瞳孔扩大等，让机体处于紧张状态或者说让机体适应环境的急剧变化，而副交感神经系统的作用则体现在保护机体，调整恢复激素水平。两者的活动既有对立的一面也有统一的一面，从而使我们机体内部的各器官活动处于一种平衡状态，以更好地适应内外环境的变化。

三、循环系统解剖

（一）循环系统解剖

循环系统是生物体的细胞外液（包括血浆、淋巴和组织液）及其借以循环流动的管道组成的系统。循环系统是进行血液循环的动力和管道系统，由心血管系统和淋巴系统组成。循环系统是生物体内的运输系统，它将呼吸器官获得的氧气、消化器官获取的营养物质、内分泌腺分泌的激素等运送到身体各组织细胞，又将身体各组织细胞代谢产物运送到具有排泄功能的器官排出体外。此外，循环系统还维持机体内环境的稳定、免疫和体温的恒定。

血液循环是在心血管系统中进行的。心血管系统包括心脏、动脉、毛细血管和静脉。心脏是血液循环的动力器官。动脉将心脏输出的血液运送到全身各器官，是离心的管道。静脉则把全身各器官的血液带回心脏，是回心的管道。毛细血管是位于小动脉与小静脉间的微细管道，管壁薄，有通透性，是进行物质交换和气体交换的场所。

（二）淋巴系统解剖

淋巴系统是循环系统的一部分，是由淋巴、淋巴管与淋巴结所组成。身体的组织和微血管之间，靠着静水压以及渗透压的关系，微血管中的血液和组织中的组织液会取得平衡，也就是血液中一部分的血浆会在组织中成为组织液。组织液进入淋巴管之后就是淋巴液，是清澈水状类似血浆的物质。小的淋巴管密布在大部分组织的细胞之间，逐渐汇集，并且经过一些淋巴结。身体的所有淋巴液，最后分别汇集到胸管以及右淋巴管。右上半身的淋巴流向右淋巴管，其余流向胸管。右淋巴管注入右锁骨下静脉，胸管最后汇入左内颈静脉和左锁骨下静脉的交会处，而淋巴液就进入血液，由心脏血管循环全身。通过对躯体的手法操作比如牵伸、挤压、按压、按摩手法、揉捏法、敲击、肌力训练等。能够有效地改善血液成分的分布、促进血液循环，增强心脏功能、血压调节、消除水肿、改善淋巴循环等。

四、消化系统解剖

（一）食管

食管是咽和胃之间的消化管，共有三处狭窄，分别距中切牙 15cm、25cm 和 40cm。因食管位于气管与后方脊柱中间，侧方有颈部肌肉包围，因此较难直接操作，多为间接操作。操作主要对食管上下括约肌，三处狭窄的环状肌，以保证空气不从外界进入食管，食物不从胃部反流。可对咽肌按揉后，对环状软骨进行轻微提拉或按压，通过气管，间接引起食管的压迫与松弛。点头、抬头、旋转头部都能使食管和咽部组织产生一定牵伸或松弛。

（二）胃

胃是食管的扩大部分，位于膈下，上接食管，下通小肠。形态呈袋状弯曲，横卧于腹腔内。通过蠕动搅磨食物，使食物与胃液充分混合。胃在体表的投影位置上有胃上、气海、关元、中脘等穴位可进行手法操作。胃上穴位于上腹部，脐上 2 寸（寸属于中医名词，是一个概称，并非一个固定值。一般以患者自己的中指中节屈曲时内侧两端纹头之间作为 1 寸，也可以以患者拇指指关节的横度作为 1 寸），正中线旁开 4 寸处；气海穴在下腹部。前正中线上，脐中下 1.5 寸；关元穴在下腹部，前正中线上，脐中下 3 寸；中脘穴上腹部，前正中线上，脐中上 4 寸。操作多以按、揉法，力度适当。亦可在脐周以手掌反复摩擦，或在患者向前深弯腰时，可在脘腹部以手掌上下小幅振动，治疗胃形态变化疾病和其他相关疾病。一般胃扭转有纵轴和横轴扭转两类。当纵轴扭转时，胃形态类似左右对凹，胃体前突，需要向后弯腰，由右上腹向左下腹反复来回推压；当横轴扭转时，胃形态类似上下对凹，胃体前突，亦需向后弯腰，在胃体的体表位置处，即剑突下，偏左 3cm 处，由外向内，从双侧多次反复推压。因胃处于腹中，因此手法操作多作用于下胸处与腹部，间接对胃结构发挥作用。

五、呼吸系统解剖

呼吸系统是指生物体内将呼吸气吸入体内并进行气体交换的系统。气体交换地有两处，一处是外界与呼吸器官如肺、腮的气体交换，称肺呼吸或腮呼吸（或外呼吸）；另一处由血液和组织液与机体组织、细胞之间进行气体交换（内呼吸）。呼吸系统包括呼吸道、肺和呼吸肌。呼吸道包括鼻、咽、喉、气管和支气管等。通常称鼻、咽、喉为上呼吸道，气管和各支气管为下呼吸道。肺由实质组织和间质组织构成，前者包括支气管树和肺泡；后者包括结缔组织、血管、淋巴管、淋巴结和神经等。呼吸肌指与呼吸运动有关的肌肉，包括肋间肌、膈肌、腹壁肌、胸锁乳突肌、背部肌群、胸部肌群等。呼吸方式有腹式呼吸和缩唇呼吸。呼吸系统的功能主要是与外界进行气体交换，呼出二氧化碳，吸进氧气，进行新陈代谢。此外还有发音、嗅觉、内分泌协助静脉血回流入心等功能。

手法叩击背部，手法按压腹部协助咳嗽等能够有效促进痰液排出，防止肺部感染。手法施加阻力进行呼吸肌训练，能改善患者的呼吸功能，改善多种呼吸系统疾病如慢性阻塞性肺疾病症状，提高生活质量。

第二节　生理学基础

一、手法对运动系统的生理学效应

（一）手法对肌肉及关节的生理学效应

关节松动技术的生理效应主要是通过力学和神经作用而达到。当关节发生僵硬时，周围肌肉和韧带会发生短缩，关节囊及部分滑囊粘连，关节间隙变窄，从而限制了关节的自由活动，使关节失去了原有的弹性和伸展性。关节松动可以缓解关节周围肌肉和韧带的痉挛状态，重建关节内外静力性与动力性的生理平衡，降低骨内压，消除关节骨性成分及改善滑膜和关节囊血液淤滞、充血和水肿的状态，从而改善关节的僵硬和粘连。对于关节腔，正常间歇性的挤压负荷使得滑膜液可以流动，维持关节软骨的营养，不正常的高强度挤压负荷会使软骨发生退行性改变，而关节松动可以消除关节腔的这种高负荷状态，促进关节液的流动，增加关节软骨和软骨盘的无血管区的营养，消除其中有害的代谢产物和细胞因子，改善局部微循环，缓解关节软骨退行性变。当因为关节肿胀或疼痛不能进行全范围活动时，适当的关节松动不但可以缓解疼痛，而且可以防止关节因活动减少而引起的组织纤维增生、粘连。这些是关节松动的力学作用。

关节松动的神经作用表现在松动可以改善关节的活动范围，增加肌腱和关节囊内本体感受器的本体反馈，使关节位置觉和运动觉的刺激趋于正常，减轻神经根受到的刺激，相应的背根节内神经元的兴奋性减低，抑制脊髓和脑干致痛物质的释放，从而提高痛阈。

（二）手法对筋膜的生理学效应

结缔组织包括疏松结缔组织（浅筋膜）、致密结缔组织（深筋膜）、软骨、骨、血液。结缔组织是人体内含量最丰富的组织，这种优势直接影响了筋膜的功能，并间接的影响了与结缔组织有关的所有器官、组织和细胞。另外激素水平，水化作用，局部代谢率以及机械性活动都能对筋膜的生理状态产生影响，而且这些影响因素通过肌筋膜按摩的手法操作都能够产生良性的作用。按压和手法操作能够刺激组织使其变得柔软，促进液体的循环流动，使代谢恢复到健康的水平。

通过有效的手法操作治疗筋膜能够获取并显示出以下三种生理效应：

1. 渗透性　筋膜遍布整个人体，形成了一个遍及全身的连续的网，由于筋膜广泛存在，所以治疗师手法操作所涉及的部位将延伸到人体的所有部位，这种间接的作用不但可以避免直接接触患者的疼痛部位，而且增加了患者健康状态的实际受益程度。因此治疗师可以通过放松足部的筋膜来缓解腰部的疼痛。

2. 压电现象　压电现象是指一种物质在受到挤压时可以导电的现象。深筋膜中的胶原是一种分子排列像固态晶体的胶冻状物质，而所有的晶体结构都能够产生压电现象。治疗师在进行手法操作时，对筋膜有挤压从而产生压电现象。有研究者揭示了一种通过结缔组织（筋膜）传播的电信号，这些电信号将人体内发生的有关运动、力量以及其他活动的变化传递到信号细胞。半导体是把电信号转化成其他形式的能量和信息。在人体内，半导体则是将电信息转化为直观的感觉信息。在韧带、肌腱、肌肉、神经、血管和淋巴管中发现的主要纤维胶原是压电现象的半导体。因此，筋膜不仅仅传递电信号，也可以把电信号转化为让患者真实感受到的信息。压电场具有亲水的特性，已经损伤的部位，以及处于连续紧张的部位都是处于脱水状态的，组织间液趋向于从这些部位流失。相反肌筋膜按摩诱导的压电信号能够吸引水分子，从而使结缔组织重新水化、变软、更富于弹性。

3. 触变现象　触变现象阐明的是一种物质有时候能够变得更加坚硬、稠厚，有时候又能够变得更加柔韧、松软的现象。当你在电脑前不间断玩几个小时后，你努力从座位上站起时，你会发现身体活动变得困难了，就像身体一部分几乎与椅子长在了一起，并固化了它的位置，通过筋膜具有触变现象的本质可以解释这种现象。创伤或长期姿势重新定位筋膜网络中胶原纤维的方向。例如在对长期结构紧张或情绪紧张的反应中，在肌腱和韧带连接到骨的末端部位的结缔组织纤维会捆束起来。这会导致肌腱或韧带缩短，筋膜就会变得僵硬，使相关的肌肉和关节紧张。筋膜依靠自身不能很好的软化，肌筋膜按摩通过手法操作软化捆束的部位，有利于基质变得更加稀薄柔软，并且不容易凝结，从而使长期紧张的肌肉放松。

二、手法对神经系统的生理学效应

神经(nerve)是成束的神经纤维和由结缔组成的神经内外膜构成,结缔组织形成的神经内外膜是神经组织主要的压力承受组织和保护组织。神经走行于肌肉韧带和各种组织之间,与周围组织关系密切。

(一)神经松动术

正常的神经组织长度比肢体长,所以尽管神经组织本身的弹性很小,在活动中仍然拥有一定的可延展性,这是神经松动术的基础。神经松动术主要有两方面的作用:机械方面主要是改善神经张力,运动和挤压神经;生理方面主要在于促进神经内的血液流动、神经冲动的传导、轴浆的运输等。

1. 神经松动术的机械作用　当人的身体进行各种活动如屈曲、伸展时,相应的中枢和周围神经会随着身体活动的方向出现延展。在这过程中,神经会在关节运动反方向被动的拉长,所以张力会在凸侧关节面增加,同时神经在凹侧关节面则相对缩短,进而形成神经的滑动和张力。

神经松动术滑动手法:需要在关节活动范围内大范围的活动,主要是固定一端神经,另一端活动,在治疗过程中邻近的相关神经结构得到了充分的活动,增加了神经的移动,同时可以解放高压力区域的神经。

神经松动术张力手法:主要在关节活动终末端活动,两端固定,同时多个关节一起活动。神经的滑动,为了避免只活动到局部,同时多个关节活动可以调节到整体神经的张力。在适宜的手法下,就可能改变神经的黏滞性和部分生理功能。

2. 神经松动术的生理作用　周围神经是由神经纤维、结缔组织以及血管所组成的复杂组合结构。神经纤维具有传递信号和在结构上连接神经细胞体与其传感器的功能,对张力及压力非常敏感。而神经内膜、神经束膜、神经外膜作为神经纤维外围连续的层状结缔组织,具有保护神经的连续性作用。周围神经的血供由沿着神经走行进入的大血管提供,在神经外膜、神经内膜纵向走行,神经束膜斜向走行,血管之间相互吻合。由于此种结构,当做神经松动术时,血液从大血管流到神经外膜,又到神经束膜,再到神经内膜,最后到达神经纤维。这样不仅能够促进血液循环,而且还能改善神经压力和张力,恢复神经的正常位置,减少神经粘连,促进轴浆运输,利于有害物质的排出,营养物质的输送,使其恢复正常的生理功能。

(二)手法对肌肉韧带的放松作用

神经在肌肉的走行中有许多狭窄处,当肌肉韧带紧张时,狭窄处的压力会大幅上升,进而压迫到神经组织,出现神经卡压综合征。而温热手法可以打开闭塞的毛细血管,增强肌肉的血供,促进肌肉损伤修复和缓解肌肉疲劳,放松肌肉。牵拉手法可以拉长肌肉,增强韧带弹性,促进滑液的分泌。起到解除痉挛和消除肿胀的作用。以尺神经为例,从肘上 10cm 到肘下 5cm,有 5 处狭窄:Struthers 弓、内上髁附近、鹰嘴沟、尺侧腕屈肌(肱骨头和尺骨头间)、神经穿出尺侧腕屈肌处。

(三)神经卡压综合征

神经卡压综合征的致伤原因是供血受阻和机械性损伤。在肢体活动时,处于狭窄通道内神经纤维在机械刺激下产生慢性炎性损伤,并加重水肿-缺血的恶性循环。短期的压迫会使神经供血受阻,营养不足以及受压部位轴浆流受阻,进而导致神经缺氧、水肿。长期的压迫甚至可使神经发生脱髓鞘变化。

（四）手法对轴浆流动的影响

轴浆流动又称为轴突转运（axonal transport），是神经元内大分子物质和细胞器在神经元内运动和分布的过程。运输的形式有顺向运输（anterograde transport）和逆向运输（retrograde transport）两种。通常，在神经元胞体合成的物质，通过顺向运输到末梢；末梢吸收的或可重新利用的物质，通过逆向运输到胞体。顺向运输与逆向运输是同时进行的，缺一不可。在病理状态下，神经的轴浆顺向运输和逆向运输受阻或流速减慢，物质交换减少，得不到足够的氧供和营养物质，神经的生理活动会受到严重影响。

手法对轴浆流动的影响，其关键原理在于改善血液循环。轴浆流动为一种复杂的耗能过程，而能量主要由血液提供，所以当血液流畅，轴浆流动较好，神经的生理活动会恢复正常。

（五）手法对血流的影响

神经本身是一个嗜血组织，只占体重2%的神经要消耗20%的氧气，所以改善血液流动是神经治疗的关键。在挤压手法的外力作用和摩擦手法的温热作用下，手法治疗首先能促进按摩部位局部的血液循环，活血化瘀，改善局部组织缺血缺氧状态，再把治疗效果向四周扩散。

（六）神经的连续性

1. 电流学方面　神经在受到刺激时，在受刺激的部位产生了一个可传导的电变化，并且以一定的速度传向肌肉。神经元之间通过生物电相互连接，即使是足部的神经冲动也能被大脑接受。

2. 生化学方面　神经系统中最常见的，最重要的信息传递方式。神经通过轴浆的外流进行化学连接，周围神经和中枢神经也以相同的方式连接。

3. 机械性方面　神经系统由中枢神经系统和周围神经系统组成，中枢神经系统分为脑和脊髓，周围神经是指除中枢以外的神经成分。脊髓上接延髓，下段形成脊髓圆锥并形成终丝，在中间部分发出31对脊神经，经椎间孔出脊柱，前支向外行，分布于颈、胸、腹、四肢皮肤和肌肉；后支穿横突间隙往后，分布于项、背、腰、骶部皮肤和肌肉。因此全身的神经系统都是相互连接的，治疗手法可以从周围神经延伸至中枢。

（七）手法对自主神经系统的作用

1. 自主神经的定义　自主神经支配消化道、心血管、呼吸道及膀胱的活动，并参与调节葡萄糖、脂肪、水和电解质代谢，以及体温、睡眠和血压等。正常情况下，在大脑皮质及下丘脑的支配下，功能相反的交感神经和副交感神经处于相互平衡制约中，平衡协调和控制身体的生理活动。

2. 自主神经的工作原理　自主神经的工作原理是通过神经末梢释放的神经递质来完成的，可分为胆碱能神经和肾上腺素能神经，前者包括交感神经和副交感神经节前纤维、副交感神经节后纤维，以及支配血管扩张、汗腺和子宫的交感神经节后纤维；后者包括支配心脏、肠道、血管收缩的交感神经节后纤维。内脏器官均受交感神经和副交感神经双重支配，两者既互相拮抗又互相协调，维持机体功能的平衡性、完整性，使机体适应内外环境的变化，任一系统功能亢进或不足都可引起机体功能失调。

交感神经活动增强可引起电生理紊乱，降低室颤阈值，容易引起心律失常。此外，在肢体外伤合并或未合并明显的神经损伤时，会反射性的产生复杂性疼痛疾病群。包括肩手症候群、灼热痛、反射性神经血管失营养症、外伤性血管痉挛及交感神经持续性疼痛。疼痛是自主神经过反射的主要特征，其他表现包括感觉异常（自发性烧灼痛及异常痛）、自主神经功能障碍以及情绪或者心理的反应。发生肩关节疼痛、心脑血管意外以及心肌梗死后，颈椎骨性关节炎、骨折或扭伤等外伤之后、烧伤或者固定不动等，均能导致交感神经的过反射。

3. 手法对自主神经刺激的影响 手法刺激交感神经能够使活动更加活跃，增加冠状动脉血流量，降低血小板凝聚，维持血管再通，提高心脏的储备能力，从而为骨骼肌提供富含氧气和营养的血液。

副交感神经主要使能量储存和松弛，使得体细胞再生和恢复。刺激副交感神经能引起心搏减慢、消化腺分泌增加、瞳孔缩小、膀胱收缩等反应，主要维持安静时的生理需要。可概括为消化和休眠，包括减慢心率以及呼吸频率，缓解肌肉的紧张状态和促进消化。

缓和、轻微、有节律、持续时间较长的刺激具有兴奋周围神经的作用，但对中枢神经有抑制作用。快速、较重且时间短暂的刺激可兴奋中枢神经，抑制周围神经。当中枢处于抑制状态时，副交感神经处于兴奋状态，使平滑肌张力增高，胃肠的运动加强；而中枢处于兴奋状态时，交感神经也处于兴奋状态。

三、手法对循环系统的生理学效应

手法的实施可引起交感神经反应。交感神经反应包括非实施区域肌肉相关血管的收缩、实施区域血管的扩张，使非手法实施区域的血液流向手法实施的区域；心率增加，收缩压增加，促进血液循环，心脏输出明显增加与重新分配，调整肌肉与内脏的血流量，以适应肌肉紧张工作的需求；改善心肌的供血供氧，增强心脏能力。并且还对周边的阻力总值起到减少的作用。手法亦可使血管壁的伸展性短时间内上升，从而改善动脉血管壁的紧张，使末梢血管抵抗力降低，减轻心脏负担，促进血流速度加快。而速度加快的血流利于肌肉中乳酸的清除，加快短时间剧烈运动后的疲劳恢复。此外，手法还可影响血液成分。手法实施后，红细胞、血红蛋白、白细胞计数增加，还能清除血液中的有害物质，降低胆固醇、血脂。

手法能改善淋巴循环，手法实施后发现淋巴流速比之前增快，加速渗出液的吸收，对消除水肿具有良好效果。

四、手法对消化系统的生理学效应

手法实施在腹部时，能增加腹肌和肠平滑肌的血流量以及增强胃肠道平滑肌的张力、弹力和收缩力，进而加强胃肠蠕动，并通过交感神经的作用，使支配内脏器官的神经兴奋，促进胃肠消化液的分泌，从而改善或提高消化器官的功能，加强对食物的消化、吸收和排泄。也可改善大小肠的蠕动功能，促进排泄，防止和消除便秘，这对老年人尤其需要。经常巧妙地在腹部实施手法，还可以使胃肠道黏膜产生足量的前列腺素，能有效地防止胃酸分泌过多，并能预防消化性溃疡的发生。还可以减少腹部脂肪的堆积，这是因为能刺激末梢神经，通过轻重快慢不同力度的手法实施，使腹壁毛细血管畅通，促进脂肪消耗，防止人体大腹便便，从而收到满意的减肥效果。

五、手法对呼吸系统的生理学效应

（一）呼吸

呼吸（respiration）是机体与外界环境之间的气体交换过程。通过呼吸，机体从外界环境摄取新陈代谢所需要的 O_2，排出代谢所产生的 CO_2。呼吸是维持机体生命活动所必需的基本生理过程之一，呼吸一旦停止，生命便将终结。

（二）呼吸运动

呼吸运动(respiratory movement)是呼吸肌的收缩和舒张引起的胸廓节律性扩大和缩小的过程，胸廓扩大称为吸气运动(inspiratory movement)，而胸廓缩小则称为呼气运动(expiratory movement)。参与呼吸的肌肉有主要吸气肌、主要呼气肌和辅助呼吸肌，主要吸气肌为膈肌和肋间外肌，主要呼气肌为肋间内肌和腹肌；此外，还有一些辅助吸气肌，如斜角肌、胸锁乳突肌、胸部肌群以及背部肌群等。平静呼吸时，吸气运动是由主要吸气肌收缩而实现的，是一个主动过程；呼气运动并不是由呼气肌收缩引起的，而是由膈肌和肋间外肌舒张所致，是一个被动过程。用力吸气时，膈肌和肋间外肌加强收缩，辅助吸气肌也参与收缩，胸廓和肺的容积进一步扩大，更多的气体被吸入肺内。用力呼气时，除吸气肌舒张外，还有呼气肌参与收缩，此时呼气运动也是一个主动过程。

一旦呼吸肌群出现挛缩或无力，就会引起不正确的呼吸模式，因此会诱发一系列呼吸问题，此时我们应运用一些手法来进行治疗，比如牵伸(stretch)、揉捏(knead)、敲击、按摩等手法以及易化牵伸技术来放松挛缩的呼吸肌。我们的目的是通过手法操作来消除呼吸肌的疲劳；改善呼吸肌的肌力、耐力及协调性；改善胸廓的活动度；增加肺活量和肺通气量；改善异常的呼吸模式，建立有效的呼吸方式；减少辅助呼吸肌的使用，提高呼吸效率，使肺保持良好的功能状态。

六、手法对其他系统的生理学效应

手法的治疗能使白细胞计数增加，淋巴细胞比例升高，白细胞的吞噬能力提高。因此，手法治疗能增强人体的免疫力。同时，手法治疗对内分泌系统、生殖系统也存在一定效果。

第三节 运动生物力学基础

一、运动系统手法应用的生物力学基础

（一）与手法相关的骨骼肌生物力学特性

1. 肌肉常见的几类主要的收缩形式

（1）等张收缩：又称动力性收缩。哑铃的肘弯举就是肱二头肌的等张收缩。等张收缩又可进一步分为向心收缩与离心收缩。向心收缩是指肌肉收缩时所产生的张力大于外加阻力(负荷)时，肌肉长度缩短，并牵拉骨杠杆做向心运动。向心收缩是人体得以实现各种加速运动的基础，如跑步时后蹬的力量。离心收缩是指当肌肉收缩时所产生的张力小于外力时，肌肉虽然积极地收缩但仍被拉长。离心收缩在实现人体运动时起着制动、减速和克服重力等作用。如人落地时，足一接触地面便会反射性地引起股四头肌、臀大肌等的拉长收缩，使下肢弯曲，起到缓冲作用。

（2）等长收缩：肌肉收缩产生的张力等于外力时，肌肉虽然积极收缩，但长度并不发生变化，这种收缩称为等长收缩。等长收缩通常起着支持、固定和保持某一姿势的作用。

（3）等速收缩：又被称为等动收缩，在整个关节运动范围内肌肉以恒定的角速度进行的最大用力收缩，且肌肉收缩产生的力量始终与阻力相等的肌肉收缩形式。

2. 肌力的产生及其影响因素　肌肉所能产生的总肌力受其机械特性的影响，可以通过

研究肌肉的长度-张力以及张力-时间关系曲线以及骨骼肌结构来描述,影响肌肉张力产生的其他重要因素还包括温度、预牵拉和肌疲劳。

(1) 长度-张力关系:肌肉产生的张力随着受刺激时肌肉的长度而变化,张力和长度的关系可以通过观察单纤维做等长和强直收缩得出。当肌肉处于松弛,即静息长度时产生的张力最大。如果肌纤维的长度过短,张力开始缓慢下降然后迅速降低。如果肌肉被拉长超过了静息长度,张力也逐渐下降。

肌纤维被牵拉或缩短时张力的变化主要归因于肌节结构的改变。当肌节处于静息长度时,肌肉能产生最大等长收缩的张力,因为这时粗细肌丝相互重叠得最充分而且横桥的数量最多。如果肌节被拉长,肌丝间的接触少,张力就会降低。肌节的长度约为 3.6μm 时,肌丝间几乎没有重叠,所以不能产生主动张力。肌节的长度小于其静息长度时,主动张力会降低是因为细肌丝重叠至肌节的另一端,从而限制向相反方向的运动。肌节的长度小于 1.65μm 时,粗肌丝已滑动到 Z 线,这时张力大幅度降低。

张力曲线分为主动张力曲线和被动张力曲线,前者是对单个肌纤维测得的曲线,后者则代表肌肉超过静息长度时非收缩肌腹被牵拉产生的张力。被动张力主要由并联(肌外膜、肌束膜、肌内膜、腱膜)和串联(肌腱)的弹性成分(即肌肉的非收缩性组织)产生。当肌腹收缩时,主动和被动张力合称为总张力。当肌肉逐渐被拉长超过其静息长度时,被动张力升高而主动张力逐渐降低。大多数单关节肌肉并没有被牵拉到被动张力起主要作用的程度,但对于跨关节的肌肉来说,情况就不同,肌肉长度-张力关系就具有功能性意义。

(2) 张力-时间关系:肌肉产生的张力与收缩的时间成正比,收缩的时间越长,产生的张力越大,直到达到最大张力。收缩较慢时能产生更大的张力,因为肌肉的收缩成分产生的张力有足够的时间通过平行的弹性成分传递到肌腱。虽然肌肉的收缩成分最少可在 10ms 内产生张力,但张力传递到弹性成分则最多需要 300ms。只有主动收缩的时间够长,肌腱才能达到收缩成分所能产生的最大张力。

(3) 骨骼肌结构:肌肉由收缩成分即肌节组成,肌节能产生主动张力。收缩成分的排列方式显著影响了肌肉的收缩功能。越多肌节呈串联排列,肌原纤维就越长;而越多肌节呈并列平行排列,肌原纤维的横截面积就会越大。肌原纤维的这两种基本结构影响着肌肉的收缩功能:①肌肉能产生的张力与肌原纤维的横截面积大小成正比。②肌肉收缩的速度和范围与肌原纤维的长度成正比。肌纤维较短而横截面积大的肌肉有利于产生力,而肌纤维较长的肌肉收缩范围更大速度更快。

(4) 温度:肌肉的温度升高可加快肌纤维膜的传导速度,增加刺激的频率有助于肌力的产生。温度升高还可令肌肉代谢中的酶反应性增高,从而提高收缩效率。温度升高更进一步的影响是增加串联和并联的弹性成分中胶原的弹性,因此增加了肌肉-肌腱的延展性。肌肉温度升高的机制有以下两种:①运动员热身时肌肉的血流量增加。②肌肉代谢反应、收缩时产生能量的释放以及收缩成分相互滑动时的摩擦力。然而,在低温(10℃)时,肌肉的最大收缩速度和等长收缩张力都被明显的抑制。

(5) 预牵拉:研究表明,在两栖动物和人类,肌肉在向心收缩状态下继续收缩所做的功比等长收缩状态下所做的功大。这种现象部分由于弹性成分(肌肉的非收缩成分)在收缩时被牵拉贮存的弹性势能及收缩成分中贮存的能量。

(6) 肌疲劳:在持续刺激下肌肉的张力降低的现象称为肌疲劳。如果刺激的频率过快,超出了腺苷三磷酸(ATP)代偿的速率,肌肉的收缩反应就会逐渐减弱最后变为零。

（7）牵拉对肌肉的影响：牵拉对肌肉产生的作用，需分为两个不同的部分讲述：收缩性成分与非收缩性成分（即弹性成分）。其中，弹性与可塑性是两者共有的特点。当肌肉被拉长时，其弹性特点使其能在解除牵拉外力后，回复到原始的长度；若肌肉被牵拉足够长时间后，那么就将产生塑性形变；若牵拉的力量足够大或者时间足够长，将可能达到软组织的“崩溃点”，而产生纤维的断裂。

肌肉的弹性成分对于外力的牵拉，具有其特殊的特点，被称为黏弹性，主要包括蠕变和应力松弛两大表现。蠕变，即一个恒定的力施加于该软组织，软组织会逐渐被拉长，直到一段时间后，其组织内部的回缩力与外界的拉力相平衡，则该软组织的长度不再发生改变；应力松弛，即将该软组织拉长后并固定于一个新的长度，持续一段时间后，软组织的内部回缩力将逐渐下降，直至与外界的拉力相平衡。黏弹性的这两个特点，使得弹性组织对于所施加的外力，具有应力-应变曲线的特征，即随着应力的施加，最初，弹性组织的卷曲胶原纤维被拉长，应力继续增大后，整个组织会产生可恢复的弹性形变，然而随着应力的进一步增大，组织便开始产生不可逆的部分塑性形变，部分胶原纤维的断裂。

（二）与手法相关的脊柱生物力学特性

1. 脊柱相关解剖及力学特性　脊柱位于背部中央，构成人体的中轴，由 24 个椎骨（颈椎 7 个、胸椎 12 个、腰椎 5 个）、1 块骶骨、1 块尾骨借助于关节盘及椎间关节连接构成。人体脊柱分成前、中、后三柱。前柱包含了椎体的前 2/3、纤维环的前半部分和前纵韧带；中柱包含了椎体的后 1/3、纤维环的后半部分和后纵韧带；而后柱包含了后关节囊、黄韧带、脊椎的附件、关节突和棘上以及棘间韧带（图 2-1）。脊柱生物力学实验证实脊柱中、后柱结构对维持脊柱的稳定性具有重要意义。脊柱受压后纤维向四周膨出，首先破坏的是椎体而不是椎间盘。椎间盘无论受压还是承受拉力，其纤维环总是承受张力，纤维环在不同方向上的强度、刚度不同，沿纤维走向的强度比垂直走向要强 3 倍。大的椎间盘能承受较大扭矩，当扭转角超过 20°时则会发生断裂。椎间盘能承受较大的水平剪切力，约为 260N/mm^2，因此临床上单纯的剪切伤导致的纤维环破裂是十分罕见的。

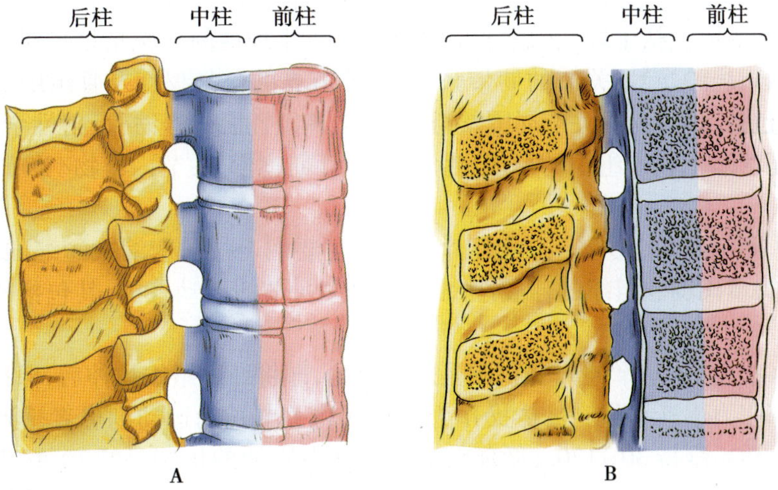

图 2-1　脊柱的三柱

2. 脊柱相关解剖在维持脊柱生物力学稳定性中的作用

（1）肌腱和韧带：肌腱及韧带有着血液供应，含有大量的神经末梢，可以准确的监控组织应力、应变以及疼痛;肌腱通常仅在一个方向上传导拉力而一些韧带必须在不同方向上抵抗骨的分离。在两种组织内,大的胶原纤维呈现为平面的锯齿状排列形式,称之为“卷曲”,在承受高张力时会逐渐伸直,这使得肌腱和韧带在损伤发生前可以延长大约15%。卷曲的主要好处是在伸直卷曲时需要大量的能量来对抗其他基质的弹性抵抗,这就可以使肌腱和韧带起到一个巨大的弹性震动吸收装置的作用。

(2) 小面关节:小面关节具有承载和稳定脊柱的功能,其承载的负荷会随着人体姿势的改变而发生变化。以腰椎为例,小面关节从前屈到后伸可承载0%~33%的压缩负荷,直立位时可承受大约18%的负荷。由于腰椎小面关节大多呈环抱形,因此可以有效抵抗扭转所产生的载荷。

(3) 椎间盘:椎间盘组织包括髓核中心的含水量高的胶质以及外层纤维环中坚硬的韧带样的纤维软骨。椎间盘具有稳定腰椎和传递载荷的能力,纤维环外层特别粗糙的胶原纤维束表现为与韧带和肌腱相同的卷曲结构,因此能够在损伤前伸展更长并吸收更多的能量。当椎间盘切除后,该阶段的前屈、侧屈以及旋转的角度都会有显著增加,而且与髓核切除的多少以及纤维环损伤的部位有关。

(三)与手法相关的关节生物力学基础

1. 关节常见的几种主要的运动形式

(1) 屈伸运动:即肢体或躯干运动中两平面相互接近角度变小或相互远离角度变大,如前臂弯向上臂正面为屈,反之为伸。

(2) 外展内收运动:肢体向正中矢状面接近为内收,反之为外展。

(3) 内外旋运动:肢体沿自身轴线转动,肢体的正面运动转向人体内侧为旋内,反之为旋外。

(4) 环转运动:关节在原始位置转动,骨的远端做圆周运动。该动作实际为前三种运动的综合运动。

2. 关节活动的产生及其影响因素 关节面的形态、运动轴的多少与方向决定着关节的运动形式和范围,其运动形式基本上沿三个相互垂直的轴做三组拮抗性的运动。影响关节活动的重要因素主要包括生理性因素和病理性因素。生理性因素包括拮抗肌的肌张力的限制、关节附近软组织的接触、关节的韧带张力强、关节囊的松紧程度及骨组织的限制等。而病理性因素则包括以下几种:关节周围软组织挛缩、神经性肌肉挛缩(反射性挛缩、痉挛性挛缩、失神经支配挛缩)、粘连组织的形成、疼痛/保护性肌痉挛、关节内异物/关节疾病、关节长期制动等。

3. 牵伸对关节活动的影响 软组织牵伸技术主要用于拉长挛缩或短缩的软组织,以改善或重新获得关节周围软组织的伸展性,增加或恢复关节的活动范围,其包括静态牵伸及动态牵伸。

静态牵伸(被动、主动牵伸),其机制是应力松弛,即将纤维组织拉伸后,保持该长度不使其回缩,令内部张力逐渐下降。具体操作为治疗师将关节被动运动到患者感到轻度或中度酸胀感的位置,然后维持30~120s,循环数次。而动态牵伸的机制是蠕变,蠕变为基础的牵伸,纤维组织在应力牵拉下延长后,如应力维持不变,组织还能缓慢延长。具体操作为治疗师缓慢有控制的主动活动肢体来增加关节活动范围。一般以小负荷长时间持续的手法操作为主。

比较理想的手法是能尽量多地引起组织的塑性改变,小负荷长时间的远期疗效要好于大负荷短时间。因此日常可以通过挤压、揉捏、敲击、牵伸、基础关节运动等手法来维持正常关节活动，抑制或减少其周围软组织病理症状的出现，使之伸展力、剪切力、压缩力、扭转力的传输不受影响，实现各种行为运动。

二、神经系统手法应用的生物力学基础

神经松动术作为手法治疗技术之一，常被用来治疗神经系统和肌肉骨骼系统障碍，它可以显著减轻这类患者疼痛和功能障碍。通过多关节的活动来改变神经容器（nerve bed，神经周围的结构）的长度和围度的神经动力学测试是重现患者症状、进而确诊神经问题的重要手段。神经松动术有滑动技术（gliding technique）和张力技术（tensioning technique）两种。在进行神经松动技术学习前，有必要了解神经系统的力学特征、神经系统如何运动，认识到神经系统是一个连续完整的结构。

（一）神经系统的主要力学功能

神经系统具备移动能力，也能对抗日常活动产生的应力，是避免损伤和功能障碍的必要能力。要使神经系统能正常移动，它必须具备三项主要的力学功能：对抗张力、在神经容器内滑动、抗挤压作用。因此，人类运动时在神经系统产生的更加复杂的力学状态无非是张力、滑动、压力的组合。这三种力学状态在周围神经系统和中枢神经系统都可见，它们也会因局部解剖和生物力学特征的差异而以不同方式来呈现。

（1）张力：张力的产生是神经组织的主要力学特性。由于神经与神经容器的两端相连，神经会因神经容器的延长而被拉长。关节是神经被拉长的主要部位。神经束膜是周围神经中对抗张力的主要成分，在周围神经被拉断前能对抗 18%~22% 的拉力。

（2）神经滑动：神经滑动是指神经结构相对于邻近的组织做纵向和横向的运动。神经滑动是神经功能的必要部分，因为它可抵消神经系统的张力。与气体分子从高压力向低压力梯度移动来平衡压力相似，神经朝向高张力点滑动来降低张力以使神经束张力均衡。

纵向滑动：神经滑动可降低张力梯度，这样张力沿着神经系统分布会更均匀，而不是集中在某一个特殊区域（图 2-2）。例如，周围神经被拉长 8%~15% 时，血流就会被阻碍，而包含正中神经的神经容器在完全屈肘和至伸肘时被延长 20%，如果从近端向远端的神经滑动

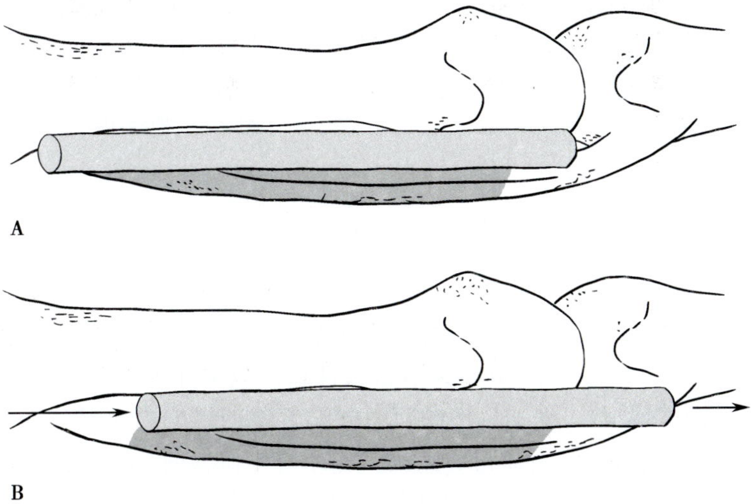

图 2-2　神经组织的纵向滑动

没有出现，将会导致正中神经缺血。正是由于神经滑动的出现，即便我们保持肘伸直一段时间，也不会出现神经缺血的现象。如果通过额外运动来从两端同时增加神经张力，神经将出现功能障碍。如在正中神经测试中颈部向对侧屈、盂肱关节外展、腕指伸直，额外的伸肘会使正常个体出现神经症状。

横向滑动：与纵向滑动相似，横向滑动可减轻神经的张力和压力。横向滑动以两种方式出现：第一，当施加张力时，神经会选择两点间最短距离来滑动。当横向滑动是神经组织局部生物力学主要成分时，它便可用来定位神经组织。例如，通过横向滑动来踝关节上的腓浅神经。第二，当神经面临邻近结构如肌腱和肌肉的侧方压力时，此时会出现神经的横向运动。例如腕屈肌腱收缩产生的侧方压力导致正中神经横向滑动远离其休息位（图 2-3）。

（3）抗挤压作用：抗挤压作用是神经组织的第三大生物力学特性。神经结构可以多种方式扭变，包括在受压时改变神经结构的外形，如肘屈曲导致肘关节处尺神经受压。骨与肌腱、肌肉、筋膜一起挤压神经结构。神经外膜是神经的缓冲垫，它可以保护轴突防止过度挤压。它比神经束膜周围的结缔组织稀疏，使神经具有海绵状特质，当去掉挤压力时，神经可以自动弹回（图 2-4）。

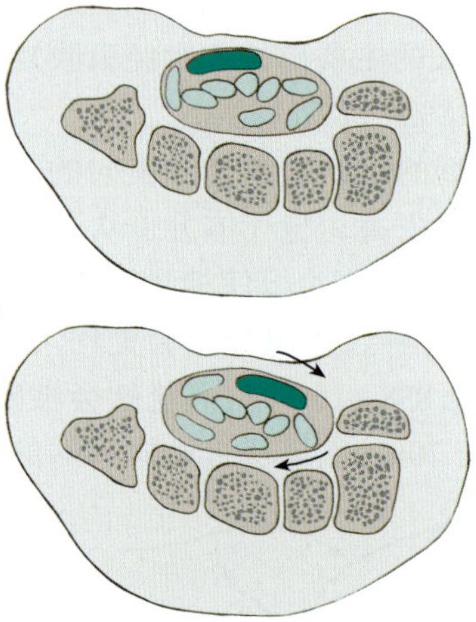

图 2-3 腕部正中神经横向滑动

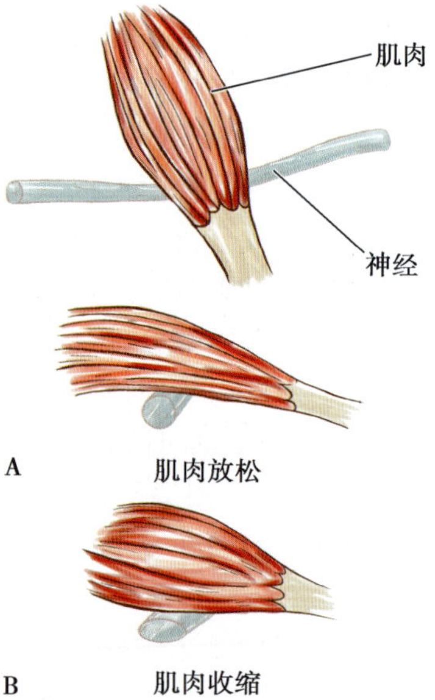

图 2-4 神经组织的抗挤压作用

（二）神经系统如何运动

身体活动引起神经系统张力、滑动、抗挤压作用的机制通常是通过关节活动、神经支配组织的运动和机械接口的运动来实现。

1. 关节活动 通常，单关节的活动不会增加神经组织的张力，因为神经可向关节的其他部分滑动，保持低张力，而在相邻的多关节拉长神经可减少神经滑动幅度。

2. 神经支配组织的运动 除了从神经周围的关节施加纵向力于神经系统，也可通过神经支配的组织施加外力。例如，在做直腿抬高试验或垂坐试验时，下肢足和足趾的背屈可用于增加坐骨神经的张力。垂坐试验就是利用神经束两端固定来施加延长的力作用于神经系统。神经系统连接于它的神经容器，硬膜顶端起自颅骨，向下通过趾神经止于足趾。因此，垂坐运动增加神经系统两点间的距离,并增加神经系统张力。

3. 机械接口的运动 机械接口的闭合运动减少神经组织和运动结构间的距离,进而增加神经系统的压力。开放运动朝向远离神经系统方向运动,减少神经组织的压力。此外,运动系统也可同时具有闭合和开放特征,这将导致多方向的不稳定,使神经系统中立区扩大,需要运动控制训练来减少神经系统异常受力。

闭合机制指通过减少神经结构周围空间来增加其压力。最常见的闭合机制是 Phalen's 测试,它使正中神经周围的腕管结构闭合,增加了神经挤压力。此外,脊柱的伸展、侧屈可增加同侧椎间孔的神经根压力。闭合机制对诊断神经问题的机械接口成分很重要。

开放机制指通过特殊运动使神经结构周围空间增加,进而减少神经结构的压力。如通过上抬肩胛骨来增加胸廓出口,伸直肘部来减轻尺神经炎。脊柱屈曲和对侧屈来减少对侧神经根的压力。

(三)神经系统的完整性

1. 神经系统外力的传导 神经系统是连续体。例如,颈部活动,尤其是屈曲和伸展,可导致腰部脊髓和神经根张力改变。另外一个例子,当双侧直腿抬高时,可导致眼球向内运动,这可能是因为脊髓和脑部至视神经张力改变。

在身体运动时,张力施加于神经系统外力最先开始的地方,当外力增加时,张力在最短时间内沿着神经系统传导。传导的轻度延迟是因神经系统的黏弹性和轻度的皱缩、松弛状态引起的。当运动某一节段时,轻柔的力仅能沿着神经系统短距离传导,很容易消散。当外力幅度增加时,它的作用沿着神经系统从外力施加的部位开始传导。这提醒医生外力和关节活动是神经动力学测试的重要成分。当神经系统处于松弛状态,轻柔的力主要产生局部效应。而当神经处于紧张状态时,很小的外力就可使远隔部位的神经组织运动起来。如果肘和肩关节处于使正中神经处于放松的位置,腕关节的运动将不能显著影响臂丛神经。相反,当肩关节处于外展、肘关节处于伸直位时,腕关节轻微活动便能传递至臂丛神经。

机械刺激神经系统的某一处可在该神经通路上引起一连串神经动力学改变。被动屈曲颈椎时会使腰骶神经根紧张,手腕伸展导致臂丛神经根紧张,踝背屈会影响坐骨神经。当患者频繁报告某个位置疼痛时应该重视,它是由其他问题导致的。如急性腰痛会导致后续颈部的僵硬问题,尤其是在垂坐试验异常的情况下;逐渐发展为慢性下背痛的青少年,在弯腰时伴随着腘绳肌紧张,随后传递到整个系统导致颈部疼痛和头痛。这些人经常伴有紧张的神经系统,出现的问题可以沿着神经传导,所以需要神经松动术来解决。

2. 外力传导的改变 随着力量以特定的关节运动应用于松弛的神经系统,施力部位的神经首先移动,随着张力沿着神经系统传递,更远端相连的神经相继开始运动。因此,在远离施力部位的位置时神经运动存在延迟。在关节运动的起始位置时,神经系统主要表现为松弛。在中间范围时,松弛被打破和神经滑动速度增加,然后,随着关节的运动,神经的滑动能力和松弛都被消耗了,导致神经张力增高。这点在临床上非常实用,因为治疗师可以感受神经松动下发生的变化和利用技术产生微妙的变化。

总之,神经的运动和张力是在关节运动下有序的改变。早期主要松弛,中间过程瞬速的滑动,最后当神经运动到末端不能再滑动时形成神经张力。一些经典的研究中阐述了直腿抬高期间腰骶神经根的运动和张力变化:从 0°~35°,开始时坐骨神经处于松弛状态和少量的神经结构运动,神经根运动在 35°和 70°之间最快,停止在 70°~90°之间。由于运动能力消耗,张力的快速增加从大约 60°起发生。这一系列变化会因个体和(或)身体部位变化而变化。然而,以神经运动相关的载荷传递原理作为基础,在神经动力学测试的应用起到重要的作用。

以上介绍了不同神经松动技术的应用要点。滑动技术需要通过中间活动范围的大幅度运动。张力技术需要运动至关节活动末端。也可以在关节活动末端进行大幅度运动的滑动和张力组合技术,这将导致神经滑动和紧张。相反,若想减少神经张力,可采取松弛位进行。

三、循环系统手法应用的生物力学基础

常应用于改善肢体肿胀的手法主要有徒手淋巴引流(manual lymph drainage)技术等。淋巴引流术是丹麦学者兼物理治疗师 Emil Vodder 博士与其妻子 Estrid 于 1930 年共同开发的。1936 年 Vodder 博士正式向社会发表了淋巴引流技术,并就这项手法对于水肿、松弛、橘皮组织的效果做了学术发言。在往后的 40 年里,Vodder 与他的妻子一起举办各种讲座、示范治疗和讲授课程,使这门独特的技术越来越被世界所认知。

徒手淋巴引流术的基本手法根据施术部位的不同可分为 4 种:固定性环形按摩(stationary circle stroke),回旋式按摩(rotary stroke),泵式按摩(pump stroke)和捞取式按摩(scoop stroke)。整个引流操作过程可分为推进(thrust)和缓和(relaxation)两个阶段。在推进阶段,治疗师利用一个柔和的、环形的接触力对需要施术的部位进行刺激,该刺激可促进淋巴管上瓣膜的开合,对淋巴管内淋巴液的回流起到积极推动的作用;在缓和阶段,治疗师的手可尽量减少与施术部位的接触,利用淋巴管对淋巴液的抽吸作用被动地推进淋巴液。

淋巴引流手法的操作中,治疗师的手一般不与患者的表皮发生滑动摩擦。按摩的力量不能太小,必须能够引起淋巴液在缓和阶段的抽吸和推动;但是也不能过度用力,过度用力容易损伤毛细淋巴管内皮细胞上的纤维细丝(anchor filament),影响毛细淋巴管的扩张,而且在淋巴管正在抽吸淋巴液的区域,过重的按摩力会导致管壁肌肉组织的痉挛。按摩力的大小没有一个明确的基准值,一般根据施术的部位而定。例如,在臀部区域的按摩力就要大于在颈部区域的按摩力。

手法操作的速度也需要注意,一次按摩的速度在 1~2s,并尽量保持匀速。每一部位的按摩重复 5~7 次。

四、其他系统手法应用的生物力学基础

内脏疗法(visceral technique)也是西方整骨疗法中的一项手法技术,该技术可广泛应用于消化系统、呼吸系统等各系统器官的疾病治疗。治疗师可通过各种手法,如按压、敲击、牵伸、轻抚等手法,刺激相应的内脏、脊神经或自主神经等的体表投影部位,以达到相应的治疗效果。

(叶祥明 谭同才)

参 考 文 献

[1] 单信海,李春雷. 肌肉的力学特性[J]. 南京体育学院学报,1999,13(2):76-78.

[2] 丁春华. 中医手法结合功能训练治疗膝关节骨性关节炎的疗效观察[J]. 中国康复医学杂志,2006,21(5):460-460.

[3] 官昌伦,郭智荣. 关节松动技术治疗颈椎病[J]. 中国康复,1999,14(1):33-34.

[4] Michael Shacklock. Clinical Neurodynamics: A new system of musculoskeletal treatment[M]. Amsterdam: Elsevier, 2005.

[5] Nicholas AS, Nicholas EA. Atlas of Osteopathic Techniques, 2nd ed [M]. philadelphia: Lippincott Williams & Wilkins, 2012.

[6] Wormley ME, Grimes JK, Romney W, et al. Neurophysiological Effects of Manual Therapy in Aging and Older Adults[J]. Topics in Geriatric Rehabilitation, 2015, 31(3): 173-179.

[7] Basson A, Olivier B, Ellis R, et al. The effectiveness of neural mobilizations in the treatment of musculoskeletal conditions: a systematic review protocol[J]. JBI Database System Rev Implement Rep, 2015, 3(1): 65-75.

第三章

手法分类与分级

第一节 常用临床手法分类

中国推拿的手法种类较西方手法医学多,共 400 余种,这是中国推拿应用领域广泛和流派种类繁多所致。中国推拿的特点在于遵循了中医理论中整体观念和经络学说,因人制宜、因病制宜。西方手法医学(manual medicine)是在骨科保守疗法、物理治疗的基础上,以解剖学、生物力学、神经生理学、运动系统学为学科依据,针对运动系统、神经系统方面的病变而逐步发展起来的一门特殊医学,属于物理治疗的范畴。

在西方国家中,主要有如下一些与手法相关的治疗系统:①整脊疗法(chiropractic);②整骨疗法(osteopathy);③手法物理治疗(manipulative physiotherapy)。其实,三种治疗体系相互关联,密不可分。许多基本理论都是十分相似的,只是在治疗方面各有不同侧重。而且三种方法中,除了整脊疗法是以脊柱手法为其基本内涵以外,其他疗法都是分成脊柱手法和周围手法两大类。脊柱手法是整个西方手法体系中最为重要的组成部分,从发力速度上可将手法分为高速推挤手法和慢速非推挤手法;从力矩的长短而言,可将手法分为长杠杆手法和短杠杆手法,长杠杆手法类似于中医传统手法中的扳法,短杠杆属于微调手法范畴,杠杆微调手法应该说克服了中医扳法的不足,建立了可控制安全模式:①准确定位,能够精确控制效应节段;②控制运动幅度和施力大小;③由于微调手法的安全性,使得一些老年骨质疏松症患者也能得到相应的治疗,拓宽了适应证范围。

基于精准检查与评估,根据治疗目的不同,减轻症状(主要为疼痛)和(或)增加关节可动性,手法实际操作过程中基本包括两部分:一是软组织松解,二是关节调整。后者又包含关节极限内运动和关节极限后调整两个部分。手法施术原则一般是:先松解软组织,再最大幅度地松动开受累关节,然后再冲破关节受限,恢复原有的结构和(或)运动功能。常用临床手法有以下几种:

一、麦特兰德关节松动术

关节松动术是西方手法医学的精华,是治疗师在学校学习期间必须掌握的一门专业技术,是用于治疗关节功能障碍如疼痛、活动受限或僵硬的一种实用、有效的手法操作，理论上关节松动术也可以归入推拿术的范畴，由于临床应用广，其已与按摩术（massage）、整复手法一起构成了西方手法医学的主体。由于澳大利亚的麦特兰德（Maitland）对这一手法的发展贡献很大，故也称为“麦特兰德手法”“澳式手法”。关节松动技术中最常用的基本手法可分为摆动、滚动、滑动、旋转、牵拉和分离（图 3-1）。

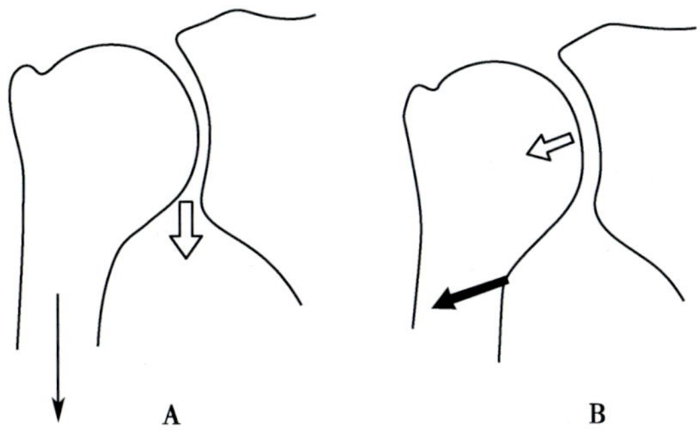

图 3-1　牵拉与分离
A. 盂肱关节的牵拉；B. 盂肱关节的分离

二、Mulligan 动态关节松动术

Mulligan 动态关节松动术已经被广泛用来治疗颈椎、胸椎、肋椎、腰椎、骶髂关节以及四肢关节。治疗脊椎的手法称为持续椎间小关节滑动（sustained natural apophyseal glides，SNAGS），治疗四肢关节的手法称为辅助式自主关节松动术（movement with mobilization，MWMS）。

（一）持续椎间小关节滑动

持续椎间小关节滑动是持续给予脊椎关节突关节面一个原来就应该有的滑动。在患者身体载重情况下，让患者主动做动作的同时，治疗师给予关节一个无痛、即时变化、持久、被动性的滑动，在患者活动到关节最后角度时，治疗师要再施加一定的压力（overpressure），增加更多的关节活动度。此技术有别于 Maitland 休息不动的姿势下使用振动式（oscillatory）关节松动术来治疗脊椎的问题。

（二）辅助式自主关节松动术

MWMS 也是用来处理疼痛和（关节）活动受限的问题，且在操作的过程中发生作用，不可有疼痛发生，也属于持续性动态关节松动术，其与 SNAGS 最主要的差异是：MWMS 多应用于四肢关节进行持续关节松动术，给予不同方向的滑动，选择无痛的方向进行操作。

三、肌肉松解技术

肌肉松解技术即西方的按摩术，是指作用于皮肤、筋膜、淋巴、肌肉、肌腱、韧带等软组织的一种手法，其手法比较简单，常用的为揉、捏、按、拍打等，临床上常用来治疗各种软组织损伤，如烧伤后的皮肤瘢痕，单纯肌肉或肌腱损伤，肌腱移植或缝合术后的组织肿胀、粘连及瘢痕等。对紧张肌肉的放松可利用按摩、拉伸和肌肉能量技术（muscle energy technique，MET）等手段。

（一）骨科矫形按摩法

在关节功能障碍引起的疼痛反应方面，一些肌肉表现为萎缩和抑制，另一些则表现为短缩和紧张。Cyriax 理论认为用轻柔、横行的按摩手法按摩损伤部位，可使损伤后扭曲的胶原纤维“束间扭转”（interfaciunlaz torsion），从而恢复正常的平行排列。软组织按摩须在关键的连接部位，如肌肉与肌腱的交织部、肌腱与骨膜的交织部、韧带的抵止点。矫形按摩（orthopedic massage，OM）是一种独特形式的“波浪运动”按摩法，基于人体工效学（ergonomics），亦相近于中国的内功艺术——“太极”的功法，包括横向和纵向按摩手法。波浪运动按摩的一个本质特征就是节律，即用振荡的节律做按摩，就像波浪在持续地保持着有节律的运动一样，对慢性损伤应采用快速的按摩手法，而对急性肌肉损伤应采用缓慢的手法，以 50~70 次/

min 频率进行按摩,其放松效果相对较好。

(二)肌筋膜松解术

肌筋膜松解术(myofascial release)被定义为“通常涉及通过横向拉伸、线性拉伸、深压、牵引或分离肌肉和结节,同时检测组织反应和运动变化的一种直接操作”,在热力学方面改变机体状态(凝胶-溶胶效应)并引起组织反应(筋膜蠕变)。治疗师所施的力要足够直接深入、要有节奏,相互交替施行增压力和减压力,确保作用力到达所治疗的组织筋膜处。按操作类型可分为:平行牵引术(作用于肌筋膜起始部位,施力与肌腱轴方向一致)、垂直牵引术(作用于肌筋膜起始部位,施力与肌腱轴方向垂直)和直接抑制性施压术(作用于肌腱连接部)。

(三)牵拉技术

肌肉牵拉技术(stretching technique)可以有效地放松肌肉,减轻运动后肌肉酸痛,促进肌肉疲劳恢复,减少运动损伤,是一种非常有效地增加关节活动范围、增加肌肉柔韧性的方法。使用最多的有静态牵拉和本体感觉神经肌肉易化(proprioceptive neuromuscular facilitation,PNF)牵拉技术一般在筋膜放松后进行,因为筋膜的紧张和扳机点的存在会对牵拉效果有很大限制。因为肌肉本身是串联和并联结构,在紧张的串联成分(包括扳机点)没有放松的情况下,静力牵拉主要牵拉了串联的松弛部分肌肉单位,对整体的肌肉放松效果并不理想。PNF 牵拉技术与 MET 类似,包括收缩-放松、交互抑制、等长收缩后放松、收缩放松-拮抗肌收缩和离心性收缩等技术。要求患者主动参与抵抗治疗师不同强度的手法压力,按照治疗师精确控制的方向主动收缩肌肉,以降低肌张力,易化受抑制的肌肉,训练肌肉恢复原有的正常机动类型,使关节恢复正常,维护神经系统的功能。MET 有别于 PNF 牵伸技术的是治疗师通常施加中度助力,患者只需要 10%~20%的力量对抗,慢性损伤时患者也仅需要使出 50%的力量来产生更多的热。

四、内脏疗法

内脏疗法(visceral techniques)被定义为一个与内脏有关以提高生理技能的诊断治疗系统,有代表性的是内脏筋膜附件向筋膜平衡点操作,也被称为“腹部操作”。按手法类型可分为直接、间接和混合型手法,按操作方式分为反射导向疗法和刺激/振动疗法,常用于辅助治疗呃逆、便秘、痛经、胃下垂、肝炎、胆囊炎和肾盂肾炎等。

五、其他手法

本书引用的常用的徒手肌力训练、针对肢体肿胀的淋巴引流手法、针对神经嵌顿的神经张力松解手法(nerve mobilization),以及针对脊椎问题的 Cyriax 手法、美式整脊和以姿势治疗为主的麦肯基疗法(Mckenzie)等限于本书篇幅不再赘述。

第二节 手法分级

一、基本概念

(一)关节生理运动和附属运动

关节生理运动是指关节在生理范围内完成的运动,如关节的屈、伸、内收、外展、旋转等运动,可以主动完成,也可以被动完成,手法操作时即由治疗师被动完成。关节在自身及其周围组织允许的范围内完成的运动，叫附属运动，是维持关节正常活动不可缺少的一种运动。一般不能主动完成，需要他人或侧肢帮助才能完成。任何一个关节都存在附属运动。当关节因疼痛、僵硬而导致活动受限时，其生理运动和附属运动均受到影响。在生理运动恢复后，如果关节仍有疼痛或僵硬，可能附属运动尚未完全恢复正常。通常改善生理运动之前，先改善附属运动，而附属运动的改善又可以促进生理运动的改善。

（二）关节终端感觉

关节终端感觉（end-feel）是治疗者在活动度极限时的感觉。测试终端感觉是在被动松动从第一次停留点到再加一点伸张压力至最后停留点之间的感觉。由于各关节的解剖学不同，每个关节活动都有它特有的终端感觉。治疗者分辨关节或肌肉的终端感觉，以及各种不同程度的正常或病变的终端感觉的能力是非常重要的。个体的不同，终端感觉亦会改变。正常的终端感觉是不会产生疼痛的。

1. 柔软　柔软终端感觉的特征是软组织的压缩（如膝关节弯曲）或牵伸（如踝关节的背屈）。

2. 坚韧　坚韧的终端感觉特征是关节囊或韧带的牵伸（如肱骨和股骨的内外旋）。

3. 坚硬　坚硬的终端感觉特征是骨与骨或软骨相碰的感觉（如肘关节的伸展）。

（三）关节位置

1. 休息位置　休息位置（resting position）即松弛位（open-packed position）是指关节位置处于最放松的位置上，可活动性可达最大幅度。在有病变的关节中是患者感受最少疼痛的位置，患者最能放松和减少肌肉张力。在特殊情况下因关节病变或疼痛而不能达到休息位置时，治疗者应选择软组织张力最小和患者感受疼痛最少的实际休息位取代休息位置作为测试和治疗的位置。

2. 紧锁位置　关节囊和韧带被拉紧或处于最大张力位，使凹凸关节最紧密地接触，关节面之间较少产生附属运动的位置，在或接近紧锁位置上测试关节活动性和进行松动术都比较困难。

（四）关节囊模式

手法治疗师需要考虑关节活动受限的原因，关节活动度丧失可归因于关节囊内或非关节囊的因素，关节囊模式是以囊韧带复合型关节活动度丧失为特征，如骨关节炎。假如关节活动受限经测试认为是囊性限制，则适用于关节松动术进行治疗。非关节囊模式引起的关节活动度受限，无特征性模式，可能与肌肉筋膜或其他因素相关。

（五）关节面凹凸法则

若固定凸面，活动凹面关节，关节滑动方向要和骨骼运动方向一致，如增加膝关节伸直角度，应采用膝关节胫骨面后前向滑动手法。若固定凹面，活动凸面关节，关节滑动方向要和骨骼运动方向相反，如增加肩关节外展角度，应采用肱骨头头尾向滑动手法。

二、麦特兰德手法分级

关节松动术手法分级中以 Maitland 关节松动 4 级分法比较完善，应用较广（图 3-2）。

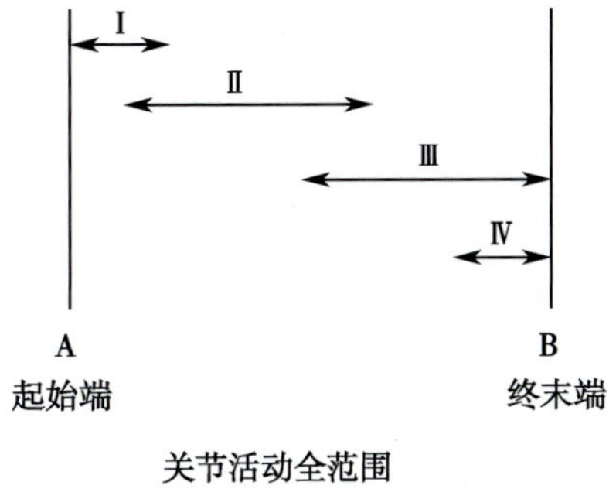

图 3-2　关节松动术手法分级

（一）分级标准

根据关节的可动范围和操作时治疗者应用手法

的幅度大小，将其分为 4 级。

Ⅰ级：治疗者在关节起始端，小范围、节律性地来回松动关节。

Ⅱ级：治疗者在关节活动允许范围内，大范围、节律性地来回松动关节，但不接触关节活动的起始端和终末端。

Ⅲ级：治疗者在关节活动范围内，大范围、节律性地来回松动关节，每次均接触到关节活动的终末端，并能感觉到关节周围软组织的紧张。

Ⅳ级：治疗者在关节活动的终末端，小范围、节律性地来回松动关节，每次均接触到关节的终末端，并能感觉到关节周围软组织的紧张。

（二）细化版分级标准

在关节生理或附属运动范围内，根据关节松动时组织弹性抵抗起始点和终末点之间幅度范围，通过加（++，+）、减（--，-）将 Maitland 关节松动 4 级分法进一步细化，Ⅴ级手法为突破有效活动范围末端高速冲击性手法（图 3-3）。

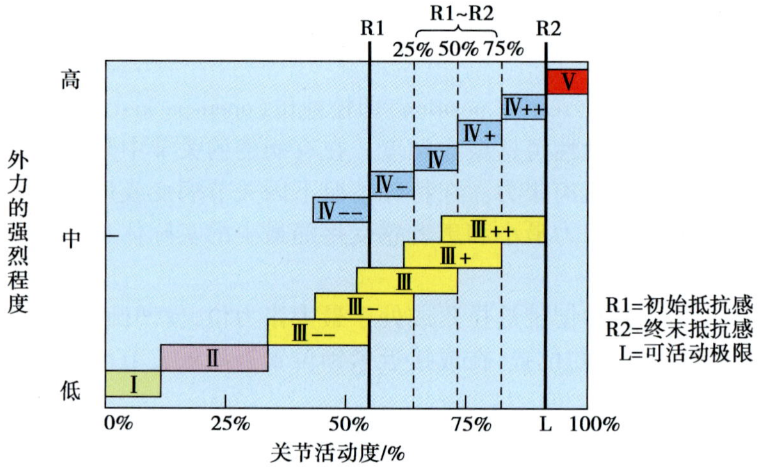

图 3-3 松动强度Ⅰ～Ⅴ级（包含-和+）
基于 ROM 的初始抵抗感和终末抵抗感的位置

（三）手法应用选择

4 级手法中选择如下：①Ⅰ、Ⅱ级用于治疗因疼痛引起的关节活动受限；②Ⅲ级用于治疗关节疼痛并伴有僵硬；③Ⅳ级用于治疗关节因周围组织粘连、挛缩而引起的关节活动受限。

手法分级可用于关节的附属运动和生理运动。常用于附属运动治疗时，Ⅰ～Ⅳ级手法可选用。而生理运动治疗时关节活动范围要达到正常的 60% 才可以应用，一般多用Ⅲ、Ⅳ级。手法分级范围随着关节可动范围的大小而变化，当关节活动范围减少时，分级范围相应减少，当治疗后关节活动范围改善时，分级范围也相应增大。当选择细化版关节松动术的级别时，尝试提高关节松动术的特异性，需要考虑到多种可变因素，如图 3-4 所示。

三、Kaltenborn 手法分级

应用牵引（traction）和滑动（gliding）线性动作治疗时，Kaltenborn 将其分为 3 个等级，包括减痛松动术（第Ⅰ、Ⅱ级）和伸展松动术（第Ⅲ级）。

第Ⅰ级“松弛”（loosening）是指非常小的牵引力，它会产生不容易察觉的关节分离。第一

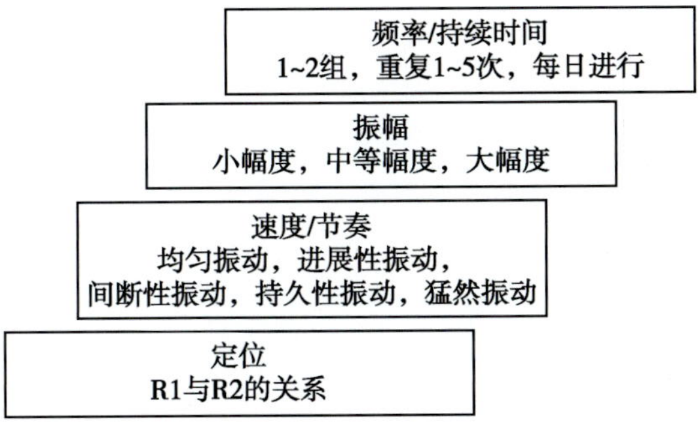

图 3-4　手法的选择

级牵引力刚好抵消关节正常的压缩力。可用于滑动测试、减少关节压缩力和疼痛。

第Ⅱ级“收紧”(tightening)是指关节在周围组织放松后再开始收紧时。在第Ⅱ级开始时成为松弛范围，关节对被动动作阻力最少。在第Ⅱ级动作到达转变范围时，周围组织收紧，被动动作开始感受到阻力。在第Ⅱ级最后幅度时，感觉到明显的阻力，此时叫第一停留(first stop)。减痛治疗时在松弛范围内进行，而非转变范围内。在疼痛或肌肉痉挛限制活动时，放松的治疗可在第Ⅱ级的幅度内进行，包括转变范围。

第Ⅲ级“伸展”(stretching)是松弛度收紧后所有组织被拉紧(超过转变范围)，此时如加长时间的第Ⅲ级伸展力会使关节周围组织拉紧，在第Ⅲ级的幅度中，对动作的阻力增加非常快，因人或关节而有不同程度的改变。该等级的手法可用于测试关节活动终端感觉，伸展收缩的组织以增加关节活动度。

第三节　手法治疗的注意事项

一、适应证和禁忌证

随着临床实践的发展及人们对疾病和新技术认识的加深，手法操作的禁忌证也在不断改变。在手法操作中需注意局部是否有如骨折、错位、肿瘤、传染病、骨髓炎等问题。然而这并不妨碍手法作用于其附近或远端区域。其他的一些因素如退行性改变、风湿性关节炎、克-费综合征、软骨病、妊娠、劳损或扭伤、急性椎间盘突出、急性炎症、组织不稳定、运动过度、假关节、严重的自主神经紊乱也会改变治疗师对治疗手法的选择，这些情况下禁止使用手法操作或仅在局部限制某一手法的运用，治疗师对临床诊断和手法的理解对于选择适当的治疗手法是十分重要的。许多治疗方法和治疗观念使用在患者身上，如果是适应证，则疗效会非常显著；反之，疗效不显著时，表示这种治疗方法不适合患者或治疗师的技巧不成熟。

(一)手法适应证

1. 一切闭合性的急、慢性软组织损伤且无软组织完全断裂者。
2. 急性软组织损伤未得到及时处理或治疗不当而引起的后遗症。
3. 骨折、脱位后期关节功能受限或肌肉失用性萎缩者。
4. 骨关节及软组织解剖位置紊乱者。
5. 骨关节病变而导致的肢体疼痛、关节功能受限的患者。

(二)手法禁忌证

1. 开放性损伤者或皮肤病患者。
2. 急性炎症期红肿热痛的部位。
3. 诊断尚未明确的脊柱外伤且伴有脊髓症状者。

4. 高危高血压患者。
5. 有出血现象血液病的患者。
6. 妊娠三个月以上者。
7. 精神病患者发作期,无法配合治疗者。
8. 极度疲劳和醉酒或过饥过饱的患者。
9. 有传染病患者。
10. 深层静脉血栓患者。

(三)手法慎用病症

1. 有恶性肿瘤病史患者或可疑有骨或软组织肿瘤病变者。
2. 有严重心、脑、肺及代谢疾病如糖尿病、老年骨质疏松等患者。
3. 女性经期腰部及盆腔部位。

二、手法操作程序

(一)患者体位

患者应处于舒适、放松、无疼痛的体位,通常为卧位或坐位,尽量暴露治疗关节并使其放松,以便于达到最大范围松动。

(二)治疗者体位

根据人体功效学原理,调整好治疗床和治疗凳于合适的高度,使治疗师靠近要治疗的关节或部位,如关节松动时一手固定关节的一端,一手松动另一端。

(三)治疗前

手法操作前,对拟治疗的关节或部位先进行评估,分清具体的关节,找出存在的问题(僵硬及疼痛的性质和程度等)。根椐问题的主次,选择有针对性的手法。

(四)治疗中

一般情况下,应用关节松动治疗疼痛时,手法应达到痛点,但不超过痛点;治疗僵硬时,手法应超过僵硬点。操作中手法要平稳、有节奏。不同的松动速度产生的效应不同,小范围、快速度可缓解紧缩,必要时也可以借助器械进行手法操作。操作过程中要密切关注患者的治疗反应,并随时调整手法或治疗强度。一般同一种手法每次治疗可以应用 1~5 次,然后再次评估,手法操作的临床决策流程如图 3-5 所示。

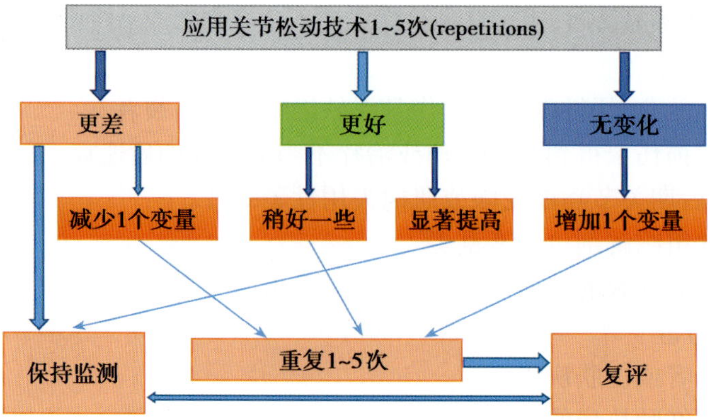

图 3-5 手法操作的临床决策流程

（五）治疗后

有时手法操作后可引起不适，出现轻微的疼痛可为正常的治疗反应。若治疗后4小时疼痛仍不减轻，甚至增加，说明治疗强度过大或持续时间过长，应降低治疗强度或缩短治疗时间，甚至选择另外的治疗手法。

三、注意事项

1. 人性化操作　充分保护患者隐私：如治疗时可隔着衣物、毛巾进行，对不同伦理观、文化观的人群都要区别对待。

2. 治疗师要有敏锐的观察力　设身处地的体会患者的心情和感觉，治疗师的言行举止要让患者有信任感和安全感，否则会影响治疗效果。

3. 充分应用人体功效学原理　使治疗师自己轻松、安全、有效地投入工作。

4. 为了有效应用各类手法，治疗师必须具备良好的解剖学、关节运动学、神经系统和运动系统疾病病理学的基础知识，掌握适应证和操作手法，并将各类手法结合起来应用，以提高整体治疗效果。

循证医学要求对每一治疗方法都要有确凿的证据来证明其合理性，所以手法治疗中的关键点不能全由个人的经验作为治疗的标准，必须重视手法的规范化操作，尽量使得手法具有可控性，减少手法的副作用。

（孙天宝）

参 考 文 献

[1] 何兆邦，译. 关节徒手松动术——四肢的评估和治疗[M]. 2版. 台湾：合记图书出版社，2012.
[2] 费季翔，费清. 中国传统推拿手法图谱（成人篇）[M]. 合肥：安徽科学技术出版社，2005.
[3] 刘四文，唐丹. 运动疗法[M]. 广州：广东科技出版社，2009.
[4] 田纪钧. 软组织损伤手法治疗技术[M]. 北京：人民军医出版社，2013.
[5] 叶伟胜，万瑜，主译. 骨科疾病的矫形按摩[M]. 天津：天津科技翻译出版公司，2004.
[6] 王超，译. 现代临床整骨疗法（骨骼和软组织操作技法图谱）[M]. 天津：天津科技翻译出版公司，2012.
[7] Carolyn Kisner, Lymn Allen Colby. Therapeutic exercise founditions and techniques, 5th editions. Philiadelphia: F. A. DAVIS company, 2007.
[8] Geoff M, Elly H, Kevin B, et al. Maitland's Vertebral Manipulation. 7th edition. Amsterdam: Elsevier, 2005.
[9] Wise CH, Gulick DT. Mobilization Notes: A Rehabilitation Specialist's Pocket Guide. Philadelphia: F. A. DAVIS company, 2009.

第二篇

手法的临床应用

第四章

颈椎疾病

第一节　颈椎疾病的临床表现

颈椎疾病在临床极为常见，在国内习惯称之为颈椎病（cervical spine disorders，CSD）；而国外极少有颈椎病一说，他们习惯称为颈痛（neck pain）。我国早期流行病学调查显示，颈椎病发病率甚至可高达 64.52%，且发病呈年轻化趋势。而国外流行病学研究发现颈痛是第二大常见的肌肉骨骼系统疾病，可导致颈部功能障碍或残疾。2002 年美国颈痛患病率为 14%。一个生命周期内，50%～75%的人至少出现一次颈或肩部疼痛。在美国的物理治疗诊所中，与颈痛相关的肌肉骨骼紊乱患者占 25%左右。

《功能、残疾和健康的国际分类》（international classification of functional，disability and health，ICF）中对于颈痛的功能残损分类包括以下内容：活动性减少的颈痛、合并头痛的颈痛、合并放射性疼痛的颈痛和运动协调损伤的颈痛。虽然此分类系统有利于物理治疗师对于颈椎疾病的诊疗，然而临床上由于颈椎疾病的表现不单纯是颈痛，而且上述 ICF 分类并未将交感型、椎动脉型和食管型颈椎病进行分类，故而本章节仍将颈椎疾病统称为颈椎病。

颈椎病的临床分型包括：

一、颈型颈椎病

颈型颈椎病多是由于长期错误姿势导致肌肉劳损，在早期多无特殊临床症状，偶感颈部酸胀或酸痛不适感，或表现为反复的落枕，经休息或一般处理后症状可消失，颈椎功能活动无明显影响。如果此时不进行姿势调整和颈部肌力训练，将进一步导致明显的颈部持续性酸痛以及颈椎活动性减少，此时即形成颈源型颈痛（cervical neck pain）。颈源型颈痛属于 ICF 分类中的活动性减少的颈痛，主要症状是颈部疼痛、颈椎关节活动受限，可出现牵扯至上肢或头枕部、面部的疼痛（颈源性头痛），发作常常与近期的异常的或长时间固定某一姿势或动作有关。其主要体征包括颈部主、被动关节活动度受限，甚至在某个方向根本无法活动；在主动或被动关节活动的末端甚至整个关节活动过程出现疼痛，颈胸椎节段性活动受限，上胸段和颈椎的运动可诱发颈部或与颈部相关的上肢疼痛。

二、神经根型颈椎病

神经根型颈椎病(cervical radiculopathy)属于ICF分类的合并放射性疼痛的颈痛，其主要病因多是长期反复颈源性颈椎病导致颈椎生理曲度改变、颈椎椎体旋转、椎体不稳、颈椎骨质增生，或颈椎间盘突出压迫相应节段的神经根。其主要症状是颈部刺痛，可放射至神经根支配区域的上肢，并引起上肢感觉异常和无力。

其主要体征是颈部伸展加旋转测试(spurling test)和上肢神经张力测试(upper limb neurodynamic test)可激惹颈部或上肢放射性疼痛，颈部牵引可颈痛或上肢疼痛或感觉异常症状缓解。

三、椎动脉型颈椎病

椎动脉型颈椎病主要病因是多种原因导致颈椎生理曲度改变、颈椎椎体旋转、横突周围骨质增生、椎体不稳压迫椎动脉，或先天性椎动脉狭窄、畸形导致颈部椎动脉狭窄，继而出现椎动脉分布区域供血供氧不足的表现。其主要症状是改变头部位置时可能出现不同程度的头晕、眼花甚至视物模糊或者恶心甚至呕吐等不适。

其主要体征包括:颈椎活动尤其是侧屈或旋转时诱发相关症状，或原有症状加剧。旋颈试验阳性。

四、交感型颈椎病

交感型颈椎病暂未被ICF分类，其主要病因多与神经根型颈椎病相同，只是其受压迫的神经主要是颈神经发出的支配内脏的交感神经;由于椎动脉表面富含交感神经纤维，当交感神经功能紊乱时常常累及椎动脉，导致椎动脉的舒缩功能异常。其主要症状可表现为全身多个系统受到影响:①头部症状。如头晕或眩晕、头痛或偏头痛、头沉、枕部痛，睡眠欠佳、记忆力减退、注意力不易集中等。偶有因头晕而跌倒者。②眼耳鼻喉部症状。眼胀、干涩或多泪、视力变化、视物不清、眼前好像有雾等;耳鸣、耳堵、听力下降;鼻塞、“过敏性鼻炎”，咽部异物感、口干、声带疲劳等;味觉改变等。③胃肠道症状。恶心甚至呕吐、腹胀、腹泻、消化不良、嗳气以及咽部异物感等。④心血管症状。心悸、胸闷、心率变化、心律失常、血压变化等。⑤面部或某一肢体多汗或无汗，畏寒或发热，有时感觉疼痛、麻木但是又不按神经节段或走行分布。另外还常伴有神经根型颈椎病症状。以上症状往往与颈部活动有明显关系，坐位或站立时加重，卧位时减轻或消失。颈部活动多、长时间低头、在电脑前工作时间过长或劳累时明显，休息后好转。

其主要体征是:颈部活动多正常、颈椎棘突间或关节突周围的软组织压痛。有时还可伴有心率、心律、血压等的变化。

五、脊髓型颈椎病

脊髓型颈椎病类似于ICF分类的运动协调损伤的颈痛，主要病因多是长期伏案或低头工作，导致颈椎生理曲度变直甚至反弓，伴随颈椎间盘明显向后方凸出、出现颈段脊髓受压的相应症状。其主要症状是改变头部位置时(尤其是低头时)除颈部活动受限、疼痛外，可能出现不同程度的四肢麻木、乏力，行走时踩棉花感。

其主要体征包括:颈椎活动尤其是前屈时诱发相关症状，或原有症状加剧。肢体存在不同程度的感觉功能(浅感觉、本体感觉)障碍,四肢肌力下降。

六、食管型颈椎病

食管型颈椎病目前也未将其进行 ICF 分类,且此类型颈椎病临床发病率很低,主要病因多是长期抬头工作,导致颈椎生理曲度过度前屈,伴随颈椎间盘明显向前方突出压迫食管,甚至气管。出现不同程度的吞咽困难,甚至呼吸困难。

其主要体征包括:颈椎活动尤其是后伸时诱发相关症状,或原有症状加剧。

七、混合型颈椎病

此型颈椎病是指患者具备上述 2 种或 2 种以上类型颈椎病临床表现。

其主要体征也是可能出现前述各种类型颈椎病的体征。

第二节 基本检查与评估

颈部的基本检查与评估,是手法治疗的重要依据,通常包括病史采集、视诊、问诊、触诊和特殊检查等内容。

一、主观评估与视诊

1. 主观评估　主观评估包括疼痛的描写、加重因素和缓解因素、相关病史和临床资料等。

(1) 询问疼痛诱发和加重因素:追问患者本次出现疼痛的诱发和加重因素,可初步判断颈痛的类型。如在快速行驶的交通工具中遇到急刹车,出现头部向前后摇摆,考虑颈部(尤其是上颈段)的肌肉、韧带急性损伤,甚至可能出现关节错位。如在睡起时突发颈部、肩部酸痛或伴有颈部某方向甚至各方向的活动受限,考虑颈部在睡觉时呈现某一固定姿势时间过长和(或)颈部受凉,导致颈部某一肌肉的过度紧张。如在长时间固定某一姿势(如打字、刷墙、打游戏等)后出现疼痛,考虑颈部肌肉劳损。

(2) 询问疼痛的部位:疼痛如局限在某一固定部位,多是局部软组织损伤。疼痛如放射至肩部,甚至放射至上肢,多是下颈段神经根受压或前斜角肌综合征。如疼痛放射至头枕部,多是上颈段肌肉紧张或神经受压,或者 $C_1 \sim C_3$ 关节失稳。如疼痛放射至耳周或眼眶、前额,多是颈肩部肌肉紧张(如上斜方肌、肩胛提肌、胸锁乳突肌)触发点引起的疼痛。

(3) 询问疼痛的性质:疼痛为酸胀痛,多是颈部肌肉慢性疲劳损伤。疼痛为刺痛,多是颈部软组织急性损伤。疼痛为放射性疼痛,多为神经根受压。

(4) 询问疼痛的伴随症状:如患者在颈部伸展加同侧旋转活动时出现疼痛或疼痛加剧,且伴有上肢放电样麻木,考虑神经根型颈痛。如患者在颈部做屈伸或向一侧屈侧伴旋转时出现疼痛或疼痛加剧,且伴有头晕、恶心、呕吐、眼花等不适,考虑椎动脉型颈痛。如疼痛不明显,但肢体无力,或感觉功能下降甚至行走时踩空感,考虑脊髓型颈痛。如疼痛不明显,在嘈杂环境或颈椎某个方向活动时出现胸闷、心悸,汗出或无汗,腹胀等不适的,考虑交感神经型颈痛。如疼痛不明显,在颈椎后伸活动时诱发或加剧吞咽困难,甚至呼吸困难的,考虑食管型颈痛。如疼痛缓慢进展,在颈椎某一活动诱发或加剧,伴随低热(午后或夜间明显)、乏力、体重下降,考虑颈椎结核或肿瘤(疼痛夜间明显)。

（5）询问疼痛的病程：疼痛急性起病，病程短，多是急性、亚急性软组织损伤。疼痛病程长，多是伴有颈部肌肉劳损（肌力不平衡）、颈椎生理曲度改变和不同程度的骨质增生。另外还需注意的是，长期的慢性疼痛，应关注患者是否存在焦虑、抑郁等心理功能因素。

临床上除根据上述情况询问患者相关病史以外，必须结合其影像学资料进一步明确。

2. 视诊 视诊主要包括观察患者的头部位置、整体姿势和整体运动状态。视诊时应注意暴露患者颈部甚至躯干和整体体表，并且在患者自然状态下进行随意运动，观察其生物力线和运动模式。另外，应在患者前面、后面和侧面多角度观察，以及在坐位和站立位不同姿势下观察。

（1）头部前置姿势：在不同角度、不同体位观察，多数患者存在不同程度的颈部前伸、含胸驼背的姿势，即Janda等研究者描述的上交叉综合征姿势（图4-1）；此类患者的颈部深屈肌群、菱形肌、前锯肌和下斜方肌的力量减弱，而胸大肌、胸小肌、上斜方肌和提肩胛肌是紧张的。头部前置的严重程度可通过测量耳垂或乳突到正常重力线之间的距离。

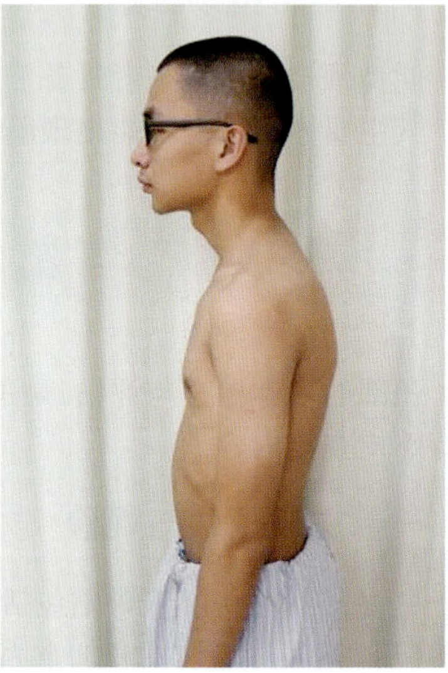

图4-1 上交叉综合征姿势

（2）头部后置姿势：此类患者在临床上极为少见，可见于少数中枢神经受损或军人站姿。

（3）头部侧倾：头部向一侧倾斜，常见于倾斜侧颈部侧屈肌群张力增加、脊柱侧弯、双下肢不等长等。头部侧倾伴向对侧旋转，是由于倾斜侧的胸锁乳突肌张力过高所致（图4-2）。

（4）双肩不等高：不同利手可能存在不同程度的高低肩现象，一般来说利手侧肩部稍低。但如果双侧高低肩明显，考虑长期不良姿势导致一侧肩胛提肌、上斜方肌缩短，甚至导致脊柱侧弯（图4-3）。

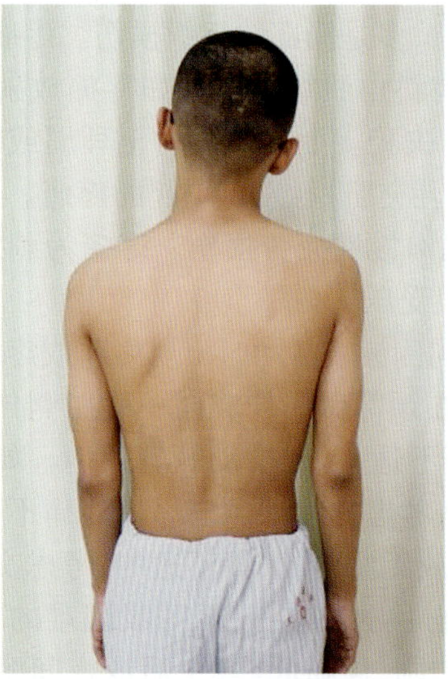

图4-2 头部侧倾

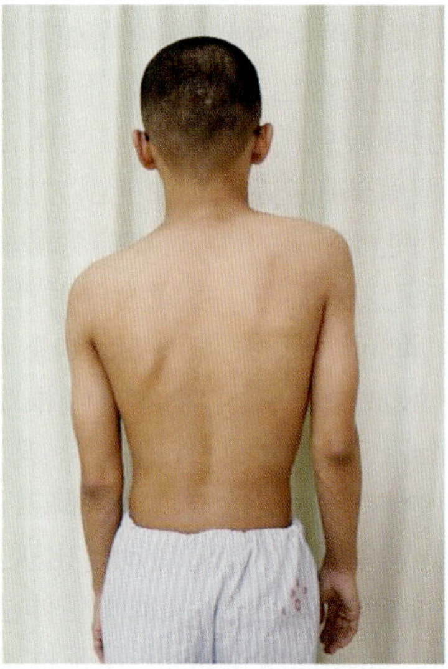

图4-3 双肩不等高

二、功能检查与评估

1. 主动运动　主动运动包括屈曲、伸展、侧屈和旋转。

（1）屈曲：颈椎的屈曲活动范围45°~50°，其中寰枕关节和寰枢关节在屈曲活动中各有5°活动范围，C_2~C_7的联合屈曲活动范围是35°~40°。如果开始进行屈曲活动时胸锁乳突肌就收缩明显，极有可能是因为C_0~C_2的深部屈曲肌无力。如果整个屈曲ROM较小，考虑寰枢关节、寰枕关节不稳，或C_2~C_7椎间关节突关节间隙狭窄、棘上韧带和棘间韧带紧张、后纵韧带钙化，或颈后伸肌群张力过高。

（2）伸展：颈椎的伸展活动范围75°~80°，其中寰枕关节和寰枢关节在伸展活动中各有10°活动范围，C_2~C_7的联合屈曲活动范围是55°~60°。如果整个伸展ROM较小，考虑颈部后伸肌群无力，如枕下肌无力；或寰枢关节、寰枕关节不稳，或C_2~C_7椎间关节突关节间隙狭窄、棘上韧带和棘间韧带卡压、前纵韧带钙化；颈前屈肌群张力过高；颈椎生理曲度变直或骨质增生。

（3）侧屈：颈椎的侧屈活动范围35°~40°，其中寰枕关节在侧屈活动中有5°活动范围，而寰枢关节在侧屈活动中的作用极小；C_2~C_7的联合侧屈活动范围是30°~35°。如果整个侧屈ROM较小，主要考虑颈部侧屈肌群无力，如同侧枕下肌、颈部竖脊肌或横突间肌、颈前外侧的深层肌、斜角肌或胸锁乳突肌无力或对侧颈部肌群紧张；C_2~C_7椎间关节突关节间隙狭窄、对侧横突间韧带紧张；颈椎生理曲度变直或骨质增生。

（4）旋转：颈椎的旋转活动范围65°~75°，其中寰枢关节在旋转活动中有35°~40°活动范围，而寰枕关节在侧屈活动中的作用极小；C_2~C_7的联合屈曲活动范围是30°~35°。如果整个侧屈ROM较小，考虑寰枢关节不稳，或C_2~C_7椎间关节突关节间隙狭窄；或对侧胸锁乳突肌、头夹肌、颈夹肌无力，或同侧颈旋转肌群张力过高；颈椎生理曲度变直或骨质增生。部分患者在旋转活动时可能引起非常严重的症状（常由椎基底动脉病变，脊髓或神经根受压迫所引起）。

2. 被动运动　被动运动同样包括屈曲、伸展、侧屈和旋转。

（1）屈曲：颈椎被动屈曲ROM较小，考虑寰枢关节、寰枕关节不稳，C_2~C_7椎间关节突关节间隙狭窄、棘上韧带和棘间韧带紧张、后纵韧带钙化，颈后伸肌群张力过高。

（2）伸展：颈椎被动伸展活动ROM较小，考虑寰枢关节、寰枕关节不稳，C_2~C_7椎间关节突关节间隙狭窄、棘上韧带和棘间韧带卡压、前纵韧带钙化，颈前屈肌群张力过高，颈椎生理曲度变直或骨质增生。

（3）侧屈：颈椎的侧屈活动ROM较小，主要考虑C_2~C_7椎间关节突关节间隙狭窄、对侧横突间韧带紧张，颈椎生理曲度变直或骨质增生。

（4）旋转：颈椎的旋转活动ROM较小，考虑寰枢关节不稳，C_2~C_7椎间关节突关节间隙狭窄，同侧颈旋转肌群张力过高，颈椎生理曲度变直或骨质增生。

3. 神经检查　颈髓发出的神经分为颈丛（C_1~C_4）和臂丛（C_5~T_1）。颈丛主要支配颈部皮肤感觉和颈部肌肉运动；臂丛主要支配上肢皮肤感觉和肌肉运动。临床可根据皮肤感觉异常部位或颈肩部、上肢运动支配肌肉的肌力评定判断某一节段的颈髓或神经根受损。但是，由于节段支配的皮肤感觉和关节活动肌肉存在交叉，精确的判断还需根据影像学检查。

（1）皮节：C_1发出的神经主要支配枕下肌群运动；C_2感觉定位在枕骨粗隆；C_3感觉定

位在锁骨上窝；C_4 皮肤感觉定位在肩锁关节顶部；C_5 皮肤感觉定位在肘窝前外侧；C_6 皮肤感觉定位在拇指；C_7 皮肤感觉定位在中指；C_4 皮肤感觉定位在小指；T_1 皮肤感觉定位在肘窝前内侧。不同节段神经根或脊髓受压出现相应部位温度觉、触觉或本体感觉功能障碍。

（2）肌节：C_1 发出的神经主要支配枕下肌群运动；$C_2 \sim C_4$ 发出神经支配颈肩活动的肌肉（如斜方肌、胸锁乳突肌、肩胛提肌、菱形肌）；$C_3 \sim C_5$ 发出膈神经支配膈肌运动；C_5 肌节定位是肱二头肌；C_6 肌节定位伸腕肌群；C_7 肌节定位是肱三头肌；C_4 肌节定位是中指屈曲肌群；T_1 肌节定位是小指外展肌。不同节段神经根或脊髓受压出现相应部位头颈部、上肢运动功能障碍。另外需要注意的是，$C_3 \sim C_5$ 损伤可影响膈肌功能，吸气功能障碍；颅神经中的副神经损伤，可导致颈部活动有关的胸锁乳突肌功能受限。

（3）反射：反射包括浅反射和深反射；临床上评估颈椎病变检查的深反射主要是肱二头肌腱反射、肱三头肌腱反射和桡骨膜反射（图 4-4）。上述反射减弱，分别提示 C_5、C_7、C_6 神经根受压；如反射亢进，考虑相应颈髓节段损伤。

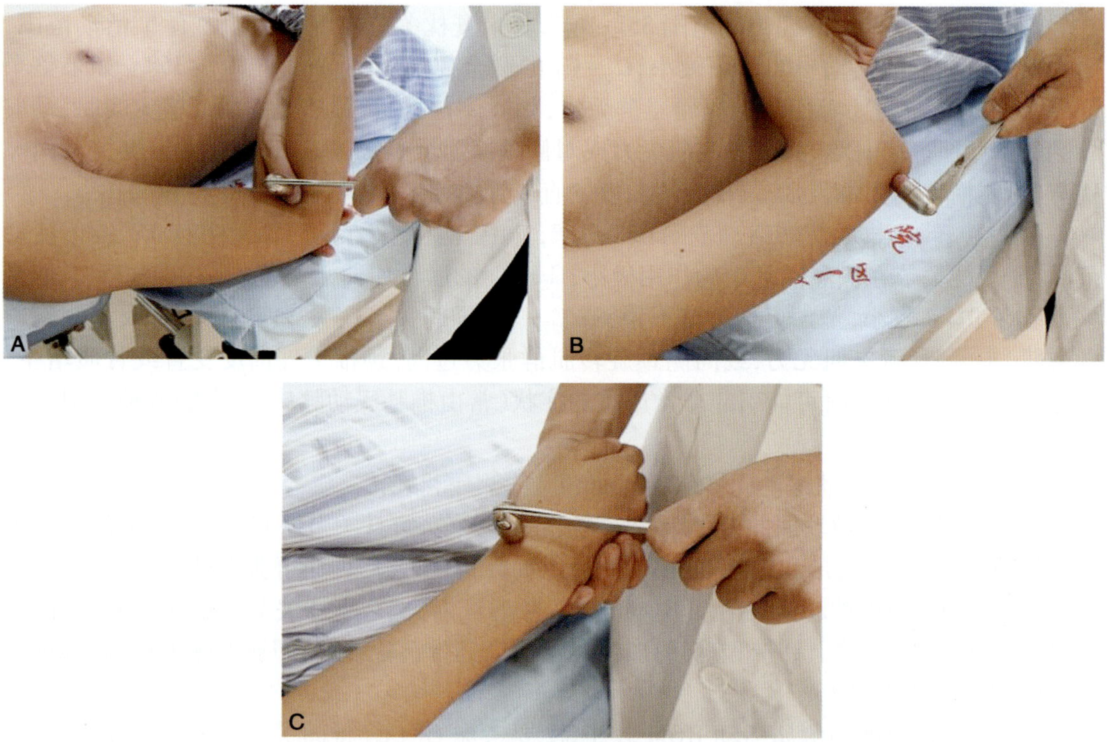

图 4-4 上肢深反射检查

A. 肱二头肌腱反射；B. 肱三头肌腱反射；C. 桡骨膜反射

（4）病理反射：临床上评估颈髓病变病理反射的常用方法是霍夫曼征。其操作如下：评估者以左手持被评估者腕关节上方，右手中指与示指扶持被评估者中指，被评估者腕轻度过伸而其余各指自然弯曲，然后用拇指迅速弹刮中指指甲，由于中指深屈肌受牵拉而引起其余四指轻微掌屈，称霍夫曼征阳性（图 4-5）。此为上肢锥体束征，但一般多见于颈髓病变。

（5）神经张力测试：神经张力测试可评估神经在不同走行部位的紧张度。与颈椎病变有关的神经张力测试主要是评估臂丛神经分支中的正中神经、桡神经和尺神经张力情况（详见本章节后面“上肢神经测试”部分）。

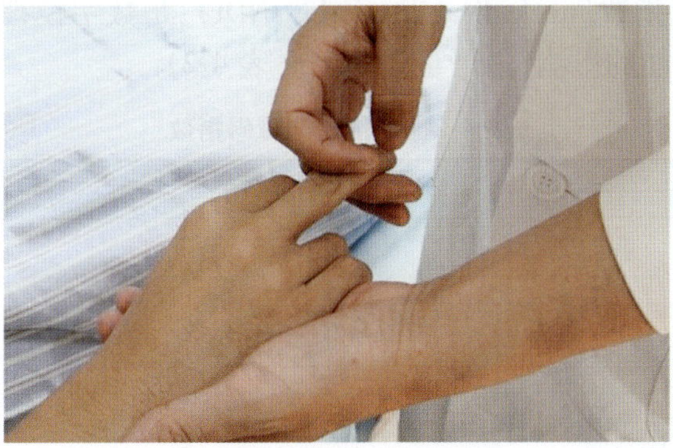

图 4-5 霍夫曼征测试

4. 功能评估

(1) 挥鞭功能障碍问卷(whiplash disability questionnaire,WDQ):包括社会与情绪层面,是数字模拟疼痛评分的量表,反映颈部疼痛对日常活动功能的影响,最严重是 145 分(表 4-1)。

表 4-1 挥鞭功能障碍问卷

问题	0 分	10 分	评分
1. 今天的疼痛程度如何?	无痛	疼痛程度无法想象	
2. 症状对你的个人护理(洗漱、穿衣)影响程度如何	完全无影响	无法完成	
3. 症状对你的个人工作/家庭/学习影响程度如何	完全无影响	无法进行	
4. 症状对你的出行影响程度如何	完全无影响	无法驱车或使用公共交通工具	
5. 症状对你的睡眠影响程度如何	完全无影响	无法入睡	
6. 感觉疲劳/无力的频率如何	完全无疲劳/无力感	总是	
7. 症状对你的社会活动影响程度如何	完全无影响	不能参与社会活动	
8. 症状对你的运动影响程度如何	完全无影响	不能参加运动	
9. 症状对你的非运动性休闲活动影响程度如何	完全无影响	不能参加休闲娱乐活动	
10. 症状对你的出行影响程度如何	完全无影响	无法完成	
11. 感觉悲伤/抑郁的频率如何	完全没有	总是	
12. 你是否因为症状感受到危险	完全无影响	总是	
13. 你是否因为症状感到焦虑	完全无影响	总是	
14. 你是否因为症状导致你注意力集中困难	完全无影响	无法集中注意力	
后面一项评分分值范围为 0~5 分	0 分	5 分	
15. 过去几个月你的状况是否得到改善	改善很多	没有变化	

评估日期:

（2）颈椎功能障碍指数(neck disability index，NDI)：是数字模拟疼痛评分的量表，反映颈部疼痛对日常活动功能的影响，最严重是50分(表4-2)。

表4-2 颈椎功能障碍指数

问题	结果选项	评分	得分
问题1——疼痛强度	我此刻没有疼痛	0	
	此刻疼痛非常轻微	1	
	此刻有中等程度的疼痛	2	
	此刻疼痛相当严重	3	
	此刻疼痛非常严重	4	
	此刻疼痛难以想象	5	
问题2——个人护理(洗漱、穿衣等)	我可以正常照顾自己，而不会引起额外疼痛	0	
	我可以正常照顾自己，但会引起额外疼痛	1	
	在照顾自己的时候会出现疼痛，我得慢慢地、小心地进行	2	
	我的日常生活需要一些帮助	3	
	我的大多数日常生活活动每天都需要照顾	4	
	我不能穿衣，洗漱也很困难，不得不卧床	5	
问题3——提起重物	我可以提起重物，且不引起额外疼痛	0	
	我可以提起重物，但会引起额外疼痛	1	
	疼痛会妨碍我从地板上提起重物，但如果重放在桌子上合适的位置，我可以设法提起它	2	
	疼痛会妨碍我提起重物，但可以提起中等重量的物体	3	
	我可以提起轻的物体	4	
	我不能提起或搬动任何物体	5	
问题4——阅读	我可以随意阅读，而不会引起颈痛	0	
	我可以随意阅读，但会引起轻度颈痛	1	
	我可以随意阅读，但会引起中度颈痛	2	
	因中度的颈痛，使得我不能随意阅读	3	
	因严重的颈痛，使我阅读困难	4	
	我完全不能阅读	5	
问题5——头痛	我完全没有头痛	0	
	我有轻微的头痛，但不经常发生	1	
	我有中度头痛，但不经常发生	2	
	我有中度头痛，且经常发生	3	
	我有严重的头痛，且经常发生	4	
	我几乎一直都有头痛	5	

续表

问题	结果选项	评分	得分
问题6——集中注意力	我可以完全集中注意力,并且没有任何困难	0	
	我可以完全集中注意力,但有轻微的困难	1	
	当我想完全集中注意力时,有一定程度的困难	2	
	当我想完全集中注意力时,有较多的困难	3	
	当我想完全集中注意力时,有很大的困难	4	
	我完全不能集中注意力	5	
问题7——工作	我可以做很多我想做的工作	0	
	我可以做多数日常的工作,但不能太多	1	
	我只能做一部分日常的工作	2	
	我不能做我的日常的工作	3	
	我几乎不能工作	4	
	我任何工作都无法做	5	
问题8——睡觉	我睡眠没有问题	0	
	我的睡眠稍受影响(失眠,少于1h)	1	
	我的睡眠轻度受影响(失眠,1~2h)	2	
	我的睡眠中度受影响(失眠,2~3h)	3	
	我的睡眠重度受影响(失眠,3~5h)	4	
	我的睡眠完全受影响(失眠,5~7h)	5	
问题9——驾驶	我能驾驶而没有任何颈痛	0	
	我想驾驶就可以驾驶,但仅有轻微颈痛	1	
	我想驾驶就可以驾驶,但有中度颈痛	2	
	我想驾驶,但不能驾驶,因有中度颈痛	3	
	因严重的颈痛,我几乎不能驾驶	4	
	因颈痛,我一点都不能驾驶	5	
问题10——娱乐	我能从事我所有的娱乐活动,没有颈痛	0	
	我能从事我所有的娱乐活动,但有一些颈痛	1	
	因颈痛,我只能从事大部分的娱乐活动	2	
	因颈痛,我只能从事少量的娱乐活动	3	
	因颈痛,我几乎不能参与任何娱乐活动	4	
	我不能参与任何娱乐活动	5	
每个项目最低得分为0分,最高得分为5分,分数越高表示功能障碍程度越重		总分	
颈椎功能受损指数(%)=[(总分)/(受试对象完成的项目数×5)]×100			
结果判断	0~20%,表示轻度功能障碍		
	21%~40%表示中度功能障碍		
	41%~60%表示重度功能障碍		
	61%~80%表示极重度功能障碍		
	81%~100%表示完全功能障碍或应详细检查受试对象有无夸大症状		

三、触诊

1. 颈椎骨性标志触诊 通过对颈椎骨性标志的触诊可明确颈椎病变的具体部位和性质，以及施加治疗时治疗师手位置的摆放。

（1）颈椎棘突触诊

目的：主要是确定棘突有无偏歪或位移，以及棘突位移的方向、大小，是否有触痛。

患者体位：患者坐位。

治疗师体位：站于患者右侧，身体可紧贴患者右侧。

手的位置：右手掌置于患者前额或下颌；左手用拇指第一指节指腹置于下项线与正中线交界处。

步骤：右手稳定头部，使颈椎保持适度前凸位置；左手指腹从枕外隆凸沿着后正中线向下轻到中度按压，在下项线下方正中凹陷处骨性突起为 C_2 棘突；自 C_2 ~ C_7 逐一顺次滑动按压。可感受到棘突是否偏移，各棘突位置连线弧度是否发生变化。一般触摸，比较 4 条线（中心轴线、棘突旁线、棘突顶线、棘突尖线），可综合判定病情（图 4-6）。

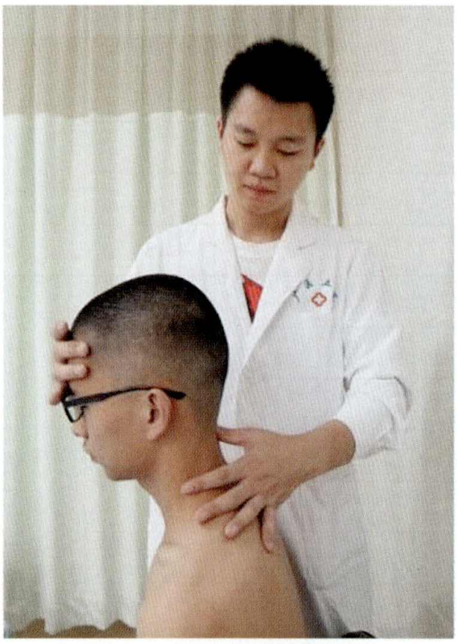

图 4-6 颈椎棘突触诊

颈椎棘突处多是斜方肌中上部附着处（起自枕骨粗隆，枕骨上项线项韧带的棘上韧带），还有小菱形肌（C_6 ~ C_7 项韧带）、上后锯肌（C_6 ~ T_2 棘突）、头夹肌（C_3 ~ T_3 棘突）、头半棘肌（C_2 ~ C_5 棘突）、半棘肌（C_2 ~ T_6 棘突）、棘间肌等附着其上。当这些颈椎棘突软组织附着处或颈部肌肉在颈椎椎板所在部位有损害或出现无菌性炎症时，通过上述方法也可查出压痛点或异常改变。多以 C_2 ~ C_5 棘突压痛最为敏感；有时有些病例作颈脊柱活动时，可在棘突部摸到"咯吱"感觉，此为颈部结缔组织变性所致。与其出现的相应临床症状有：颈项疼痛或不适；还有可能引起颈活动发声、颈活动受限、咽喉异物感、吞咽不适、麻木、说话不清、口张不大等症状；枕骨痛、头顶痛、头皮肿胀、异样感等症状；以及眼花发胀、眼睁不大、视力减退甚至完全失明、眼球后刺痛、眼眶痛、飞蚊症等症状。

（2）颈椎横突触诊

目的：主要是确定横突位置有无偏歪或位移，以及其位移的方向、大小，是否有触痛。

患者体位：患者坐位。

治疗师体位：站于患者左侧，身体可紧贴患者左侧。

手的位置：左手掌置于患者前额或下颌；右手用拇指第一指节指腹置于乳突与枕外隆凸连线中点处（C_1 横突处）。

步骤：左手稳定头部；右手第一指节指腹起始位用力深压触及 C_1 横突；继续向稍内下与 C_2 棘突水平处为 C_2 棘突，然后逐一顺次滑动按压 C_3 ~ C_7 横突。然后进行另外一侧横突触诊。可感受到两侧横突与相应节段的棘突距离是否有差异（图 4-7）。

若出现无菌性炎症病变，可查得压痛点。C_1 ~ C_4 横突尖为提肩胛肌上端附着处，如有无菌性炎症病变，可出现颈旁侧痛。C_5 ~ C_7 横突尖为前、中与后斜角肌上端附着处，无菌性炎

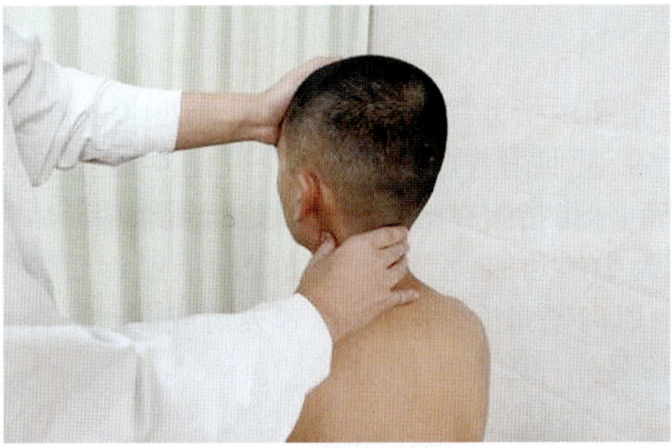

图 4-7　颈椎横突触诊

症病变时可引起颈旁下方痛。这两种疼痛的不同压痛部位在临床检查中应作鉴别。

（3）颈椎关节柱（关节突关节）触诊

目的：主要是确定关节柱突位置有压痛或诱发相应症状。

患者体位：患者坐位。

治疗师体位：站于患者左侧，身体可紧贴患者左侧。

手的位置：左手掌置于患者前额或下颌；右手用拇指第一指节指腹置于 C_2 棘突和 C_2 横突之间的约中点处。

步骤：左手稳定头部；右手第一指节指腹起始位用力深压触及 $C_2 \sim C_3$ 关节突关节，然后逐一顺次滑动按压 $C_3 \sim T_1$ 关节突关节。然后进行另外一侧关节突关节触诊（图 4-8）。

颈椎关节突关节处是颈部深层核心稳定肌的附着处（如多裂肌、回旋肌），同时相邻上下关节突之间的椎间孔有脊神经穿过；当这些颈部深层肌肉在颈关节突关节处所在部位有损害或出现无菌性炎症时，通过上述方法也可查出压痛点或异常改变。如果关节突关节骨质增生，导致椎间孔狭窄，在触诊按压时可能出现相应节段神经受压症状，其支配区域皮肤感觉障碍或肌肉无力。

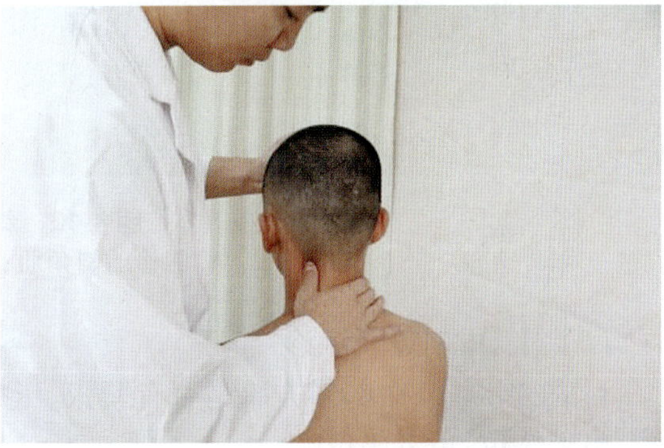

图 4-8　颈椎关节柱（关节突关节）触诊

2. 颈部肌肉触诊

（1）胸锁乳突肌触诊

目的：判断胸锁乳突肌是否有紧张、压痛及放射性疼痛。

患者体位：患者坐位。

治疗师体位：站于患者后面。

手的位置：一手掌置于患者头顶；另一手中指和示指并拢置于胸锁乳突肌走行附着点（锁骨部、胸骨部和乳突部）（图 4-9）。

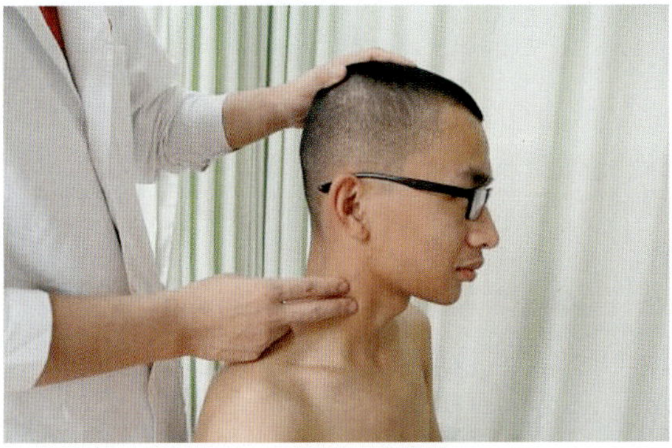

图 4-9　胸锁乳突肌触诊

步骤：置于头顶的手稳定头部，并将头被动转向对侧，同时稍向同侧屈曲；另一手中指和示指指腹从上端或下端附着点沿肌纤维走向垂直方向触压、弹拨，感触肌肉紧张度，并观察患者表情或询问是否有触痛。放射性激痛点有前额、眼眶、耳朵后上方。之后触诊另外一侧；两侧对比。

（2）前、中斜角肌触诊

目的：判断斜角肌是否有紧张、压痛及放射性疼痛。

患者体位：患者坐位。

治疗师体位：站于患者后面。

手的位置：一手掌置于患者前额；另一手中指和示指并拢置于斜角肌附着处（C_2～C_7 横突、第 1 肋骨中段稍靠后上缘、第 2 肋骨中段上缘；此肌附着点较难以触及）（图 4-10）。

步骤：置于头顶的手稳定头部；另一手中指和示指指腹在胸锁乳突肌走行后缘稍向后外侧移行，向下深处触压前斜角肌（再往后深面为中斜角肌，上斜方肌前缘深层触诊后斜角肌），再沿肌纤维走向垂直方向触压、弹拨，感触肌肉紧张度，并观察患者表情或询问是否有触痛。放射性激痛点有肩前部、拇指。之后触诊另外一侧；两侧对比。

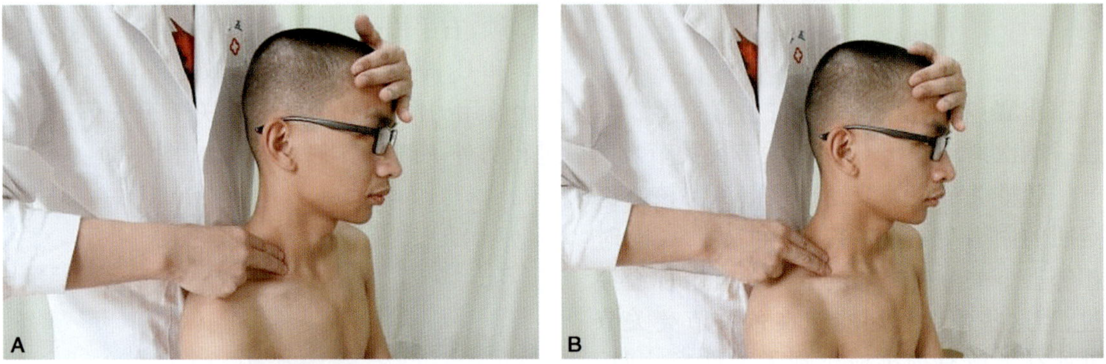

图 4-10 斜角肌触诊

A. 触诊前斜角肌；B. 触诊中斜角肌

（3） 上、中斜方肌触诊

目的：判断上、中部斜方肌是否有紧张、压痛及放射性疼痛。

患者体位：患者坐位。

治疗师体位：站于患者后面。

手的位置：一手掌置于患者头顶；另一手拇指或中指和示指并拢置于上、中斜方肌附着点（上项线、项韧带、颈椎和上胸椎棘突、锁骨外侧端、肩峰）。

步骤：置于头顶的手稳定头部；另一手拇指或中指和示指指腹在后正中线、T_2 棘突到肩峰连线、上项线中内三分之一交点与锁骨中外三分之一交点连线组成的三角形区域内浅表面触诊上、中斜方肌，沿肌纤维走向垂直方向触压、弹拨，感触肌肉紧张度，并观察患者表情或询问是否有触痛。放射性激痛点有颞部、耳朵上方。之后触诊另外一侧；两侧对比（图 4-11）。

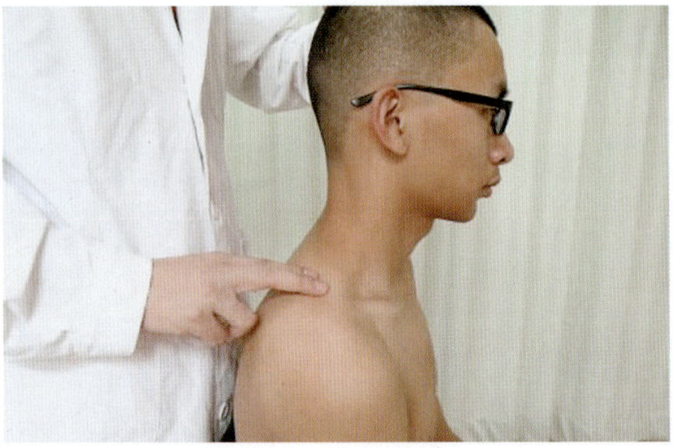

图 4-11 上、中斜方肌触诊

（4） 肩胛提肌触诊

目的：判断肩胛提肌是否有紧张、压痛及放射性疼痛。

患者体位：患者坐位。

治疗师体位：站于患者后面。

手的位置：一手掌置于患者头顶；另一手拇指置于肩胛提肌附着处（C_1～C_4 横突、肩胛骨内上角）。

步骤：置于头顶的手稳定头部；另一手示指和中指指腹在 C_1～C_4 横突连线、肩胛冈内侧与肩胛骨内侧缘交点至肩胛骨内上角连线处向深部按压，再沿肌纤维走向垂直方向触压、弹拨，感触肌肉紧张度，并询问患者是否有触痛。放射性激痛点有颈部和肩胛骨内侧缘。之后触诊另外一侧；两侧对比（图 4-12）。

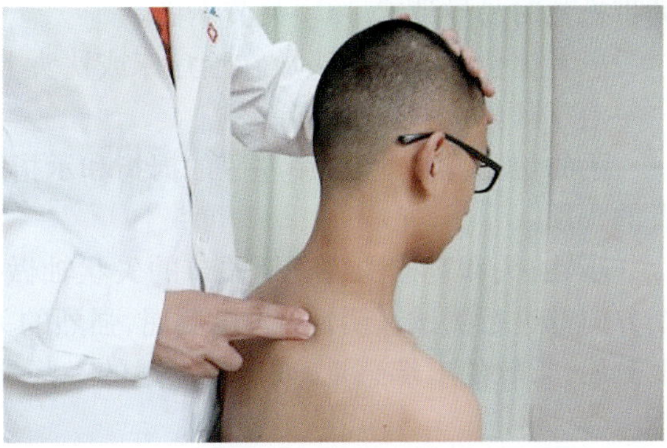

图 4-12 肩胛提肌触诊

（5）枕下肌群触诊

目的：判断枕下肌群是否有紧张、压痛。

患者体位：坐位。

治疗师体位：站于患者侧面。

手的位置：一手掌置于患者头顶；另一手拇指置于枕骨底部下项线、C_2 棘突和横突部位。

步骤：置于头顶的手稳定头部；另一手拇指指腹向枕下前下方深压触诊，感触肌肉紧张度，并询问患者是否有触痛。放射性激痛点有颞部、头顶。之后触诊另外一侧；两侧对比（图 4-13）。

（6）颈部竖脊肌触诊

目的：判断颈部竖脊肌是否有紧张、压痛。

患者体位：患者坐位。

治疗师体位：站于患者侧面。

手的位置：一手掌置于患者头顶；另一手拇指置于颈椎棘突、横突之间。

步骤：置于头顶的手稳定头部；另一手拇指指腹深压棘突、横突间深层的肌肉，感触肌肉紧张度，并询问患者是否有触痛。放射性激痛点后颈部、头顶。之后触诊另外一侧；两侧对比（图 4-14）。

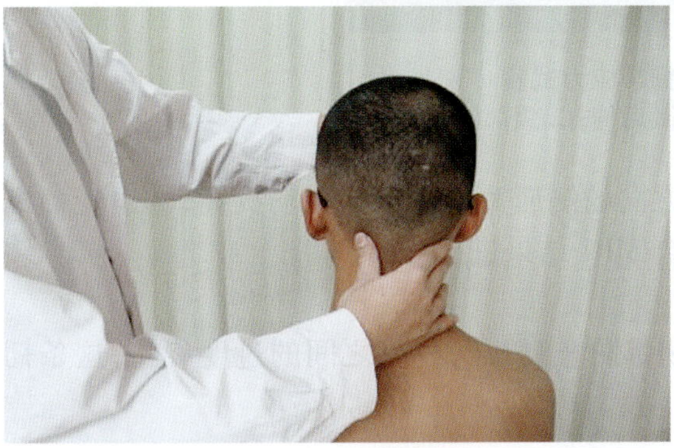

图 4-13 枕下肌群触诊

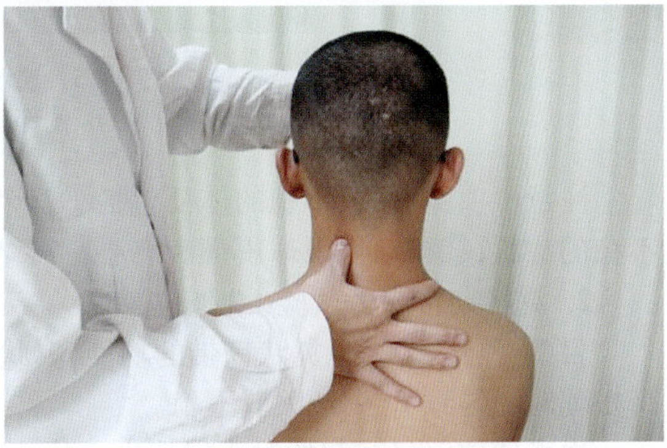

图 4-14 颈部竖脊肌触诊

四、特殊检查

1. 翼状韧带应力试验（仰卧位）

目的：测试 C_1～C_2 翼状韧带的完整性，翼状韧带防止寰椎与枢椎之间的过度旋转，这条

韧带松弛时易导致 $C_1 \sim C_2$ 关节不稳。

患者体位：仰卧位，头放在治疗床或枕头上，头顶靠近治疗床的边缘。

治疗师体位：站在患者头侧。

手的位置：治疗师使用左手的拇指和示指固定 C_2 的棘突、椎板和关节柱面，右手托住患者的头顶。

步骤：头和寰椎围绕寰枢关节的矢状轴做侧屈，最好在颈部保持屈曲、中立位或伸展三个方向都进行测试。阴性：C_2 微侧屈，强烈的关节囊末端感觉，停止时有固体感；阳性：C_2 过度侧屈，柔软的末端感觉，或出现上述的一些颈椎不稳的症状与体征（图 4-15）。

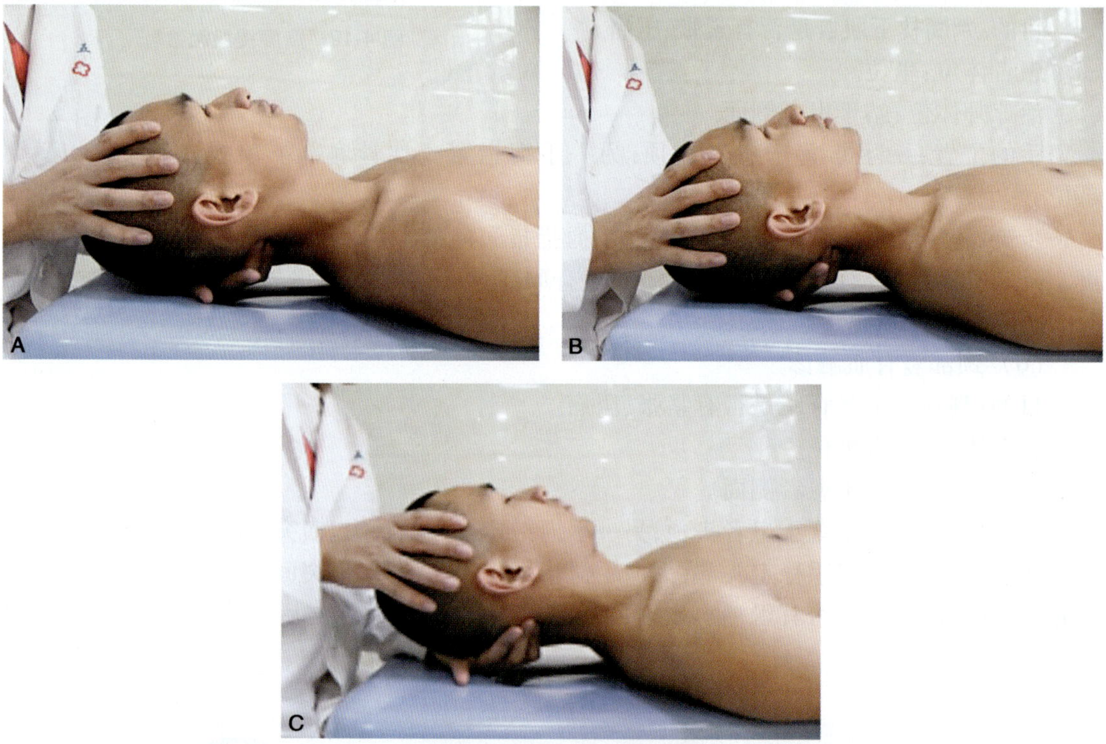

图 4-15 翼状韧带应力试验

A. 开始中立位；B. 颈部轻微后伸；C. 颈部轻微前屈

注意事项：上颈段不稳的体征包括①三个方向的侧屈关节活动范围均提高；②出现颈椎不稳的症状；③摆动性眼球震颤和恶心。需结合 MRI 结果进行诊断。

2. 翼状韧带应力试验（端坐位）

目的：测试 $C_1 \sim C_2$ 翼状韧带的功能，翼状韧带防止寰椎与枢椎之间的过度旋转，这条韧带松弛时易导致 $C_1 \sim C_2$ 关节不稳。

患者体位：坐位，起始时头保持中立位。

治疗师体位：站在患者一侧，躯干腹侧紧贴患者体侧。

手的位置：治疗师使用右手的拇指和示指固定 C_2 的棘突、椎板和关节柱面，左手扶住患者的头部。

步骤和注意事项同仰卧位试验（图 4-16）。上颈段韧带稳定性测试体现的不稳体征包括：①三个测试方向的活动度增加以及终末端的落空感；②出现颈椎不稳的症状；③出现一

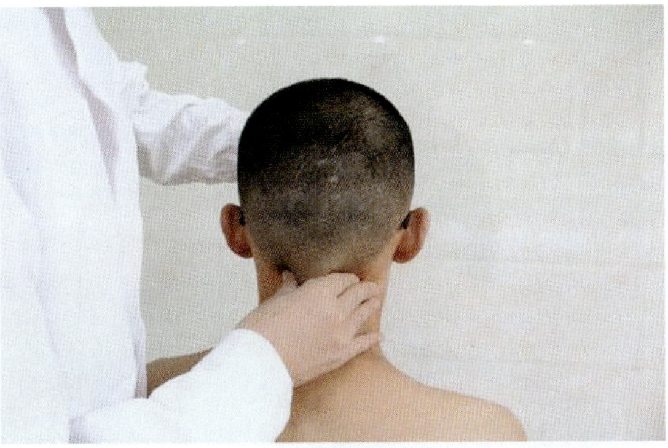

图 4-16 坐位下翼状韧带应力试验

侧眼球震颤和恶心。需结合 MRI 结果进行诊断。

3. 改良急剧乘务长试验（Sharp-Purser test）

目的：测试寰枢关节的稳定性（齿状突和横韧带之间的稳定性）。

患者体位：端坐位，嘱其头部放松呈半屈曲位。

治疗师体位：站在患者一侧，躯干腹侧紧贴患者体侧。

手的位置：治疗师上方手绕过患者前额，手掌置于枕外隆凸；下方手虎口水平位置于 C_2 棘突。

步骤：治疗师用置于头颅的手臂在前额部向后沿着与 C_2 椎体上沿平行的方向向后推，同时下方手给予 C_2 稳定的压力。头部沿着枢椎向后滑动方向提示寰枢关节的不稳定性。此手法操作降低了寰枢关节不稳定患者在颈椎半屈曲位置下发生的寰枢关节半脱位。阳性体征：治疗师感觉向后滑动范围增加或者伴随着头部向后运动时患者疼痛减轻（图 4-17）。

注意事项：Sharp-Purser 试验阳性与类风湿关节炎（RA）患者寰枢关节不稳有关，RA 患者 Sharp-Purser 试验特异性达 96%，敏感性达 85%。此研究显示，如果 C_1 前弓与齿状突之间的间隙超过 4mm，Sharp-Purser 试验与颈椎屈曲位影像学结果比较，寰枢关节不稳定性阳性率更高。Sharp-Purser 试验阳性提示寰枢关节不稳，因此，该患者禁用通过颅颈部位施加应力的颈椎手法。RA 患者由于稳定齿状突与寰椎前弓之间的横韧带变弱，导致寰枢关节不稳。

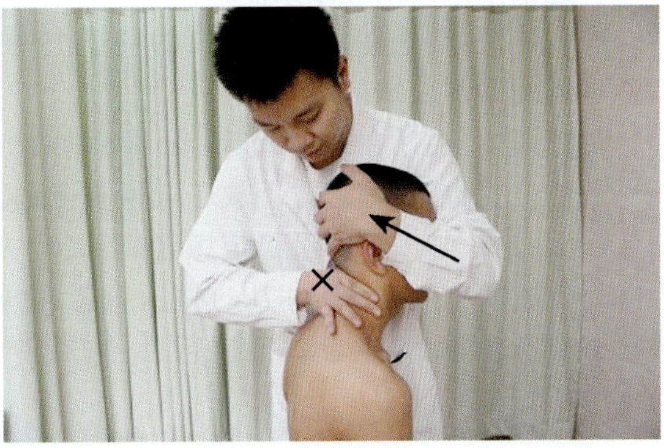

图 4-17 应用前臂和肩部滑动头部的改良急剧乘务长试验

4. 前方应力试验（横韧带稳定性测试）

目的：评估测试上颈段韧带的稳定性和因环枕后膜不稳定产生的体征或症状（如头痛，眩晕或者下肢的麻木）。

患者体位：仰卧位，头部和颈椎在中立位摆放于治疗床或枕头上。

治疗师体位：站在患者头顶侧。

手的位置：治疗师两手掌和中指、环指、小指托住患者枕骨部，双侧示指放在枕部和 C_2 棘突之间，覆盖寰椎弓的中部。

步骤：治疗师将患者的头部和 C_1 同时向前上抬，然后头部保持中立位，通过头部重力固定颈部。患者可出现局部疼痛、酸胀之外的其他症状（图 4-18）。

注意事项：上颈段韧带稳定性测试中可见的不稳定性体征包括①运动范围的增加和终末端的落空感；②再次出现不稳定性症状；③出现外侧眼球震颤及恶心症状。咽喉部肿块的刺激也可诱发出阳性体征。Mintken 等描述了一个 23 岁头痛和下肢麻木的女性患者，其下

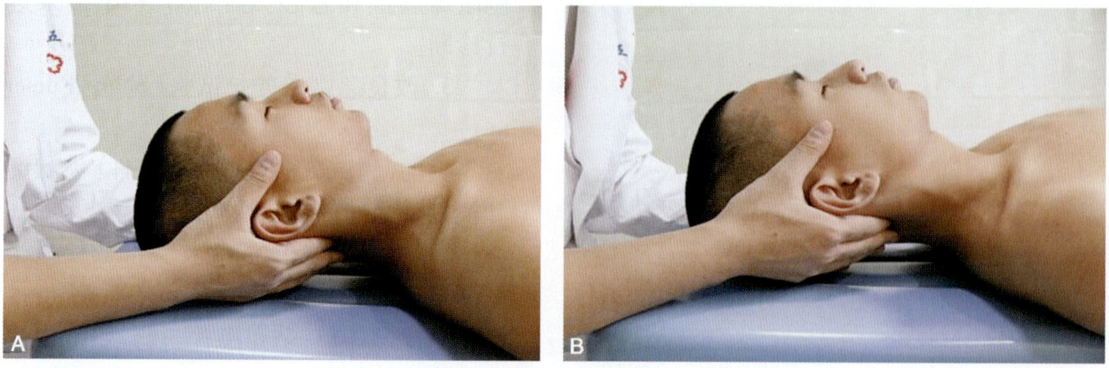

图 4-18 前方应力试验
A. 起始位；B. 终末位

肢麻木症状可被前方应力试验诱发，但是进行急剧乘务长试验时症状减轻；随后 X 线和 MRI 显示该患者 $C_2 \sim C_3$ Klippel-Feil 先天性融合以及齿状突游离。

5. 椎间孔挤压试验(spurling test)

目的：如果患者描述伴随着应用测试运动再次出现出疼痛症状或外周症状加剧被认为是颈神经根激惹的阳性结果。

患者体位：端坐在直立靠背椅的椅子上；测试过程中可以使患者面对镜子，帮助监测患者疼痛时的面部表情。

治疗师体位：站在患者背后，身体可紧贴患者躯干背侧以稳定患者。

手的位置：治疗师上方手放于非检查侧颞顶部；下方手置于检查侧肩部。

步骤：治疗师用下方手稳定患者肩部；上方手将患者头被动向有症状的一侧侧屈，并用力向对侧屈曲方向用力(约 7kg)挤压患者；完成该测试 A 部分。如果患者无症状，可进一步进行 B 部分测试，将患者颈椎进行后伸、旋转和侧屈的复合运动体位，再如同 A 进行施压(图 4-19)。

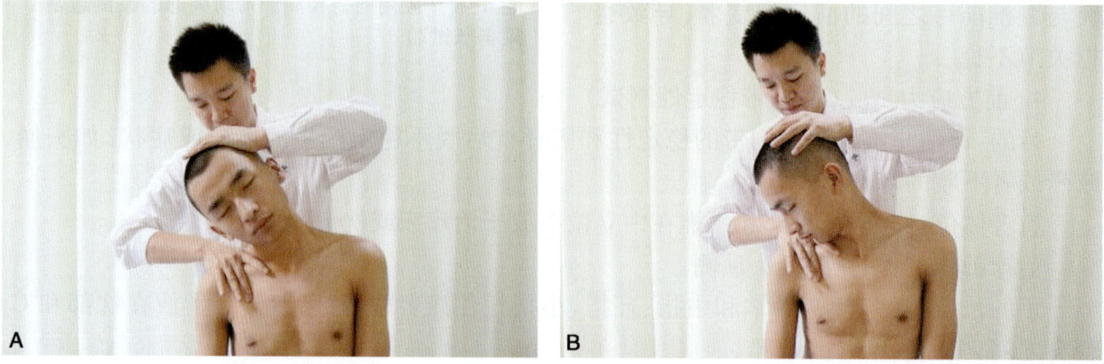

图 4-19 椎间孔挤压试验
A. 侧屈；B. 侧屈合并旋转

注意事项：当进行该测试过程中如果患者在任何位置再次出现相应的颈部或肢体症状被认为是阳性，此时不需要进一步施加压力。椎间孔挤压试验敏感性较弱、特异性较强，不能作为有效的评估依据，但是在临床上用该方法对帮助确定颈椎病理变化有一定作用。椎间孔挤压试验A是临床颈源性放射性四种阳性反应之一。

6. 肩外展试验(shoulder abduction test)

目的：如果患者上肢疼痛在该体位下减轻，那么可认为上肢疼痛的原因是神经根激惹。

患者体位：端坐位。

步骤：嘱患者将患侧手置于头部，患者肢体症状减轻即该试验阳性。治疗师可以在测试时给予患者开放性的问题，如"这样是否能减轻你的症状？"(图4-20)。

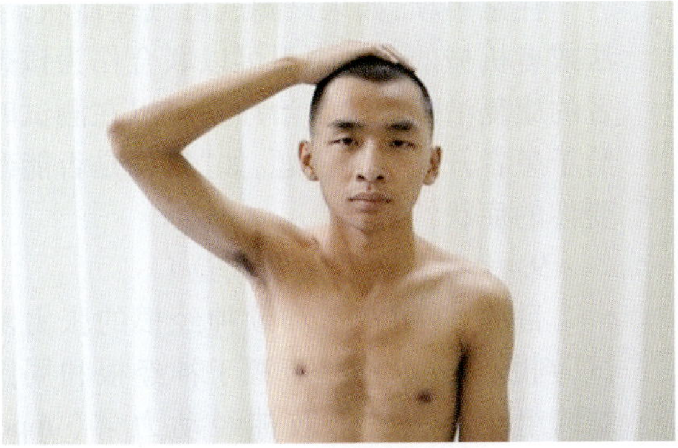

图4-20　肩外展试验

7. 颈分离试验(neck distraction test)

目的：如果患者反映施加颈椎分离的力量时症状减轻，即为阳性；该测试用来辅助诊断颈椎放射性病变。

患者体位：仰卧，头部置于治疗床或小枕头上放松，头顶置于治疗床边缘。

治疗师体位：坐或站在治疗床头侧。

手的位置：控制手的大拇指张开，其余四指并拢，手掌托住患者枕外隆凸，示指桡侧缘和拇指内侧置于两侧下项线；非控制手掌心置于患者下颌或前额。

步骤：治疗师用控制手缓慢将患者头抬起到舒适位置(分离上颈段为主时可将颈部置于中立位；分离下颈段时屈曲20°~25°)，然后控制手和非控制手同时沿着平行于颈矢状轴方向向上逐渐用力牵拉(力量达14kg)(图4-21)。

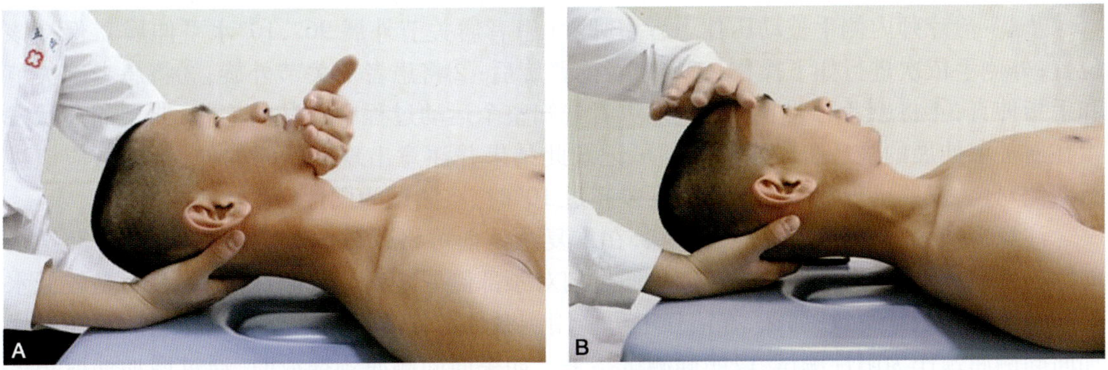

图4-21　颈分离试验

A. 手放于下颌的颈椎分离；B. 手放于前额的颈椎分离

注意事项：如果该测试可减轻症状，手法或者机械的颈椎牵引可以联合作为该患者的康复治疗方法。治疗师可以在测试时给予患者开放性的问题，如"这样是否能改变你的症状？"。

8. 颈牵引试验(neck traction test)

目的:如果患者反映给予颈椎施加分离牵引的力量时放射性症状减轻,即为阳性;该测试用来辅助诊断颈椎放射性病变。

患者体位:坐位或站立(最好面对镜子)。

治疗师体位:患者正后方坐或站立。

手的位置:双手拇指和大鱼际分别托住过患者的枕外隆凸和乳突下方,两前臂相对置于患者肩部上方。

步骤:治疗师逐渐施加牵引力量将患者头向上抬离产生颈椎牵引。如果患者症状减轻,即为阳性(图 4-22)。

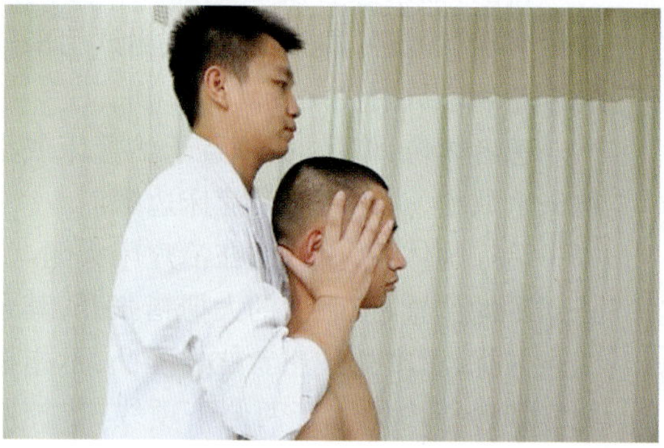

图 4-22 颈牵引试验

注意事项:如果该测试可减轻症状,手法或者机械的颈椎牵引可以联合作为该患者的康复治疗方法。治疗师可以在测试时给予患者开放性的问题,如"这样是否能改变你的症状?"。

9. 上肢神经动力学试验 1

目的:应用臂丛和颈神经根的张力测试,判断上肢症状是否源于神经根和周围结缔组织激惹。上肢神经动力学(upper limb neurodynamic,ULND)试验 1 用于判断正中神经和其相应的神经根张力测试。

患者体位:仰卧位。

治疗师体位:治疗师站于被测试侧一边的对角线方向,前内侧腿向前成弓步,大腿与测试上肢的下面相对;患者肩关节外展 90°,肘关节屈曲 90°。

手的位置:内侧手置于患者肩部,穿过肩胛骨后上部,固定肩带。外侧手绕过患者被测试侧的手掌表面握住患者手掌和手指。

步骤:治疗师内侧手被动压住患者肩胛骨(患者肩关节外展 90°,10°水平伸展),保持该位置;外侧手依次进行如下操作:①将患者前臂旋后;②将患者肩关节外旋;③将患者腕关节和手指伸直;④将患者肘关节伸直。嘱患者告知整个运动过程中上肢的症状;典型的症状发生在肘关节伸展的最后阶段。治疗师可记录此结果并注意出现症状时的伸肘角度;应该进行双侧对比,双侧出现症状的伸肘角度差超过 10°时,该测试为阳性(图 4-23)。

注意事项:如果测试时无激惹症状,在重复测试前可将颈椎向对侧屈,以增强神经结构的敏感性,以期诱发出阳性结果。如果通过向对颈部侧屈才诱发出阳性结果,表明是较低水平的神经结构激惹所致;那么,在治疗上可应用刺激性较强的神经活化技术。随后可通过增加向同侧屈颈作为阳性测试,以明确测试结果。如果向同侧屈颈摆放时,通过增加伸肘角度激发出阳性体征,说明该阳性结果是来源于神经动力学异常,可能是颈椎疾病而不是上肢肌肉紧张的问题。进一步增加神经系统张力可通过另外一个治疗师在测试前增加一个被动的同侧直腿抬高试验,可以进一步增加硬脊膜和神经结构的张力,以确定是否出现中央硬脊膜延展性降低。同样,终末关节活动的张力感觉、紧绷感和刺痛感,特别是在测试的终末点范围而且双侧同时出现时,可以被认为是正常的。该测试是颈源性放射性病理变化中四种临床阳性反应之一。

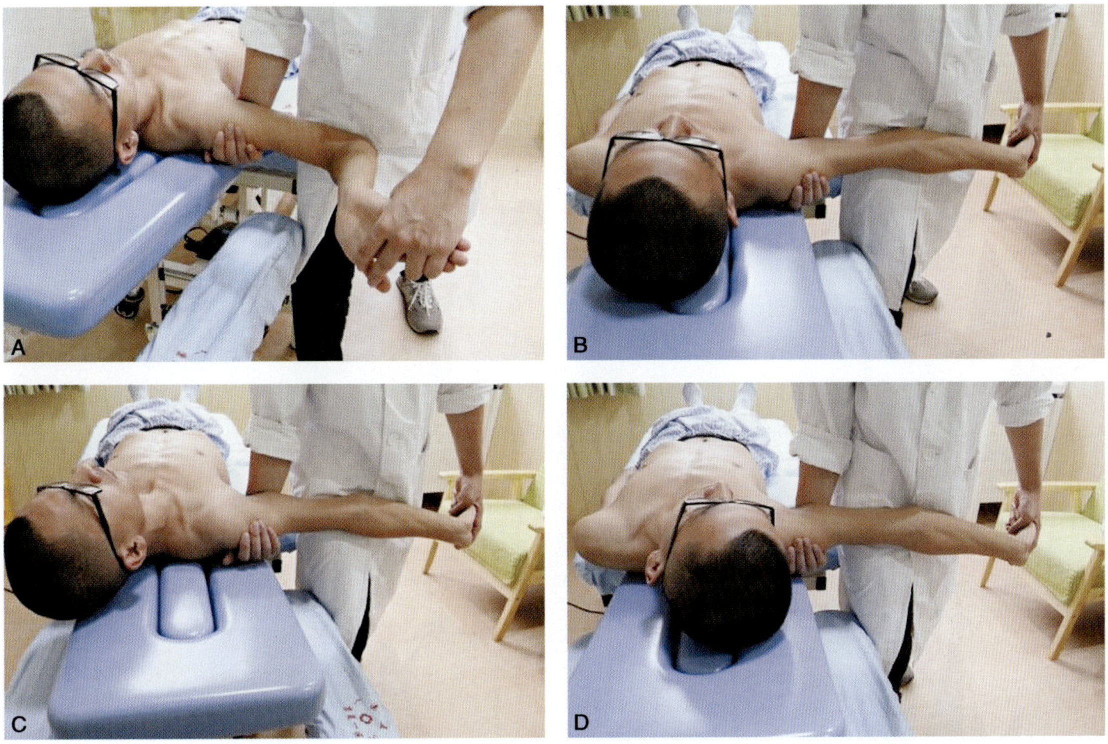

图 4-23 上肢神经动力学试验 1

A. 起始位；B. 终末位；C. 终末位伴头向对侧屈；D. 终末位伴头向同侧屈

10. 上肢神经动力学试验 2a

目的：应用臂丛和颈神经根袖的张力测试，判断上肢症状是否源于神经根和周围结缔组织激惹。ULND 试验 2a 用于判断正中神经和其相应的神经根张力测试。

患者体位：仰卧位，被测试侧肩部轻微离开床沿。

治疗师体位：站于被测试侧对角线方向，前内侧腿向前成弓步，内侧腿髋部置于测试上肢肩带上面以稳定肩关节。

手的位置：内侧手稳定患者上臂和肘部。外侧手绕过患者被测试侧的手掌表面握住患者手掌和手指。

步骤：治疗师内侧髋前部被动压住患者肩胛骨（患者肩关节外展 10°，10°水平伸展），保持该位置；外侧手依次进行如下操作：①将患者前臂旋后；②将患者肩关节外旋；③将患者腕关节和手指伸直；④将患者肘关节伸直。嘱患者告知整个运动过程中上肢的症状；典型的症状发生在肘关节伸展的最后阶段。治疗师可记录此结果并注意出现症状时伸肘角度；应该进行双侧对比，双侧出现症状的伸肘角度差超过 10°时，该测试为阳性（图 4-24A、B）。

注意事项：如果测试时无激惹症状，在重复测试前可将颈椎向对侧屈，以增强神经结构的敏感性，以期诱发出阳性结果。如果通过向颈部对侧屈才诱发出阳性结果，表明是较低水平的神经结构激惹所致；那么，在治疗上可应用刺激性较强的神经活化技术。随后可通过增加向同侧屈颈作为阳性测试，以明确测试结果。如果向同侧屈颈摆放时，通过增加伸肘角度激发出阳性体征，说明该阳性结果是来源于神经动力学异常，可能是由于颈椎而不是上肢肌

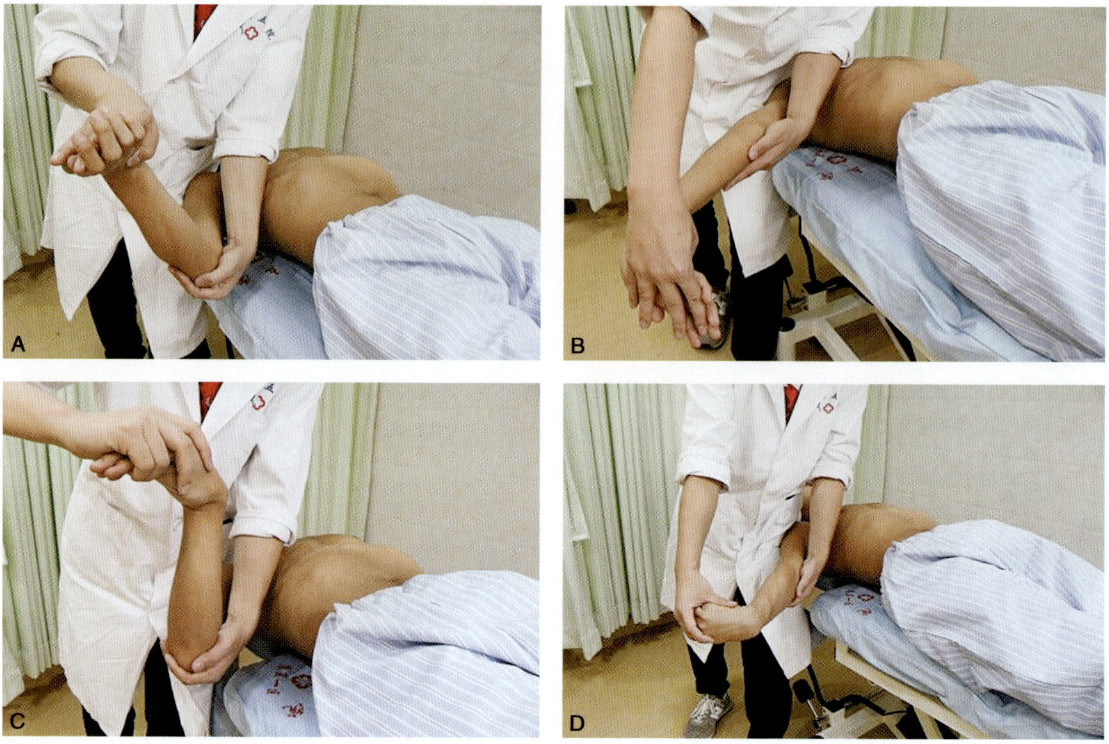

图 4-24 上肢神经动力学试验 2

A. 上肢神经动力学试验 2a 起始位;B. 上肢神经动力学试验 2a 终末位;C. 上肢神经动力学试验 2b 起始位;D. 上肢神经动力学试验 2b 终末位

肉紧张的问题。进一步增加神经系统张力可通过另外一个治疗师在测试前增加一个被动的同侧直腿抬高试验,可以进一步增加硬脊膜和神经结构的张力,以确定是否出现中央硬脊膜延展性降低。同样,终末关节活动的张力感觉,紧绷感和刺痛感,特别是在测试的终末点范围而且双侧同时出现时,可以被认为是正常的。

11. 上肢神经动力学试验 2b

目的:应用臂丛和颈神经根袖的张力测试,判断上肢症状是否源于神经根和周围结缔组织激惹。理论上,ULND 试验 2b 用于判断桡神经和其相应的神经根张力。

患者体位:仰卧位,被测试侧肩部轻微离开床沿。

治疗师体位:治疗师站于被测试侧对角线方向,前内侧腿向前成弓步,内侧腿髋部置于测试上肢肩带上面以稳定肩关节。

手的位置:内侧手稳定患者上臂和肘部。嘱患者被测试手拇指置于掌心握拳,治疗师外侧手握住患者手背和手指。

步骤:治疗师内侧髋前部被动压住患者肩胛骨,保持该位置;外侧手依次进行如下操作:①将患者肩关节内旋;②将患者肘关节完全伸展;③将患者腕关节和手指屈曲。嘱患者告知整个运动过程中上肢的症状;典型的症状发生在腕关节屈曲的最后阶段。治疗师可记录此结果并注意出现症状时伸肘角度;应该进行双侧对比,双侧出现症状的屈腕角度差超过 10°时,该测试为阳性。

注意事项:如果测试时无激惹症状,在重复测试前可将颈椎向对侧屈,以增强神经结构的敏感性，以期诱发出阳性结果。如果通过向颈部对侧屈才诱发出阳性结果，表明是在较低水平的神经结构激惹所致；那么，在治疗上可应用刺激性较强的神经活化技术。随后可通过增加向同侧屈颈作为阳性测试，以明确测试结果。如果向同侧屈颈摆放时，通过增加伸肘角度激发出阳性体征，说明该阳性结果是来源于神经动力学异常，可能是由于颈椎而不是上肢肌肉紧张的问题。进一步增加神经系统张力可通过另外一个治疗师在测试前增加一个被动的同侧直腿抬高试验，可以进一步增加硬脊膜和神经结构的张力，以确定是否出现中央硬脊膜延展性降低（图 4-24C、D）。

12. 上肢神经动力学试验 3

目的：应用臂丛和颈神经根袖的张力测试，判断上肢症状是否源于神经根和周围结缔组织激惹。理论上，ULND 试验 3 用于判断尺神经和其相应的神经根张力。

患者体位：仰卧位，被测试侧肩部轻微离开床沿。

治疗师体位：站于被测试侧对角线方向，微侧身面向患者，内侧腿向前成弓步，外侧腿伸直。

手的位置：内侧手置于患者肩部，穿过肩胛骨后上部，下压稳定肩胛骨。外侧手绕过患者被测试侧的手掌表面握住患者手掌和手指。

步骤：治疗师内侧手稳定肩部；外侧手依次进行如下操作①将患者肩关节外旋；②将患者肘关节完全屈曲；③将患者前臂旋前；④腕关节和手指伸展；⑤通过治疗师大腿前面将患者肩关节外展。嘱患者告知整个运动过程中上肢的症状；典型的症状发生在肩关节外展的最后阶段。治疗师可记录此结果并注意出现症状时的屈肘角度；应该进行双侧对比，双侧出现症状的肩外展角度差超过 10°时，该测试为阳性（图 4-25）。

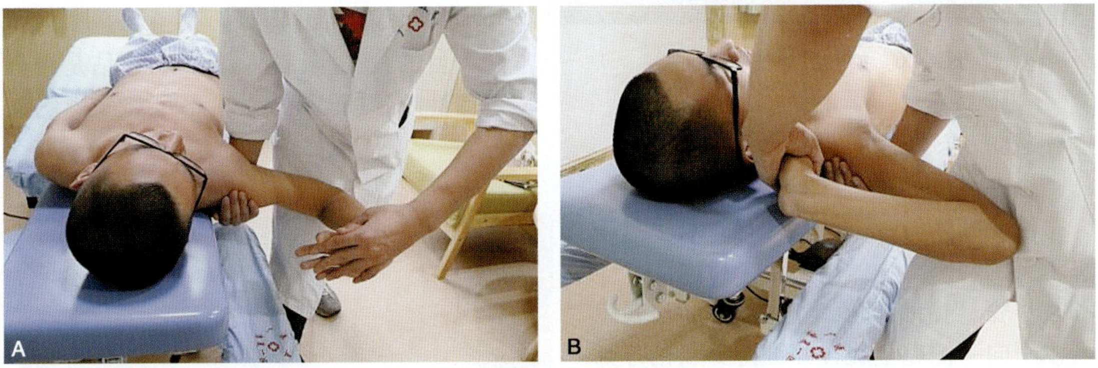

图 4-25　上肢神经动力学试验 3
A. 起始位；B. 终末位

注意事项：如果测试时无激惹症状，在重复测试前可将颈椎向对侧屈，以增强神经结构的敏感性，以期诱发出阳性结果。如果通过向对侧颈部侧屈才诱发出阳性结果，表明是较低水平的神经结构激惹；那么，在治疗上可应用刺激性较强的神经活化技术。随后可通过增加向同侧屈颈做阳性测试，以明确测试结果。如果向同侧屈颈摆放时，通过增加伸肘角度激发出阳性体征，说明该阳性结果是来源于神经动力学异常，可能是由于颈椎而不是上肢肌肉紧张的问题。进一步增加神经系统张力可通过另外一个治疗师在测试前增加一个被动的同侧直腿抬高试验，可以进一步增加硬脊膜和神经结构的张力，以确定是否出现中央硬脊膜延展性降低。

13. 旋转后伸椎动脉试验

目的：评估椎动脉供血和颅内侧支循环。

患者体位：仰卧位，头顶部距离检查床边缘一定距离。

治疗师体位：站或坐于患者头顶侧。

手的位置：双手掌分别置于患者头部两侧。

步骤：治疗师指导患者整个过程中视线转向治疗师前额，治疗师必须随着患者眼睛保持清晰视线的整个过程活动中移动，以评估是否有眼震。治疗师同时必须观察整个测试过程中的言语反馈。测试过程中如果出现延迟的眩晕、头晕眼花、恶心症状，该测试为阳性。治疗师支撑患者头部，缓慢将患者颈椎向一侧旋转到可活动范围的终末点，在此位置停留 3～5s 以观察患者的反应，如果测试结果仍为阴性，治疗师可温和的增加侧屈和后伸角度，保持 5～10s；如果仍是阴性，治疗师可重复测试对侧（图 4-26）。

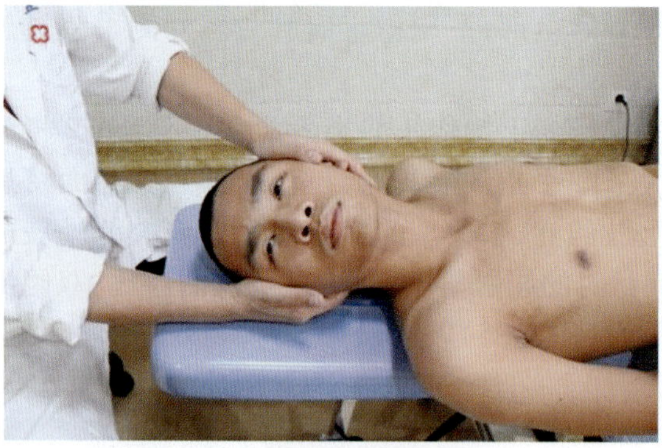

图 4-26 旋转后伸椎动脉试验

注意事项：如果患者出现阳性反应，治疗师应立即将患者头部重新摆放于中立位或轻微屈曲，并继续监视患者。治疗师用 1～2 个枕头支撑患者头部并将患者下肢摆放在屈髋屈膝 90°位置，或者让患者坐在凳子上或者靠在治疗师肩膀。治疗师继续监视患者直到患者反应完全消失。Cote 等报道，该测试的敏感性接近 0，说明常规的检测过程出现很高的假阴性结果。

14. 头旋转试验

目的：通过限制前庭活动，评估是否有颈源性眩晕（椎动脉供血不足和颅内侧支循环减弱，或颈源性眩晕）。

患者体位：与治疗师相对面站立。

治疗师体位：站于患者前面，双手置于患者头的两侧。

步骤：当治疗师固定患者头部时，嘱患者躯干向一侧完全旋转并维持 10s，治疗师监测患者的反应；并向相反方向重复（图 4-27）。

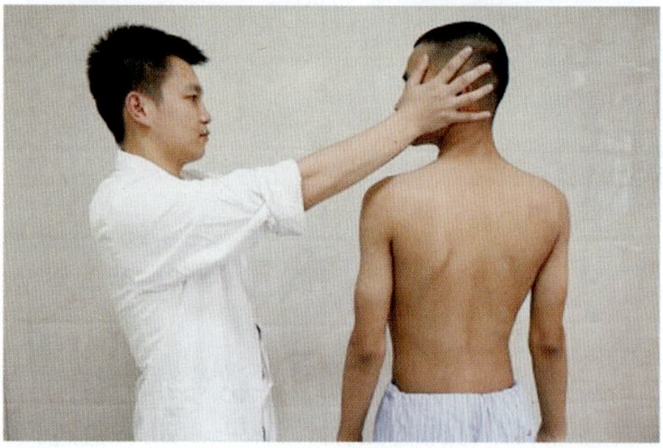

图 4-27 头旋转试验

注意事项：如果测试激惹出眩晕，应该告知患者进行医疗咨询以进一步检查椎动脉和颅内侧支循环状况。如果眩晕出现于仰卧位椎动脉测试而该测试未出现，应该嘱患者进行前庭康复治疗。如果患者出现阳性体征且确定是血管源性眩晕，患者应该按照颈源性眩晕处理。该测试通常在患者指出在测试的主动活动或者颈椎被动旋转运动时有眩晕症状下完成。测试过程也可在患者坐位情况下完成。

15. 上斜方肌长度测试和维持/放松牵伸

目的:评估上斜方肌长度以及牵伸上斜方肌。

患者体位:仰卧位。

治疗师体位:坐于患者头顶侧。

手的位置:一手掌托住患者枕外隆凸,另一手虎口和掌指关节桡侧稳定置于第一肋和肩胛骨上表面。

步骤:治疗师压住稳定检查和牵伸侧的肩胛骨,将患者颈稍微前屈,然后完全向对侧屈曲和同侧旋转。对牵伸而言,在活动范围的终末端,治疗师稳定在此位置,嘱患者抬高牵伸侧肩部,产生上斜方肌的等长收缩;维持 10s 之后,嘱患者放松,组织松弛;接着可进一步下压肩关节或原方向侧屈、前屈和旋转,维持 10s;重复 3~4 次;之后可指导患者进行家庭自我牵伸,每次维持 30~60s,每天 2~3 次(图 4-28)。

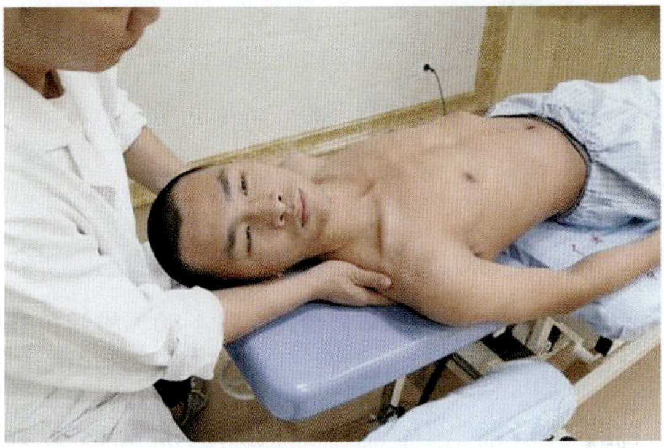

图 4-28 上斜方肌长度测试和维持/放松牵伸

16. 肩胛提肌长度测试和维持/放松牵伸

目的:评估肩胛提肌长度以及牵伸肩胛提肌。

患者体位:仰卧位,头放于治疗床或枕头上,头完全向测试对侧屈曲。

治疗师体位:站于患者头顶侧。

手的位置:一手掌托住患者枕外隆凸,另一手虎口和掌指关节桡侧置于第一肋和肩胛骨内上角表面,稳定肩胛骨。

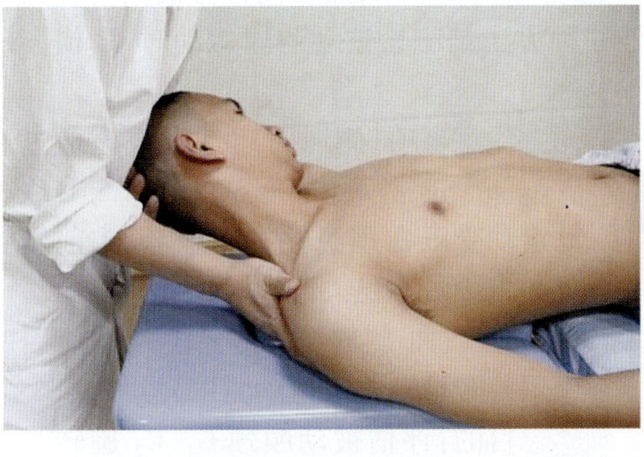

图 4-29 肩胛提肌长度测试和维持/放松牵伸

步骤:治疗师压住稳定检查和牵伸侧的肩胛骨,将患者颈稍微前屈,然后完全向对侧屈曲和旋转。对牵伸而言,在活动范围的终末端,治疗师稳定在此位置,嘱患者抬高牵伸侧肩部,产生肩胛提肌的等长收缩;维持 10s 之后,嘱患者放松,组织松弛;接着可进一步下压肩关节或原方向侧屈、前屈和旋转,维持 10s;重复 3~4 次;之后可指导患者进行家庭自我牵伸,每次维持 30~60s,每天 2~3 次(图 4-29)。

五、关节内活动

1. 椎间关节屈伸被动运动测试

目的:评估与 C_1、C_2 相关的颅颈部屈伸被动活动。

患者体位:仰卧位,头放于检查床或枕头上,头顶可置于检查床边缘。

治疗师体位:坐于患者头顶侧。

手的位置:双手轻柔地抓住颅骨侧面。

步骤:治疗师双手分别轻柔地向前后方向屈伸颅颈部,但避免颈椎全范围活动;给予一定压力评估终末端感觉和反应水平(图 4-30)。

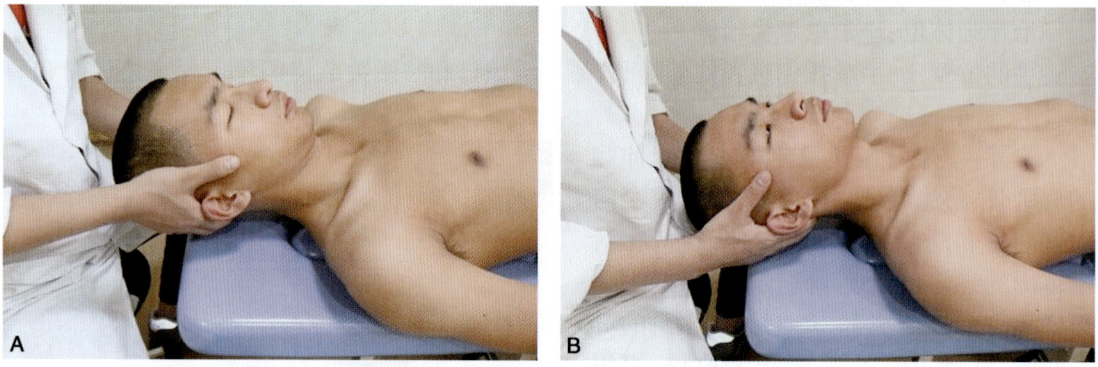

图 4-30 椎间关节屈伸被动运动测试

A. 被动前屈测试;B. 被动后伸测试

注意事项:正常颅颈前屈和后伸范围为 10°~30°;被动运动受限在颈源性头痛患者、头前倾姿势和中颈段不稳人群中常见。

2. 椎间关节侧屈被动运动测试

目的:评估与 C_1、C_2 相关的颅颈部侧屈被动活动。

患者体位:仰卧位,头放于枕头上,头顶可置于检查床边缘。

治疗师体位:坐于患者头顶侧。

手的位置:双手轻柔地抓住颅骨侧面。

步骤:治疗师双手轻柔地将患者颅颈向一侧屈曲,但避免颈椎全范围活动;标记患者整体侧屈可达到的位置;给予一定压力评估终末端感觉和反应水平;然后同样方法向对侧屈曲颈部,同样记录活动位置,进行两侧对比。另外一种方法是触诊被动侧屈运动时 C_1 横突的运动情况(图 4-31)。

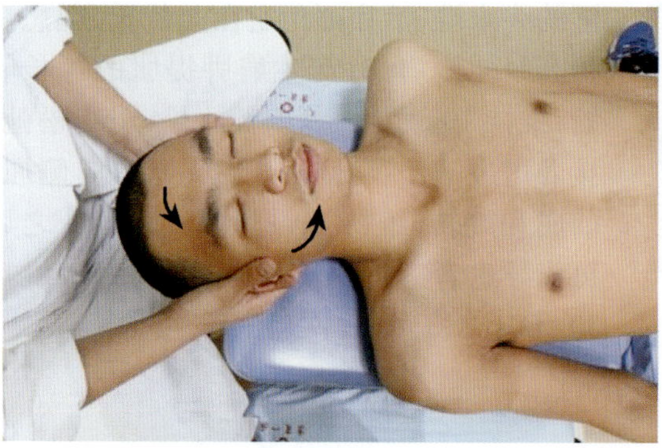

图 4-31 椎间关节侧屈被动运动测试

注意事项:侧屈时运动轴应该通过患者鼻部。正常颅颈侧屈范围为 5°~15°;被动运动受限在颈源性头痛患者、头前倾姿势和中颈段不稳人群中常见。

3. 屈曲-旋转测试(全段颈椎前屈时颅颈旋转被动椎间运动测试)

目的:评估被动颅颈 C_1、C_2 旋转为主时韧带紧张对下颈段的锁住情况。

患者体位:仰卧位,头顶可置于检查床边缘。

治疗师体位:坐于患者头顶侧。

手的位置:双手轻柔地抓住颅骨侧面。

步骤:治疗师将患者的头颈完全被动屈曲,用自身腹部支撑患者头颅;当维持患者头颈完全屈曲时,将患者头向一侧轻柔地旋转到终末端;然后重复向另外一侧旋转;左右两侧对比(图 4-32)。

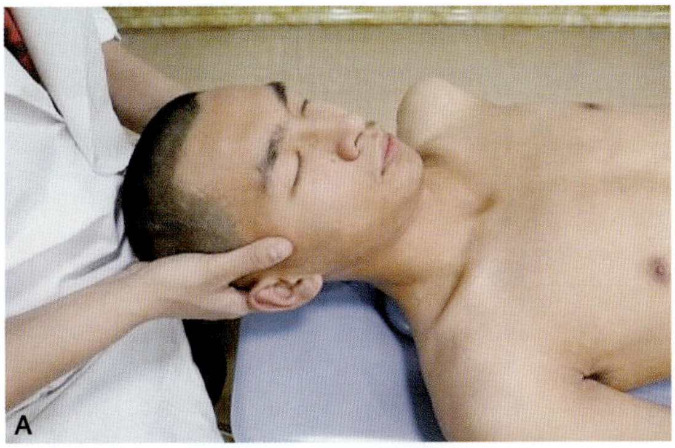

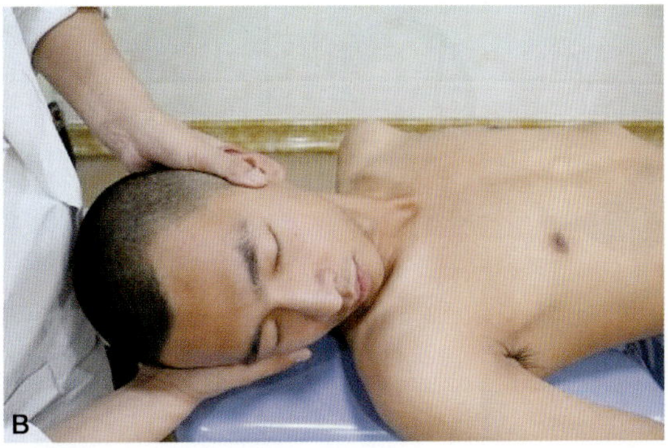

图 4-32 屈曲-旋转测试(全段颈椎前屈时颅颈旋转被动椎间运动测试)
A. 起始位;B. 终末位

注意事项:记录两侧运动的非对称性和疼痛激惹时出现的位置。活动受限主要是 C_1、C_2 颈椎僵硬所致。

4. 全段颈椎侧屈时颅颈旋转被动运动测试

目的:评估颅颈 C_1、C_2 被动旋转时韧带和关节囊紧张对下颈段的锁住情况。

患者体位:仰卧位,头放于检查床或枕头上,头顶可置于检查床边缘。

治疗师体位:坐于患者头顶侧。

手的位置:双手轻柔地抓住颅骨侧面。

步骤:治疗师将患者的头颈带到完全侧屈,然后轻柔地将患者头向对侧旋转到终末端;然后重复向另外一侧旋转;左右两侧对比(图 4-33)。

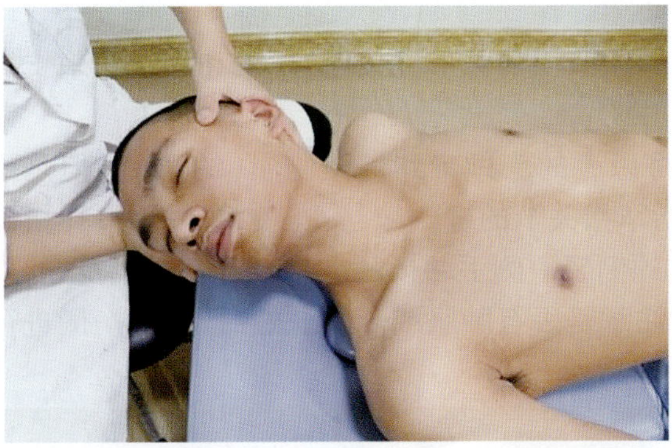

图 4-33 全段颈椎侧屈时颅颈旋转被动运动测试

注意事项:记录两侧运动的非对称性和疼痛激惹时出现的位置。活动受限主要是 C_1、C_2 颈椎僵硬所致。

5. 颈椎向下滑动被动椎间运动测试

目的:评估 C_2、C_3 到 C_7、T_1 的被动向下滑动情况。

患者体位:仰卧位,头放于检查床或枕头上,头顶可置于检查床边缘。

治疗师体位:坐于患者头顶侧。

手的位置:双手示指掌指关节的桡侧缘与特定节段的关节柱接触;环指和小指用来支撑患者的头部。

步骤:治疗师双手轻柔地固定患者头颈;将患者的头颈带到轻微侧屈(约 20°),然后将患者的头顶部放置于治疗师腹部。双手示指掌指关节的桡侧缘与 C_2 关节柱接触;环指和小指用来支撑患者的头颅。在屈曲侧(通过颈侧屈一侧手的接触点)向对侧施加外力,然后治疗师持续在患者固定放置于腹部的头顶处施加轻微的向尾端的力。记录可被动向下滑动达到的程度,同时注意是否有肿胀或压痛。然后,另外一侧进行同样的测试。整个过程用来重复评估其余颈段的活动情况。对每一部分向下被动滑动可达到的范围进行评估记录以及双侧对比(图 4-34)。

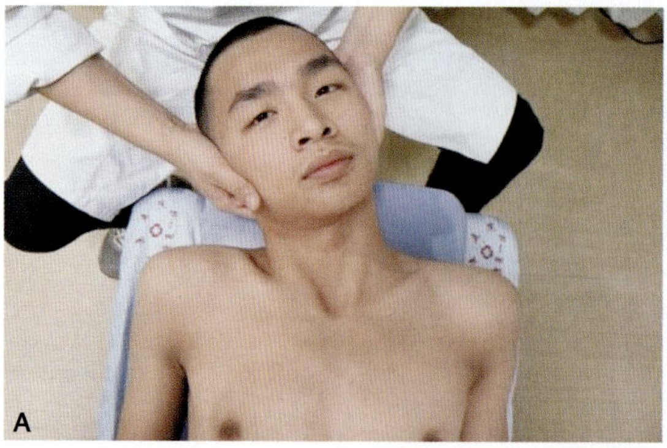

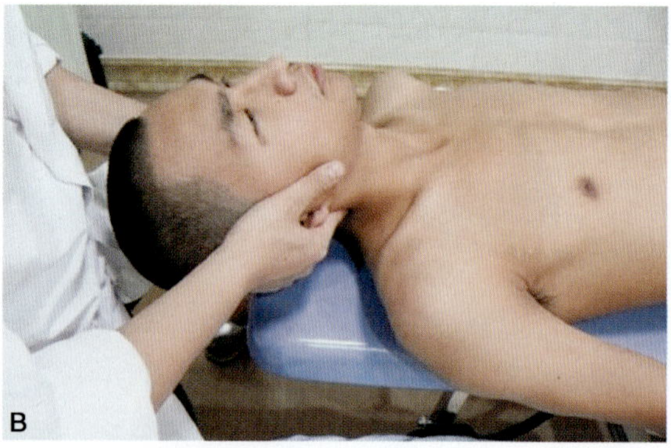

图 4-34 颈椎向下滑动被动椎间运动测试
A. 上面观;B. 侧面观

注意事项:该评估可从 C_2 逐渐开始向尾端一直到 C_7。当接触 C_2 关节柱时,被测试的向下生理性椎间活动(physiological intervertebral movements,PIVM)活动范围是 C_2、C_3 关节突关节。从 C_2 向下很容易计算每一节段的颈椎,当固定患者头部时,治疗师腹部不宜施加过大的压力;患者的头顶不能移动,颈椎侧屈是治疗师通过手施加力量引导的被动的向下滑动;而且,治疗师必须确定患者的头是在治疗床边缘但是不能离开床边。如果在某一特定的脊柱节段出现疼痛反应,治疗师应该轻微调整头部的位置;或者使用手柔软的掌面施加外力。如果该评估方法持续出现疼痛,其原因可能是被测试水平小关节的关节囊反应。

6. 颈椎被动侧方滑动椎间运动测试

目的:评估 C_2、C_3 到 C_7、T_1 的被动侧方滑动(关节内活动)情况。

患者体位:仰卧位,头放于枕头上,头顶可置于检查床边缘。

治疗师体位:坐于患者头顶侧。

手的位置:双手示指掌指关节的桡侧缘与特定节段的关节柱接触;环指和小指用来支撑患者头部。

步骤:治疗师双手轻柔地固定患者头颈;将患者的头颈带到轻微侧屈(约 20°),但是不将患者的头顶部放置于治疗师腹部。双手示指掌指关节的桡侧缘与 C_2 关节柱接触;环指和小指用来支撑患者的头颅。在侧屈一侧(通过颈侧屈一侧手的接触点)施加向对侧滑动的外力。记录可向对侧被动滑动达到的程度,同时注意是否有肿胀或压痛。然后,另外一侧进行同样的测试。整个过程用来重复评估其余颈段的活动情况。对每一部分向侧方被动滑动可达到的范围进行评估记录以及双侧对比(图 4-35)。

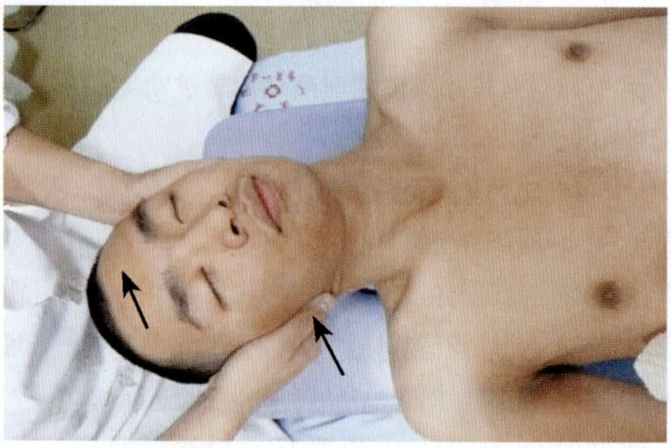

图 4-35 颈椎被动侧方滑动椎间运动测试

注意事项:该评估可从 C_2 逐渐开始向尾端一直到 C_7。当接触 C_2 关节柱时,从 C_2 向下很容易计算每一节段的颈椎。如果在某一特定的脊柱节段出现疼痛反应,治疗师应该轻微调整头部的位置;或者使用手柔软的掌面施加外力。如果该评估方法持续出现疼痛,其原因可能是被测试水平小关节的关节囊反应。侧方滑动通常用于评估非椎间关节（如骨突关节和节段性神经组织）的关节内活动，如果侧方 PIVM 测试受限，终末端范围的等级振动（Ⅲ级或Ⅳ级松动手法）可用来处理同样的节段性自由活动受限。

7. 颈椎被动侧方滑动椎间运动合并 UNDT1 测试

目的：评估中下颈段被动侧方滑动和神经根受压情况。

患者体位：仰卧位，头放于枕头上，头顶可置于检查床边缘；将测试侧肩关节外展 90°，屈肘 90°，前臂旋后，腕关节伸展。

治疗师体位：坐于患者头顶侧。

手的位置：双手示指的桡侧缘与特定节段的关节柱接触，环指和小指用来支撑患者头部。

步骤：治疗师双手轻柔地固定患者头颈，将患者头颈轻微侧屈，但是不要将患者头顶部放置于治疗师腹部。嘱患者在末端进行 10~15 次来回伸肘关节活动，并提示患者注意是否有上肢麻木、疼痛等症状（图 4-36）。

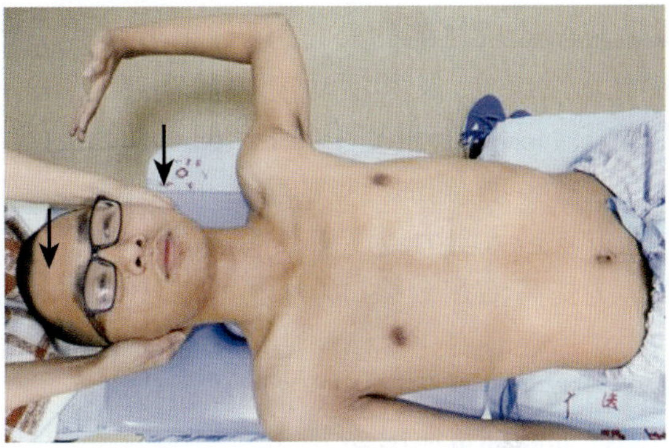

图 4-36 颈椎被动侧方滑动椎间运动合并 UNDT1 测试

注意事项：该方法用于评估下颈段是否有神经根受压。

8. 颈椎斜上滑动被动椎间运动测试

目的：评估 C_2、C_3 到 T_1、T_2 的被动向上滑动情况。

患者体位：仰卧位，头放于稍柔软的枕头上。

治疗师体位：坐于患者头顶侧。

手的位置：测试向左侧旋转，右手示指勾住上位关节柱的后外侧，左手用来支撑患者头部；测试向右侧旋转，右手用来支撑患者头部，左手示指勾住上位关节柱的后外侧。

步骤：右侧示指触诊右侧 C_2 关节柱，示指掌垫勾住关节柱后方且触及到关节基底面，通过拉动关节柱向头左前侧方旋转 45°；左手轻柔地固定患者头并引导颈部轻微的向右侧屈和后伸，旋转之后将头摆回到中立位；记录可被动旋转达到的程度。然后，对左侧进行同样的测试。整个过程用来重复评估其余颈段的活动情况。对每一部分旋转可达到的范围进行评估记录以及双侧对比。并对比每一节段左手示指向右侧被动旋转过程和旋转程度（图 4-37）。

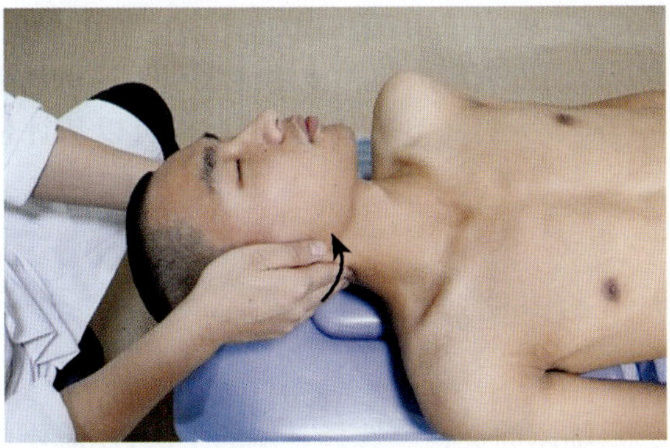

图 4-37 颈椎斜上滑动被动椎间运动测试

注意事项：该评估可从 C_2 逐渐开始向尾端一直到 C_7，从 C_2 向下很容易定位每一节段的颈椎。治疗师必须确定患者的头是在治疗床边缘但是不能离开床边。

9. 颈椎后向前被动附属运动测试

目的：评估 C_2、C_3 到 T_1、T_2 的被动附属运动情况。

患者体位：患者俯卧，枕头置于胸部，头颈保持中立位。

治疗师体位：站于患者头顶侧。

手的位置：治疗师双手拇指指尖置于所需评估的颈椎节段棘突上。

步骤：治疗师在所需评估的棘突上轻柔地施加从后往前的外力，评估患者是否有激惹性疼痛，及其活动度和活动感觉。力量宜缓慢增加，重复4~5次(图4-38)。

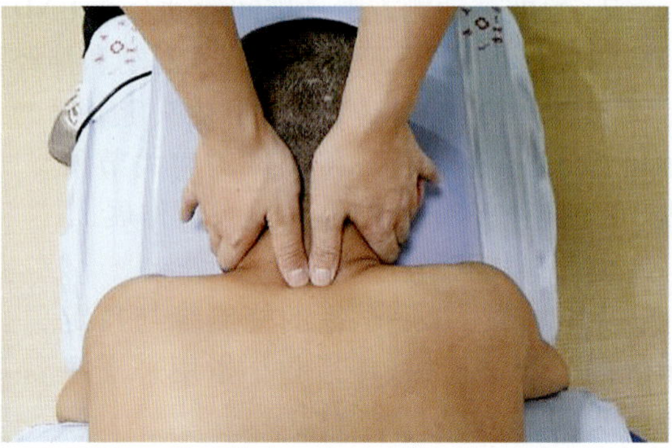

图4-38 颈椎后向前被动附属运动测试

注意事项：施加力量的角度可以变化，以便发现最大阻力或疼痛最明显的运动平面。为提高治疗效果，阻力也可以从评估到手法治疗时变化。该评估运动伴随的疼痛激惹被认为是颈椎快速手法操作疗效临床阳性反应的重要因素。

10. 颈椎单侧后向前被动附属运动测试

目的：评估 C_2、C_3 到 T_1、T_2 的被动附属运动情况。

患者体位：患者俯卧，枕头置于胸部，头颈保持中立位。

治疗师体位：站于患者头顶侧。

手的位置：治疗师双手拇指指尖置于所需评估的颈椎节段棘突上。

步骤：治疗师在所需评估的棘突上轻柔地施加从后往前的外力，评估患者是否有激惹性疼痛，及其活动度和活动感觉。每次力量宜缓慢增加，重复4~5次(图4-39)。

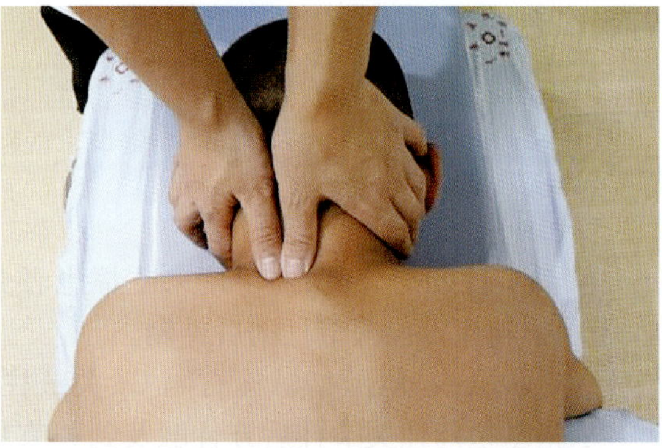

图4-39 颈椎单侧后向前被动附属运动测试

注意事项：施加力量的角度可以变化，以便发现最大阻力或疼痛最明显的运动平面。为提高治疗效果，阻力也可以从评估到手法治疗时变化。

第三节 手法选择与应用

颈椎手法的选择主要基于主客观评估的结果、临床的资料。选择具体的手法，还需要依据临床研究的结果，比如Maitland关节松动术的相关研究表明：关节松动术对颈椎间关节紊乱具有非常明显的效果；而Mulligan动态关节松动术的研究表明：其对椎间关节小错位具有很好的临床疗效。

针对不同的颈椎问题或颈痛分类，我们采取不同的治疗手段。如因肌肉张力增加所致，可用肌肉松解手法；如因颈椎生理曲度改变或关节突关节、椎体、横突等骨质增生导致颈部疼痛，可用颈椎关节松动类手法；如因长期姿势不良、外伤或先天发育异常导致颈椎关节不稳，可用颈椎复位手法；如因神经根或神经走行部位肌肉紧张、瘢痕等压迫，出现神经刺激症状，可用神经松动术。

一、肌肉松解手法

1. 枕下肌群松解手法

目的：放松枕下肌群，牵伸枕寰关节并从 C_1 进行颅颈分离恢复颅颈的活动从而提高关节活动性。

患者体位：仰卧位，头放在检查床或枕头上，头顶靠近床的边缘。

治疗师体位：站在患者头顶侧。

手的位置：双手接触枕骨底部（即上项线至尾部）。

步骤：双手指尖轻轻将头向上抬起，手背放在枕头上，让患者放松颈部肌肉后再缓慢地向头顶方向牵拉，牵拉可进行 5min；当患者的枕下肌群被松解后，治疗师可使肩关节超过患者前额，这样利于操作手的稳定和发力，达到更大的牵拉力（图 4-40）。

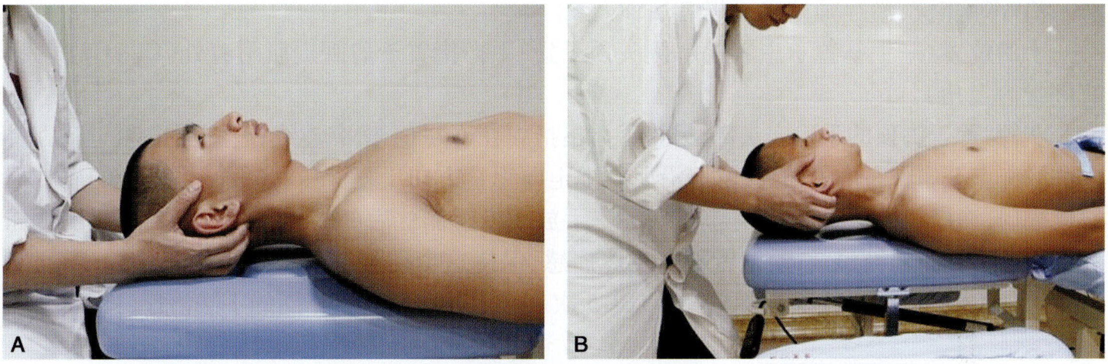

图 4-40　枕下肌群松解手法

A. 枕下放松/分离抑制；B. 枕下放松/分离抑制伴肩关节加压

注意事项：进行手法松解时，施加的力量是在头颅底部而不是在寰椎，患者的放松是此手法疗效的关键。

2. 中上斜方肌松解手法

目的：松解中上斜方肌，提高颈椎侧屈和后伸活动。

患者体位：患者坐位。

治疗师体位：治疗师站立于患者后面。

手的位置：一手手掌放于松解对侧的头部；另一手拇指或中指和示指并拢置于上中斜方肌附着点（上项线、项韧带、颈椎和上胸椎棘突、锁骨外侧端、肩峰）。

步骤：一手稳定头部；另一手拇指或中指和示指指腹在后正中线、T_2 棘突到肩峰连线、上项线中内三分之一交点与锁骨中外三分之一交点连线组成的三角形区域内，沿肌纤维走向垂直方向轻中度反复按压、弹拨。当患者的中上斜方肌放松后，治疗师一手固定松解侧肩部；另一放于松解侧枕后部，缓慢将头颈前倾和对侧侧屈至感觉肌肉被拉紧但患者不产生疼痛感，保持这个姿势继续使斜方肌进一步牵伸，持续 15~30s 后返回原位置；再重复牵伸 3~5 次。必要时对侧进行相同的手法治疗（图 4-41）。

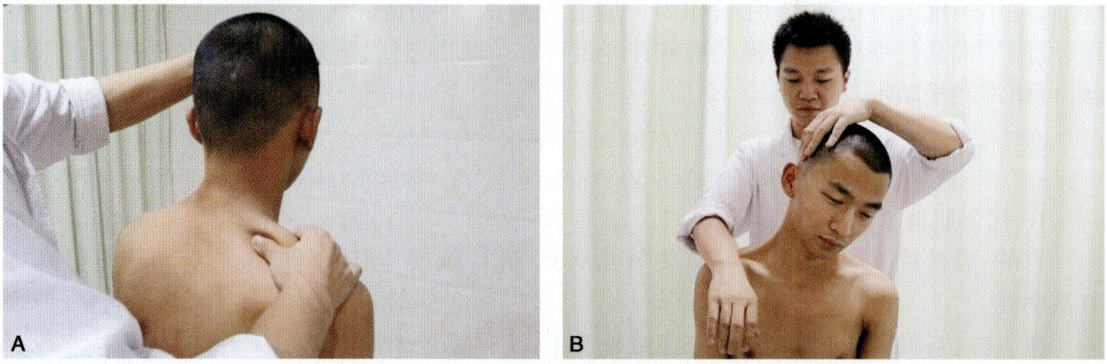

图 4-41 中上斜方肌松解手法

A. 松解手法；B. 牵伸手法

3. 肩胛提肌松解手法

目的：肩胛提肌，增加肩胛骨上提活动。

患者体位：患者坐位。

治疗师体位：治疗师站立于患者后面。

手的位置：一手掌置于患者松解侧头顶；另一手拇指置于肩胛提肌附着处（$C_1 \sim C_4$ 横突、肩胛骨内上角）。

步骤：置于头顶的手稳定头部；另一手拇指指腹在 $C_1 \sim C_4$ 横突连线、肩胛冈内侧与肩胛骨内侧缘交点至肩胛骨内上角连线处，沿肌纤维走向垂直方向反复深压、弹拨。当患者的肩胛提肌放松后，治疗师一手固定松解侧肩部；另一手放于松解侧枕后部，缓慢将头颈前倾、对侧侧屈和旋转至感觉肌肉被拉紧，但患者不产生疼痛感，保持这个姿势继续使肩胛提肌进一步牵伸，持续 15~30s 后返回原位置；再重复牵伸 3~5 次。必要时对侧进行相同的手法治疗（图 4-42）。

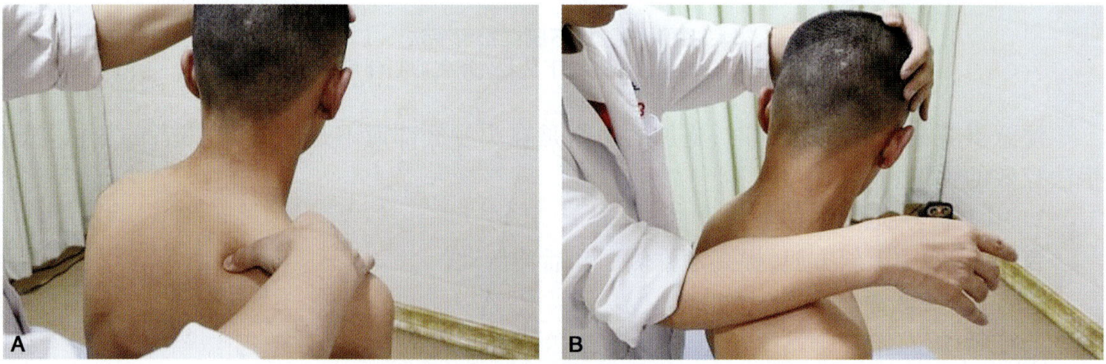

图 4-42 肩胛提肌松解手法

A. 松解手法；B. 牵伸手法

4. 颈部竖脊肌松解手法

目的：放松颈部竖脊肌，增加颈后伸活动。

患者体位：患者坐位。

治疗师体位：站于患者后面。

手的位置：一手掌置于患者头顶；另一手拇指置于颈椎棘突、横突之间。

步骤：置于头顶的手稳定头部；另一手拇指指腹深压棘突、横突间深层的肌肉，沿肌纤维走向垂直方向反复触压、弹拨。当患者的颈后部深层肌肉放松后，治疗师坐于患者头顶侧，嘱患者仰卧，稍抬起头后，治疗师将双上前臂十字交叉置于患者枕部，双手置于双肩，下压肩部以稳定躯干；然后治疗师身体前倾（可踮起脚后跟），保持上臂伸直，缓慢将患者头颈前屈至感觉肌肉被拉紧，但患者不产生疼痛感，保持这个姿势继续使颈部深层肌肉进一步牵伸，持续 15~30s 后返回原位置；再重复牵伸 3~5 次（图 4-43）。

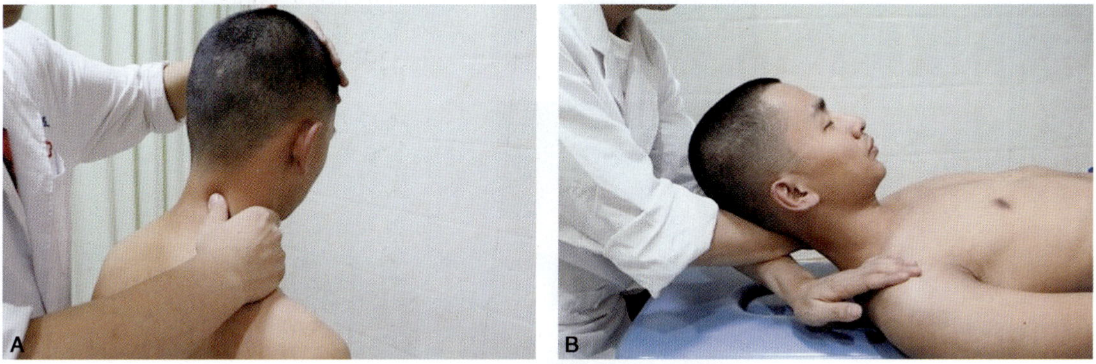

图 4-43　颈部竖脊肌松解手法

A. 松解手法；B. 牵伸手法

5. 斜角肌松解手法

目的：放松斜角肌，增加颈椎前屈、侧屈活动。

患者体位：患者坐位。

治疗师体位：站于患者后面。

手的位置：一手掌置于患者头顶；另一手拇指置于斜角肌附着处。

步骤：置于头顶的手稳定头部；另一手拇指指腹在胸锁乳突肌后缘稍向后外侧移行，向下深处触压前斜角肌（再往后深面为中斜角肌，上斜方肌前缘深层触诊后斜角肌），再沿肌纤维走向垂直方向反复触压、弹拨。当患者的斜角肌放松后，治疗师一手固定松解侧肩部；另一放手于松解侧的颞顶部，缓慢将头颈向对侧侧屈至感觉肌肉被拉紧，但患者不产生疼痛感，保持这个姿势使斜角肌进一步牵伸，持续 15~30s 后返回原位置；再重复牵伸 3~5 次。必要时对侧进行相同的手法治疗（图 4-44）。

6. 胸锁乳突肌松解手法

目的：放松胸锁乳突肌，改善颈椎旋转、侧屈、前屈和后伸活动。

患者体位：患者坐位。

治疗师体位：站于患者后面。

手的位置：一侧前臂置于松解对侧的颞部，同侧手掌置于患者额顶部；另一手中指和示指分别置于胸锁乳突肌肌腹前后缘或附着点（锁骨部、胸骨部和乳突部）。

步骤：置于颞部的前臂和额顶部的手可轻微将头推向松解侧；另一手中指和示指指腹从上端或下端附着点沿肌纤维走向垂直方向反复触压、弹拨。当胸锁乳突肌松弛后，治疗师一手固定松解侧肩部；另一手放于牵伸侧颞顶部，缓慢将头颈稍后伸、向对侧屈、同侧旋转至感觉肌肉被拉紧，但患者不产生疼痛感，保持这个姿势继续使胸锁乳突肌进一步牵

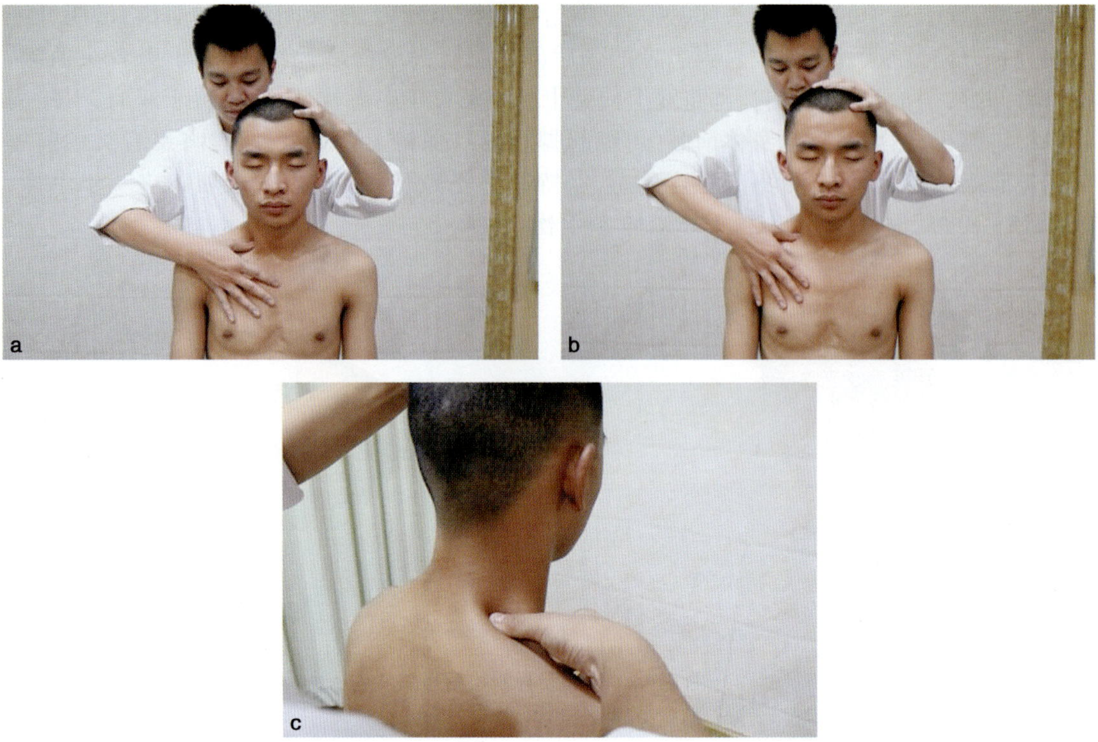

A

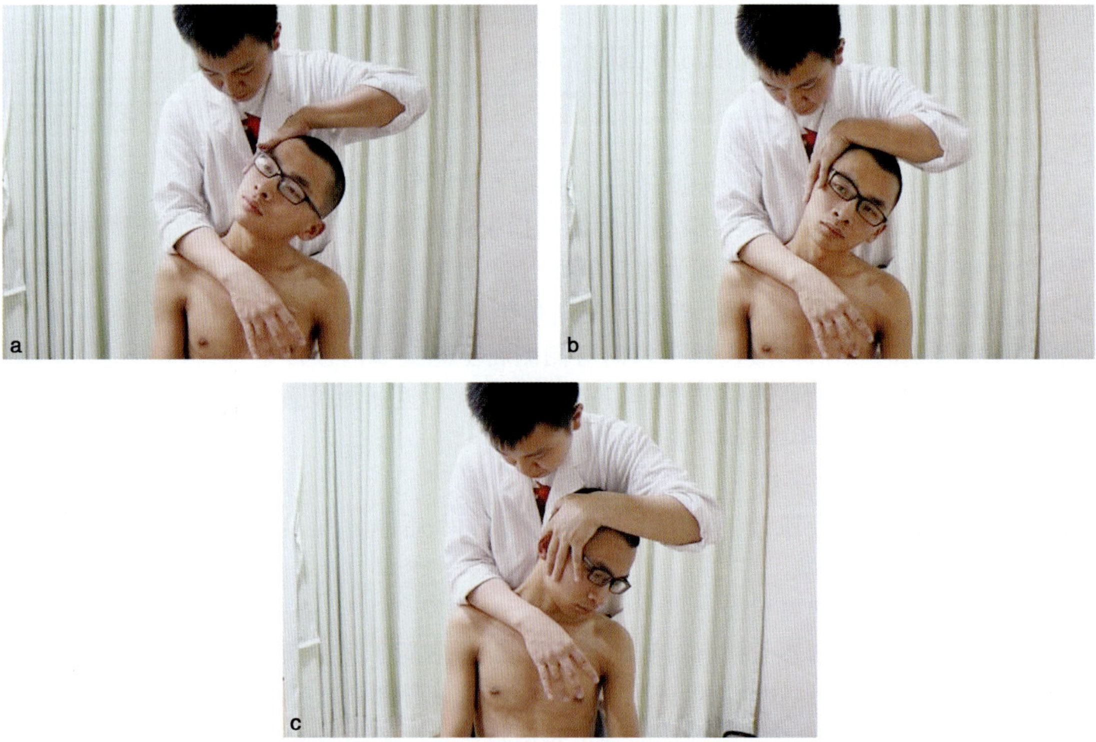

B

图 4-44　斜角肌松解手法

A. 松解手法：a. 前斜角肌；b. 中斜角肌；c. 后斜角肌；B. 牵伸手法：a. 前斜角肌；b. 中斜角肌；c. 后斜角肌

伸,持续 15~30s 后返回原位置;再重复牵伸 3~5 次。必要时对侧进行相同的手法治疗(图 4-45)。

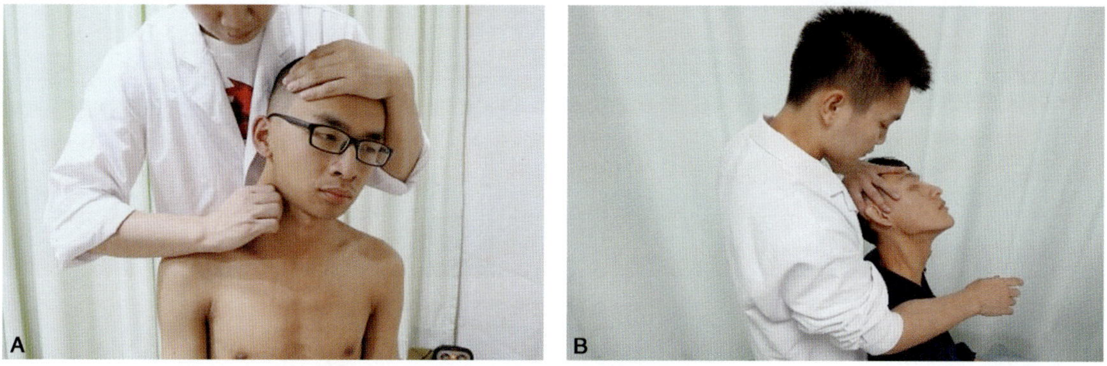

图 4-45 胸锁乳突肌松解手法
A. 松解手法;B. 牵伸手法

二、关节松动的手法

1. 颈椎下滑(向下滑动)治疗手法

目的:增加特定颈段(C_2、C_3 至 C_7、T_1)侧屈活动。

患者体位:患者仰卧位,头置于枕头或检查床上并且使头顶部靠近床的边缘。

治疗师体位:治疗师站在患者头顶侧。

手的位置:一手支撑患者的头部和颈部,手指托式握持放在枕骨上,再用手围绕下颌并用前臂从颅骨的后侧方固定下颌。另一手示指掌指关节的桡侧缘接触具体颈段的关节柱。

步骤:右手示指掌指关节的桡侧缘接触右方相应颈段的棘突;左手支撑患者头部;让患者头部轻微地向右方弯曲使关节产生向下的滑动;治疗师移动位置到右方,肘抵着髋部与前臂呈一直线的方向加压;向左旋转患者颈部至与颈椎水平的位置;通过将颈部向左侧屈和颈椎分离使组织松弛。治疗师通过右手接触关键点的位置加压来控制向右弯曲的方向,这个方向是指向左边并且缓慢的向患者腋窝的方向靠近。操作完成后,重新测试对侧屈。治疗师进行左侧弯曲时通过将头轻缓的向左边弯曲,控制关键点的左手沿着向右的方向缓慢施加压力(图 4-46)。

注意事项:这种手法适用于具体颈段(C_2、C_3 至 C_7、T_1)的侧屈(向下滑动)活动减少。此外,患者的头顶部应该恰好在床的边缘而不是超过床的边缘。如果接触关键点的地方让患者感到不适,治疗师可以尝试稍上或下方调整接触点的位置或者用示指掌指关节掌面改善接触面的舒适度。一旦有坚硬的抵触感,可以在具体的颈段进行分级松动或者施加推力。

2. 颈椎上滑(向上滑动)治疗手法

目的:增加特定颈段(C_2、C_3 至 C_7、T_1)的旋转活动。

患者体位:患者仰卧位,头置于枕头或检查床上。

治疗师体位:治疗师以对角线站立于患者的头顶侧。

手的位置:①左手。进行向左旋转操作时,左手支撑患者头部,手指托式握持放在枕骨上,再用手围绕下颌并用前臂从颅骨的后侧方固定下颌。进行向右旋转操作时,示指指腹钩状抓握具体节段棘突的后方和侧方。②右手。进行向右旋转操作时,右手支撑患者头部,手指托式握持放在枕骨上,再用手围绕下颌并用前臂从颅骨的后侧方固定下颌。进行向左旋

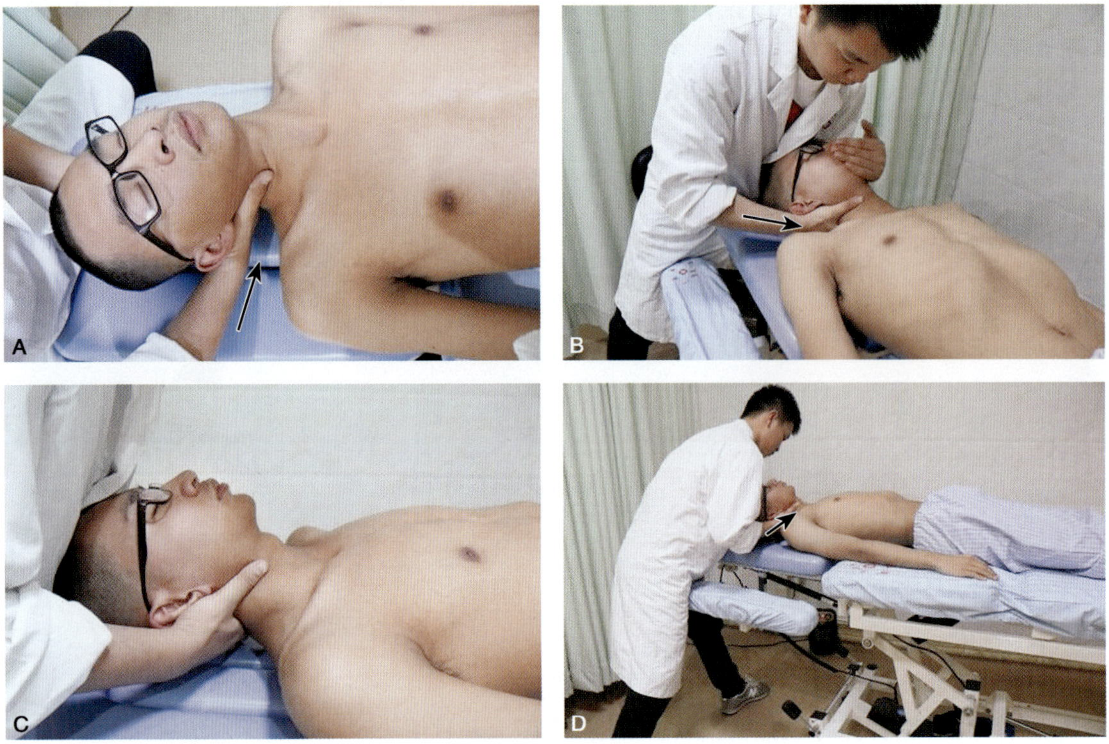

图 4-46 颈椎下滑治疗手法

A. 托式握持;B. 下颌固定;C. 侧面观;D. 治疗师对角线站立位以及前臂摆放演示

转操作时,示指指腹钩状抓握具体节段棘突的后方和侧方。

步骤:右手示指触诊右具体颈段棘突的位置;示指钩状向后沿棘突至椎板;治疗师通过控制棘突向前抬起颅侧 45°转至左边完成左侧旋转。左手支撑头部并提供反作用力进行Ⅱ级松动,侧向滑动至左边,一直至特定节段的位置然后进行牵伸。若有坚硬的抵触感,治疗师可用松动或施加推力使小面关节完成向左旋转/向上滑动方向(也就是Ⅰ级)。操作完成后,重新测试一次向左旋转。治疗师进行向右旋转重复上述步骤用左手触诊左边具体颈段。操作完成后,重新测试一遍向右旋转。固定头部下颌有助于更好地控制各个平面的活动来确定关键点,对于患者来说整个操作过程更放松(图 4-47)。

注意事项:这种手法适用于具体颈段(C_2、C_3 至 C_7、T_1)的旋转活动减少。在整个过程中患者的头部要保持位于枕头上。此外,患者的头顶部应该恰好在床的边缘而不是超过床的边缘。这项技术可以适当采用终末端小幅振动(Ⅳ级)、终末端大幅度振动(Ⅲ级)或者中间范围(Ⅱ级)以及终末端小振幅、高强度的力。仰卧位颈椎主动旋转倾斜度测量方式是一种有效的关节活动度前后对比测试。采用多平面活动(分级)有助于治疗师在颈椎旋转角度没有到达极限时找到坚硬抵触感的位置并放松软组织。该技术通过避免椎动脉和其他软组织潜在压力来确保其安全性。

3. 俯卧位单侧颈椎后前向松动

目的:特定颈段或上胸段(C_2、C_3 至 T_3、T_4)由后向前方向的松动。

患者体位:患者俯卧位,枕头置于胸部下方,前额放置一条毛巾伴颈椎中立位。

治疗师体位:治疗师站立于患者的头顶侧。

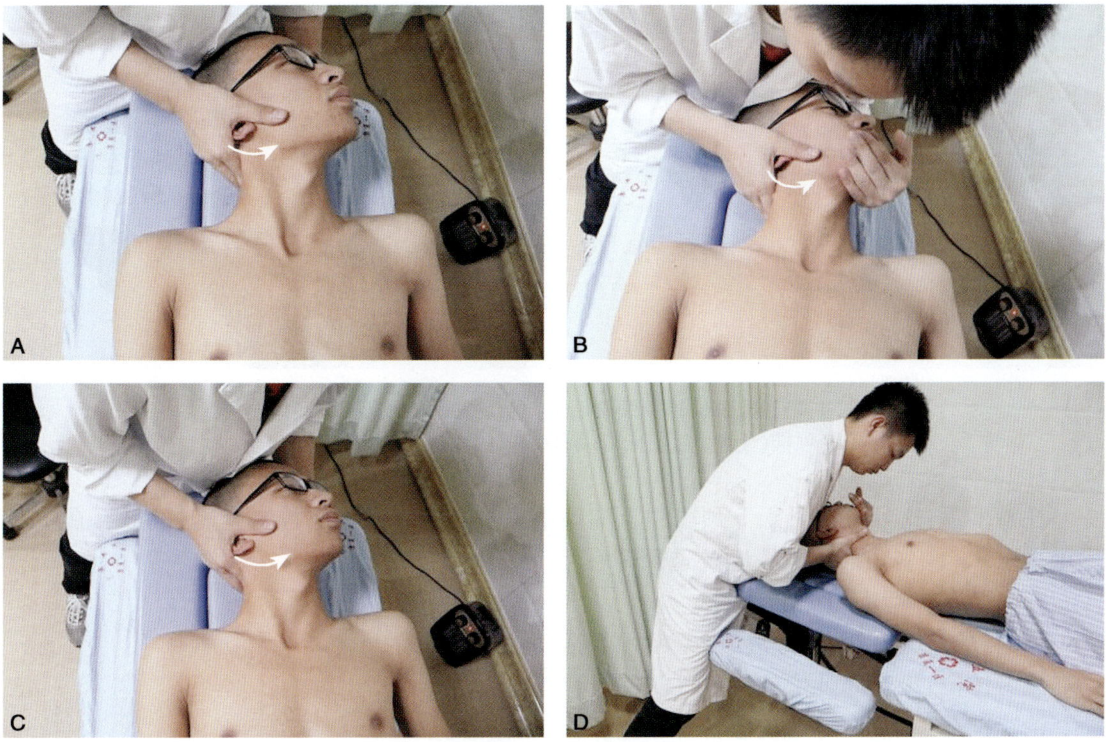

图 4-47 颈椎上滑治疗手法

A. 托式握持；B. 下颌固定；C. 配合二级松动术；D. 治疗师身体和前臂的位置演示

手的位置：治疗师两拇指并拢，其余手指轻柔搭置在患者颈部的后外侧方，拇指的指尖放在棘突上。

步骤：治疗师柔和地在小关节前后方施加压力来评估活动度、阻力、终末端感觉和疼痛激惹。温和的松动手法可以用于抑制疼痛（Ⅰ级和Ⅱ级）或者改善活动度（Ⅲ级和Ⅳ级）。稍微改变施力时的深度和方向可优化该技术的治疗效果（图 4-48）。

注意事项：操作中施力应是非常柔和的，并要询问、观察患者反应以确保治疗过程的舒适。

4. 俯卧位单侧颈椎后前向松动“虚拟拇指”治疗手法

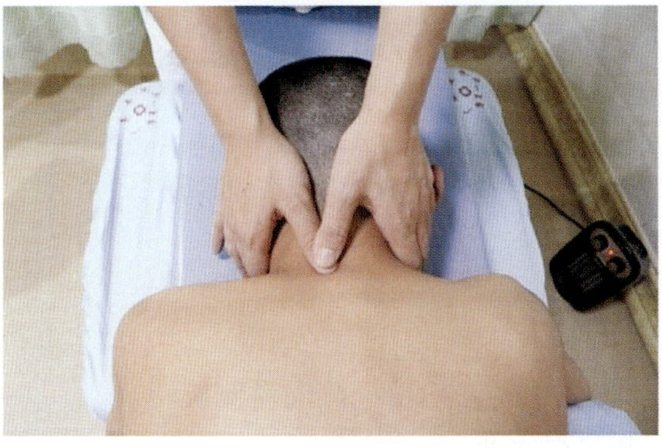

图 4-48 俯卧位单侧颈椎后前向松动

目的：特定颈段或上胸段由后向前方向的松动。

患者体位：患者俯卧位，枕头置于胸部下方，前额放置一条毛巾伴颈椎中立位。

治疗师体位：站立于患者体侧。

手的位置：治疗师呈对角线站立位站在患者边，腿外侧往前站以及“虚拟拇指”法来改进操作技术。靠外侧的拇指作为“虚拟拇指”放在关节柱后方，靠内侧的拇指搭在“虚拟拇指”的指甲上来控制施力的位置（图 4-49）。

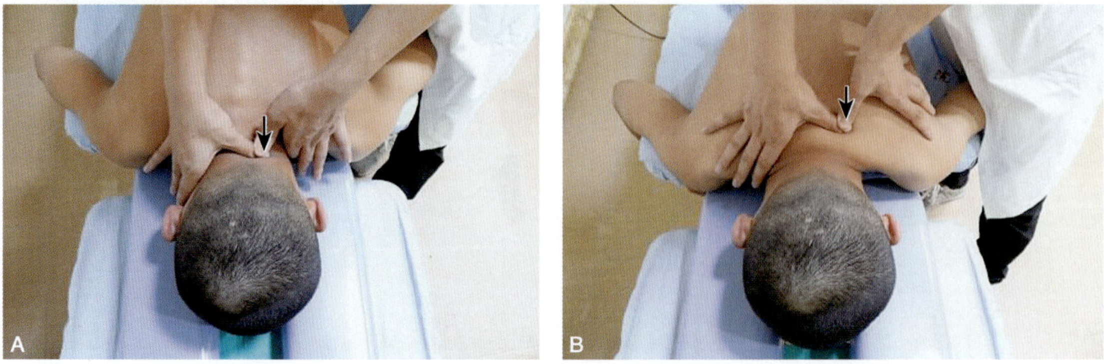

图 4-49 俯卧位单侧颈椎后前向松动“虚拟拇指”治疗手法
A. 单侧颈椎（上滑）后前向松动；B. 单侧上胸段（上滑）后前向松动

注意事项：这种方法对于下颈段和上胸段小关节面施力位置的控制是有优势的，在中段颈椎采取 45°倾斜角而上胸段则要选用 30°。

5. 固定 C_2 牵引颅颈治疗手法

目的：从 C_2 进行颅颈分离，恢复颅颈的活动。

患者体位：患者仰卧位，头置于枕头或治疗床上。

治疗师体位：治疗师站在患者头顶侧。

手的位置：治疗师用左手拇指和示指固定 C_2（关节柱和关节板），用右手拇指和示指固定患者枕骨。

步骤：左手的拇指与示指固定 C_2；右手的拇指和示指握住患者枕骨；右侧肩膀抵在患者的前额；用右手分离颅颈。可配合持续牵伸或三级松动的方法（图 4-50）。

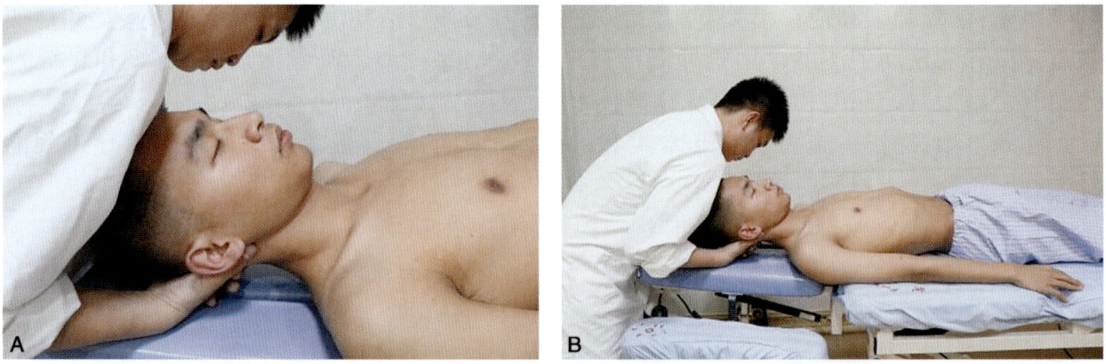

图 4-50 固定 C_2 牵引颅颈治疗手法
A. C_2 稳定下颅颈牵引；B. C_2 稳定下颅颈牵引治疗师起始位置与身体姿势演示

6. 寰枕关节分离治疗手法

目的：分离寰枕关节。

患者体位：仰卧位，头置于枕上，头的位置在操作中轻微地由一侧向对侧旋转。

治疗师体位：治疗师站在患者头部一侧，双腿呈弓字步。

手的位置：左手的掌指关节掌面触诊枕骨部，将前臂摆在矢状面的位置；右手和前臂支撑患者的下颌与头部。

步骤:治疗师的左手施加牵引的力使组织松弛;然后,为了确定抵触感的位置,固定住中颈段并将患者的头颈部向一侧旋转。当固定住头部后,治疗师快速转变前后腿站立姿势对颅底部施加暴发力。大部分的力量是靠左手作用于患者的枕骨部(图 4-51)。

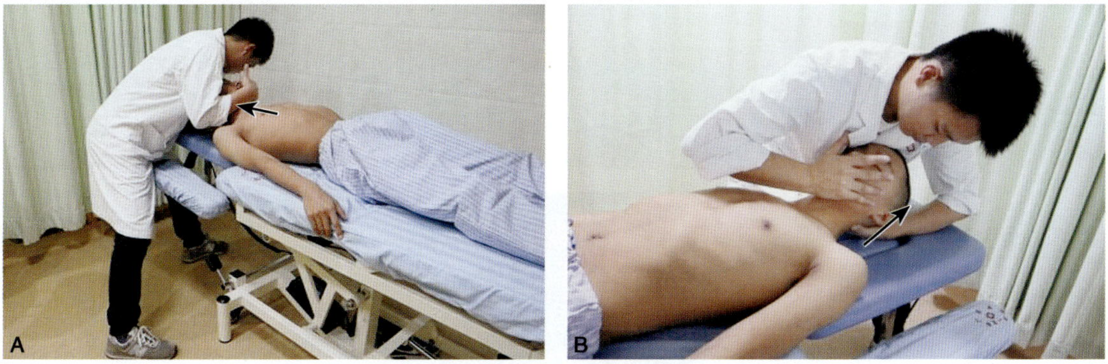

图 4-51 寰枕关节分离治疗手法

A. 治疗师的身体姿势演示;B. 治疗师手的放置和施力方向演示

7. 坐位下颈椎向下滑动等长收缩治疗手法

目的:恢复下颈椎无痛侧屈和旋转时的向下滑动。

患者体位:坐位。

治疗师体位:治疗师位于寰枕关节分离操作侧的对面。

手的位置:右手引导患者运动并施加阻力(用环指定位颈段关节柱的位置);左手拇指和示指将颈段后外侧(关节柱)固定。

步骤:治疗师站在患者的左侧,用右手的拇指和示指触诊 C_3 后外侧并固定。左手引导患者头部向左后象限运动(侧屈伴同侧旋转与后伸)。固定颈段的尾端,重复进行颈段向左后象限运动,直到疼痛的位置(活动受限/保护性防御)确定。疼痛或受限位置确定后,用左手的拇指和示指固定该节段。引导患者向左后象限的方向运动到产生疼痛的位置后稍后退。右手小指的掌面定位头部(其余手指掌面接触患者后外侧的头部)。治疗师右手控制关键点,柔和的推力将患者的头部向左后象限运动,重复进行等长抗组。重复该运动 4~5 次。操作完成后,重新检查疼痛的部位。如果患者疼痛的部位是在右边,操作流程相同而治疗师要站在患者的右侧,调换双手的姿势。(图 4-52)

注意事项:这项操作的适应证是 Spurling 测试阳性伴颈痛。需要注意的是操作中手部的姿势:拇指与示指尾端要固定住颈段后外侧方。

坐位下颈椎等长手法结合颈椎手法分离。进行颈椎手法分离时深呼吸,固定住头部,双手放在乳突的位置,让患者呼气。操作完成后可配合神经肌肉训练,坐位或仰卧位下徒手抗阻运动。

8. 仰卧位颈椎旋转等长收缩治疗手法

目的:恢复(激发)颈椎旋转中的向下滑动。

患者体位:仰卧位,头部置于中等大小的枕头上。

治疗师体位:治疗师站立或坐在治疗床靠近头部的位置。

手的位置:右手引导患者头部运动,并且在患者旋转受限侧的颞部施加阻力;左手拇指、

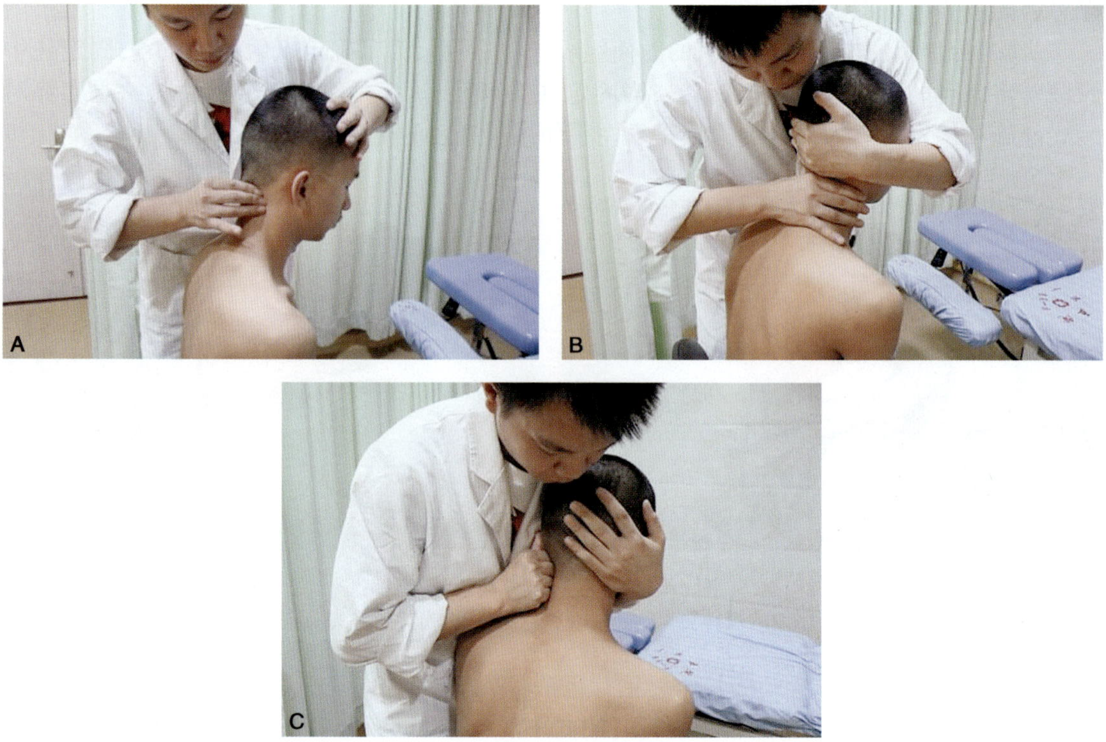

图 4-52 坐位下颈椎向下滑动等长收缩治疗手法
A. 颈椎向下滑动;B. 颈椎等长操作手法;C. 颈椎手法分离

示指和中指固定颈段尾端的后外侧。

步骤:左手的拇指和示指定位到 C_3 后外侧的位置并固定。右手引导患者头部向右旋转,轻微的向同侧弯曲至产生疼痛或引起肌肉抵抗的地方。固定颈段尾端,重复进行上述运动直到确定疼痛和活动受限的位置。疼痛或活动受限的位置确定后,用左手的拇指和示指固定住这个节段尾端。引导患者头部向右旋转运动到痛点的位置并稍往后退。右手示指指腹在患者的颞部施加一个向左旋转的小阻力,并嘱咐患者保持抗阻 10s。引导头部往右边的方向轻微旋转,重复进行等长抗阻。重复该运动 4~5 次。操作完成后,重新检查疼痛的部位(图 4-53)。

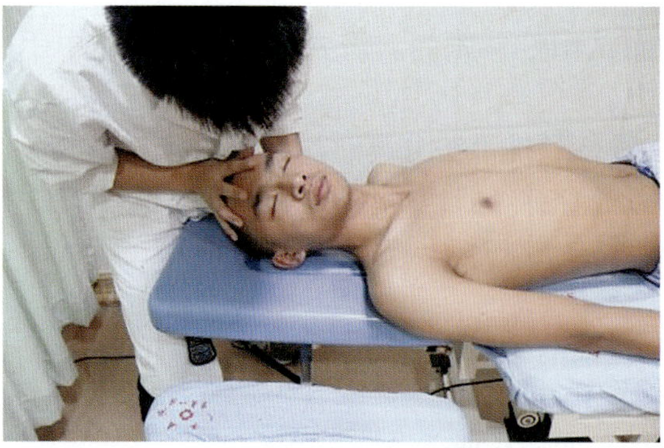

图 4-53 仰卧位颈椎旋转等长收缩治疗手法

注意事项:该技术的适应证是 Spurling 测试阳性伴同侧旋转下颈部与中段颈椎产生疼痛。操作完成后建议再进行仰卧位下颈椎手法分离和手法颈椎旋转的抗阻运动。

9. 仰卧位颅颈旋转等长收缩治疗手法

目的:恢复颅颈的旋转活动。

患者体位:仰卧位,头置于中等大小(普通)的枕上。

治疗师体位:站立或坐在治疗床靠近

头部的位置。

手的位置:左手拇指、示指和中指固定 C_2 的后外侧。右手搭在患者前额上引导颈椎旋转的方向。

步骤:左手的拇指和示指定位到 C_2 后外侧的位置并固定。右手引导患者头部向右旋转,轻微的向同侧弯曲至产生疼痛或引起肌肉抵抗的位置,并嘱咐患者保持这个姿势。右手环指指腹在患者的颞部施加一个向左旋转的小阻力,并嘱咐患者保持抗阻10s。引导头部向右侧旋转,重复进行等长抗阻。重复该运动4~5次。操作完成后,重复颅颈旋转测试(图4-54)。

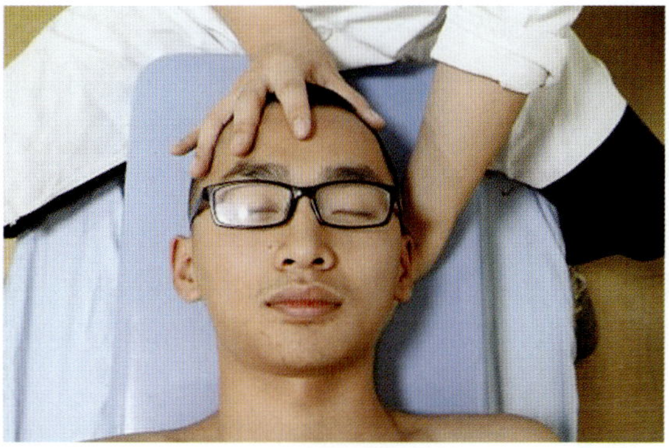

图4-54 仰卧位颅颈旋转等长收缩治疗手法

注意事项:操作完成后配合仰卧位下颈椎手法分离和手法颈椎旋转的抗阻运动通常是有帮助的。

10. 仰卧位颅颈侧屈等长收缩治疗手法

目的:恢复颅颈的侧屈活动。

患者体位:仰卧位,头部置于中等大小(普通)的枕头上。

治疗师体位:站立或坐在治疗床靠近头部的位置。

手的位置:左手拇指、示指和中指固定 C_2 的后外侧;右手位于患者头顶部引导颈椎侧屈。

步骤:左手的拇指和示指定位 C_2 后外侧并固定;右手引导患者头部向右侧弯至产生疼痛或引起肌肉抵抗的位置,并嘱咐患者固定在这个位置。右手示指指腹在患者耳朵上方施加一个较小的阻力,让患者进行抗阻运动保持10s。引导患者头部往右边的方向弯曲,重复进行等长抗阻。重复该运动4~5次。操作完成后,重新进行颈椎侧屈PIVM被动测试(图4-55)。

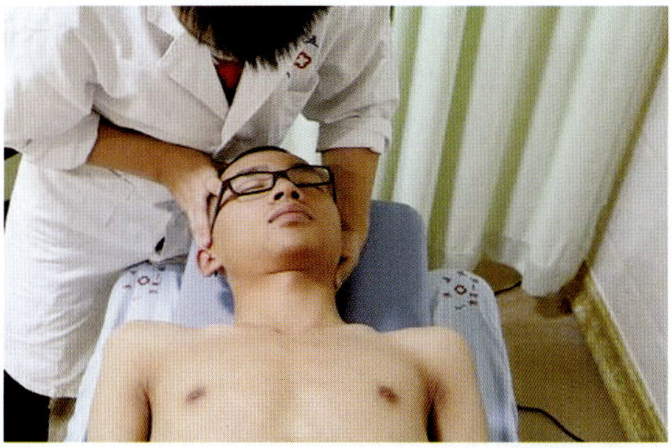

图4-55 仰卧位颅颈侧屈等长收缩治疗手法

注意事项:操作完成后进行颈椎手法分离和主动颈椎屈曲训练通常是有帮助的。

11. 仰卧位颅颈侧屈(寰椎侧方加压)松动手法

目的:恢复颅颈的侧屈活动。

患者体位:仰卧位,头部置于枕在中等大小(普通)的枕头上。

治疗师体位:站在治疗床靠近头部的位置。

手的位置:左手第二掌指关节的掌面放在寰椎横突侧方的位置。右前臂掌面穿过颅颈的侧面。

步骤:当头侧屈移动至终末端并保持在这个位置后,左手沿着枕髁向颅骨侧弯运动的方向在寰椎关节的侧方加压。该操作不是运用推力而是用左手与右手前臂之间的挤压力。操作过程中治疗师要密切观察患者的变化。之后再进行颈椎分离手法。操作完成后，重新进行颈椎侧屈 PIVM 测试（图 4-56）。

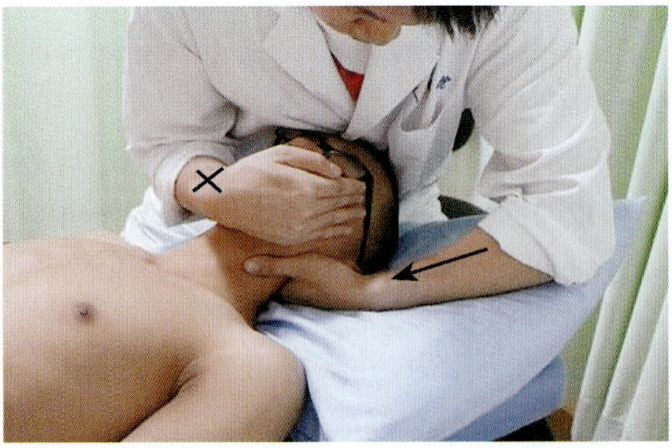

图 4-56 仰卧位颅颈侧屈（寰椎侧方加压）松动手法

注意事项：由于颅颈向右侧屈时伴有枕髁凸起的位置向左移动，引起寰椎相对向右方滑动。因此，通过对寰椎施加一个向右侧方的力可以增加颅颈右侧屈的活动。因为在进行颈椎左旋的时候会带动颅颈右侧弯，所以进行右侧弯操作时颈椎左旋也会得到改善。

三、复位手法

1. 斜上按压棘突——颈椎生理曲度变直复位手法

目的：调整颈椎生理曲度变直，改善颈椎正常生理曲度。

患者体位：俯卧位，枕头置于胸部，头颈保持中立位。

治疗师体位：站于患者头部一侧。

手的位置：治疗师双手拇指指尖置于所需复位的颈椎节段（生理曲度变直节段）棘突上。

步骤：治疗师在所需复位椎体的棘突上轻柔地施加从后往前斜向眼球方向的力，并询问患者是否有激惹性疼痛感。力量宜缓慢增加（Ⅰ级手法到Ⅱ级手法，再到Ⅲ、Ⅳ级手法），重复 4~5 次（图 4-57）。

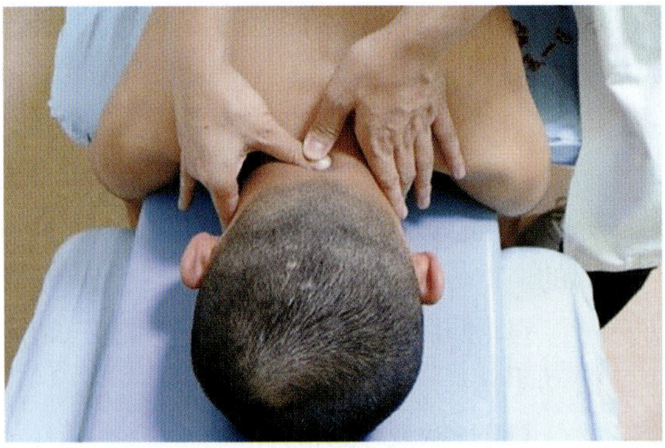

图 4-57 俯卧位斜上按压棘突

注意事项：治疗开始 1~2 天用低等级手法；第 3 天如无疼痛等不适，可调整用Ⅲ、Ⅳ级手法。

2. 侧推棘突——颈椎椎体旋转复位手法 1

目的：调整颈椎旋转异常，改善颈椎椎体正常解剖位置。

患者体位：俯卧位，枕头置于胸部，头颈保持中立位。

治疗师体位：站于患者颈肩部左侧（以向右侧侧推为例）。

手的位置：治疗师双手拇指指腹叠放于旋转侧椎体棘突的对侧方。

步骤：治疗师在所需复位椎体的棘突侧方轻柔地施加从旋转对侧方往旋转侧的外力，并询问患者是否有激惹性疼痛感。力量宜缓慢增加（Ⅰ级手法到Ⅱ级手法，再到Ⅲ、Ⅳ级手法），重复 4~5 次（图 4-58）。

注意事项：治疗开始 1~2 天用低等级手法；第 3 天如无疼痛等不适，可调整用Ⅲ、Ⅳ级手法。

3. 垂直按压横突——颈椎椎体旋转复位手法 2

目的:调整颈椎旋转异常,改善颈椎椎体正常解剖位置。

患者体位:俯卧位,枕头置于胸部,头颈保持中立位。

治疗师体位:站于患者颈肩部左侧(以垂直按压左侧横突为例)。

手的位置:治疗师双手拇指指腹叠放于旋转侧椎体的横突。

步骤:治疗师在所需复位椎体的横突上方轻柔地施加从后往前的外力,并询问患者是否有激惹性疼痛感。力量宜缓慢增加(Ⅰ级手法到Ⅱ级手法,再到Ⅲ、Ⅳ级手法),重复 4~5 次(图 4-59)。

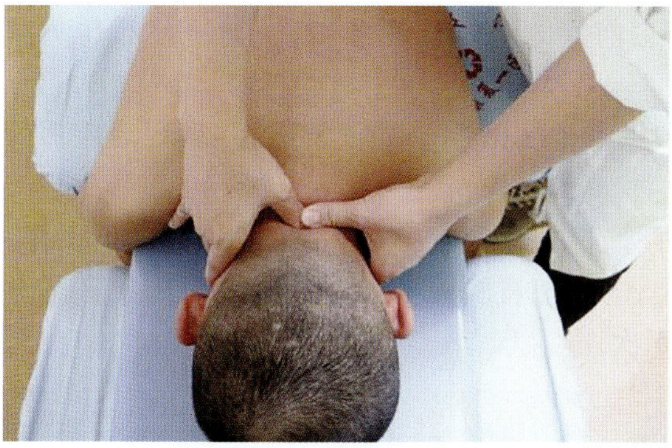

图 4-58 俯卧位侧推棘突

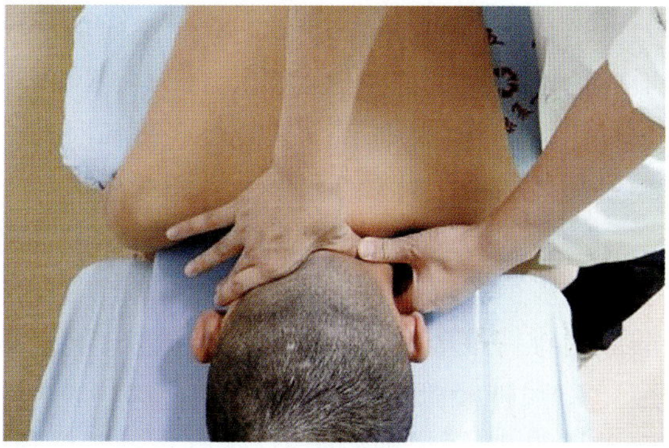

图 4-59 俯卧位垂直按压横突

注意事项:治疗开始 1~2 天用低等级手法;第 3 天如无疼痛等不适,可调整用Ⅲ、Ⅳ级手法。

四、神经张力手法

1. 正中神经张力手法 1

目的:减轻正中神经张力,缓解正中神经受压症状。

患者体位:仰卧位。

治疗师体位:站于被测试侧的对角线方向,前外侧腿向前成弓步,大腿与测试上肢的下面相对;患者肩关节外展 90°,肘关节屈曲 90°。

手的位置:内侧手置于患者肩部,穿过肩胛骨后上部,固定肩带。外侧手绕过患者被测试侧的手掌表面握住患者手掌和手指。

步骤:治疗师内侧手被动压住患者肩胛骨(患者肩关节外展 90°,10°水平伸展),保持该位置;外侧手依次进行如下操作:①将患者前臂旋后;②将患者肩关节外旋;③将患者腕关节和手指伸直;④将患者肘关节伸直。当患者感觉酸胀时维持该姿势 15~30s,然后放松;重复 3~5 次。

2. 正中神经张力手法 2

目的:减轻正中神经张力,缓解正中神经受压症状。

患者体位:患者仰卧位,被测试侧肩部轻微离开床沿。

治疗师体位:治疗师站于被测试侧对角线方向,前外侧腿向前成弓步,内侧腿髋部置于测试上肢肩带上面以稳定肩关节。

手的位置：内侧手稳定患者上臂和肘部。外侧手绕过患者被测试侧的手掌表面握住患者手掌和手指。

步骤：治疗师内侧髋前部被动压住患者肩胛骨（患者肩关节外展10°，10°水平伸展），保持该位置；外侧手依次进行如下操作：①将患者前臂旋后；②将患者肩关节外旋；③将患者腕关节和手指伸直；④将患者肘关节伸直。当患者感觉酸胀时维持该姿势15~30s，然后放松；重复3~5次。

3. 桡神经张力手法

目的：减轻桡神经张力，缓解桡神经受压症状。

患者体位：患者仰卧位，被测试侧肩部轻微离开床沿。

治疗师体位：治疗师站于被测试侧对角方向，前外侧腿向前成弓步，内侧腿髋部与测试上肢肩带上面以稳定肩关节。

手的位置：内侧手稳定患者上臂和肘部。嘱患者被测试手拇指置于掌心握拳，治疗师外侧手握住患者手背和手指。

步骤：治疗师内侧髋前部被动压住患者肩胛骨，保持该位置；外侧手依次进行如下操作：①将患者肩关节内旋；②将患者肘关节完全伸展；③将患者腕关节和手指屈曲。当患者感觉酸胀时维持该姿势15~30s，然后放松；重复3~5次。

4. 尺神经张力手法

目的：减轻尺神经张力，缓解尺神经受压症状。

患者体位：患者仰卧位，被测试侧肩部轻微离开床沿。

治疗师体位：治疗师站于被测试侧对角方向，微侧身面向患者，前侧腿向前成弓步，后侧腿伸直。

手的位置：内侧手置于患者肩部，穿过肩胛骨后上部，下压稳定肩胛骨。外侧手绕过患者被测试侧的手掌表面握住患者手掌和手指。

步骤：治疗师内侧髋前部被动压住患者肩胛骨，保持该位置；外侧手依次进行如下操作：①将患者肩关节外旋；②将患者肘关节完全屈曲；③将患者前臂旋前；④腕关节和手指伸展；⑤通过治疗师大腿前面将患者肩关节外展。当患者感觉酸胀时维持该姿势15~30s，然后放松；重复3~5次。

第四节 典型病例

下列患者的案例能让临床工作者根据提供的病史、检查与测试信息进行思考，提高运用合适的评估手段，制订目标和治疗方案的能力。

一、颈源性头痛

1. 病史 一名32岁的女秘书被诊断为颈源性头痛，疼痛区在右侧眼区和右上颈段。

2. 检查与测试

（1）结构检查：中立位头前倾姿势伴肩胛骨前伸。

（2）颈椎主动活动度：左侧弯曲和左侧旋转全范围的75%，右侧弯曲和右侧旋转全范围的50%伴诱发疼痛，向前弯曲全范围的60%偏向右。

(3) 被动颈椎活动度:右侧旋转过度加压疼痛增加并有终末端关节囊感。

(4) 肩关节主动活动度和力量:正常。

(5) 肌肉长度:右肩胛提肌中度紧张,双侧胸小肌和胸大肌轻度紧张。

(6) 力量:双侧下斜方肌、中斜方肌和前锯肌 $3^+/5$ 级;头颈屈试验 24mmHg 维持 10s,重复 5 次。

(7) Spurling 试验:右侧颈部阳性伴疼痛激惹。

(8) 分离试验:头部和颈部的疼痛增加。

(9) 神经筛查:阴性。

(10) 触诊:右枕下肌群和右 $C_2 \sim C_3$ 小面关节压痛和保护性防御。

(11) PIVM 试验:右 $C_2 \sim C_3$ 上滑和下滑以及颅颈右侧屈运动功能减弱。

评估:

S(主观评估):长期用电脑工作,半年前逐渐出现头胀痛,疼痛在右侧眼区和右上颈段明显,持续使用电脑 1 小时后症状加剧,伴颈部僵硬感,休息或自我按摩上颈部、头两侧后疼痛稍缓解。无肢体麻木、无力,无视物模糊、恶心、呕吐,无胸闷、心悸,无声嘶、吞咽困难,无发热、体重下降。

O(客观评估):观察中立位头前倾伴肩胛骨前伸上交叉综合征姿势;双肩等高。触诊:枕下肌群和右 $C_2 \sim C_3$ 小面关节压痛和保护性防御,右侧明显;右颞部、眼外角、耳屏前压痛。

A(分析):颈椎 AROM,左侧屈 30°,左旋 40°;右侧屈 20°,右旋转全范围的 50%伴诱发疼痛,向前弯曲全范围的 60%偏向右。右侧旋转过度加压疼痛增加并有终末端关节囊感。肩关节主动活动度和力量正常。右肩胛提肌中度紧张,双侧胸小肌和胸大肌轻度紧张。双侧下斜方肌、中斜方肌和前锯肌 $3^+/5$ 级;头颈屈试验 24mmHg 维持 10s,重复 5 次。Spurling 试验:右侧颈部阳性伴疼痛激惹。分离试验:头部和颈部的疼痛增加。神经筛查:阴性。PIVM 试验:右 $C_2 \sim C_3$ 上滑和下滑以及颅颈右侧屈运动功能减弱。

诊断:上述评估和分析提示患者为长期姿势错误引起颈部肌肉不平衡(枕下肌群和胸大肌、胸小肌紧张,而颈前屈肌群、斜方肌、前锯肌松弛状态,典型的上交叉综合征),紧张的颈部肌肉激惹引起头痛,为颈源性头痛。

问题列举:①头痛;②颈部活动受限;③右肩胛提肌、双侧胸小肌和胸大肌紧张;双侧下斜方肌、中斜方肌和前锯肌肌力、头颈屈肌力下降;④右侧 Spurling 试验、分离试验阳性;右 $C_2 \sim C_3$ 上滑和下滑以及颅颈右侧屈运动功能减弱。

目标:①缓解右侧头颈部疼痛;②增加颈椎活动度;③缓解紧张肌群、增加松弛肌群肌力;④恢复颈椎关节运动学。

P(计划):①颈后部湿热敷,20min/次,5 次/周;②枕下肌群、胸大肌、胸小肌牵伸、筋膜放松技术;③上颈椎关节松动术(分离牵引、小面关节滑动)3~5min/次,3 次/周;④下斜方肌、中斜方肌和前锯肌、头颈屈肌肌力训练(MET)各 3min/次,5 次/周。

二、神经根型颈椎病

1. 病史　一名 55 岁男警察诊断为颈部和手臂疼痛,疼痛区域主要集中在右上臂外侧、右肩关节、右肩胛骨、右颈胸交界处。

2. 检查与测试

(1) 结构检查:中立位头前倾姿势伴肩胛骨前伸;右手臂贴着身体并用左手支撑。

（2）站立位颈椎主动活动度：各个方向运动范围的50%伴终末端疼痛激惹和控制力弱；上胸段的运动范围是理想活动范围的25%。

（3）仰卧位颈椎主动活动度：右旋0°～45°，左旋0°～55°。

（4）颈椎被动活动度：向左旋和右旋时过度加压疼痛增加伴终末端关节囊紧张感。

（5）右肩关节筛查：

主动活动度：前屈120°，外展110°伴终末端手臂疼痛。

被动活动度：前屈120°，外展110°伴终末端手臂疼痛。

软组织张力：张力正常，抗阻时无痛。

辅助运动试验：右肩关节正常。

（6）神经张力测试：ULND试验阳性（肘伸展60°）

（7）肌肉长度：右肩胛上提肌中度紧张，双侧胸大肌和胸小肌轻度紧张。

（8）力量：双侧下斜方肌、中斜方肌、前锯肌$3^{+}/5$级，颈深屈肌3/5级。

（9）Spurling试验：右臂阳性伴疼痛激惹。

（10）分离试验：手臂疼痛增加。

（11）神经筛查：肱二头肌反射消失但感觉正常。

（12）触诊：在右C_5～C_6，C_6～C_7小面关节和周围肌肉与软组织有压痛感、防御性保护和炎症。

（13）PIVM测试：T_3～T_4，T_4～T_5左旋和右旋运动功能减退。

评估：

S：长期执警工作，反复颈部疼痛和右上臂疼痛、麻木，右上臂外侧、右肩关节，伴右肩胛骨、右颈胸交界处疼痛。无视物模糊、恶心、呕吐，无胸闷、心悸，无声嘶、吞咽困难，无发热、体重下降。

O：观察中立位头前倾姿势伴肩胛骨前伸；右手臂贴着身体并用左手支撑；右肩高于左肩。触诊：右肩胛上提肌中度紧张，双侧胸大肌和胸小肌轻度紧张。

A：坐位颈椎各方向AROM为正常范围的50%伴终末端疼痛激惹和控制力弱；上胸段AROM为正常范围的25%。仰卧位颈椎主动活动度：右旋0°～45°，左旋0°～55°。颈椎PROM：向左旋和右旋时过度加压疼痛增加伴终末端关节囊紧张感。右肩关节AROM：前屈120°，外展110°伴终末端手臂疼痛；PROM：前屈120°，外展110°伴终末端手臂疼痛。软组织张力：张力正常，抗阻时无痛。辅助运动试验：右肩关节正常。双侧下斜方肌、中斜方肌、前锯肌$3^{+}/5$级，颈深屈肌3/5级。右侧Spurling试验阳性伴疼痛激惹。分离试验阳性。右侧ULND试验阳性（肘伸展60°）；肱二头肌反射消失但感觉正常。右C_5～C_6，C_6～C_7小面关节和周围肌肉与软组织有压痛感、防御性保护和炎症。PIVM测试：T_3～T_4，T_4～T_5左旋和右旋运动功能减退。

诊断：上述评估和分析提示患者颈部肌肉损伤，椎间孔狭窄，C_5神经根受压引起的神经根型颈椎病。

问题列举：①颈部疼痛和右上臂疼痛、麻木；②颈部、右肩活动受限；③右肩胛提肌、双侧胸小肌和胸大肌紧张；双侧下斜方肌、中斜方肌、前锯肌、颈深屈肌肌力下降；④右侧Spurling试验、分离试验、ULND试验阳性，肱二头肌反射消失。右C_5～C_6，C_6～C_7小面关节和周围肌肉与软组织压痛、防御性保护。PIVM测试：T_3～T_4，T_4～T_5左旋和右旋运动功能减退。

目标：①缓解颈部疼痛和右上臂疼痛、麻木；②增加颈椎、右肩活动度；③缓解紧张肌群、增加松弛肌群肌力，减轻神经根压迫；④恢复颈椎、上胸椎关节运动学。

P：①颈椎电动牵引，间歇性牵引，牵引力为体重的5%~10%，20min/次，5次/周；②右肩胛提肌、胸大肌、胸小肌牵伸、筋膜放松技术；③下颈椎、上胸椎关节松动术（分离牵引、小面关节滑动）3~5min/次，3次/周；④下斜方肌、中斜方肌和前锯肌、颈深屈肌肌力训练（MET）各3min/次，5次/周。

三、挥鞭样损伤综合征

1. 病史　一名16岁女高中生诊断为颈痛，疼痛区在左中颈段。四周前曾因摩托车事故造成挥鞭伤，期间佩戴刚性颈托。

2. 检查与测试

（1）结构检查：中立位头前倾伴肩胛骨前伸。

（2）站立位颈椎主动活动度：各个方向活动全范围的50%，终末端活动控制能力薄弱伴疼痛激惹。

（3）仰卧位颈椎主动活动度：各方向活动全范围的80%，轻微疼痛。

（4）颈椎被动活动度：向左和向右旋转过度加压疼痛增加伴终末端肌肉抵触感。

（5）肩关节主动活动度和力量：正常。

（6）肌肉长度：右肩胛提肌中度紧张，双侧胸大肌、胸小肌轻度紧张。

（7）肌肉力量：双侧下斜方肌、中斜方肌和前锯肌$3^+/5$级；头长肌、颈长肌、多裂肌2/5级；头颈屈试验控制能力不佳，22mmHg收缩保持10s不能完成。

（8）Spurling试验：双侧颈部阳性伴疼痛激惹。

（9）分离试验：头部和颈部疼痛增加。

（10）神经筛查：阴性。

（11）触诊：在整个中段颈椎小面关节和周围肌肉软组织有痛点、保护性防御和炎症。

（12）韧带稳定性测试：翼状韧带，前方剪力和Sharp-Purse试验阴性。

（13）PIVM试验：T_2~T_3和T_3~T_4左旋与右旋运动功能减退。

评估：

S：曾因摩托车事故造成挥鞭伤史，左中颈段疼痛。无视物模糊、恶心、呕吐，无胸闷、心悸，无声嘶、吞咽困难，无发热、体重下降。

O：观察中立位头前倾姿势伴肩胛骨前伸；触诊：右肩胛上提肌中度紧张，双侧胸大肌和胸小肌轻度紧张；在整个中段颈椎小面关节和周围肌肉软组织有痛点、保护性防御和炎症。

A：站立位颈椎AROM，各方向活动范围明显受限，终末端活动控制能力弱伴疼痛激惹；仰卧位颈椎AROM，各方向活动范围轻微受限伴疼痛；颈椎PROM，向左和向右旋转过度，加压疼痛增加伴终末端肌肉抵触感；肩关节AROM及相关肌群肌力正常。双侧下斜方肌、中斜方肌、前锯肌3^+级；头长肌、颈长肌、多裂肌2级；头颈屈控制能力不佳，22mmHg收缩保持10s不能完成。双侧Spurling试验、分离试验阳性；翼状韧带稳定性、前方剪力和急性乘务长试验均阴性。PIVM试验，T_2~T_3和T_3~T_4左旋与右旋运动功能减退。

诊断：上述评估和分析提示患者横韧带、翼状韧带无断裂，翼状韧带较松弛，局部肌肉紧张或肌力下降，颈椎稳定性下降，表现为挥鞭样综合征。

问题列举：①左中颈段疼痛；②颈部活动受限或范围过大；③右肩胛提肌、双侧胸小肌和胸大肌紧张；双侧下斜方肌、中斜方肌、前锯肌、头长肌、颈长肌、多裂肌、头颈屈曲肌群肌力下降；④翼状韧带较松弛，$T_2 \sim T_3$ 和 $T_3 \sim T_4$ 左旋和右旋运动功能减退。

目标：①缓解颈部疼痛；②增加颈椎屈伸活动度和环枢关节稳定性；③缓解紧张肌群、增加松弛肌群肌力；④恢复颈椎、上胸椎关节运动学。

P：①颈部中频电疗法，20min/次，5 次/周；②右肩胛提肌、胸大肌、胸小肌牵伸、筋膜放松技术；③下颈椎、上胸椎关节松动术（分离牵引、小面关节滑动）3～5min/次，3 次/周；④枕下肌群、双侧下斜方肌、中斜方肌、前锯肌、头长肌、颈长肌、多裂肌、头颈屈曲肌群肌力训练（MET）各 3min/次，5 次/周。

（罗庆禄）

参 考 文 献

[1] David J. Magee. Orthopedic Physical Assessment[M]. 6th ed. Amsterdam: Elsevier, 2014.

[2] Elly Hengevel, Matthew Newto. Maitland's Vertebral Manipulation Management of Neuromusculoskeletal Disorders Volume 1[M]. 8th ed. Amsterdam: Elsevier, 2014.

[3] Kenneth A. Olson. Manual Physical Therapy of the Spine[M]. 2nd ed. Amsterdam: Elsevier, 2015.

[4] 王策宇. 图解肌筋膜激痛点治疗. 新北市：合记图书出版社，2012.

第五章

颞下颌关节疾病

第一节　颞下颌关节疾病的临床表现

颞下颌关节(temporo-mandibular joint,TMJ)虽然是人体最常用的关节,但是很少受到关注。对颞下颌关节有深入了解的医师和治疗师相对较少,因此,颞下颌功能紊乱的患者很难找到为其提供专业治疗的专科医师和治疗师。TMJ 的主要运动为开闭口运动、前后向运动和侧向运动。在肌肉作用下 TMJ 产生与咀嚼、吞咽、语言及表情等有关的各种重要活动。如果没有这些关节,我们讲话、吃东西、打哈欠和吮吸时均会出现严重的障碍。

颞下颌关节常见疾病及其基本临床表现:

一、颞下颌关节紊乱

颞下颌关节紊乱(temporo-mandibular joint disorder,TMD)在颞下颌关节疾病中最为常见,可发生于任何年龄段,好发于青壮年,以 13~35 岁发病率最高,女性发病率是男性的 4 倍。临床表现为局部酸胀或疼痛、弹响和运动障碍等。

颞下颌关节紊乱疼痛部位可在关节区或关节周围,并可伴有轻重不等的压痛,关节酸胀或疼痛尤以咀嚼及张口时明显。弹响在张口活动时出现,响声可发生在下颌运动的不同阶段,可为清脆的单响声或碎裂的响声。TMD 常见的功能障碍为张口受限,但也可出现张口过大或张口时下颌偏斜。此外,还可伴有颞部疼痛、头晕、头痛、耳鸣和颈部疼痛等症状。

二、颞下颌关节强直

颞下颌关节强直分为关节内强直(真性关节强直)和关节外强直(假性关节强直)。临床表现为渐进性开口困难、下颌骨发育障碍、偏斜和畸形。

关节内强直通常是因为一侧或双侧颞下颌关节内的病变,使关节内发生纤维性或骨性粘连,致开口困难或完全不能开口。最常见的病因为感染,尤以化脓性中耳炎为常见。偶因髁状突骨折或类风湿关节炎引起。TMD 一般临床表现除开口困难外,还有下颌部发育障碍而致畸形。在发生双侧强直时,整个下颌发育障碍,下颌内缩、后退,俗称小下颌,称鸟脸畸形;而正常人的上颌与此种情况相比显得较为向前凸出。

关节外强直常跟上下颌间皮肤黏膜或深层组织有瘢痕组织形成有关，导致开口困难，故又称为颌间瘢痕挛缩。关节外强直的常见原因有上颌骨后部、下颌骨升支部的开放性骨折，还有就是火器伤及颜面各种物理性和化学性的Ⅲ度烧伤，造成的面颊部组织广泛瘢痕。关节外强直的临床表现为开口困难或开口不能，但无下颌发育障碍和错位畸形。

三、颞下颌关节脱位

颞下颌关节脱位是指下颌骨髁状突运动时超越正常限度，脱出关节凹而不能自行回复原位。临床上多为向前方脱位，可发生于单侧或双侧。

临床表现为下颌运动异常，开口状态而不能闭合，而且还会出现语言不清、唾液外流、咀嚼、吞咽困难、下颌前伸、额部下移和面形相应变长，触诊时在耳屏前可扪到凹陷区。在单侧前脱位时，下颌稍微向前伸、颏部中线偏向健侧。

第二节 基本检查与评估

颞下颌关节的基本检查与评估是手法治疗的重要依据，通常包括病史采集、视诊、问诊、特殊检查和触诊等内容。

一、主观评估与视诊

1. 主观评估 主观评估包括疼痛的描述、加重因素和缓解因素，是否出现弹响，是否有摩擦音，相关病史和临床资料等。

在口部完全张开时（如张口咬苹果、打哈欠等）出现疼痛，有可能是由关节外的问题所引起；当咬硬物（如坚果、骨头和生冷的水果等）时出现疼痛，则可能是关节内的问题。不同的疼痛描述对于颞下颌关节疾病的定位非常重要。

磨牙缺失或佩带义齿可以导致咀嚼时垂直高度（脸上任意两点的距离，其中一点在口部的上方、另一点在口部的下方，通常在中线上）的缺失，这样会引起咀嚼疼痛。用一侧咀嚼是咬合错位的结果。在患者讲话时观察其下颌的运动情况，如果清醒时僵硬伴有疼痛，并随时间疼痛程度逐渐降低，则可能是骨关节炎。

正常的呼吸是嘴唇关闭，气流通过鼻进入呼吸道。如果患者是经口部进行吸气，那么相对于腭部，舌头此时会处于一个不太合适的位置上。颈部失衡的问题常常是患者经口部及上胸廓进行吸气，导致辅助呼吸肌过度频繁地使用。

弹响是关节盘和下颌骨不正常运动导致的，通常发生在髁突从边缘滑回中央的时候。如果关节盘粘住或者轻微起皱，张口时会引起髁突突然移出关节盘，当回到它的正常位置时，就会发出一声弹响。当张口时弹响，提示髁突过度地滑出关节盘较厚的后部边缘到达它所在的较薄的中间或中央区。而闭口时弹响，则可能是上部翼外肌牵拉引起的关节盘向前过多地滑行和髁突移出它的后缘，发生在接近闭口或后移途径的后期。

弹响也可以是由黏附引起，特别是磨牙的患者。如果黏附发生在关节的上部或下部，移动和旋转均会受到限制。这种表现好像是开一把锁，开启时会有一声弹响。

正常的关节在活动时也可能听到轻柔的“砰”的弹响，通常是韧带移动、关节表面分离或者是当髁突前移时吸住它后面的疏松组织时引起的，也跟肌肉运动的不协调有关。“爆破声”弹响常常提示关节病变或者关节分离。明显的捻发音（就像脚踩在砾石上的声音）提示关节有炎性改变。弹响也有可能是由翼外肌工作不协调，关节盘撕裂或者穿孔，骨关节炎或者闭合失衡造成的。

当患者出现不能闭合下颌时，提示有关节盘的前或中间部分脱位，如果张口后不能动了，可能是关节的不全脱位或者关节盘后脱位引起的。如果髁突脱位脱出了关节窝，这就是真性脱位伴有张口不能，患者不能闭口，此时必须要把脱位复位。

患者的不良习惯，如使用烟斗吸烟、嚼口香糖、咬指甲和咬嘴唇等，会给颞下颌关节增加额外的压力。磨牙或者咬牙的习惯可能导致面部、腭和牙齿的疼痛，或者晨起时头疼。某些牙齿的缺失与存在会影响颞下颌关节及其肌肉，相邻的牙齿会发生偏移，影响咬合。当咀嚼时牙齿疼痛可以导致不正确的咬合，这会对颞下颌关节施加异常的压力。

面神经和三叉神经控制面部表情，咀嚼和讲话，同样控制嘴唇闭合，如果闭唇无力，牙齿就会前移，多见于“舌头拱起”，从而导致异常的吞咽动作或吞咽困难。颞下颌关节、颈神经或内耳问题可能引起听力丧失、耳鸣、耳堵塞、耳痛、眩晕等症状。声音的改变在颞下颌关节问题中常常是由于肌痉挛引起。

2. 视诊　视诊主要包括观察患者的姿势和运动状态。评估颞下颌关节时，必须评估颈椎和头部。

需观察面部上下、左右是否对称、比例是否正常，需要注意的是，水平的瞳孔连线，耳垂连线和嘴唇的闭合线是彼此平行的。如果鼻底到下颌的距离比眼角到口角的距离短 1mm 或者更多，则表示垂直距离减少，这可能是牙齿缺失，过度咬合或者是颞下颌关节的功能障碍的结果。

还需判断患者是否有咬合错位，咬合错位是颞下颌关节的关节盘发育问题的主要原因。

在侧面视诊时，判断是否有“缩下颌”和“凸下颌”。在侧面视诊时，一条与两侧瞳孔垂直的垂直线会经过双唇和下颌尖，下颌位于垂直线后为“缩下颌”，下颌位于垂直线之前是“凸下颌”。

观察患者咬合时，咀嚼肌是否像正常一样凸出，咀嚼肌的过度肥大会导致不正常的牙齿磨损。此外，还要观察是否对称。口和下颌的灵活性及其神经生理机制存在问题可能造成患者舌拱起，舌头不灵活，舌头休息位不正常，舌头经常被咬到，吞咽时面部肌肉紧张，严重者可能导致吞咽不正常等。

二、功能检查与评估

许多颞下颌关节的问题都是颈椎或者牙齿的问题，或者与之相关。颈椎的评估与治疗在第四章已详述。

1. 主动运动　包括颈椎的主动运动和颞下颌关节的主动运动。颞下颌关节的主动运动包括张口、闭口、前凸下颌和下颌骨向左右侧移动。

患者先做颈椎的主动运动，如果有引发疼痛的动作，最痛的动作最后做。还要分张口和闭口位完成颈椎的主动运动。嘱咐患者将拳头放在下颌下面，并在张口的时候保持这种姿势顶住下颌，如果患者感受到有颈部伸展障碍，表示颞下颌关节功能障碍。

张口和闭口：张口时向一侧偏斜，可能就是肌肉失衡。面颊偏向受影响的一侧，常常是由于翼状肌、咀嚼肌的痉挛或者关节障碍。张口时较早出现的偏斜常常是由肌肉痉挛引起，较迟出现的偏斜常常是关节囊炎症或关节囊过紧导致的结果。疼痛或者压痛，尤其是闭口时，提示关节囊后部炎症。

下颌前伸和后缩：从休息位到前伸位可以运动3~6mm，后缩的幅度是3~4mm。

下颌向两侧移动：侧方偏移的幅度为10~15mm。正常张口时或不正常地向一侧凸出时发生侧方偏移的情况，提示翼外肌、咀嚼肌、颞肌、关节盘或是另一侧的外侧韧带受到了影响。

2. 被动运动 对于颞下颌关节，除了检查者试着去判断关节活动的终末端感觉以外，很少进行被动活动。

3. 等长抵抗运动 下颌关节处于休息位，检查者对关节施加有力的但手法轻柔的阻力，并嘱咐患者保持这种姿势，说"不要让我动你"。动作包括张口、闭口、下颌的侧方偏移，如果出现力量不足或者疼痛，提示相应肌肉或支配神经障碍。

4. 功能评估 颞下颌关节功能评估的动作包括咀嚼、吞咽、咳嗽和吹气。

5. 反射和皮节 颞下颌关节的反射为颌反射。嘱患者半张口，以一指指腹垫于下颌中部，以叩诊锤叩击指腹，如发生双侧咬肌收缩，下颌闭合，称为下颌反射亢进；如果双侧咬肌不收缩，下颌不闭合，称为下颌反射正常。下颌反射亢进说明支配舌咽神经的双侧皮质脑干束受到了损伤，多见于假性延髓性麻痹患者。

三、特殊检查

1. 压迫颞下颌关节诱发试验（图5-1）

患者体位：端坐位。

治疗师体位：治疗师站在患者的前外侧，在对侧的TMJ进行测试。

方法：拇指和示指用来抓住患者的下颌。另外一手则稳定患者头部的后部。当患者放松，牙齿稍微分开时，治疗师将压力引导至后方，患者可能会有略显痛苦的表情。

注意事项：如果测试加重或重现患者的症状，测试结果被认为是阳性的。这个测试并不是特定于右侧或左侧的TMJ，但是可以将力定向到一个关节，以尝试分离每个关节。

2. 强迫咬合激惹试验（图5-2）

患者体位：端坐位。

治疗师体位：治疗师站在患者前面。

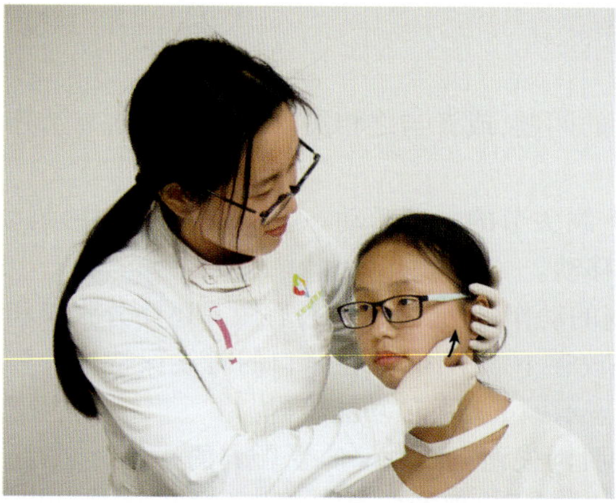

图5-1 压迫颞下颌关节诱发试验

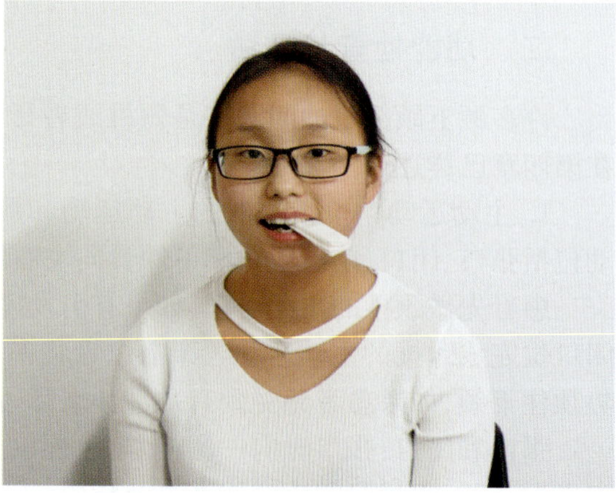

图5-2 强迫咬合激惹试验

方法：治疗师将纱布、棉球或压舌板放置在患者的臼齿之间。告知患者用力咬下去，患者可能出现疼痛激惹。如果测试加重或重现患者的症状，测试结果被认为是阳性的。

注意事项：如果在同侧产生疼痛，很可能是与咀嚼肌紊乱有关的肌肉/肌腱刺激（肌痛）；如果对侧颞下颌关节疼痛，则很可能是颞下颌关节痛（滑膜炎/滑囊炎）。在臼齿两边夹住舌头的凹陷处，可以进行验证性测试。这种方法产生的疼痛可能是由于咀嚼肌痛而不是 TMJ 关节痛，因为当臼齿分开时，两个 TMJ 都是空的。

3. 面神经叩击试验　用来检查面神经是否有病理性改变。检查者轻叩位于咀嚼肌下的腮腺，如果面部肌肉痉挛，则是阳性。

除了面神经叩击，还可做颞下颌关节运动时的听诊，检查时每个动作重复 5 次。最常听到的关节响是发生在张口和闭口时交互的咔咔声，提示关节盘减小。张口时咔嚓音是张口时髁突从关节盘的后侧下方摩擦或向关节盘前方摩擦的结果，闭口时咔嚓声可能是由于连接关节盘和髁突的结构松弛引起。移动性下降的关节更有可能发出咔嚓声。磨牙音提示关节的退行性病变或是关节盘穿孔，伴有疼痛，则提示关节盘受到侵蚀，髁突和颞骨同时被磨痛，并有大量的纤维软骨消失。

4. 关节附属运动试验　如果颞下颌关节内活动时出现疼痛，则提示关节病变或者关节盘组织存在退行性病理改变。

（1）下颌向外侧和下方纵向滑行：检查者戴上橡胶手套，将拇指伸入患者口中，压在下牙上，同时示指在口外压住下颌。此时下颌被拇指向下压同时被示指向下、向外拉，而其他的手指抵住下颌，起到支点作用。分别检查两侧关节，而另一只手和上肢固定头部。

（2）下颌向外侧滑行：患者仰卧位，口微张，下颌放松。检查者将拇指沿着下颌和牙齿的中线伸入口中。将手指向外侧推动时，下颌向外侧滑行。

（3）下颌向内侧滑行：患者侧卧位，下颌放松。检查者将拇指在口外侧压住颞下颌关节髁突的外侧并对其施加向内侧的压力，使髁突向内侧滑行。

（4）下颌向后方滑行：患者侧卧位，下颌放松。检查者将拇指在口外侧压住颞下颌关节髁突的前侧并对其施加向后方的压力，使髁突向后方滑行。

四、触诊

进行颞下颌关节的触诊时，检查者首先将手指的指腹触及患者的外耳道并嘱患者主动张闭口。检查者要判断两侧是否同时运动和运动是否光滑。如果患者闭口时出现疼痛，则提示累及后侧关节囊。

然后可再用示指压在下颌的髁突上，并问患者在张闭口时有无疼痛或者压痛。还可以触诊中央翼状突、翼外肌的中部、头部下方的下侧边界、颞肌及其肌腱、咀嚼肌和其他软组织，以判断是否有压痛或病理性的改变。

最后，还要进行下颌、牙齿、舌骨、甲状软骨、乳突和颈椎的触诊。下颌骨的触诊时，如果在腮腺部位出现“软而湿”的感觉，提示腮腺出现了病理性的改变。在触诊牙齿时，需要准确记录下位置、缺失或牙齿压痛的情况。触诊颈椎部分的内容已在第四章介绍。

第三节 手法选择与应用

一、肌肉松解手法

(一)枕下松解手法

目的:放松枕下肌群,牵伸枕寰关节从而提高关节的活动性。

患者体位:仰卧位,头放在枕头上,头顶靠近床的边缘。

治疗师体位:站在患者头部的后侧。

手的位置:左手用第 2~5 指尖接触枕骨底部(上项线至尾部)。右手也是用第 2~5 指尖接触枕骨底部(上项线至尾部)。

方法:双手指尖轻轻抬起头部向前,手背放松在枕头,让患者放松颈部肌肉后再缓慢地向头向牵拉,牵拉可持续 5min;当患者的枕下肌群被松解后,治疗师身体可向前倾使肩关节超过患者额头,这样利于治疗的手部稳定和发力,达到更大的牵拉力。

注意事项:进行手法松解时,施加的力量是在头颅底部而不是在寰椎,患者的放松是此手法疗效的关键。

(二)颈部摆位放松手法(颈后压痛点)

目的:放松颈后肌肉,缓解颈部不适、疼痛。

患者体位:仰卧位,头放在枕头上,头顶靠近床的边缘。

治疗师体位:在患者头部的后侧。

手的位置:左手托住患者枕骨,支撑头部。右手示指标记颈后压痛点。

方法:右手示指标记颈后压痛点,将患者头置于伸展位,略微向压痛点对侧侧屈、旋转。反复调整,找到使疼痛降低到最小的位置。保持该体位 90s,或者直到患者感到疼痛缓解,最后将患者头部恢复至中立位。

注意事项:标记压痛点时避免过多加压,在恢复中立位时避免患者自己用力。

(三)颈部肌肉能量技术

目的:放松颈后肌肉,缓解颈部不适、疼痛,从而提高关节活动性。

患者体位:仰卧位,头放在枕头上,头顶靠近床的边缘。

治疗师体位:在患者头部的后侧。

手的位置:左手托住患者枕骨,支撑头部。右手示指掌指关节放置在患者有功能障碍的关节突关节上。

方法:引导患者颈椎向旋转功能障碍侧侧屈,再使患者头部向旋转功能障碍的对侧旋转。患者颈部屈曲或伸展到功能障碍阶段,进一步旋转和侧屈患者颈椎,在达到运动束缚点时,维持必要的伸展或屈曲。再嘱患者将头部旋转向患侧,与检查者对抗,做等长收缩 3~5s。嘱患者休息后重复之前动作,但每次都使颈椎向旋转受限侧更多地旋转一些。操作 3 个周期,将患者颈椎向运动受限点方向做 1 次最终的牵伸。嘱患者回到中立位。

注意事项:等长收缩时患者只需 30%的最大力量,每次做完治疗后要重新评估功能障碍阶段的运动。

（四）颈后肌筋膜松解术（长轴牵伸）

目的：放松颈后肌肉，缓解颈部不适、疼痛，从而提高关节活动性。

患者体位：仰卧位，头放在枕头上，头顶靠近床的边缘。

治疗师体位：在患者头部后侧。

手的位置：双手分别置于颈后两侧椎旁肌肉处。

方法：嘱患者放松，双手施加足够的力量以抵住深筋膜，长轴牵引颈椎（平行于脊柱长轴），每个周期持续 3s。

注意事项：双手为全部手指接触肌肉，避免局部用力过大。

（五）颞下颌关节肌肉直接抑制

目的：放松颞下颌关节周围肌肉，从而提高颞下颌关节的活动性。

患者体位：仰卧位，头放在枕头上，头顶靠近床的边缘。

治疗师体位：在患者头部后方或侧方。

手的位置：拇指指腹或示指指间关节接触颞下颌关节紧张肌肉处。

方法：轻柔摩擦紧张肌肉 3min，待患者放松后，可适度加重摩擦力度。

注意事项：手法力度要轻柔，避免诱发患者疼痛。

二、关节松动手法

（一）颞下颌关节松动手法

1. 下颌关节向尾端滑动（图 5-3）

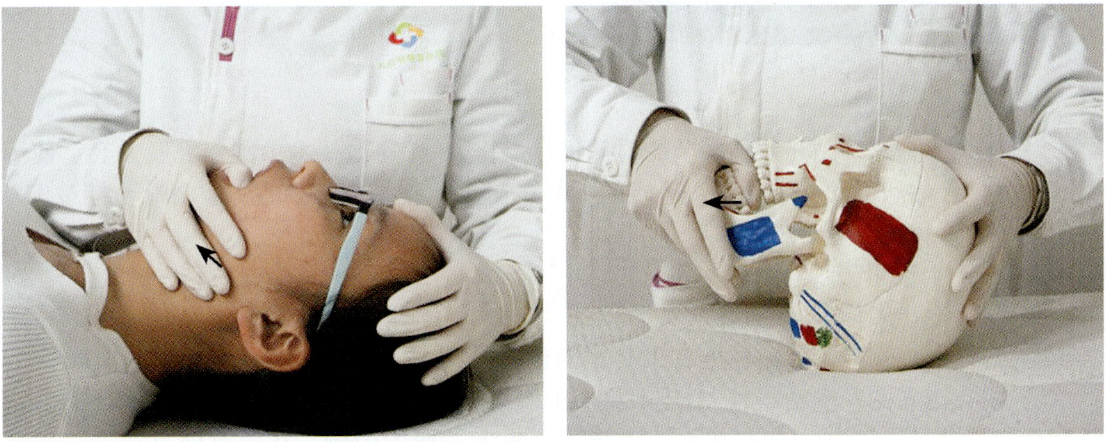

图 5-3　下颌关节向尾端滑动

患者体位：患者仰卧，头放在枕头上。

治疗师体位：治疗师站贴在患者 TMJ 的对侧。

方法：治疗师站在患者的左侧，将左手拇指插入患者的嘴里。拇指放在患者的右下颌磨牙上，其余 4 指轻轻地折叠在下颌骨的外侧（外部）。拇指在下颌骨的分支上施加一个低程度的力，以分散关节的局部受力。右手的中指触摸右 TMJ（外部）。在关节处可以看到的运动数量，并通过左侧的评估来重复这个过程。治疗师站在患者右侧，用右手拇指在左下颌磨牙上。在关节处可以看到疼痛的刺激和运动的数量，并与右侧进行比较。

注意事项：治疗师站在评估关节对侧进行操作。在这种技术中，治疗师应该戴上乳胶手套。使用温和的力量评估和松动关节。一个正常运作的 TMJ 的附属运动的量非常小。

2. 下颌向外侧滑动

患者体位：患者仰卧，头放在枕头上。

治疗师体位：治疗师站贴在患者 TMJ 的对侧。

方法：治疗师站在患者的左侧，并将左手拇指插入患者的嘴里。拇指的位置是用来联系患者右下颌臼齿的内侧。拇指向患者右侧施加侧向力，而右手中指触诊 TMJ（外部）。在关节处可获得的运动量，并通过对左侧的评估来重复这个过程。治疗师站在患者的右侧，用右手拇指接触左下颌臼齿（图 5-4）。关节疼痛刺激和关节活动的数量需要特别注意，并与另一侧进行比较。这种技术可以转化为非推力的松动，并应用于关节或关节的振动。

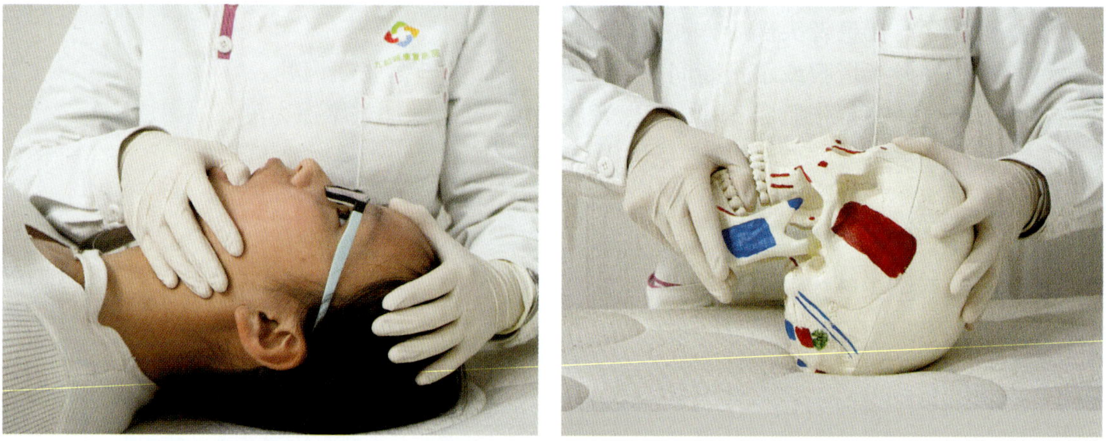

图 5-4 下颌向外侧滑动

注意事项：治疗师站在评估关节的对侧进行操作，并在这项技术中戴上乳胶手套。使用温和的力量评估和调动关节。正常运转的 TMJ 的辅助运动是非常小的。横向滑动是对 TMJ 进行测试的一种联合运动。

3. 下颌向内侧滑动

患者体位：患者仰卧，头放在枕头上。

治疗师体位：治疗师站贴在患者 TMJ 的对侧。

方法：在患者的左侧站立时，治疗师将左手拇指放在患者的上颌骨和下颌门齿之间。示指和中指用来与右 TMJ 的侧杆接触。中指是向患者左侧的内侧。在关节处可获得的运动量，并通过对左侧的评估来重复这个过程。治疗师站在患者的右侧，用右手的中指向左侧 TMJ 的侧极施加一个内侧的力（图 5-5）。关节疼痛刺激和关节活动的数量被注意到，并与另一侧进行比较。该技术可以转化为非推力的动员，应用于关节或关节的振动。

注意事项：治疗师站在评估关节对侧进行操作，并在此技术中戴上乳胶手套。使用温和的力量评估和调动关节。正常运转的 TMJ 的辅助运动是非常小的。内侧滑动是对 TMJ 进行测试的一种联合运动。

（二）颞下颌关节动态关节松动手法

需要以无痛方式应用 TMJ 动态关节松动术，并且要审慎地应用活动末端的加压。使用不适当的伸展技术可能会导致下腔和上下膜的永久性延伸，这将会破坏正常的下颌关节关

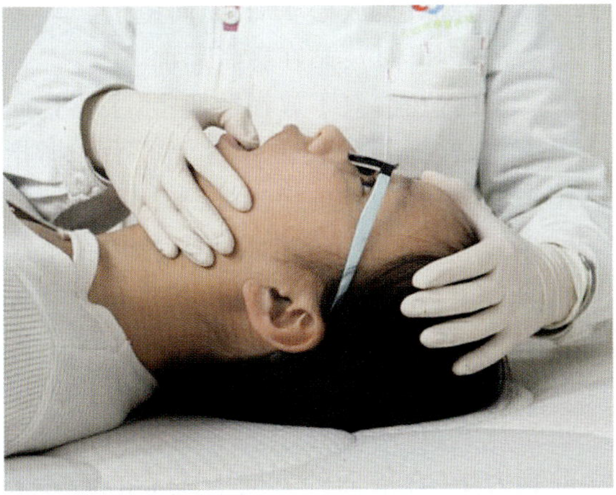

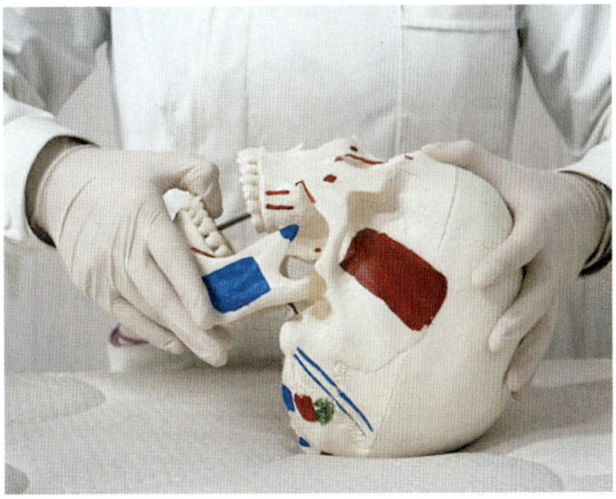

图 5-5 下颌向内侧滑动

节盘的关系。TMJ 动态关节松动术对于由于肌肉活动的改变而对下颌运动模式的重新培养也很有帮助，它是一种理想的自我治疗方法，可以整合到现有的 TMJ 运动过程中。重要的是，TMJ 自我动态关节松动术和运动康复训练不允许出现异常的补偿运动，因为这将降低治疗的有效性，甚至可能诱发一些其他问题。

1. 减少关节内部紊乱的动态关节松动术（图 5-6）

目的：减少下颌骨向内部凹陷的紊乱，从而提高颞下颌关节的活动性。

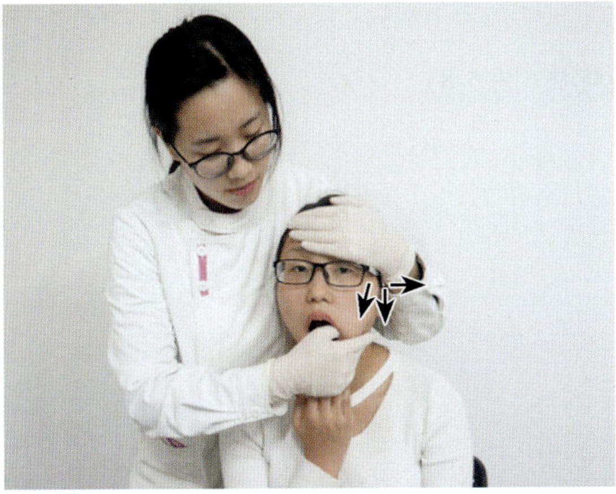

图 5-6 减少关节内部紊乱的动态关节松动术

患者体位：面对镜子坐下同时保持 TMJ 处于休息位。

治疗师体位：站在患者侧面。

手的位置：

稳定手：如果松动左侧 TMJ，治疗师用左手臂将患者头部固定，这样手就会绕在前额上，而前臂则位于头部的左侧。患者头部置于治疗师胸膛。

松动手：戴着手套的右手拇指在左下方牙齿的顶部，其余手指轻轻环绕着下颌骨。

方法：戴着手套的右手拇指在口腔内左下方牙齿的顶部，其余手指轻轻环绕下颌骨。如果需要横向滑动，首先应用它，然后再应用下滑（牵引）。下滑（牵引）90°到治疗平面，患者会主动张开嘴。患者使用一只手在下颌上施加压力，但是一定要在没有偏差及疼痛的情况下。加压 2～3s，治疗师保持矫正时下颌慢慢的关闭。

注意事项：受限的关节可能会有拉伸感，但是对于所有的动态关节松动术，在整个治疗技术中不应该出现疼痛。如果使用这种技术无法缓解疼痛，那么这种操作可能需要完全被动。

2. 改善因下颌疼痛受限的动态关节松动术（图 5-7）

目的：缓解由轻度颞下颌关节紊乱引起的疼痛。

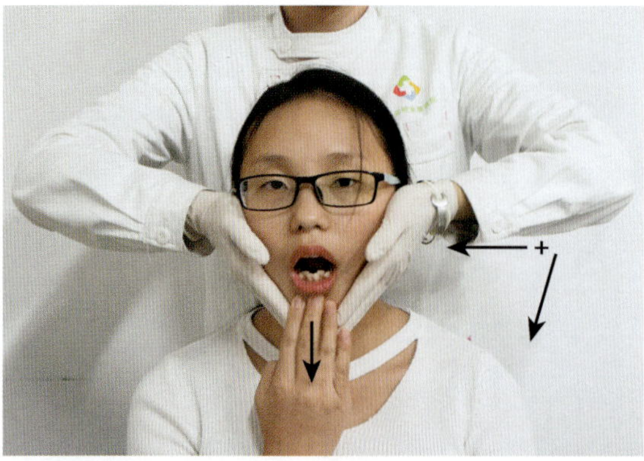

图 5-7 改善因下颌疼痛受限的动态关节松动术

患者体位:放松 TMJ,面向镜子。

治疗师体位:站在患者后面。

手的位置:双手放在颞肌上,手指指向下方,这样拇指就在颧骨弓上。手和拇指用来稳定头部。左边的示指平行于下颌骨后缘的前面。左边的中指和环指放在下颌骨的后缘。右边的环指可以放置在下颌骨的侧面,就在咬肌前面。

方法:当位置固定好以后,患者根据指示张开下颌,同时左手的中指和环指应用前翻力量(在前面的方向上关节的治疗平面)用于左侧的 TMJ,右手的手指可以防止右侧的 TMJ 的过度的前移。当它打开时,合力使下颌骨保持在中线。在关节活动的末端,患者用一只手的手指在下颌上施加压力,不允许横向偏移。患者手指维持在中线的位置来释放过多压力和闭上下颌。使用位于下颌上方的手,患者可以通过帮助控制偏转或偏离中线来帮助控制过度压力。松动是初始化 3 次,然后重新评估。2~3 组 6 次的重复会在非辅助运动中产生显著的变化。

注意事项:不适当的技术应用可能会对关节造成永久性损伤。受限的关节可能会有拉伸感,但是对于所有的动态关节松动术,在整个治疗技术中不应该出现疼痛。使用刚好恰当的力作用于不正常或受限的关节是非常重要的,因为运用技术时过多的压力会造成疼痛,特别是一些敏感的软组织损伤。

3. 家庭自我锻炼,针对下颌活动受限以及疼痛(图 5-8)

目的:缓解局限性下颌凹陷伴有关节内粘连或肌肉功能障碍和轻微偏离中线的疼痛。

患者体位:面对镜子,放松坐姿。

手的位置:一只手放在下颌上,使第一指蹼间隙的最深处置于正上方的中线处。示指的外侧边缘位于一侧的下颌边缘上方,拇指的内侧部分正好在对面的边缘上方。另一只手水平地放在前额上方。

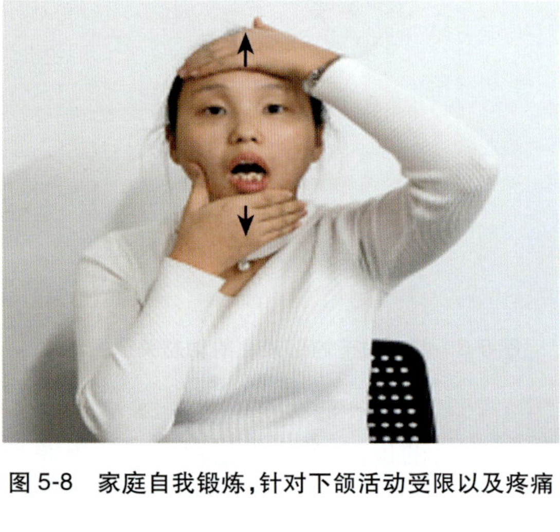

图 5-8 家庭自我锻炼,针对下颌活动受限以及疼痛

方法:在下颌放松休息的姿势下坐着面对镜子,患者把一只手放在下颌,另一只手放在额头。用下面的手把嘴巴舒适的打开到活动的最大范围并维持这个姿势。然后患者眼睛往上看,上面的手尽量旋转颈部以致嘴巴打开更多。放在额头上的手在颈部活动末端时提供更多一点的力使颈部伸展更多并维持 2~3s。在维持这加压的 2~3s 后,患者向下看,在患者充分放松下颌靠近嘴巴并保持之前低下头。

注意事项:当压力施加在边缘时患者必须尽量避免推下颌向后。如果出现颈部问题,必须在使用这种技术之前进行治疗。

三、复位手法

下颌关节脱位复位手法见图 5-9。

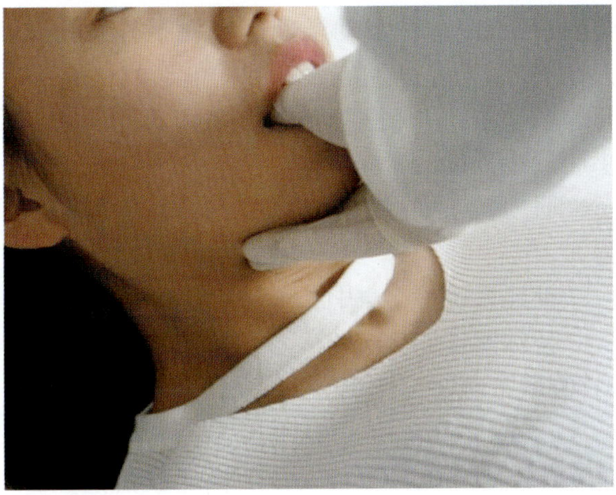
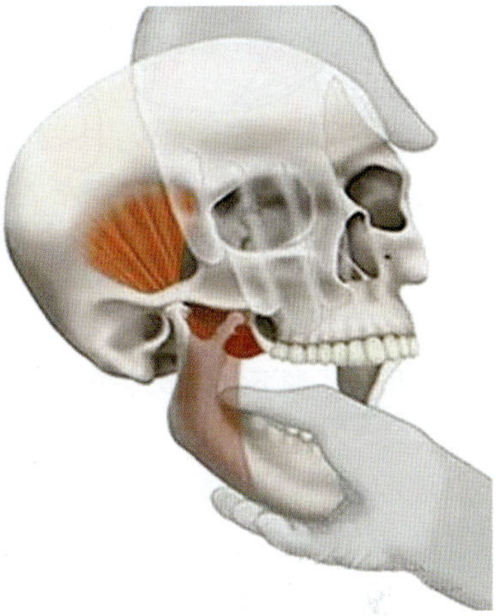

图 5-9　下颌关节脱位复位手法

目的：复位脱位的颞下颌关节。

患者体位：端坐在提供头部支撑的椅子上。

治疗师体位：患者体侧。

方法：术者戴口罩和橡胶手套，将纱布垫缠在拇指上以免被患者牙齿咬伤。复位通常不需要给患者使用肌肉松弛剂、镇静剂或全身麻醉剂，但当下颌骨复位时，这些药物应考虑应用于严重疼痛或无法遵守指示的患者（如认知功能障碍的患者）。使患者头部位于术者身体和非优势手之间。术者将优势手的拇指放置于复位侧的磨牙后区，其余手指托住下颌骨。这种方法可以使术者确认髁突的位置，给术者复位下颌骨提供参考点。复位时轻轻压下颌骨向下，逐渐增加力量，有时需要长达 5min，直到感觉髁突移动，然后将下颌向后轻轻推动，直到感觉髁突滑入关节窝。髁突向后运动一般是自动的，因为一旦滑过关节结节，髁突便会自行复位。复位一侧颞下颌关节后，术者用非优势手的手指在髁突的前面使其保持恰当的位置。然后用刚刚描述的方法复位另一侧颞下颌关节。当复位整个下颌骨后，确认患者咬合正常。

第四节　典型病例（颞下颌关节紊乱）

1. 主客观评估

病史：一名 23 岁的大学生身体紧绷，不适感，并在右侧颞下颌关节处疼痛（图 5-10）。在压力大的情况下，咀嚼肉类和松脆的食物均会引起疼痛。

观察：中正对称的头部与肩胛骨姿势。

颈椎 AROM：向后伸展 50%时颈椎和枕部疼痛。

胸廓 AROM：75%～85%在所有平面运动均无明显疼痛。

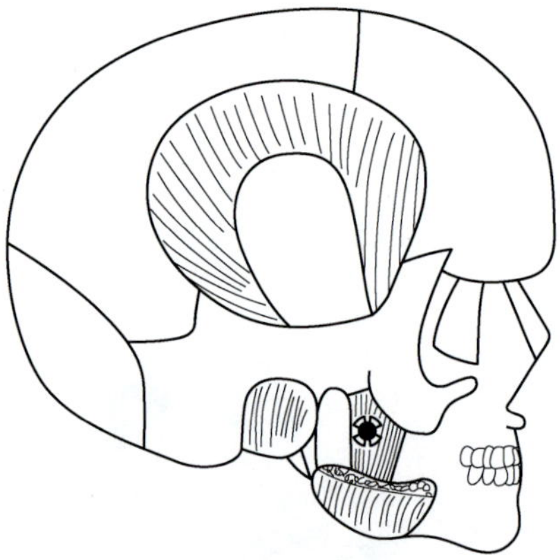

图 5-10 颞下颌关节疼痛位置

下颌动力学：开口约 35mm，右转到中线后再回到中线；在中程关闭时也注意到关节弹响，侧向偏差以听到关节弹响为限。

被动椎间运动测试：头部向前屈、右侧屈、左旋受限；颈椎中脊柱被动椎间运动测试显示机动性过大；上胸廓 $T_1 \sim T_2$ 左右旋转和向前屈曲稍受限制。

肌长度：肩胛提肌轻度紧张和双侧胸大肌和胸小肌最小程度的紧张。

肌力：下、中斜方肌肌力为 $4^-/5$；深颈屈肌肌力为 $3^+/5$。

神经系统检查：阴性。

特殊测试：

强迫咬合激惹试验：左侧用力咬合时右侧颞下颌关节疼痛。

过度压力：在右侧 TMJ 引起疼痛。

触诊：内部(口内)、外触诊及右颞下颌关节、右侧 $C_2 \sim C_3$ 面关节肌肉比较松弛。

2. 分析与诊断　患者较年轻，右侧颞下颌关节处疼痛，并全身紧绷、不适感，引起颈部后伸受限，在张口时出现弹响、下颌动力学异常，提示存在右颞下颌关节紊乱；强迫咬合测试阳性、左侧咬合时右侧颞下颌关节疼痛，过度压力测试阳性、并在右侧颞下颌关节疼痛，提示右颞下颌关节痛(滑膜炎/滑囊炎)。

(1) 存在问题：①颈后伸受限，并引起颈部及枕区疼痛；②右颞下颌关节处疼痛；③右肩胛提肌和双侧胸大肌和胸小肌轻度紧张；④右侧颞下颌关节周围软组织紧张并张口时弹响，张口时下颌向右侧偏移。

(2) 目标：①缓解右颞下颌关节处疼痛；②消除张口时弹响，恢复正常下颌动力学；③增大颈后伸 AROM，缓解颈部及枕区疼痛；④放松右肩胛提肌和双侧胸大肌、胸小肌。

(3) 治疗计划：①右颞下颌关节处超短波治疗，无热量，10min/次，3 次/周；②右颞下颌关节肌肉进行肌肉能量技术，3min/次，3 次/周；③颈部肌肉、右肩胛提肌和双侧胸大肌和胸小肌松解手法，各 3~5min/次，3 次/周；④右侧 TMJ 关节松动术、MWM 手法治疗，3~5min/次，3 次/周。

(4) 干预手法：①右颞下颌关节肌肉进行肌肉能量技术；②枕下松解手法；③颈后肌筋膜松解术：长轴牵伸；④右肩胛提肌肌肉能量技术；⑤双侧胸大肌和胸小肌肌肉能量技术；⑥右下颌向内侧滑动；⑦MWM 减少 TMJ 内部的紊乱手法。

(廖麟荣)

参 考 文 献

[1] Schiffman E L, Ohrbach R, Truelove E L, et al. Diagnostic Criteria for Temporomandibular Disorders (DC/TMD) for Clinical and Research Applications: Recommendations of the International RDC/TMD Consortium Network and Orofacial Pain Special Interest Group[J]. Journal of oral and facial pain and headache, 2014, 28(1): 6-27.

[2] Armijoolivo S, Pitance L, Singh V, et al. Effectiveness of Manual Therapy and Therapeutic Exercise for Tem-

poromandibular Disorders:Systematic Review and Meta-Analysis[J]. Physical Therapy,2016,96(1):9-25.

[3] Von Piekartz H, Hall T. Orofacial manual therapy improves cervical movement impairment associated with headache and features of temporomandibular dysfunction:A randomized controlled trial[J]. Manual Therapy, 2013,18(4):345-350.

[4] Dickerson SM,Weaver JM,Boyson AN,et al. The effectiveness of exercise therapy for temporomandibular dysfunction:a systematic review and meta-analysis[J]. Clinical Rehabilitation,2017,31(8).

[5] Shaffer SM, Brismee J, Sizer PS, et al. Temporomandibular disorders. Part 2:conservative management[J]. Journal of Manual & Manipulative Therapy,2014,22(1):13-23.

第六章

胸椎疾病

第一节　胸椎疾病的临床表现

胸背部疼痛及胸椎灵活性降低是常见的肌肉骨骼系统疾病，可导致胸背部功能障碍或残疾。与胸背痛相关的肌肉骨骼疾病发病率较高。胸背痛的功能残损分类包括以下内容：活动性减少的胸背痛、合并胸椎旋转障碍的胸背痛和运动协调损伤的胸背痛。此分类系统有利于物理治疗师对于胸背部疾病进行针对性的物理评估及治疗。

胸椎常见疾病及其基本临床表现包括：

一、胸椎活动性减少型胸背痛

胸椎活动性减少型胸背痛主要症状是胸背部疼痛、胸椎关节活动受限，主要表现为屈伸度及旋转度受限，发作常常与近期的强迫姿势或诱发动作有关。其主要体征包括受限的胸背部主动、被动关节活动度，在主动或被动关节活动的末端出现疼痛，颈胸椎节段性活动受限，上胸段和颈椎的运动可诱发胸背痛。

二、胸椎间盘突出症

胸椎间盘突出症属于区域性疼痛的胸背痛，主要症状是局部刺痛，偶有放射至突出节段支配区域的疼痛。其主要体征是胸部伸展加旋转测试可激惹胸背部相关的疼痛，上胸段突出通过颈椎长轴牵引及手法治疗可缓解症状，下胸段突出可以通过骨盆牵引有效缓解症状。

三、胸椎关节紊乱

胸椎关节紊乱属于运动协调损伤的胸背痛，主要症状是胸背部疼痛，曾经有外伤史或过劳史，持续性的负重体位可诱发和加重症状，非负重体位可暂时缓解症状。其主要体征包括：胸椎活动性降低，胸椎深部屈曲和伸展肌群的力量减弱、肌肉耐力水平降低及运动协调能力受损，胸椎稳定性降低，胸椎的运动可诱发胸背部疼痛。

四、胸椎侧凸

胸椎侧凸主要症状是胸椎两侧肌肉筋膜张力不等称，以杨达理论解释，主要是脊柱两侧肌力失平衡的影响，主要表现为胸椎侧凸和(或)旋转畸形，“C”型及“S”型脊柱侧凸较为常见，分为特异性及非特异性胸椎脊柱侧凸。其主要体征是活动受限或保护性的胸椎主动关节活动度降低。

五、胸椎压缩性骨折

胸椎压缩性骨折属于外伤性或自发性的骨折，合并活动受限的胸背痛，主要症状是对称性的胸背痛或放射痛，胸腰部的运动或固定的姿势可诱发或加重下肢症状。其主要体征包括：胸腰部关节活动度降低，胸椎深层屈曲及伸展肌群的力量和耐力下降，下肢生物力线改变及部分患者出现放射性麻木疼痛。

第二节 基本检查与评估

胸椎的基本检查与评估是手法治疗的重要依据，通常包括病史采集、视诊、问诊、特殊检查和触诊等内容。

一、主观评估

1. 年龄与职业　青年性驼背多发生于13~16岁的青少年；特发性脊柱侧凸则多见于青春期女性，男女性患病比例约1:6。

2. 损伤机制　肋骨损伤多由外伤所致；胸椎问题可能由疾病导致(如脊柱侧凸)，且可能为隐匿起病；胸部外伤导致的疼痛多局限于受伤部位；胸椎小关节突紊乱综合征多引起僵硬和局部疼痛。

3. 疼痛的部位、范围和性质　患者有无明确的单处或多处定位发作表现，检查者应注意腹部脏器如胃、肝、胰的疼痛多可引起胸部的牵涉痛。由于胸椎相对稳定，因此在有胸椎椎间盘损害时，即使较大动作也无法引出典型的疼痛、感觉和肌力的改变，也通常难以察觉和判断。胸部神经根性疼痛常较剧烈，疼痛沿肋间走行，呈一斜行条带。肩胛间的疼痛可能由颈椎病损所致。有报道称任何肩胛下角连线以上的疼痛，尤其是在没有外伤史的情况下，除非有其他不支持的证据，都应首先考虑为颈椎源性疼痛。上肢较大范围的活动可能加重胸部疼痛；推、拉上肢尤可加重患有胸部疾病患者的痛苦。呼吸或举手过肩可加重肋骨源性疼痛。

4. 疼痛与呼吸的关系　呼吸时发生的疼痛可能是肺部疾病的特点，也可能与肋骨的运动有关。胸壁处的疼痛可能是肋软骨疾病引起的。患者若存在呼吸困难，则可能有下列原因：畸形(如脊柱侧弯)；胸部外伤如椎间盘伤、骨折、挫裂伤；或者胸部病变如气胸、胸膜炎、肿瘤或心包炎。硬膜受压所产生的疼痛常可因咳嗽、打喷嚏或用力这些动作加重。

5. 疼痛与内脏系统疾病的关系　胸部或腹部病变引起的疼痛可能会牵涉胸椎或肋骨。内脏疼痛多是感觉模糊不清的钝痛，并可伴有恶心和出汗，疼痛有特定的放散性皮肤感觉区。例如心源性疼痛可放散至肩部 C_4 及背部 T_2，可向背部放散至 T_6～T_8，溃疡可向背部放散至 T_4～T_6。

6. 疼痛与胸部皮肤的关系 带状疱疹可导致单侧自发性疼痛，因此检查者应注意皮肤是否有红斑和成簇水疱。

二、视诊

检查时患者需脱衣充分暴露胸背部，以便观察脊柱和胸部情况，按先立位后坐位的顺序进行检查。注意全脊柱静态姿势的任何变化，因为这可与胸椎疾病有关。观察患者整个躯体的姿态，注意是否有异常改变（图 6-1）。从背面观，肩胛冈的内侧缘应与 T_4 棘突平齐；肩胛下角则随肩胛骨的大小不同而与 T_7 的棘突平齐；肩胛线与脊柱平行，距棘突约 5cm。

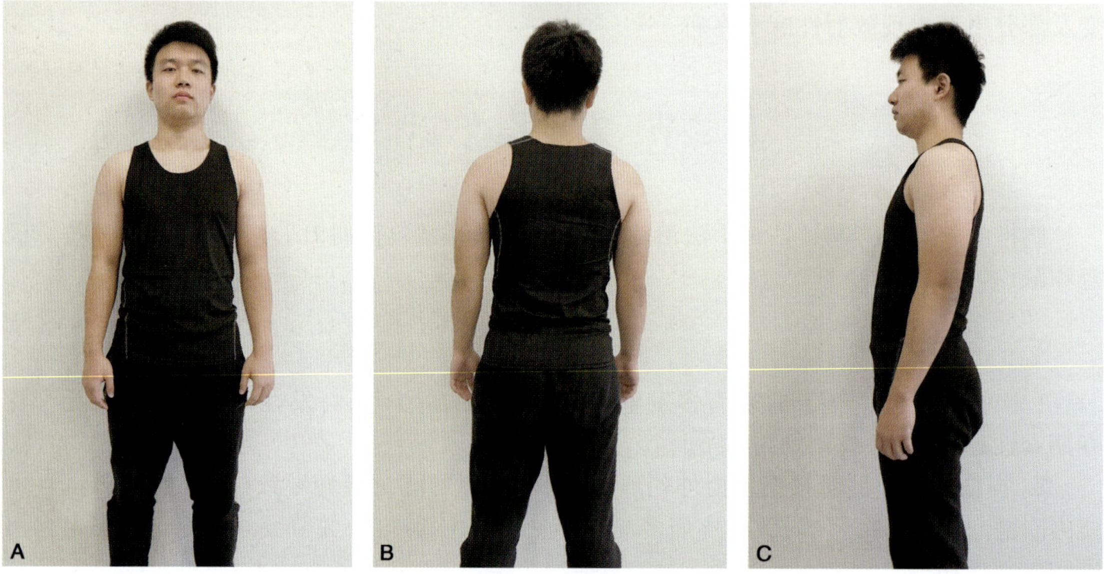

图 6-1 正常姿势

A. 正面观；B. 后面观；C. 侧面观

（一）脊柱后凸

胸椎后凸是常见的姿势异常（图 6-2）。检查者应当先明确正常的胸椎后凸幅度，因为每个人都可有轻微的后凸或向后弯曲，这属正常。另外，有些人的肩胛骨扁平，显得脊柱后凸，如同翼状肩一样。故检查者应确定是否存在脊柱的过度弯曲。脊柱后凸畸形的几种类型如下所述：

1. 圆背畸形 伴有胸腰段或胸段的脊柱后凸。多数脊柱后凸均可见骨盆倾斜角变小。因代偿和维持身体重心导致结构性脊柱后凸，因持续性异常姿态引起软组织紧张或因发育异常而导致圆背畸形。

2. 驼背畸形 是一种局部的向后尖锐成角畸形。多属结构畸形，多因骨折、肿瘤等疾病导致一个或两个椎体的前部楔形形变所致，常发生于胸椎的中上段，引发结构性脊柱后凸伴身高下降，骨盆倾斜角正常。

3. 平背畸形 骨盆倾斜角变小，该畸形类似圆背，但其胸椎可沿其长轴转动，从而纠正因骨盆倾斜角变小引起的重心改变。因此即使存在脊柱后凸也未必能观察到后凸曲线。

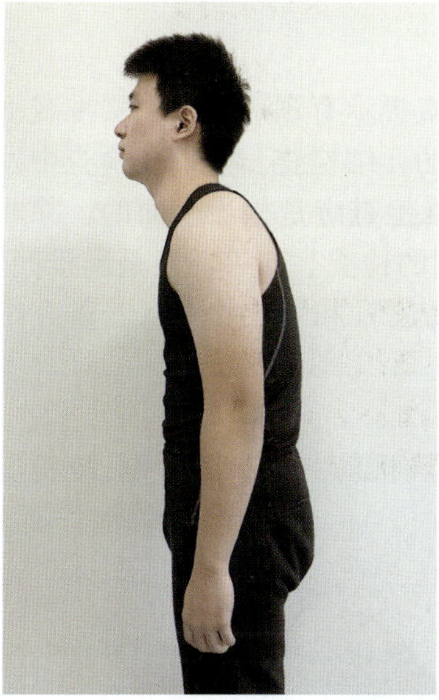

图 6-2 胸椎后凸

（二）脊柱侧凸

脊柱侧凸是指胸椎或腰椎向侧方发生一或多个弯曲畸形。侧凸畸形可仅发生于胸椎或腰椎，其余脊柱区域也均可发生。脊柱侧凸可能是功能性的，在明确病因后相对易于矫正；也有可能是结构性的。姿势不良、癔症、神经根激惹、脊柱区炎症、下肢不等长或髋部骨折均可导致功能性脊柱侧凸。结构性脊柱侧凸则可能是遗传性、特发性或由先天性因素如楔形椎体、半椎体或椎体分节不全引起。脊柱侧凸有许多类型，根据侧弯弧线顶椎的位置命名。胸椎右侧凸的凸面朝向右方，曲线的顶椎为胸椎。如有颈椎侧凸或斜颈，顶椎在 $C_1 \sim C_6$ 之间；若是颈胸椎侧凸，顶椎为 C_7 或 T_1；胸椎侧凸的顶椎介于 $T_2 \sim T_{11}$ 之间；胸腰椎侧凸顶椎为 T_{12} 或 L_1；腰椎侧凸的顶椎为 $L_2 \sim L_4$；腰骶侧凸的顶椎为 L_5 或 S_1。胸椎及肋骨的畸形严重影响美观，其程度可从轻度肋骨隆起到椎体严重扭转引起的刀背畸形。

结构性脊柱侧凸的椎体转向凸面，且逐渐变形。如果是胸椎侧凸，该扭转引起凸侧肋骨向后挤压，使肋骨隆起及凸侧胸腔狭窄。由于椎体转向凸侧，棘突则向凹侧偏移。凹侧的肋骨向前方旋转，形成“凹谷”或凹侧胸腔扩大。自 C_7 棘突或枕骨粗隆放置铅垂线可进一步检查明确侧凸诊断。

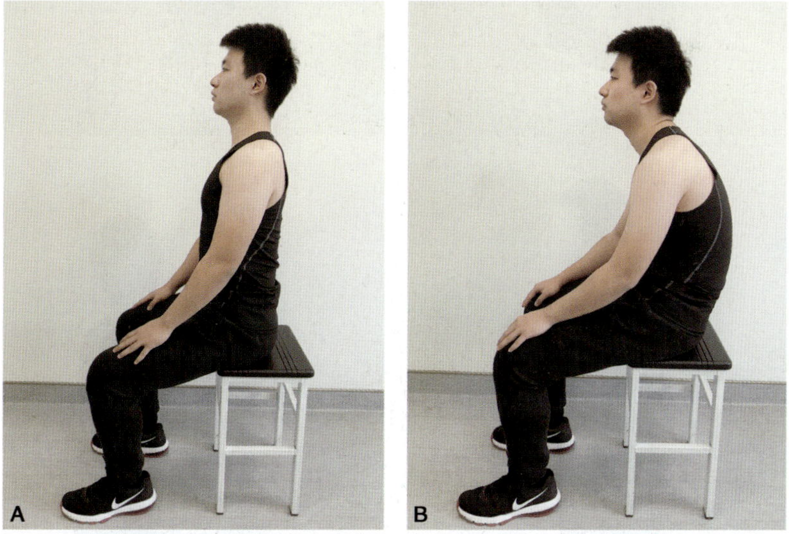

图 6-3 坐姿

A. 正常坐姿；B. 塌陷坐姿

检查者应注意肋骨是否对称，外形是否正常，两侧是否对等。特发性脊柱侧凸的肋骨外形是异常的，左右不对称。畸形引起的肌肉痉挛也是诊断依据之一。如果脊柱曲线外观正常，应注意患者坐姿是否正确（图 6-3A）；耳尖、肩峰和髂嵴是否成一条垂直线；患者坐位时是否塌腰（图 6-3B）。还应检查皮肤是否有外伤或手术史。

三、功能检查与评估

初步诊断可能是胸部或胸椎疾病，如果病史、视诊或检查提示有颈部、上肢、腰椎或下肢引起的症状，则必须同时检查这些部位，并进行颈椎或腰椎的详细检查。如果在检查中发现任何症状或体征，则应对颈椎或腰椎进一步检查。因此胸椎检查应是相当全面的。除非有明确的胸椎或肋骨的外伤或损伤史，否则都应进行较大范围的检查。如果怀疑是胸椎问题，应同时检查颈椎和上肢。如果疑为胸椎以下的问题，应检查腰椎和下肢。本章着重介绍胸椎的检查方法。

（一）主动运动

主动运动检查于立位进行。但胸椎活动受到胸廓以及胸椎棘突较长的限制，故检查时

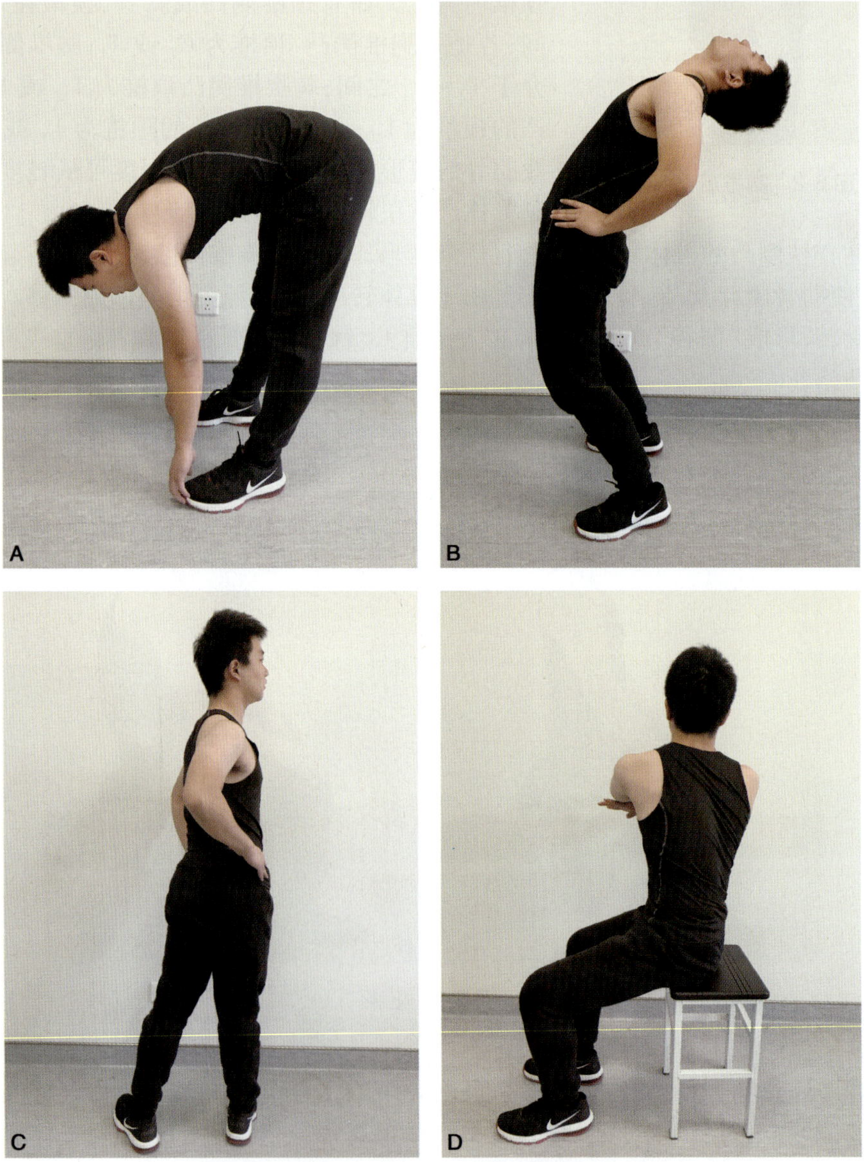

图 6-4 胸椎主动运动检查
A. 前屈；B. 后伸；C. 旋转（站立位）；D. 旋转（坐位）

应明确运动是发生在脊柱还是髋部。如果髋关节活动度较大,脊柱完全强直的患者仍能触及足趾。同样,腘绳肌腱紧张也可影响检查结果。故主动运动检查应在坐位下,消减或排除髋部活动的影响后进行。原则上可致患者不适的检查都应在最后进行。胸椎主动运动检查如图 6-4 所示。

1. 前屈　正常胸椎前屈活动度为 20°~45°。由于每个椎体的活动度难以测量,可用卷尺大略估计总体的活动情况(图 6-5)。

第一种测量方法:于患者自然立位下,测量从 C_7 棘突到 T_{12} 棘突间脊柱的长度,然后嘱患者向前弯腰,再次测量,两次测量结果相差 2.7cm 左右为正常。

第二种测量方法:于患者自然立位下,测量从 C_7 棘突到 S_1 棘突间脊柱的长度,然后嘱患者向前弯腰,再次测量。两次测量结果间相差约 10cm 属正常。这样就同时测量了胸椎和腰椎的活动度,活动度最大的部位在 T_{12} 和 S_1 间约 7.5cm。

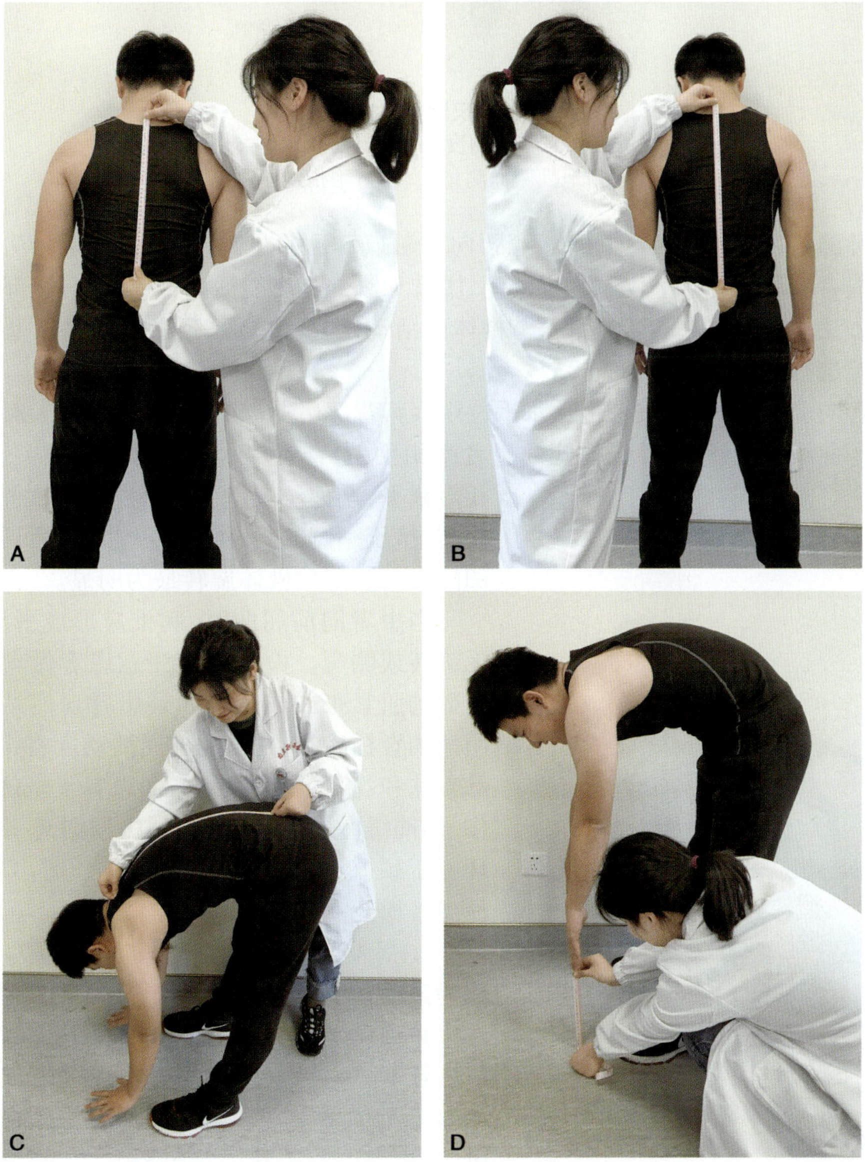

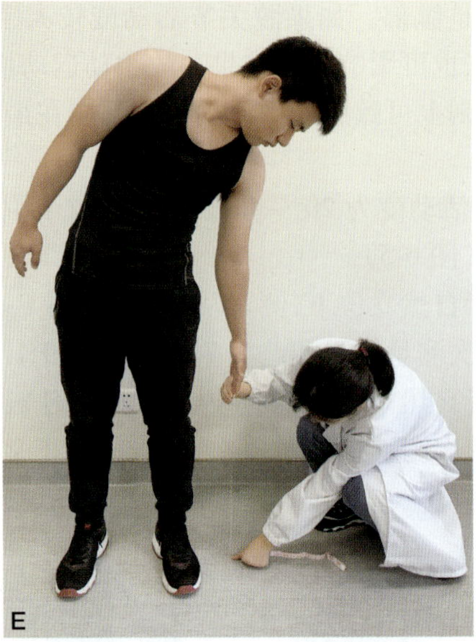

图 6-5 卷尺测量胸椎活动度

A. $C_7 \sim T_{12}$ 的胸椎前屈活动度测量;B、C. $C_7 \sim S_1$ 脊柱长度测量;D. 前屈手指地面距离测量;E. 侧弯手指地面距离测量

第三种测量方法:嘱患者伸膝位,弯腰向前触摸自己的足趾,测量并记录指尖与地面的距离。检查者应注意此时不仅有胸椎活动,腰椎和髋部也可能活动,甚至只有髋部活动。

上述方法均为间接法。若测量每节椎体的活动度,要进行系列 X 线检查。检查者可根据患者情况选择不同方法及相关检查。

当患者向前屈曲时,检查者可从水平位观察其背部(图 6-6)。非结构性脊柱侧凸患者在前屈时侧弯曲线消失;结构性脊柱侧凸患者则相反,检查者从水平位可见一侧突起,另一侧相对扁平,这种外观是由于特发性脊柱侧凸时椎体旋转,挤压一侧的肋骨和肌肉,而对侧则形成椎旁凹陷。在屈曲位椎体旋转最为明显。

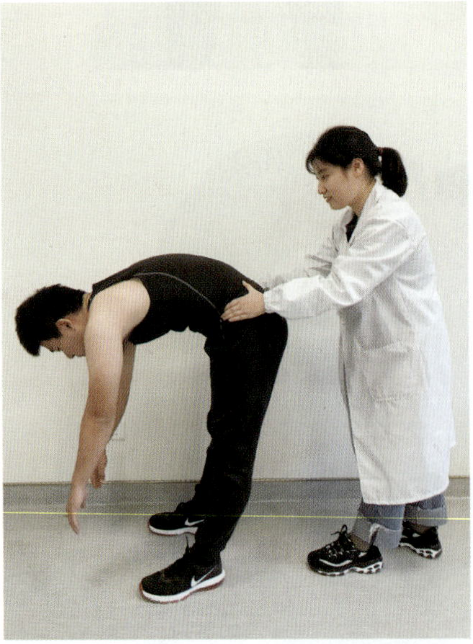

图 6-6 水平位观察患者背部是否有脊柱弯曲

当患者向前屈曲时,胸椎应形成平滑的曲线,无旋转或侧弯。检查者应注意患者做动作时有无明显的肌紧张或成角。如果患者自然站立时便有明显的脊柱后凸,胸椎的前屈活动度将很小。为消除骨盆和髋部运动的影响,使患者于坐位做前屈动作,向前缓慢屈曲,在弯曲到极限时患者可将双手环扣于颈上施加压力。若用手加压时出现症状,应使患者松开双手,略伸脖。

2. 后伸 正常胸椎后伸的活动度为 25°~45°。因为该动作牵涉到全部胸椎,故每节椎体的活动度难以单独测量。与屈曲时相同,可用卷尺测量两点(C_7 与 T_{12} 棘突)间距离的变化,中立位与后伸位时相差 2.5cm 属正常。做该动作时主张在坐位或俯卧位,患者可双手扶腰,保持稳定。当患者做后伸动作时，胸椎曲线应向后形成平滑弯曲，或至少成一直线，且无旋转或侧弯。做该动作时应嘱患者尽量将手臂向后弯曲以助后伸。检查者应注意患者做动作时有无明显的肌紧张或成角。若患者有脊柱后凸，后伸时后凸曲线仍存在，即不论患者于立位或俯卧位，做此动作时胸椎始终是弯曲的。

若在俯卧位检查后伸情况，大部分胸椎后凸将消失，主张在俯卧位后伸时应将双臂伸直撑于床面，使脊椎向下塌陷（图 6-7）。

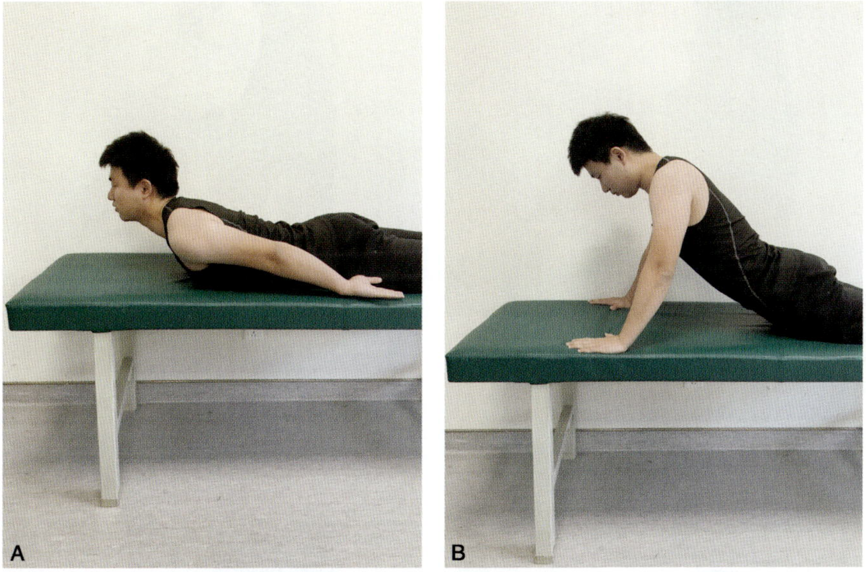

图 6-7 俯卧位胸椎后伸

3. 侧屈 胸椎向左右侧屈的活动度为 20°～40°。令患者勿前屈或后伸，尽量伸手触摸同侧下肢。检查者则可估计侧屈的角度，用卷尺测量指尖与地面间的距离，与对侧比较。正常情况下两侧应对等。检查者应注意此动作同时检查了胸椎和腰椎的活动度。当患者向侧方屈曲时，脊椎也应成一平滑的连续曲线。检查者应注意有无肌紧张和异常成角，这可能提示脊柱某一节段活动度减小或过大。如果侧屈时同侧椎旁肌肉有明显的紧张或挛缩，则可考虑有强直性脊柱炎或可致肌肉痉挛的疾病。

4. 肋椎伸展 肋椎关节活动度检查多采用测量胸廓活动度的方法（图 6-8）。检查者平第 4 肋间用卷尺环绕患者胸部，嘱患者用力呼气，测量其胸围；再嘱患者用力吸气，屏住呼吸后再次测量。两次结果相差应在 3～7.5cm。

另一种方法是在 3 个不同的水平进行测量：①腋窝下，测顶部活动度；②乳头平面或剑突连接处，测中部活动度；③T_{10} 平面，测底部活动度。测量同样在深呼气和深吸气后进行。检查者注意使用该法时应确保测量的部位须前后一致。

完成胸部扩张动度的检查后，最好让患者深呼吸和咳嗽，观察是否可引起或改变疼痛。如果有此现象，则应怀疑有呼吸系统相关疾病，或可增加椎管内压力的疾病。区分胸椎疼痛和肋骨疼痛的运动检查法，如果患者在屈曲时感到疼痛，则在直立中位时令其深吸气后屏住呼吸，再做屈曲动作直至感到疼痛，此时停止屈曲并呼气。如果呼气后能够继续完成屈曲动作，说明问题更可能存在于肋骨而非胸椎。该法同样适用于后伸动作。

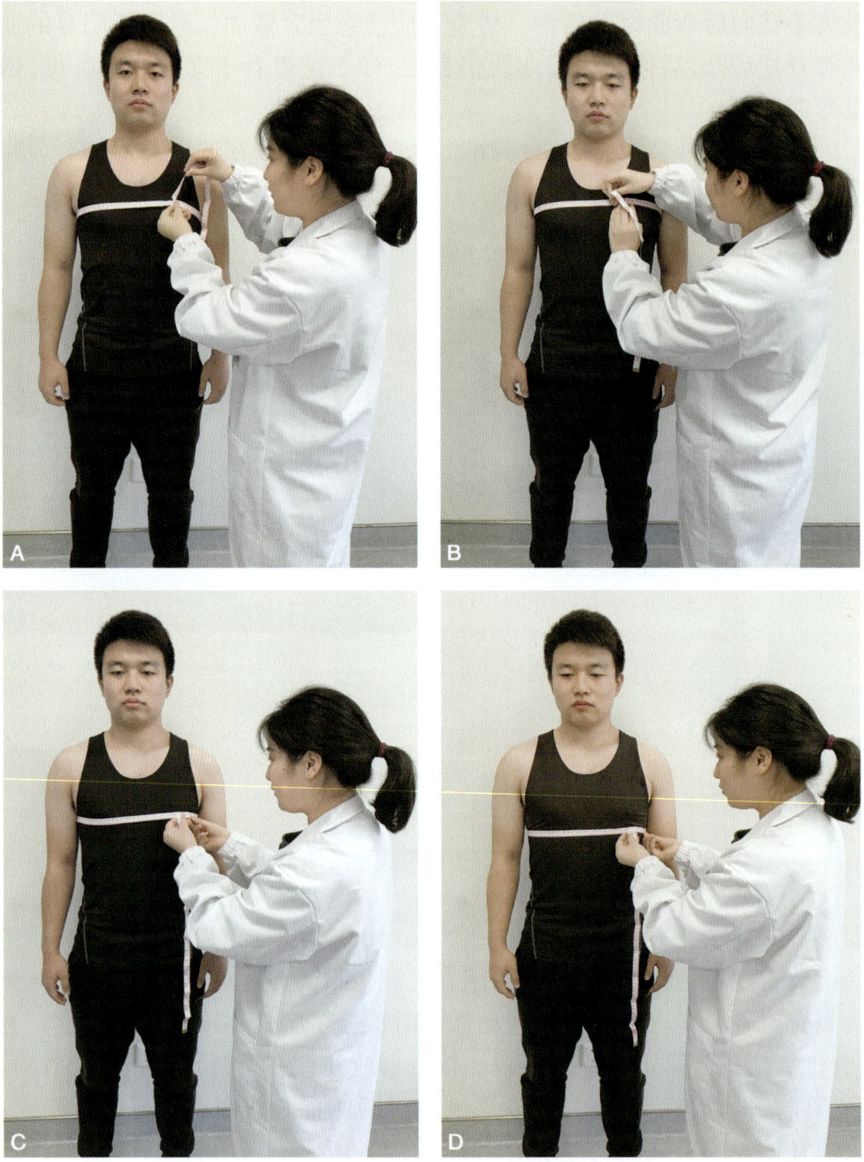

图 6-8 测量胸部扩张动度

A. 第 4 肋；B. 腋窝；C. 乳头连线；D. 第 10 肋

5. 肋骨活动度 嘱患者仰卧，检查者将双手平放于患者上胸部，可以感觉到肋骨的前后运动（图 6-9）。当患者吸气和呼气时，检查者应比较两侧的活动度是否对称。注意是否有运动受限或异常。如果在吸气时某一肋不随其他肋骨运动，则为塌陷肋；若在呼气时不随其他肋骨运动，则为隆起肋。应注意某一肋的运动受限会影响其邻近肋骨。塌陷肋通常是运动受限最严重的肋骨，影响也最大。之后检查者将手移开，再以同样方法观察中部和下部肋骨。

为测量肋骨侧方活动度，检查者将双手置于患者两侧胸部，与患者身体中线呈 45°。从腋窝平面开始，沿肋骨侧面逐渐向下，感觉吸气和呼气时肋骨活动度的变化，注意有无活动

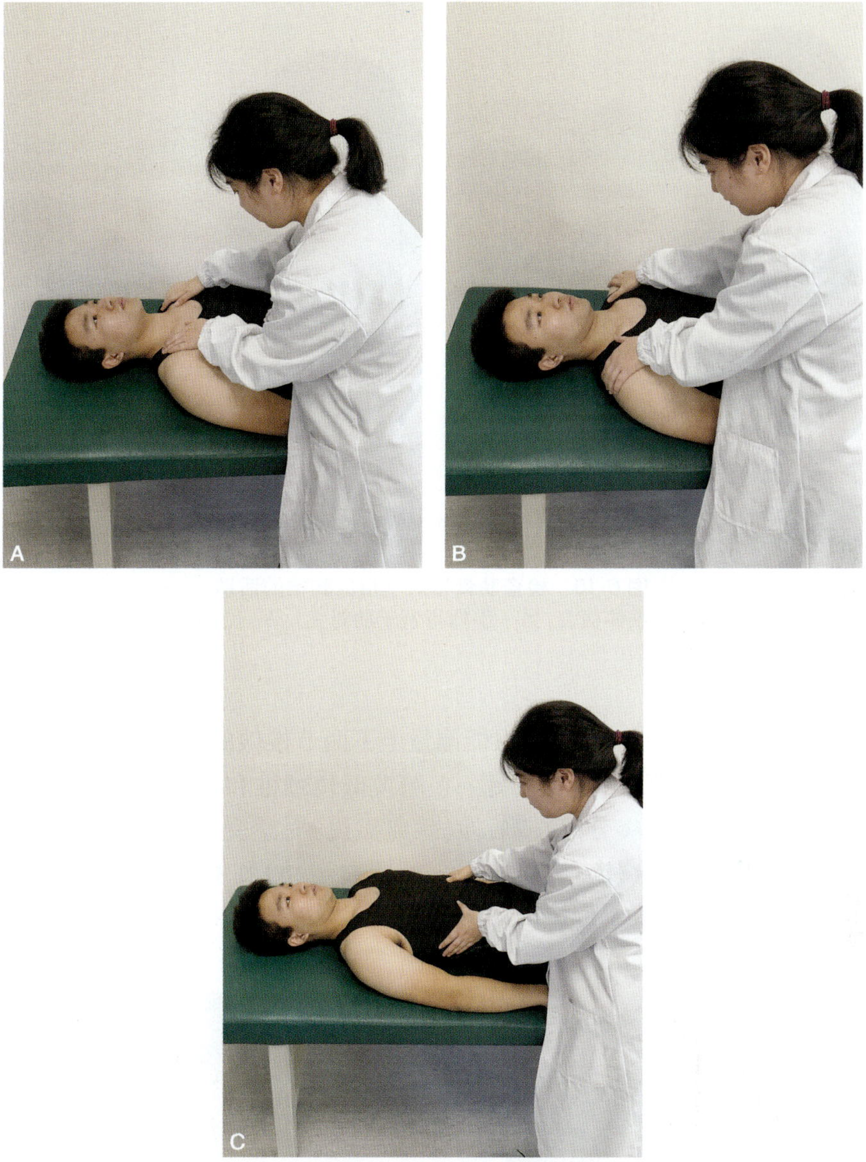

图 6-9 测量肋骨活动度

受限。肋骨疾病可分为结构性、扭转性以及呼吸性。结构性肋骨异常主要由关节半脱位或脱位引起。脊椎活动度过小或过大引起胸椎疾病导致扭转性肋骨异常。呼吸型肋骨疾病是由肋间动度过小如肋间狭窄或肋横突、肋椎关节活动度减小引起的。

检查肋骨与相应胸椎的活动时，患者取坐位，检查者用一手拇指按压横突，另一手拇指置于肋骨突起旁。令患者俯首向前（检查上位胸椎），胸部前屈（检查下位胸椎），感觉肋骨的活动（图 6-10）。正常情况下，肋骨旋前，肋骨结节与横突在脊柱前屈运动中位于同一平面。如果肋骨活动度过大，肋骨则较横突高；如果肋骨活动度过小，则肋骨先于胸椎停止活动。后伸位时也可进行此法检查，但是后伸位检查时，肋骨做旋后活动。

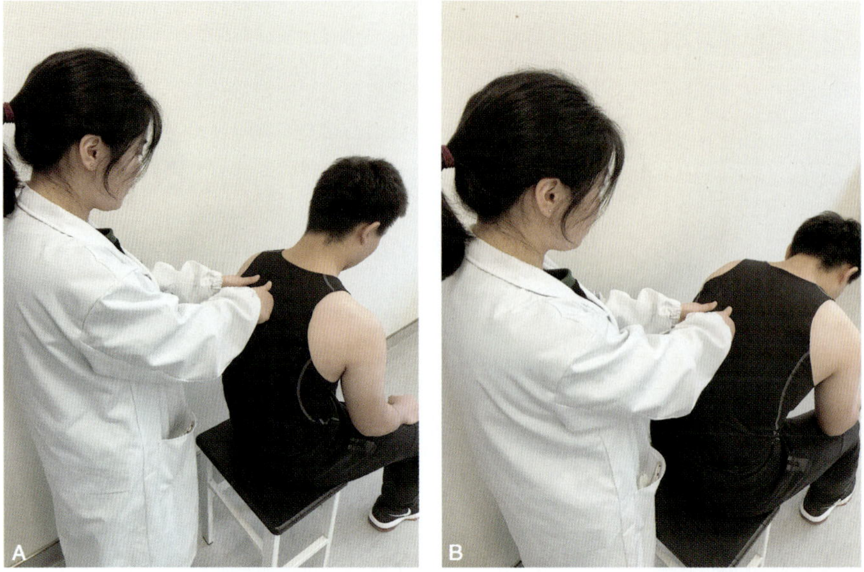

图 6-10 检查肋骨相对于相应胸椎的活动

注意一手拇指置于椎体横突，另一手拇指置于肋骨上。A. 上部肋骨；B. 下部肋骨

（二）被动运动

胸椎被动运动无法进行整体评估，只能测量上下两节椎体的运动。患者取坐位，检查者将一手置于患者额上或头顶（图 6-11），另一手触摸低位颈椎和上位胸椎（$C_5 \sim T_3$）的棘突及其间隙，当患者将头前屈（棘突分散）或后伸（棘突靠拢）时感受棘突的运动。嘱患者将头旋转和侧屈，检查旋转（一侧棘突向前运动，另一侧向后运动）和侧屈（一侧棘突靠拢，另一侧分散）运动。检查者将中指置于待检椎体的棘突上，示指和环指置于其两侧椎体的棘突上，

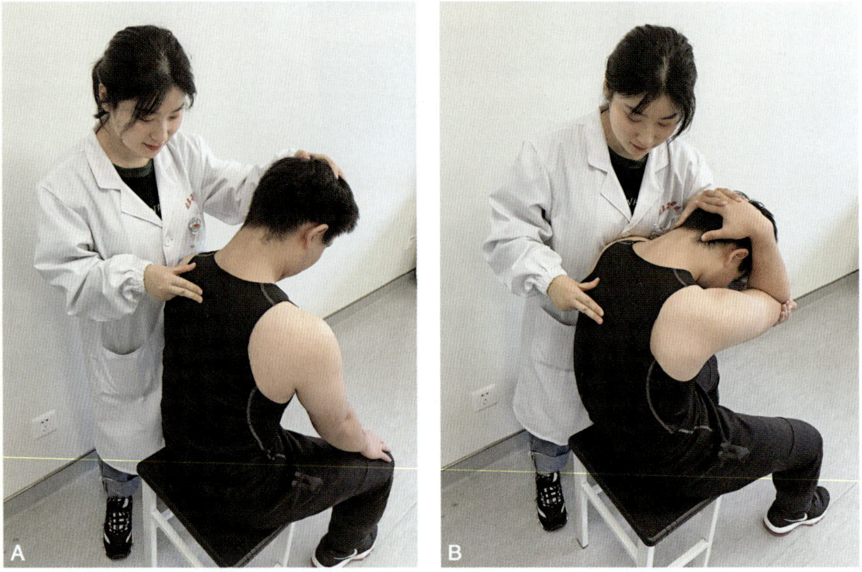

图 6-11 胸椎被动运动

A. 上位胸椎；B. 中下位胸椎

感觉其运动、运动的性质、与邻近椎体相比是否活动度减小或过大。活动度减小或过大提示可能有疾病。

如果在触诊时有一棘突偏离中线，检查者可触诊两侧横突，并比较其上、下椎体棘突的位置，确定该椎体是旋转位还是侧屈位。如 T_5 棘突因旋转而偏向右侧，则其左侧横突将向后转向体表，而其右侧横突则向深部转动。如果棘突发生异常旋转，则两侧横突及肋骨也会发生相应的变化。脊柱被动或主动运动时触诊横突，比较两侧或上、下的差异有助于判断是否有异常运动。如果棘突连线在静止时是正常的，但运动中出现异常；或者开始是异常的，但运动中变为正常，提示可能是功能性异常，而非结构性异常。一般来说结构性异常在各种动作中均表现为外观不对称。

检查 T_3 和 T_{11} 间椎体的运动时，患者取坐位，双手交叉于颈后，双肘向前靠拢；检查者一侧前臂及手环绕于患者肘上，一手如前所述触摸患者棘突及其间隙，然后检查者将患者的肘部抬起或压下，从而使脊柱屈曲或后伸时感受 T_3 和 T_{11} 间椎体的运动。同样方法检查脊柱的侧屈和旋转。患者双手抱头坐好，检查者将拇指置于棘突一侧，示指和中指置于另一侧，触诊棘突间隙。侧屈时，使患者先向右侧屈曲再向左侧屈曲，触诊对比两侧以及邻近节段活动的幅度和性质（图 6-12A）。检查侧旋时，向左、向右转动患者的肩部，比较每一椎体及邻近节段活动的幅度和性质（图 6-12B）。

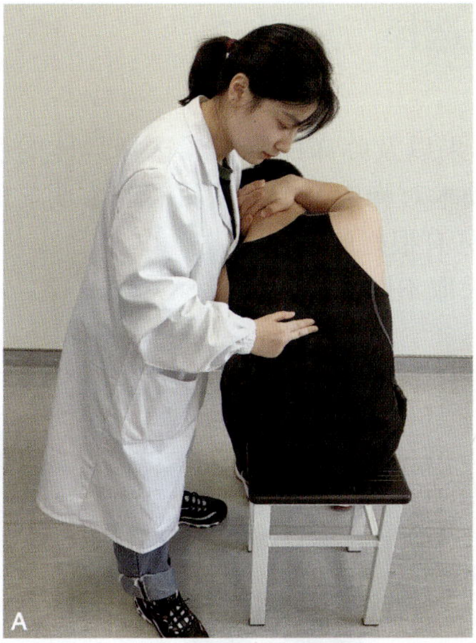

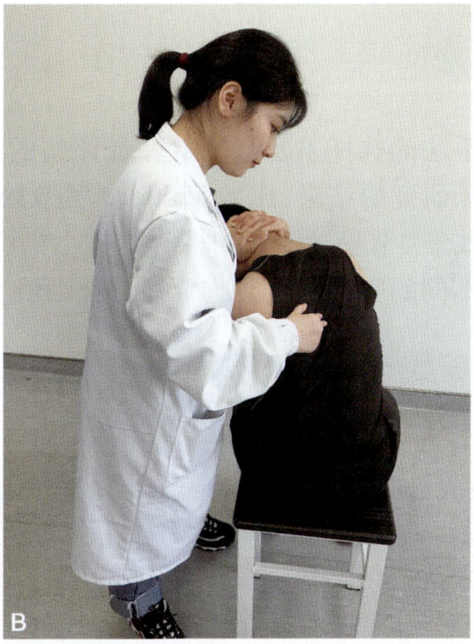

图 6-12 脊柱的侧屈和侧旋检查
A. 胸椎的被动侧屈；B. 胸椎的被动旋转

（三）等长抵抗运动

患者坐位，检查者站立于患者侧方，将一条腿置于患者臀后部，双臂环抱患者的胸背部（图 6-13），嘱患者极力保持稳定，然后逐渐用力将其移动，注意是否有力量变化和疼痛出现。

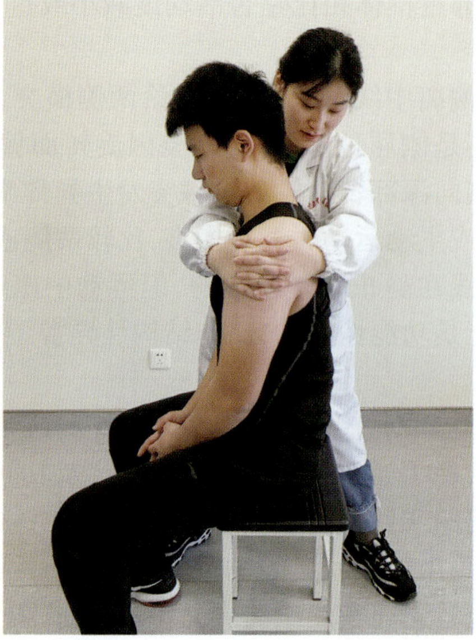

图 6-13 等长抵抗试验

第三节 手法选择与应用

胸椎手法的选择主要基于主客观评估的结果以及临床的资料。选择具体的手法，还需要依据临床研究的结果，比如 Maitland 关节松动术对胸椎关节紊乱具有非常明显的效果；而 Mulligan 动态关节松动术对胸椎间关节小错位具有很好的临床疗效。

针对不同的胸椎问题或胸背痛分类，我们采取不同的治疗手段。

一、筋膜与肌肉松解手法

1. 胸背筋膜松解手法

目的：放松胸背筋膜，改善浅深筋膜循环，激活机械感受器。

患者体位：低坐位，双手抱对侧肩部，颈椎前屈，含胸。

治疗师体位：站在患者后方。

手的位置：用双手第 2～5 掌指关节接触双侧竖脊肌体表皮肤，适度加压。

步骤：双手掌指关节沿患者竖脊肌体表皮肤两侧缓慢地由上往下移动，整个过程保持适度稳定的压力；当患者的胸背筋膜被松解后，治疗师可嘱咐患者抱双肩力度增大（图 6-14），这样利于治疗的手部的稳定和发力，达到更大的放松筋膜效应。

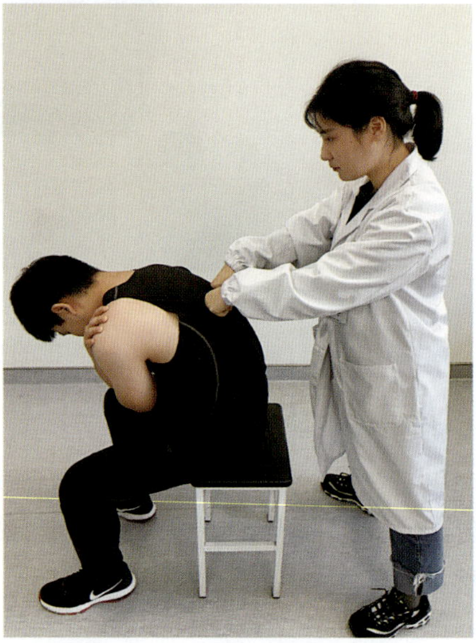

图 6-14 胸背筋膜松解手法

注意事项：进行手法放松筋膜时所施加的力量的稳定性，及患者的放松程度是此手法疗效的关键。

2. 胸竖脊肌放松手法

目的：放松胸竖脊肌，抑制其紧张度。

患者体位：俯卧位，双手置于手法治疗床两侧。

治疗师体位：站在患者侧方。

手的位置：用双手拇指指腹接触双侧竖脊肌体表皮肤，深度加压。

步骤：双手拇指沿患者竖脊肌体表皮肤两侧缓慢地垂直于竖脊肌纹理进行深层弹拨，整个过程保持深度稳定的压力，治疗师手部稳定发力，达到更大的放松效应（图 6-15）。

注意事项：进行手法放松竖脊肌时所施加的力量的深度及稳定性，及患者的放松程度是此手法疗效的关键。

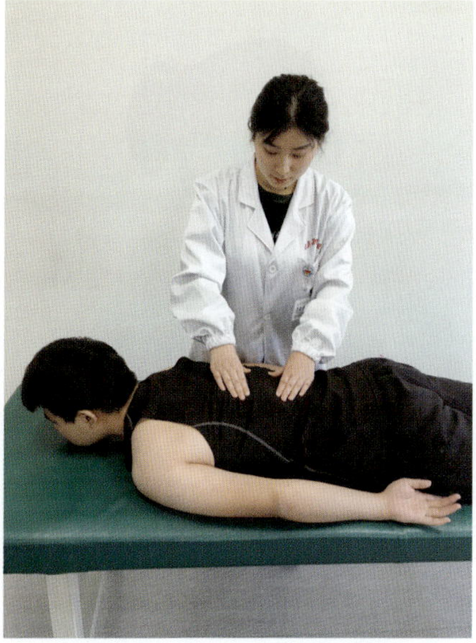

图 6-15 胸竖脊肌放松手法

二、胸椎关节松动手法

（一）后前向椎体松动

患者体位：俯卧位，双手置于治疗床两侧。

治疗师体位：①上胸段（$T_1 \sim T_6$），治疗师站在患者头部位置，拇指指腹放于待操作棘突上，胸椎椎体很大，双拇指可以是两指腹接触放置于棘突或者顶端在同一椎体上下边缘两边；②中下胸段（$T_7 \sim T_{12}$），治疗师站在患者侧面，拇指对着椎体柱的长轴，手指分散放在胸后壁治疗师肩膀需垂直于患者的胸椎，让压力施加于椎体上，为避免豌豆骨和椎体直接接触使患者感到不适，治疗师应使用第五掌骨的前中面与患者接触。

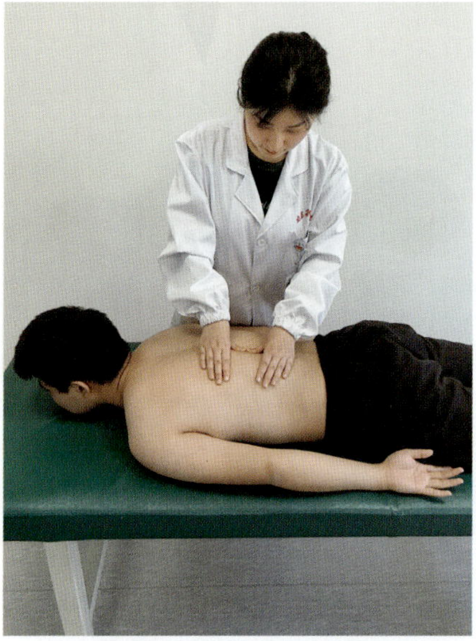

图 6-16 后前向椎体松动

操作手法：治疗师的肘关节保持微屈，拇指维持指间关节过伸和掌指关节微屈，作用于患者椎体上的压力来自于治疗师自身的重力，通过拇指将按压力传导到指腹，其余手指自然分散在患者背部（图 6-16）。

作用：减轻疼痛，增加关节活动度。

（二）旋转后前向椎体松动

患者体位：侧卧位。

治疗师体位：治疗师站在患者侧面（以右侧为例），把右手放在患者椎体和左肩胛骨，将压力通过靠近豌豆骨的小鱼际隆起转移（图 6-17）。

操作手法：将靠近椎体手的尺侧缘，放在患者

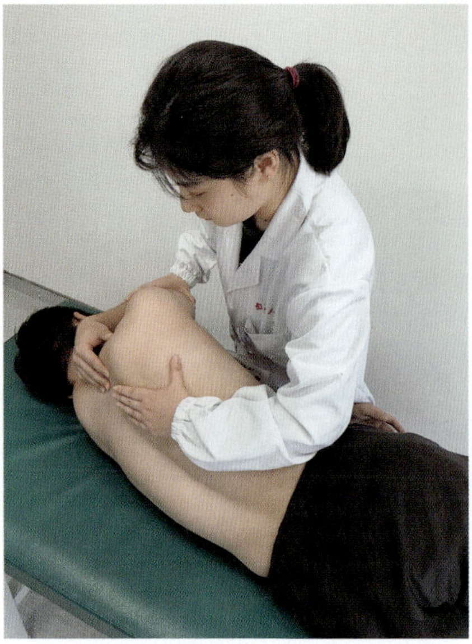

图 6-17 旋转后前向椎体松动

后背上平行线，治疗师前臂对着患者后背，豌豆状骨置于竖脊肌和椎体之间，通过应用后前和旋转压力来实现软组织的松弛，旋转压力通过改变前臂方向来实现，该技术包括三个方向的振动：后前向、头尾向和侧向。运动使用豌豆骨作为主要连接点来传递压力，在广泛区域使用手掌基底部和手掌小鱼际更具可控性。这个技术通过节律性操作，伴随患者呼吸节律，增加和减少后前向压力。

作用：增加胸椎关节活动度。

（三）单侧椎体横突后前向滑动

患者体位：俯卧位。

治疗师体位：站在患者胸椎需要松动的一侧，将手放在患者背部，以便于拇指指腹相对，横跨横突。

操作手法：双手拇指指腹相对，小压力作用于邻近椎体的筋膜肌肉组织，直到达到横突。拇指的掌指关节需要轻微屈曲，指间关节过伸，使得拇指指腹产生更稳定柔和的传递压力。也可将双手拇指指甲靠近，以便用拇指指尖作为着力点。这样的位置下，拇指的掌指关节产生和拇指尖更紧密的直接联系。治疗师微屈肘，和压力方向一致，与身体平面成一定角度。（图 6-18）

作用：增加胸椎旋转关节活动度。

（四）单侧肋椎后前向松动

患者体位：俯卧位。

治疗师位置：站在患者一侧。

操作手法：双侧拇指或双手叠掌传递到肋椎关节肋头关节面，观察滑动幅度并询问患者产生的疼痛（图 6-19、图 6-20）。

作用：增加肋椎关节活动度。

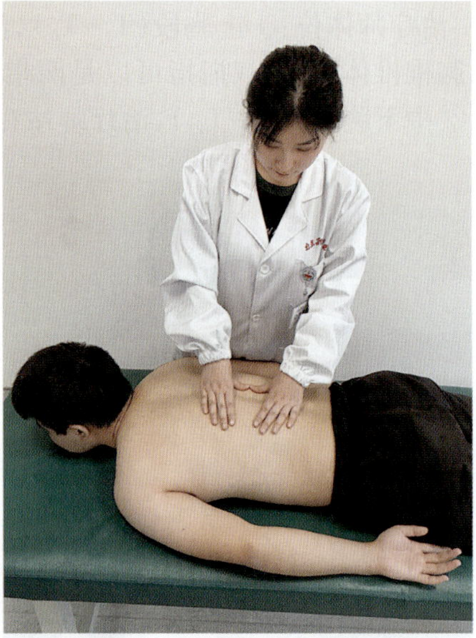

图 6-18 单侧椎体横突后前向滑动

（五）胸椎旋转松动（以右侧为例）

患者体位：仰卧位，双手交叉于胸前并放松置于对侧肩部（图 6-21）。

治疗师体位：站在患者左侧，右手握住右肩、左手固定右髂嵴（图 6-22）。

操作手法：患者躯干朝着治疗师旋转以便于暴露胸椎。治疗师左手呈拇指指间关节屈曲的位置，轻微内收，以便于和手掌、近节指骨及示指线一致（图 6-23）。左手示指放在被旋转的椎体棘突上（图 6-24）。患者躯干向左转超过左手，治疗师斜靠在患者身上以便于患者屈肘接触治疗部位。治疗师躯干向左手边滚动（图 6-25）。

作用：改善活动受限，增加胸椎旋转角度。

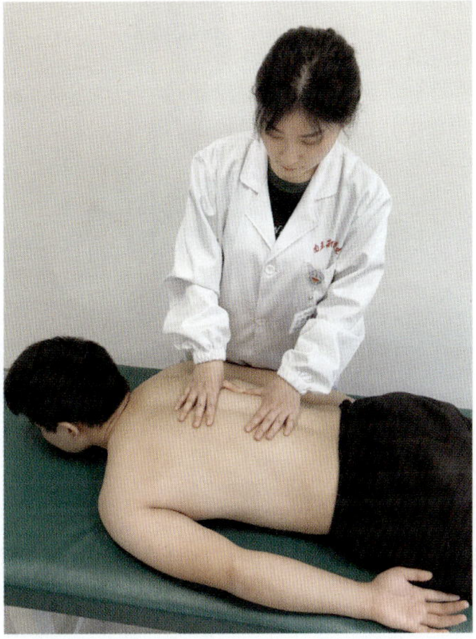

图 6-19 使用拇指，进行单侧肋椎后前向按压

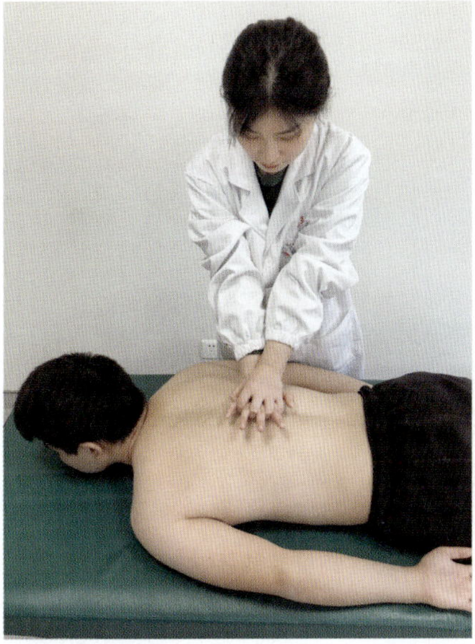

图 6-20 使用双手叠掌，进行单侧肋椎后前向按压

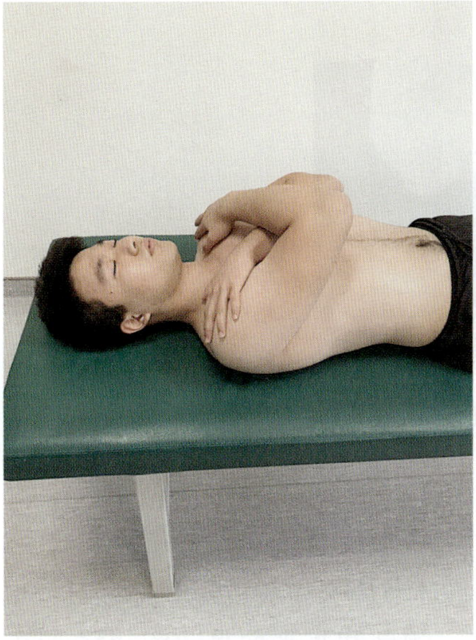

图 6-21 胸椎旋转松动患者体位

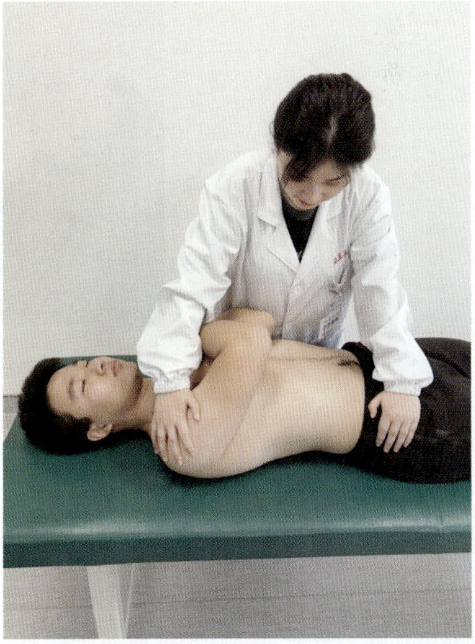

图 6-22 胸椎旋转手法时，治疗师体位

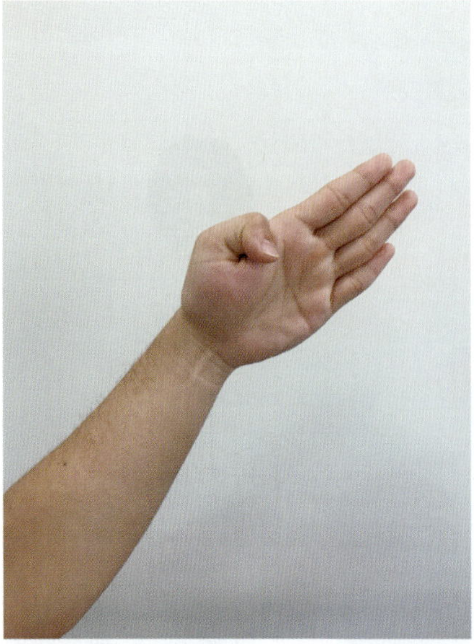

图 6-23 胸椎旋转手法时治疗师手势

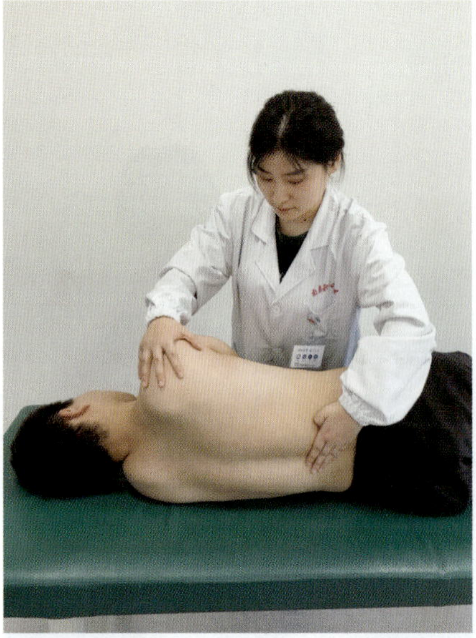

图 6-24 胸椎旋转治疗师手在胸椎的位置

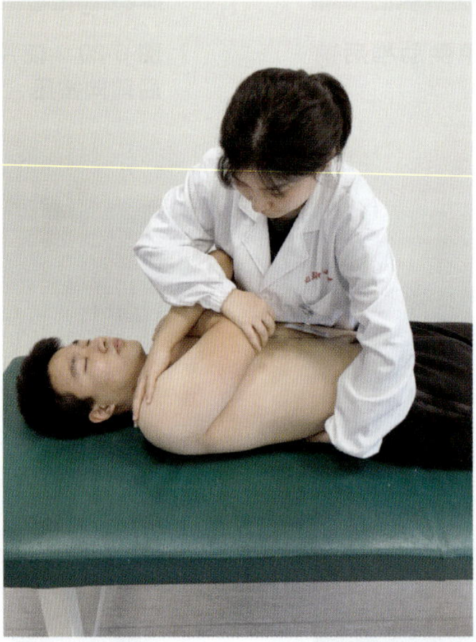

图 6-25 胸椎旋转松动

（六）胸椎分离牵引

1. 上胸段（$T_1 \sim T_6$）

患者体位：头下垫毛巾卷，屈曲颈部直到待治疗椎体节段至中立位。

操作方法：骨盆带与固定点连接，枕颌牵引带固定颈部和水平面呈 30°~45°夹角，这个角度让胸椎椎体间关节可以产生轴向移动（图 6-26）。

作用：缓解疼痛。

2. 下胸段分离牵引

患者体位：仰卧位牵引。

操作方法:胸带固定被治疗节段椎体上胸廓,和固定点相连接。骨盆带与固定点连接。牵引的方向和躯干长轴一致,需要调节椎体位置以便于移动的胸椎关节在屈伸中立位呈放松状态(图 6-27)。

作用:缓解疼痛。

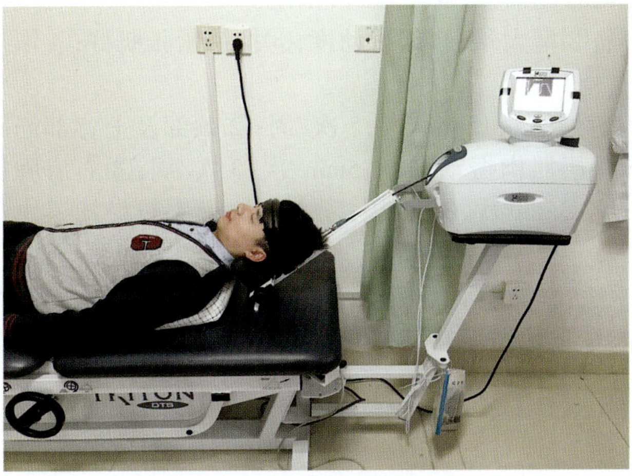

图 6-26 上胸段分离牵引

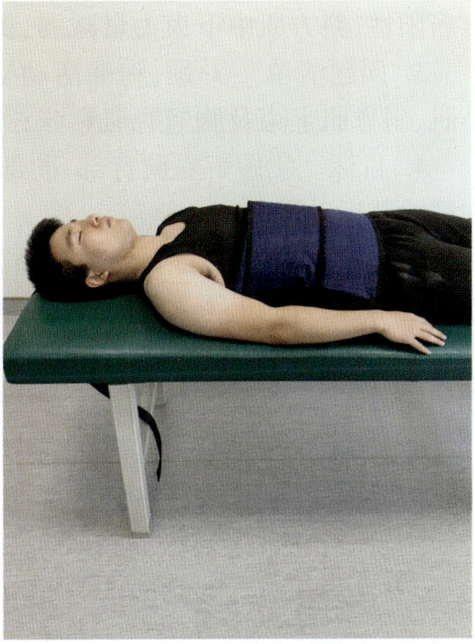

图 6-27 下胸段分离牵引

第四节 典型病例

一、胸背痛

1. 主客观评估

病史:纪某,28 岁,女性,职业为上市公司部门主管,有健身习惯,每周 3 次力量和有氧训练,在最近一次训练后,右侧胸背部出现疼痛,牵扯至肋骨,VAS 4 分,休息后稍缓解,症状持续近 1 周,现主要症状为胸背部疼痛伴胸椎灵活性降低。疼痛集中在胸背部及肋部。

观察:头颈正直,双肩等高,右侧肩胛骨略凸起,左侧肩胛骨凹陷,与肩胛冈平齐胸椎棘突偏左。

颈椎 AROM:向前屈曲 75%、向后伸展 75%时上背部疼痛。

胸廓 AROM:50%~65%的主动活动范围。

胸椎被动关节活动度:右侧旋转加压诱发疼痛,末端有弹性阻力感。

肩关节主动关节活动度和力量:正常。

肌肉力量:左侧上斜方肌 MMT 5 级;右侧上斜方肌 MMT 4 级;右侧中下斜方肌 MMT 4^-级。

牵伸测试:缓解胸背部疼痛。

神经学筛查：阴性。

触诊：右侧 $T_2 \sim T_6$ 关节面关节和筋膜压痛，肌肉紧张。

椎间关节被动运动测试：右侧 $T_2 \sim T_6$ 活动性下降，T_4 棘突右侧偏移。

2. 分析与诊断　患者右侧胸背部疼痛，牵扯至肋部，颈部活动受限，躯干部紧绷，不适感持续，引起胸椎活动受限，上胸椎关节动力学异常，提示存在胸椎关节紊乱；$T_2 \sim T_6$ 椎体旁压痛阳性，斜方肌中下束力量减弱，提示胸背部肌肉及筋膜损伤（胸背筋膜损伤）。

3. 问题清单　①颈、胸部活动受限；②右胸背部、肋部疼痛；③右肩胛提肌、斜角肌、胸小肌、斜方肌上束及胸竖脊肌紧张；④T_4 向右侧偏移，棘突旁压痛阳性。

4. 目标　①缓解右胸背部、肋部疼痛；②增大颈、胸部活动度；③抑制紧张肌群；④恢复胸椎关节运动学。

5. 治疗计划　①右胸背部微波治疗，微热量，15min/次，5 次/周；②颈部及上背部筋膜放松技术，斜方肌上束及胸竖脊肌 DMS 深层肌肉振动抑制，5min/次，3 次/周；③右肩胛提肌、斜角肌和胸小肌松解手法、MET 技术各 3min/次，3 次/周；④右侧胸椎关节松动手法治疗，3～5min/次，3 次/周。

6. 干预手法　①右颈部肌肉牵伸手法；②右胸背部紧张肌肉直接抑制手法；③右胸背部弱势肌肉激活手法；④右胸背部肌肉能量技术；⑤胸大肌和胸小肌松解技术；⑥胸椎关节松动技术，T_4 椎体旋转松动技术。

二、胸椎关节紊乱

1. 主客观评估

病史：何某，32 岁，男性，职业为酒店部门主管，业余健美比赛冠军，每周 4 次力量和有氧训练，3 个月前训练后曾出现右侧胸背部疼痛，当时经休息后缓解，在最近一次举杠铃深蹲训练后，右侧胸背部出现较剧烈疼痛，VAS 7 分，休息后稍缓解，VAS 5 分，症状持续 1 周以上，现主要症状为胸背部疼痛伴胸椎活动受限。疼痛集中在胸背部。

观察：头颈正直，双肩轻微不等高，右侧肩胛骨轻度后凸，左侧肩胛骨凹陷，与肩胛冈平齐胸椎棘突偏左，与肩胛下角平齐胸椎整体向左平移。

颈椎 AROM：向前屈曲 50%、向后伸展 75%时上背部疼痛。

胸廓 AROM：50%的主动活动范围。

胸椎被动关节活动度：双侧旋转加压诱发疼痛，末端有弹性阻力感。

肩关节主动关节活动度和力量：右侧肩关节旋前内收动作轻度受限，右肩外展及外旋力量轻度减弱，其余均正常。

肌肉力量：左侧上斜方肌 MMT 5 级；左侧中下斜方肌 MMT 5 级；右侧上斜方肌 MMT 4 级；右侧中下斜方肌 MMT 4^- 级；右侧前锯肌 MMT 3 级，菱形肌 MMT 3 级。

牵伸测试：持续 15s 牵伸可缓解胸背部疼痛。

神经学筛查：右侧正中神经与尺神经张力测试阳性，其余阴性。

触诊：右侧 $T_1 \sim T_7$ 关节面关节和筋膜压痛，肌肉紧张度高。

椎间关节被动运动测试：右侧 $T_1 \sim T_7$ 活动性下降，T_4 棘突左侧偏移，上胸段椎体整体向左平移。

2. 分析与诊断　患者右侧胸背部疼痛，颈部活动受限，躯干部紧张度高，不适感持续，上胸椎关节动力学异常，活动受限明显，存在胸椎关节紊乱，提示责任椎体为 T_4、T_7，$T_1 \sim T_7$

椎旁压痛阳性，右肩外展及外旋力量、斜方肌中下束力量减弱，提示胸背部肌肉及筋膜损伤。

3. 问题清单 ①颈、胸部、肩关节活动受限；②右胸背部疼痛；③右肩胛提肌、斜角肌、胸小肌、斜方肌上束及胸竖脊肌紧张；④T_4、T_7 棘突偏移，椎体关节紊乱。

4. 目标 ①缓解右胸背部疼痛；②改善颈、胸部及肩关节活动度；③释放紧张肌群；④激活弱势肌群；⑤恢复胸椎关节运动学。

5. 治疗计划 ①右胸背部磁振热治疗，20min/次，5 次/周；②颈部及上背部筋膜释放技术，斜方肌上束及胸竖脊肌 DMS 及脉冲枪筋膜抑制，5min/次，5 次/周；③右肩胛提肌、斜角肌和胸小肌松解手法、MET 技术各 3min/次，5 次/周；④右侧胸椎 T_4、T_7 关节松动手法治疗，3min/次，3 次/周；⑤颈胸段牵引治疗，20min 次，5 次/周；⑥功能性贴扎纠正性强化，2 次/周；⑦医学运动康复，2 次/周。

6. 干预手法 ①右颈肩部筋膜放松、肌肉牵伸手法；②右胸背部紧张肌肉抑制手法；③右胸背部弱势肌肉激活手法；④右胸背部肌肉能量技术；⑤胸大肌和胸小肌释放技术；⑥前锯肌、菱形肌激活技术；⑦胸椎关节松动技术，T_4、T_7 椎体旋转松动技术，轴向牵引技术；⑧右肩关节 PNF 技术。

（万 里）

参考文献

[1] David J. Magee. Orthopedic Physical Assessment, 6th ed. Amsterdam: Elsevier Inc. 2014.

[2] Elly Hengevel, Matthew Newto. Maitland's Vertebral Manipulation Management of Neuromusculoskeletal Disorders Volume 1. 8th ed. Amsterdam: Elsevier. 2014.

[3] Kenneth A. Olson. Manual Physical Therapy of the Spine, 2nd edition. Amsterdam: Elsevier Inc. 2015.

第七章

腰椎疾病

第一节 腰椎常见疾病的临床表现

腰椎疾病是常见的肌肉骨骼疾病，患者常以“腰痛”“下背痛”“腿痛”等主诉就诊。据统计，90%的人一生中都曾有过下背痛的体验，可见其发病率之高。然而，腰椎疾病病因复杂，其病变可能在软组织、椎间盘、肌肉、骨骼各个方面，临床上应注意鉴别。

一、软组织损伤类疾病

（一）急性腰扭伤

因劳动或运动时，腰部肌肉、筋膜和韧带承受超负荷活动引起不同程度的纤维断裂，出现一系列临床症状称为急性腰扭伤。

本病多见于青壮年体力劳动者，大部分患者能陈述受伤时的体态及指出疼痛部位。劳动姿势失当、突然的急性应力、脊柱结构的缺陷均可成为致伤因素。

患者多有明显的扭转腰部病史，如搬抬重物、弯腰拾物、转身泼水、失足踩空或滑跌过程中，突然感到腰部断裂或撕裂声。重者即刻出现腰背疼痛、痉挛而不能活动。也有患者扭伤当时症状不明显，次日清晨却因疼痛不能起床或活动。咳嗽、喷嚏、大笑都可使疼痛加重，卧床不易缓解。查体可见腰椎活动受限，有明显压痛点，脊柱可出现肌痉挛性侧凸。需要注意的是，对于急性腰扭伤的患者，应区别损伤是在肌肉、韧带还是后关节，对症处理。

（二）腰背肌筋膜炎

腰背肌筋膜炎亦称肌筋膜疼痛综合征，是指因寒冷、潮湿、慢性劳损而使腰背部肌筋膜及组织发生水肿、渗出及纤维性变，而出现以疼痛为特征的一系列临床症状。其病因多，范围广，为腰痛的常见原因，常常是对没有器质性改变的慢性腰背痛的总称。

腰背肌筋膜炎在文案工作者、电脑操作员、学生等职业的人员中易发生。临床表现以长期反复发作性腰部疼痛为主要表现。患者常有劳累史，特别是单一姿势的过劳史，或疲劳后受风寒史，以及过去局部拉伤史。起初是腰部不适、酸胀麻木，经过简单治疗、休息可以缓解。后逐渐发展为腰骶部酸痛、钝痛，时轻时重，劳累加重，休息好转，阴雨天气潮湿环境加重，反复发作。疼痛可波及臀部及大腿后，无下肢放射痛。还可伴有交感神经症状如一侧下肢惧冷，自感发凉。查体可见腰部肌一侧紧张、痉挛，脊椎向痛侧轻度侧弯。患侧椎旁肌有明显压痛，腰椎棘突部分亦有压痛。腰部活动可轻度受限，前屈和患侧侧屈基本不受限，后伸和健侧侧屈时，腰部疼痛加重。双下肢直腿抬高试验阴性居多。

（三）第三腰椎横突综合征

第三腰椎横突综合征是常见的腰背痛病因之一，其发病机制仍有争议。

本病好发于从事体力劳动的青壮年，大多数患者有外伤或劳损史。主要症状为腰部疼痛，可扩散到臀部、大腿后及内收肌区，极少数放射至小腿外侧，不因增加负压而使疼痛加剧。触诊可触及较长的第三腰椎横突，在第三腰椎横突尖端有明显的局部压痛，定位固定，是本综合征的特点。有些患者于第三腰椎横突尖端处可触及活动的肌肉痉挛结节，于臀大肌的前缘可触及隆起的条索状物，为紧张痉挛的臀中肌。股内收肌也可出现紧张。直腿抬高试验无放射痛，无神经根受累征。

（四）腰椎小关节滑膜嵌顿

椎间小关节系滑膜关节，其作用是维持脊柱稳定和起一定范围的导向作用，负重较少。腰椎小关节滑膜嵌顿理论上是指腰椎小关节滑膜被嵌于两关节面之间，产生剧烈疼痛。

患者多为青壮年，常在弯腰劳动后，突然直腰时发生腰部剧痛，或者转身泼水、取物时突然发生，多无剧烈外伤史。腰椎侧面、骶部、臀部甚至大腿后均可有感应痛，脊柱的任何活动、咳嗽、震动都会使疼痛加重，无明显下肢放射性疼痛。为减少疼痛，患者腰部保护性强硬，常以手扶腰，呈强迫体位。查体可见脊柱变平或侧凸，在 L_4 ~ L_5 或 L_5 ~ S_1 棘突旁有明显压痛点，棘突偏歪及小关节压痛。直腿抬高试验可因骨盆旋转引起腰痛而受限，并非真正的阳性，加强实验多为阴性。

（五）棘上、棘间韧带损伤

腰部韧带甚多，临床上最易损伤的是棘突上的棘上韧带和两个棘突之间的棘间韧带。

1. 棘上韧带损伤　棘上韧带位于腰背弧的最外层，受牵拉的应力最大，容易损伤，L_5 ~ S_1 处较为薄弱，因此是好发部位。

患者多为体力劳动者，受到弯腰劳动或腰背部外伤等使脊柱突然向前屈的暴力，感到背部撕裂感或听到撕裂响声。伤后腰背部局部剧烈疼痛，尤以前屈时重，腰部活动受限。受伤局部可肿胀，较相邻棘突高起，压痛在棘突和棘突间，位置较表浅。

2. 棘间韧带损伤　棘间韧带位于相邻两个棘突之间，其纤维较短而弱，易受损伤。L_5 ~ S_1 处棘上韧带薄弱或缺如，加之该处应力较集中，因此最易断裂。L_4 以上的棘间韧带多与棘上韧带同时断裂。

棘间韧带损伤可分为急性和慢性。急性发病者常有搬物扭伤史，之后遗有腰骶部痛反复发作。慢性发病者多有频繁或长期弯腰工作史，开始时出现局部的酸痛不适，逐渐发展到腰骶部疼痛，为酸痛、钝痛，有时剧痛。腰椎压痛点在上下棘突之间，多位于 L_3 ~ L_5 棘突之间，位置较棘上韧带损伤者深。腰椎前屈活动明显受限，后伸受限不显著。

二、腰椎间盘突出症

腰椎间盘突出症（lumber disc herniation，LDH）是导致腰痛及腰痛伴下肢痛最常见的原因之一。它是因腰椎间盘变性、纤维环破裂、髓核组织突出压迫和刺激腰骶神经根、马尾神经所引起的一系列临床症状和体征。LDH 患者中，L_4 ~ L_5、L_5 ~ S_1 突出占 90%以上，20 ~ 50 岁多发。腰椎间盘突出症发病的基础是椎间盘的退行性变，在此基础上腰部外伤或反复的轻微损伤导致髓核突出产生症状。

LDH 典型的临床表现是腰痛及放射性单腿痛，腰痛和腿痛可单独出现，也可联合或相继出现。往往先有腰痛，然后逐渐发展为腿痛。腰痛是 LDH 最常见的症状，临床上以持续性腰背部钝痛为多见，平卧位减轻，站立则加重。腿痛多为坐骨神经痛，典型的坐骨神经痛是从下腰部向臀部、大腿后方、小腿外侧直到足部的放射痛，多数患者为单侧疼痛，少数患者可有双侧坐骨神经痛。凡是增加腹压的因素和动作均可使腰痛及坐骨神经痛增加。

LDH 另一常见症状是麻木，主要由突出的椎间盘压迫本体感觉和触觉纤维引起，随受压神经根受累区域分布。有少数患者自觉下肢发凉或无汗，与腰部交感神经根受刺激有关。巨大的中央型腰椎间盘突出者，常压迫突出平面以下的马尾神经，出现大小便障碍、鞍区感觉异常，严重者大小便失禁、双下肢不完全性瘫痪。此外，LDH 患者还可出现下腹部痛及大腿前侧痛、肌肉痉挛、肢体肿胀等症状。

LDH 的体征包括步态异常、腰部活动受限、腰椎侧凸、腰部压痛及放射痛、感觉异常、肌力下降、反射异常、直腿抬高及加强试验阳性等。

腰椎间盘突出症的预后较好，绝大多数患者经过康复治疗可达到临床症状的缓解及功能的改善，但可能复发。致残性腰椎间盘突出少见，仅 10%~20% 的患者需手术治疗。

三、腰椎管狭窄

腰椎管狭窄分为先天性（发育性）和继发性两大类。临床上腰椎管狭窄症的发生往往是先天性和继发性因素相互作用的结果，即在椎管已有发育性狭小的基础上，又因退变增生或其他因素导致椎管进一步狭小，压迫位于椎管中的马尾神经产生症状。

腰椎管狭窄的典型表现是间歇性跛行，还可有长期的腰腿痛，行走时出现下肢痛麻，行走距离越远症状越重，休息后症状减轻或消失。查体时患者阳性体征较少，重者可有脊柱变平，脊柱后伸时可出现下肢痛麻，较重者可出现受累神经支配区感觉、运动障碍，腱反射减弱或消失。

四、强直性脊柱炎

强直性脊柱炎是一种以中轴关节（脊椎和骶髂关节）慢性非特异性炎症为主的全身性、进行性、风湿性疾病。具有明显的家族聚集性，主要见于青壮年，发病高发年龄为 20~30 岁。

强直性脊柱炎起病隐匿，多以腰背或骶髂部疼痛、僵直及关节活动受限开始，逐渐向上发展可波及胸椎和颈椎，晚期可出现胸腰椎后凸的典型驼背畸形。本病也可侵犯脊柱外关节，多为非对称性大关节肿痛（髋关节受累多为对称性），最终形成关节强直。关节外表现有复发性虹膜炎或葡萄膜炎、心脏主动脉瓣闭锁不全、主动脉炎、心脏传导阻滞、肺纤维化等。约 95% 患者 HLA-B27 阳性（无诊断特异性）；类风湿因子阴性；活动期可有血沉、C 反应蛋白、免疫球蛋白升高。此外，骶髂关节及脊柱的 X 线异常改变是诊断强直性脊柱炎的重要依据。

五、脊椎退行性病变

（一）腰椎骨关节病

腰椎骨关节病亦称退行性脊柱炎、脊柱退行性关节炎，是由于关节软骨变性和关节遭受慢性损伤，以致关节软骨退化、增生，形成骨赘，腰椎间盘退变狭窄，椎体边缘退变增生而形成的骨关节病变。

腰椎是脊柱退行性变的好发部位，腰椎骨关节病的主要形态学改变是椎体边缘骨质增生和小关节（关节突关节）肥大变性。病变轻者可无明显症状及体征，或仅在晨起或休息后有腰部僵硬不适，稍活动后好转。重者可出现不同程度的腰背痛，沉重，不灵活感。疼痛有时可放射到臀部、大腿，偶尔到小腿。疼痛在腰椎前屈时重，坐位有时较站立重，少量活动虽可减轻僵硬及静息后疼痛，但活动过多则疼痛加重，休息可减轻。由增生引起的根性疼痛较少，可见于下列情况：增生导致侧隐窝狭窄时，可嵌压经过其中的神经根；椎间盘退变吸收变薄，下位椎骨的上关节突进入上位椎弓根切迹内，产生椎管狭窄，嵌压经过其中的神经根。

本病查体可见患者腰部保护性体位，腰椎前凸，有时有侧凸。疼痛部位可触及深压痛，有神经根嵌压者直腿抬高试验为阳性，而马尾受压者，可有间歇性跛行及不全瘫。诊断本病还应排除骶髂关节及髋关节器质性病变。

（二）退行性腰椎失稳

腰椎失稳是指腰椎各节段间运动范围异常或关节脱位，可引起下背痛甚至腿痛。绝大多数病例是在退行性变基础上发生的，称为退行性腰椎失稳。

临床上腰椎失稳多发生在中年，失稳期患者有急性、亚急性或慢性腰痛，疼痛向臀部、大腿后扩散，很少涉及小腿，亦无定位性放射痛。患者不能坚持弯腰姿势，日常中的刷牙、洗头亦难以完成。每当弯腰至一定程度时，腰部即产生断裂感，必须扶膝直腰休息。在卧床或腰椎处于稳定状态时，如直立位及合适的坐位，则疼痛减轻。查体腰椎生理曲度失常，触诊时可发现棘突排列不整齐，棘旁肌痉挛，棘旁肌肉有压痛。腰部做屈伸活动时，运动过程不均衡，或突然发生交锁，或在某体位特别疼痛，坐起时往往以手扶膝。

（三）脊柱骨质疏松症

骨质疏松是一种全身性骨疾病，特点是骨强度减少、骨折风险增加。根据病因可分为原发性和继发性。原发性骨质疏松可分为老年型和绝经后型。继发性骨质疏松与长期服药的不良反应、膳食、生活方式及机械负荷等因素有关。

脊柱骨质疏松症主要表现为老年人广泛的腰背慢性痛、脊柱弯曲、驼背，此外还有四肢长骨及肌肉无规律的酸痛、骨质退行性病变、肌肉萎缩、骨折及骨折后的各种并发症。

骨质疏松平日疼痛不重，患者多因发生了骨质疏松性骨折而就诊。骨质疏松性骨折，即受到轻微创伤或日常生活活动中即可发生的骨折。据统计，70 岁以上骨质疏松患者骨折发生率可达 20%，并随年龄的增加骨折发生率逐年增高。骨质疏松性骨折的常见部位有脊柱、髋部和前臂远端。一旦发生骨折危害很大，存在高病残率和病死率，同时其治疗和护理费用高昂，造成家庭和社会的沉重经济负担。因此，积极预防骨质疏松在老年人群及绝经后妇女中显得尤为重要。

六、腰椎的其他疾病

除了上述常见疾病外，腰椎疾病还包括肿瘤、骨折等。

脊柱脊髓肿瘤常见的有腰椎转移瘤、椎管内肿瘤等。临床症状主要有根性疼痛及脊髓受压表现，在腰背痛的诊疗中应警惕脊柱脊髓肿瘤可能，以免漏诊。

脊柱骨折十分常见，占全身骨折的 5%~6%，其中胸腰段脊柱骨折最多见。脊柱骨折多有明显的外伤史，部分严重骨质疏松患者外伤力可能很轻微。伤后腰背部疼痛严重，伴有脊柱保护性强直，活动受限，可并发脊髓或马尾损伤伴有运动感觉障碍。X 线、CT 等影像学检查可帮助全面了解损伤类型和程度。

第二节 基本检查和评估

腰部的基本检查与评估，有助于明确诊断和判断病情及预后，同时是手法治疗的重要依据，通常包括病史采集、体格检查、特殊检查和康复评定等内容。

一、病史采集

腰椎疾病发病急缓不一，表现形式多种多样，大多数患者有疼痛的主诉，疼痛来源可能为脊柱本身、脊旁组织、骶髂关节、内脏疾病等。因而对于以腰背痛为主诉的就诊者，必须详尽询问病史，在明确病史的基础上重点查体，从而做出正确的诊断。

1. 性别、年龄、职业　女性腰骶部疼痛应鉴别有无盆腔疾病，男性腰骶部疼痛应鉴别有无前列腺疾病。男性青年慢性腰背痛应首先排除强直性脊柱炎。

老年的腰背痛多为退变性腰椎病，而老年持续性加重的腰背痛应考虑肿瘤性疾病；中年开始出现的腰背痛以腰部劳损、椎间盘突出症居多。

职业与腰椎病更有密切的关系。重体力劳动者腰肌劳损多见，长期低头伏案工作者腰椎退变明显，可在退变的基础上发展为腰椎间盘突出、腰椎管狭窄等疾病。

2. 起病情况　询问患者起病前的活动状况、起病时的体位，有无外伤；是急性发病，还是逐渐发生；症状的发生有无规律。例如，以疼痛为主诉者，发病前有无外伤；疼痛是持续加重还是逐渐减轻，发作有无间歇期。外伤后急性疼痛，考虑腰椎骨折或急性腰扭伤等软组织伤；强直性脊柱炎起病隐匿；椎间盘突出所致的马尾神经损伤起病急；椎管狭窄的马尾神经功能障碍病史长；起病与天气改变相关的腰背痛考虑与风湿有关。

3. 疼痛部位　不同的疼痛部位对腰椎疾病的定位非常重要。高位椎间盘突出时，突出的椎间盘可压迫腰丛的 $L_1 \sim L_3$ 神经根，出现相应神经支配的腹股沟区痛或大腿内侧疼痛；下腰部的根性放射痛常达小腿至足；女性腰骶部疼痛应考虑棘间韧带损伤、骶骨肿瘤或盆腔疾病。

4. 疼痛性质、程度和加重/缓解的因素　仔细询问患者，明确是定位准确的刺痛，还是范围广泛的钝痛、酸痛、灼痛；是沿神经根的放射痛，还是区域模糊的感应痛；是涉及局部，还是涉及全身；是晨轻暮重还是晨重暮轻；是活动后加重还是静息时加重；增加腹压是否疼痛加重等。可通过视觉疼痛模拟评分明确疼痛的程度。

神经根放射痛多由椎间盘突出引起，多先有腰痛，后沿 L_5 或 S_1 放射至小腿及足，咳嗽、用力可诱发或加重；脊柱关节炎引起的疼痛晨起时重，活动后减轻，静息后重，夜间酸痛影响睡眠；椎管外软组织疼痛定位清楚，有明确的压痛点及激痛点；腰椎结核及肿瘤性疾病夜间痛重。

5. 疼痛的伴随症状　腰椎疾病最常见的症状是腰背痛，多数腰背痛合并有其他伴随症状，可以利用伴随症状帮助明确诊断。椎管狭窄引起的腰痛常伴有间歇性跛行；腰椎间盘突出症的腰痛常伴有神经根放射痛、麻木、肌肉萎缩、肌力下降；退变性腰椎病多伴有晨僵。

6. 脊柱活动的影响　所有脊柱源性的疼痛，皆可因脊柱的活动而加重，卧床休息而减轻。体位亦与疼痛相关，如腰椎间盘突出合并椎管狭窄者，屈曲侧卧位时疼痛轻，平卧或俯卧位因腰椎伸直椎管狭窄增加而疼痛；腰骶部韧带劳损不能坚持弯腰低头姿势；所有机械性原因导致的疼痛可因长时间走路、久战、及坐久站立时疼痛加重。

二、体格检查

（一）观察姿势及步态

观察患者生长发育状况，有无畸形、双下肢长度是否相等、骨盆有无倾斜等。腰椎间盘突出症疼痛较重者常见减痛步态，其特点是尽量缩短患肢支撑期，重心迅速从患侧下肢移向健侧下肢，并且患腿常以足尖着地，避免足跟着地坐骨神经被牵拉。

（二）脊柱检查

1. 视诊　观察脊柱的生理弯曲情况，有无脊柱变平、腰椎后凸或前凸，腰痛严重者常表现为保护性腰椎强直。

2. 触诊　可在患者坐位或俯卧位进行，先让患者指出痛点，然后自上而下检查。先自上而下触摸脊椎棘突，观察有无脊柱侧弯，有无棘突异常隆起或凹陷，棘突间隙是否相等；再自上而下逐个按压棘突、棘间和椎旁肌，注意棘突、棘上、棘间及椎旁有无压痛及放射痛。按压软组织痛点包括：脊肋角、第三腰椎横突、髂后上棘、双侧臀肌等。检查脊柱的压痛点，要分辨浅、深压痛和间接压痛。浅压痛表示浅部病变，如棘上、棘间韧带等浅层组织；深压痛和间接压痛表示深部病变，如椎体、关节和椎间盘等组织。脊肋角压痛，可能为肾脏疾病或第1腰椎横突骨折；第3腰椎横突外端压痛，伴条束感，提示第3腰椎横突综合征；棘突旁压痛伴患肢放射痛提示椎管内疾病，如腰椎间盘突出、肿瘤等；骶髂关节压痛提示骶髂关节炎或强制性脊柱炎等。

3. 腰椎屈伸运动的检查

（1）屈曲运动：正常脊柱前屈时，背及腰部呈均匀的弧形前屈。前屈正常范围0°~80°。腰椎失稳时前屈运动不协调且诉腰痛；长期腰痛会出现脊柱保护性的强直；腰椎间盘突出时腰椎前屈明显受限且前屈时症状明显加重。

（2）后伸运动：伸膝位腰椎可后伸约30°。俯卧位头部抬起脊柱后伸，腰背部呈均匀后伸弧形。椎间盘或小关节病变以及髋部病变时，伸腰明显受限或不能伸腰。

（3）侧屈运动：患者直立位，双足并拢，双膝伸直，双手置于大腿外侧。左侧屈时左手沿大腿向下滑动，反之右手向下滑动。正常侧屈范围约30°。腰椎间盘突出症患者向患侧屈曲时因椎间孔及椎管间隙变小而诱发疼痛，向健侧屈曲不受限；腰背肌筋膜炎患者健侧屈曲时因肌肉牵拉而受限，向患侧屈曲耐受。

（4）旋转运动：患者坐位，两肩平置，医生双手固定其骨盆，令患者完成最大限度使胸腰椎左、右旋转运动。旋转运动是胸腰椎多关节联合运动，正常时为0°~40°。

（三）神经系统检查

除了躯干本身的检查外，由于腰骶神经的分布范围主要在下肢，因而对于下肢运动、感觉、反射等的检查同样非常重要。例如，腰椎间盘突出症可引起下肢肌肉萎缩、肌力下降、感觉异常、反射异常。如L_5神经根受累者，小腿前外侧和足内侧的痛、触觉减退，踝及趾背伸肌力下降；S_1神经根受压时，外踝附近及足外侧痛、触觉减退，踝及趾跖屈力减弱。膝反射减弱或消失提示L_3、L_4神经根受压；踝反射减弱或消失提示S_1神经根受压。若马尾神经受压，则为肛门括约肌张力下降，肛门反射减弱或消失。

1. 运动系统检查　包括双下肢的肌力、肌张力及肌容积。

肌力检查：常用徒手肌力评定，分为 0～5 级，分别检查屈髋、伸膝、踝背伸、跗背伸肌力。0 级：肌肉无收缩；1 级：肌肉轻微收缩，但不能产生动作；2 级：肌肉收缩可产生动作，但不能对抗自身重力，肢体不能抬离床面；3 级：肢体能抬离床面，但不能对抗阻力；4 级：可对抗一定的阻力；5 级：正常肌力。

肌张力的评定：常用改良 Ashworth 痉挛量表评定有无痉挛，分为 0、1、1+、2、3、4 级。方法是对于下肢髋、膝、踝关节进行被动的关节活动范围运动，感受整个范围内的阻力。0 级为无痉挛，4 级为僵直，不能活动。

肌容积检查：观察下肢肌肉的外形及体积，有无肌肉萎缩。萎缩的肌肉触诊时感松弛。评估肌萎缩的程度，用软尺测量肢体相同部位的周径，相差大于 1cm 为异常。神经损伤后其所支配的肌群失去张力并萎缩，如 L_3/L_4 椎间盘突出，股四头肌无力并萎缩；L_4/L_5 椎间盘突出，L_5 神经根受压，胫前肌群无力及萎缩。

2. 感觉检查　以针刺检查痛觉为主，辅以触觉、温度觉及深感觉。神经根受压所产生的感觉障碍有明显的节段性；周围神经损伤所致的感觉障碍与神经干的支配区相当。

浅感觉检查：用大头针均匀力量自上而下，或自无痛区向有痛区轻刺被检者皮肤，测定其痛觉丧失、减退或敏感节段的界限。当神经受刺激时可有痛觉过敏；神经压迫而有变性时，则痛觉减退或丧失。用棉签或软纸片检查触觉，用装热水（40～50℃）与冷水（5～10℃）的试管，分别接触皮肤检查温度觉。如痛、触觉无改变，一般可不做温度觉检查。

深感觉检查：包括运动觉、位置觉和震动觉。常用的方法是被动屈伸被检者足趾，令其回答关节及位置。

3. 反射检查　反射的改变是神经系统损伤早期的信号。由于个体的差异，检查时必须注意左右侧对比。

深反射主要检查膝反射及跟腱反射。膝反射：被检者可坐位或仰卧位进行，坐位较卧位更为敏感。患者坐于床边，小腿完全松弛下垂而不着地；或仰卧位，检查者左手托其腘窝将膝关节屈曲 45°，以叩诊锤轻叩髌韧带，引起小腿伸展。双侧对比检查正常对称，表示腰 L_2～L_4 神经功能完好。跟腱反射：被检者仰卧位下肢外展，屈髋屈膝，或俯卧位屈膝 90°，检查者持前足使其踝关节保持 90°，叩击跟腱，引起腓肠肌收缩，足跖屈。双侧反射正常对称，表示 S_1～S_2 功能完好。

检查膝反射和跟腱反射时，叩诊锤叩击强度不同所出现的反射强度亦不同。当检查反射减弱时，应重复检查及改变不同体位检查。膝反射可由卧位改为坐位。跟腱反射可由仰卧位改为俯卧位。改变不同体位检查核对后作出定论。反射检查根据其活跃程度分为消失、减退、正常、增强、亢进。该节段脊髓或支配神经功能障碍时，反射减弱或消失；上运动神经元损伤，反射可增强或亢进，引起髌、踝阵挛。

三、特殊检查

1. 屈颈试验

目的：检查是否有腰神经根受压迫。

体位：被检查者仰卧位，双下肢伸直。

方法：主动或被动屈颈 1～2min。

结果：屈颈时可牵拉脊髓上升 1～2cm，同时向上牵拉硬膜及神经根，若腰骶神经根有炎症，将因其受牵拉紧张而产生大腿后放射痛。

2. 挺腹试验

目的：检查是否有腰神经根受压迫。

体位：被检查者仰卧位，双手置于躯干两侧。

方法：以枕部及两足跟为支撑点，将腹部及骨盆尽量向上挺起，同时咳嗽一声。

结果：立即感到腰部及两腿放射痛为阳性。原因是借助腹内压力升高而增加椎管内压力，以刺激有炎症的神经根，诱发疼痛。因此，挺腹试验在腰椎间盘突出症的患者中，阳性率很高。

3. 直腿抬高试验及加强试验

目的：检查是否存在腰神经根受压迫。

体位：仰卧位，伸膝。

方法：检查者一手握住患者踝部，另一手放在大腿前方保持膝关节伸直体位。先健侧后患侧，将患者下肢抬高；抬高受限后，将下肢降低至疼痛消失，并突然将足背屈（图 7-1、图 7-2）。

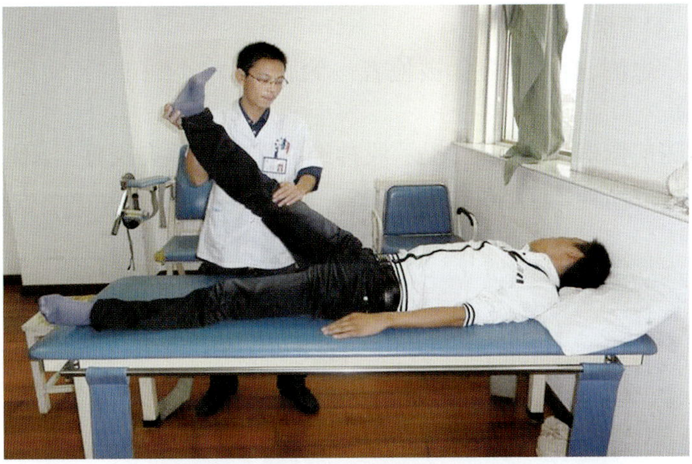

图 7-1 直腿抬高试验

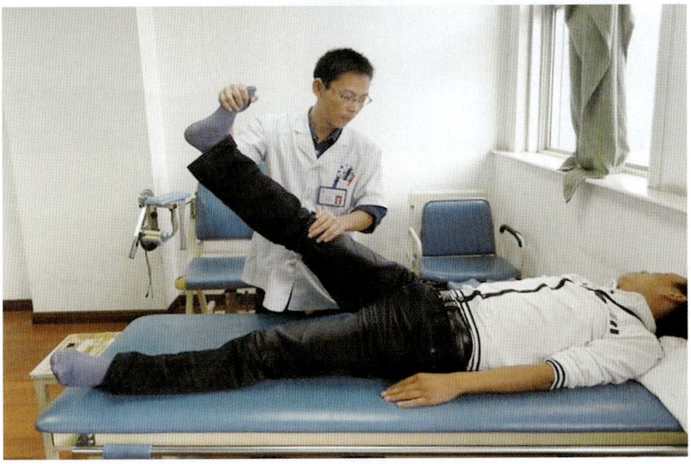

图 7-2 直腿抬高加强试验

结果：正常抬高到60°～70°开始感腘窝不适，若在60°以下出现抬高明显受限及下肢的放射性疼痛，为直腿抬高试验阳性；在直腿抬高试验阳性时，缓慢降低患肢高度，待放射痛消失，这时再被动背屈患肢踝关节以牵拉坐骨神经，如又出现放射痛称为加强试验阳性。

注意事项：典型的阳性表现为疼痛向小腿外侧、踝部、足背、足跟直至足趾部位的放射性疼痛或麻木。仅出现大腿后外侧的放射痛则视为可疑。由于神经根穿出椎间孔的走行角度和突出椎间盘压迫神经根的节段和方向不同，直腿抬高试验阳性仅能反映 L_4～S_3 神经根受压，L_3 及以上神经根受压者，直腿抬高试验常为阴性。另外，加强试验阳性是单纯坐骨神经受牵拉紧张的表现，故加强试验较直腿抬高试验对腰椎间盘突出症的诊断更有临床价值。髂胫束及腘绳肌紧张时直腿抬高试验亦可出现阳性。骶髂关节炎、腰部及臀部肌肉劳损、炎症等均可导致直腿抬高试验假阳性。临床上应注意结合其他检查结果加以鉴别。

4. 股神经牵拉试验

目的：检查是否存在股神经根受压。

体位：俯卧位，双下肢伸直。

方法：先健侧后患侧，检查者握住被检者一侧膝部，将小腿上抬，使髋关节处于过伸位，此时股神经受牵拉。

结果：诱发大腿前侧疼痛为阳性，提示股神经根部或干部有炎症。阳性主要见于高位腰椎间盘突出压迫股神经，如图7-3所示。

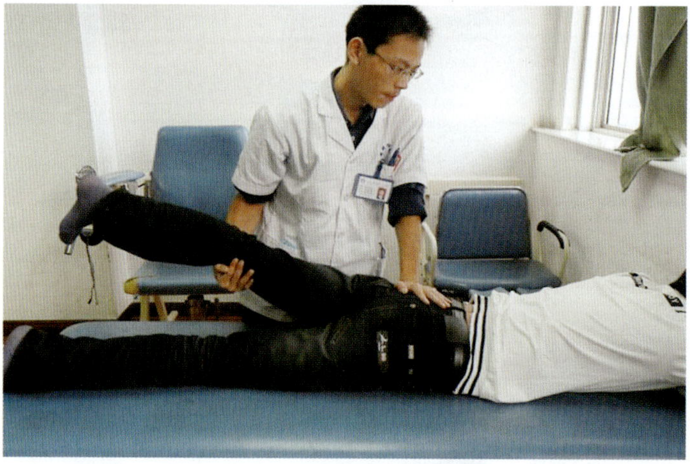

图7-3 股神经牵拉试验

5. 跟臀试验

目的：检查 L_2、L_3 神经根是否存在病变。

体位：俯卧位，双下肢伸直。

方法：先健侧后患侧，检查者握住被检者一侧踝部，尽量被动屈膝，使足跟部触碰同侧臀部，并确保患者的髋关节没有发生旋转。

结果：L_2、L_3 神经根存在病变时，屈膝不能超过90°为阳性，如图7-4所示。

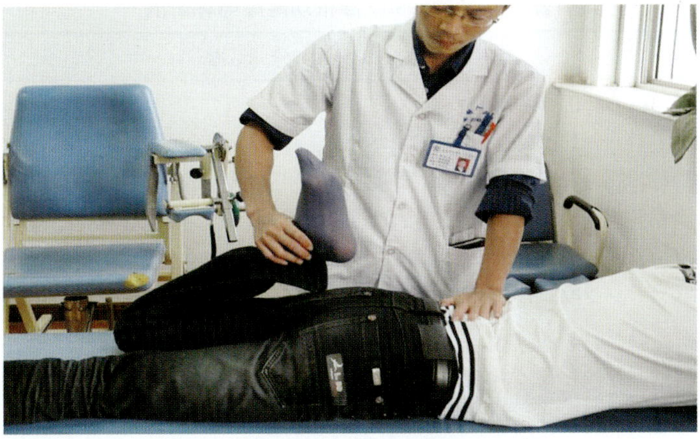

图 7-4　跟臀试验

四、康复评定

1. 视觉疼痛模拟评分　视觉疼痛模拟评分（visual analogue score，VAS）也称直观类比标度法，是最常用的疼痛评估工具。临床上常采用 VAS 卡，在卡中心刻有数字的 10cm 长线上有可滑动的游标，两端分别表示“无痛”（0）和“最剧烈的疼痛”（10）。患者面对无刻度的一面将游标放在当时最能代表疼痛程度的部位；医师面对有刻度的一面，读出疼痛强度数值即为疼痛强度评分，如图 7-5 所示。

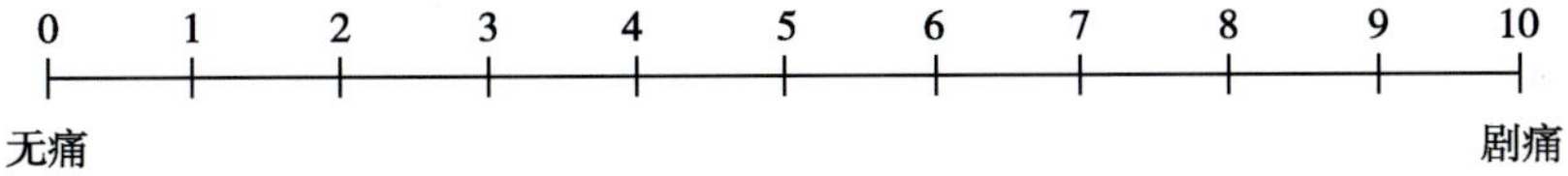

图 7-5　视觉模拟评分法（VAS）

2. Oswestry 功能障碍指数　近年来，国内外学者日益重视腰痛患者对自我功能状态的主观评价。Oswestry 功能障碍指数（Oswestry disability index，ODI）的特点是根据患者的主观感受评定其日常生活受到影响的程度。ODI 在脊柱外科领域应用广泛，目前已证实汉化 ODI 用于腰痛患者的临床评定有良好的信度和效度。Oswestry 腰椎功能障碍评价表共有 10 项，每项有 6 个备选答案（分值 0～5 分，0 分表示无任何功能障碍，5 分表示功能障碍最明显），见表 7-1。若 10 个问题都做了回答，记分方法是：将 10 个项目的选择答案相应得分累加后，计算其占 10 项最高分合计（50 分）的百分比，即为 Oswestry 功能障碍指数。假如有一个问题没有回答，则记分方法是：实际得分/45（9 个问题的最高分）×100%。Oswestry 功能障碍指数 0%为正常，越接近 100%则功能障碍越严重。

3. JOA 腰背痛评定　JOA 腰背痛评定由日本骨科学会 Japanese Orthopedic Association，JOA 于 1984 年提出，从自觉症状、临床检查、日常生活动作、膀胱功能等 4 个主要方面及患者自我满意程度、精神状态两个参考方面共 6 方面来评定患者疗效，如表 7-2 所示。根据治疗前后评分可分别计算出改善指数和改善率。通过改善指数可评估患者治疗前后腰椎功能的改善情况，改善率可反映临床疗效。

表 7-1 Oswestry 腰椎功能障碍评价表

症状	评分标准	实际评分
近几天疼痛的程度（腰背痛或腿痛）	0. 无任何疼痛 1. 有很轻微的痛 2. 较明显的痛（中度） 3. 明显的痛（相当严重） 4. 严重的痛（非常严重） 5. 痛得不能做任何事	
日常生活自理能力（洗漱、穿脱衣服等活动）	0. 日常生活完全能自理，无任何腰背痛或腿痛 1. 日常生活完全能自理，但引起腰背痛或腰痛加重 2. 日常生活虽能自理，由于活动时腰背或腿痛加重，以致动作小心、缓慢 3. 多数日常活动可自理，有的需他人帮助 4. 绝大多数的日常活动需要他人帮助 5. 穿脱衣服、洗漱困难，只能躺在床上	
提物	0. 提重物时并不引起腰背或腿痛 1. 能提重物时，但腰背或腿痛 2. 由于腰背或腿痛，以致不能将地面上较重的物体拿起，但能拿起放在合适位置上的重物，比如桌面上的重物 3. 由于腰背或腿痛，以致不能将地面上较轻的物体拿起来，但是能拿起放在合适位置上较轻的物品比如放在桌面上的物品 4. 只能拿一点轻的东西 5. 任何东西都提不起来或拿不动	
行走	0. 腰背或腿痛，但一点也不妨碍走多远 1. 由于腰背或腿痛，最多只能走 1 000m 2. 由于腰背或腿痛，最多只能走 500m 3. 由于腰背或腿痛，最多只能走 100m 4. 只能借助拐杖或手杖行走 5. 不得不躺在床上，排便也只能用便盆	
坐	0. 随便多高的椅子，想坐多久，就坐多久 1. 只要椅子高矮合适，想坐多久，就坐多久 2. 由于疼痛加重，最多只能坐 1h 3. 由于疼痛加重，最多只能坐 30min 4. 由于疼痛加重，最多只能坐 10min 5. 由于疼痛加重，一点也不敢坐	
站立	0. 想站多久，就站多久，疼痛不会加重 1. 想站多久，就站多久，但疼痛有些加重 2. 由于疼痛加重，最多只能站 1h 3. 由于疼痛加重，最多只能站 30min 4. 由于疼痛加重，最多只能站 10min 5. 由于疼痛加重，一点也不敢站	

续表

症状	评分标准	实际评分
睡眠	0. 半夜不会痛醒 1. 有时晚上会被痛醒 2. 由于疼痛，最多只能睡 6h 3. 由于疼痛，最多只能睡 4h 4. 由于疼痛，最多只能睡 2h 5. 由于疼痛，根本无法入睡	
社会活动	0. 社会活动完全正常，不会因此疼痛加重 1. 社会活动完全正常，但会加重疼痛 2. 疼痛限制剧烈活动，如运动，但对其他社会活动无明显影响 3. 疼痛限制了正常的社会活动，不能经常参加社会活动 4. 疼痛限制参加社会活动，只能在家从事一些社会活动 5. 由于疼痛，根本无法从事任何社会活动	
旅行（郊游）	0. 能到任何地方去旅行，腰背或腿不会痛 1. 能到任何地方去旅行，但疼痛会加重 2. 由于疼痛，外出郊游不超过 2h 3. 由于疼痛，外出郊游不超过 1h 4. 由于疼痛，外出郊游不超过 30min 5. 由于疼痛，除了到医院，根本无法外出	
性生活	0. 正常，且不会引起额外的疼痛 1. 正常，但会引起额外的疼痛 2. 接近正常，有明显的疼痛 3. 因为疼痛而严重受限 4. 因为疼痛而基本没有 5. 因为疼痛而无性生活	
总分		

表 7-2 JOA 腰背痛评定

1. 自觉症状（9 分）	
（1）腰痛	
无	3
偶有轻度腰痛	2
常有轻度腰痛，或偶有严重腰痛	1
常有剧烈腰痛	0
（2）下肢痛和（或）麻木	
无	3
偶有轻度下肢痛和（或）麻木	2
常有剧烈下肢痛和（或）麻木，或偶有严重下肢痛和（或）麻木	1
常有剧烈或偶有严重下肢痛和（或）麻木	0
（3）步行能力	
正常	3
步行 500m 以上发生疼痛、麻木和（或）肌无力	2
步行 500m 以内发生疼痛、麻木和（或）肌无力	1
步行 100m 以内发生疼痛、麻木和（或）肌无力	0

续表

2. 临床检查	
(1) 直腿抬高试验(含腘绳肌紧张)	
正常	2
30°~70°	1
<30°	0
(2) 感觉	
正常	2
轻度感觉障碍(无主观感觉)	1
明显感觉障碍	0
(3) 肌力	
正常(5级)	2
轻度肌力减弱(4级)	1
重度肌力减弱(0~3级)	0
注:两侧肌力均减弱时以严重一侧为准	
3. 日常生活活动(14分)	
(1) 睡觉翻身	
容易	2
困难	1
非常困难	0
(2) 站起	
容易	2
困难	1
非常困难	0
(3) 洗脸	
容易	2
困难	1
非常困难	0
(4) 弯腰	
容易	2
困难	1
非常困难	0
(5) 长时间(1h)坐位	
容易	2
困难	1
非常困难	0
(6) 持重物或上举	
容易	2
困难	1
非常困难	0
(7) 行走	
容易	2
困难	1
非常困难	0

续表

4. 膀胱功能	
正常	0
轻度排尿困难(尿频、排尿延迟)	-3
重度排尿困难(残尿感、尿失禁)	-6
尿闭	-9
注:应除外尿路疾病	
5. 自我满意程度(参考)	
良好(治愈)	
好(改善)	
无变化	
恶化	
6. 精神状态(参考)	
主诉	
疼痛性质、部位、程度不确定	
疼痛伴有从功能上难以解释的肌力减弱、痛觉过敏和自主神经改变	
多医院多科室就诊	
对手术期望值过高	
以往手术部位异常疼痛	
病休时间超过 1 年	
职业及家庭生活不满意	
工伤及交通事故	
精神科治疗史	
医疗纠纷史	

第三节 手法选择与应用

腰椎手法的选择主要以主客观评估“症状再现”为主线,辅以临床资料。选择具体的手法强度,还需要依据患者的评估过程中的“激惹性”来具体判断,疼痛激惹性通过判断以下三个方面来评估:①引发患者症状所需的活动的强度;②症状的剧烈程度;③症状被引发后消退所需要的时间(疼痛持续时间),而 Maitland 关节松动术的相关研究中也没有具体的激惹性评分标准,此处仅提供临床经验总结供大家参考:

1. 从问诊环节评估激惹性 如果患者描述引发症状的活动强度很低,如咳嗽或者排便就可以引出症状,激惹性可定为高激惹性。

2. 我们通过动作检查,如果附属运动引发或者进一步验证了患者是症状引发为比较容易,则可进一步确认激惹性为高。

3. 最后结束治疗以后的晚上至隔天早上的症状情况,判断患者激惹性。

针对引出“症状再现”不同部位及组织的情况,我们采取不同的治疗手段。如因关节所致可用腰椎关节松动类手法;如因神经张力为症状再现主要因素,可用神经松动术。

一、关节松动手法

1. 后向前(posterior anterior,PA)滑动

目的:改善患者椎体的活动度。

患者体位:俯卧位,上肢置于身体两侧。

治疗师体位:与患者垂直站立,患者应该足够低以便于治疗师可以倾斜站立,上肢完全伸展置于患者上躯干上方,可触及需要治疗的节段施行治疗。

步骤:

(1) 中心:在需要治疗的水平找到棘突,用小鱼际接触该棘突。另一只手稳定运动的手提供支撑。通过棘突后前向的运动松动该节段。(图 7-6)

(2) 单侧:触摸并找到需要治疗节段的棘突。将双手拇指的顶部置于需要治疗阶段的关节突位置。锁住 MCP、IP 关节于伸展位,两侧拇指齐平,相互支持。腕关节和肘关节保持在伸展位,调动的力量应该来自上躯干,透过上肢和拇指作用于想治疗的节段。(图 7-7)

关键点:在进行松动时要考虑到患者的呼吸。

注意事项:一个单侧的后前力也可以用手小鱼际区域施力,PA 力合并尾侧滑动也可作用于横突。

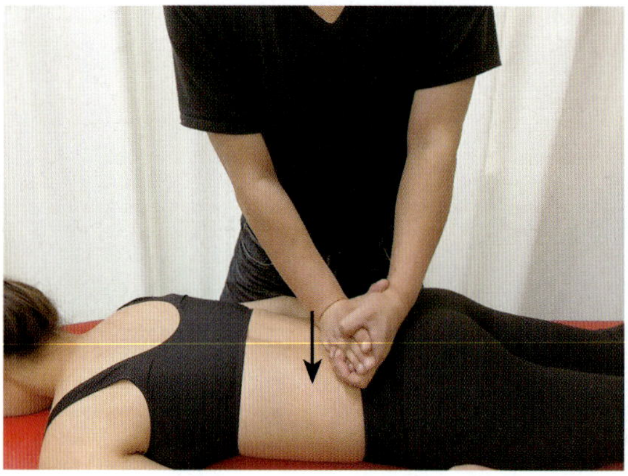

图 7-6 中心后前向滑动

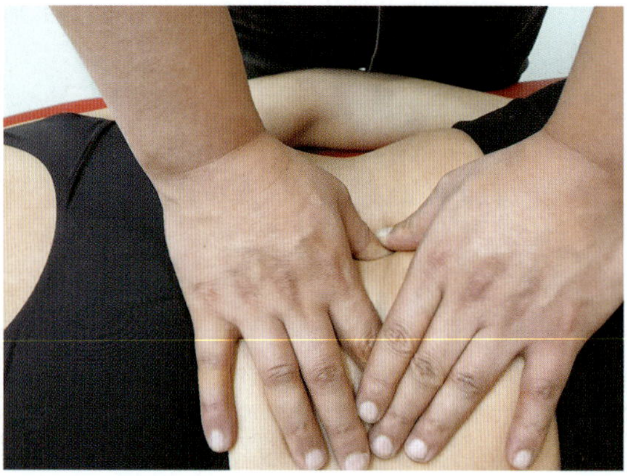

图 7-7 单侧后前向滑动

2. 屈曲手法(侧位)

目的:改善患者腰椎屈曲活动度。

患者体位:侧卧位,患侧在上,面向治疗师。

治疗师体位:面向患者站立,大致在患者躯干处。患者位置应该足够低使治疗师的上躯干可以完全倾斜在患者上方。

步骤:通过旋转患者的骨盆偏压患者的腰椎至屈曲。将近患者身体侧手的手指置于想治疗节段的棘突上方。另一只手使患者下肢屈曲,直到近患者身体侧的手可触及两节段之间的移动。将近患者身体侧收的手指置于患者棘突上,并安置患者的双上肢在治疗师前臂附近。当近侧手稳定棘突的同时,另一只上肢/前臂在向前和头方向做快速低幅(high velocity low amplitude,HVLA)的推进(图 7-8)。

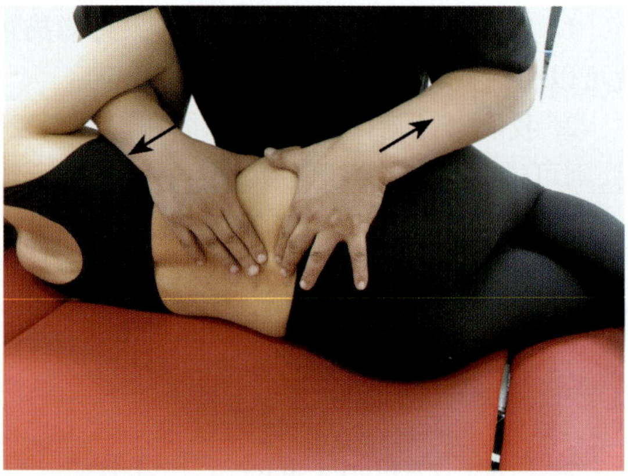

图 7-8 屈曲手法(侧位)

关键点:提前选择适宜的评估方法定

位要治疗的节段。

注意事项：为了突出这个位置的屈曲，可以通过提升床面高度来达到侧屈，分离出想治疗的节段。这也可以作为分级松动术（非推进）来执行。

3. 伸展手法（侧位）

患者体位：侧卧位，患侧在上，面向治疗师。

治疗师体位：面向患者站立，大致在患者躯干处。患者位置应该足够低使治疗师的上躯干可以完全倾斜在患者上方。

步骤：通过推患者的髋关节使骨盆前倾，偏压患者的腰椎至伸展位。在推患者腰椎至伸展位时，触及受影响的节段。一旦患者腰椎完全伸展，缓慢减少腰椎伸展角度（放弃某些松弛部分）。使患者髋伸展。将患者上方下肢的脚置于另一下肢腘窝下以达到固定的目的。治疗师将近侧上肢埋于患者肘关节处来固定患者的胸椎。前臂跨过髋关节侧方贴近患者的脚。施加一个前-头向的力，然后在相同方向上施加高速低幅度的振动（图 7-9）。

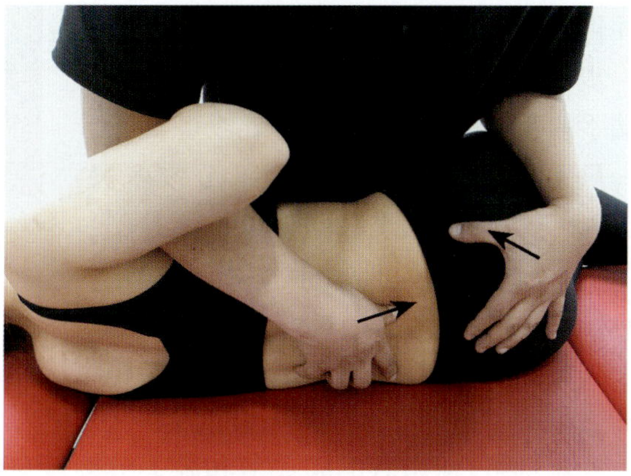

图 7-9　伸展手法（侧位）

关键点：提前选择适宜的评估方法定位要治疗的节段。

变化：为了突出这个位置的伸展，可以通过提升治疗床远端高度来使患者侧屈。这也可以作为分级松动术（非推进）来执行。

4. 腰椎中立位裂缝技术

患者体位：侧卧位，患侧在上，面向治疗师。

治疗师体位：在患者躯干处位置面朝患者站立，患者应该足够低以方便治疗师上躯干倾斜在患者上方。

步骤：将近患者侧的手置于需要治疗节段的棘突上。另一只手使患者下肢屈曲，直到近患者身体侧的手可触及两节段之间的移动。将患者上方下肢的脚置于另一下肢腘窝下以达到固定的目的。将远端手向上移动至想治疗的脊柱水平，近端手伸出去抓住患者的肩关节下侧，轻轻地拉到正确的屈曲和旋转位置，直到触及该脊柱节段间的运动。患者的手臂钩在治疗师的前臂。远端手的前臂在患者髋关节后方。确保保持这个起始位置，使患者朝向治疗师伸臂滚身。使用远端手的前臂引导患者在前向做一个高速度低幅度（HVLA）的推进（图 7-10）。

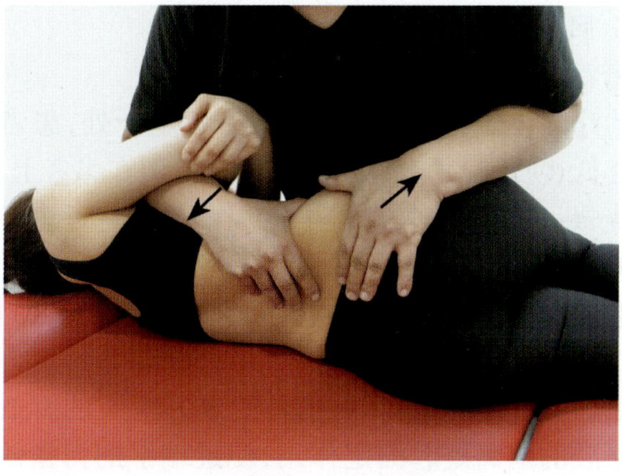

图 7-10　腰椎中立位裂缝技术

关键点：伸臂滚身是这一技术成功施行的关键。避免患者的髋关节向前推，而且治疗师体位足够高可利用上躯干和重力完成大部分的工作。

5. 腰椎侧屈松动

患者体位：侧卧位，患侧在上，面向治疗师。患者髋关节和膝关节稍屈曲。患者脊柱应保持中立位。

治疗师体位：面对患者站在患者躯干水平处，患者应该足够低，使治疗师可以俯身并将上躯干紧贴患者。

步骤：将近端臂穿过患者的上臂。将近端手的手指放在脊柱和上节段棘突下，另一只手的手指放在脊柱和下节段棘突下。为了打开患者向上的椎间孔，需反复地把示指放在一起，把拇指伸出来（图 7-11）。

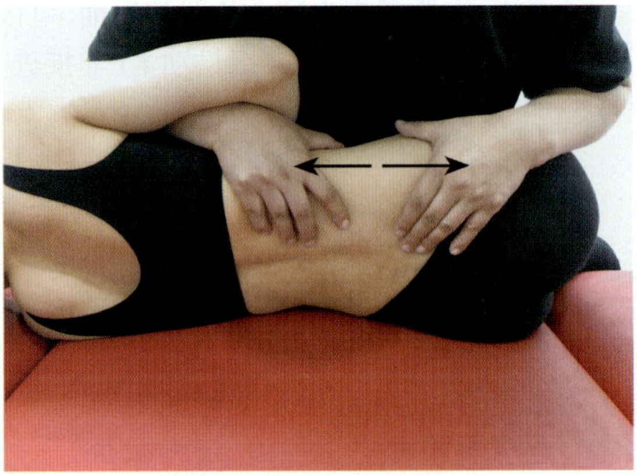

图 7-11 腰椎侧屈松动

关键点：使用指尖来加强和定位侧屈。这种力量更多来自于患者的体位，而不是来自手指的力量。

变化：通过使患者的髋关节和膝关节接近 90°屈曲以及远离治疗台，可使腰椎侧弯增加。这将允许更多的扭转力进入侧屈（当你这样做时，密切观察患者的情况）。

6. 胸腰椎交叉操作

患者体位：患者坐在治疗床的边缘，双下肢叉开坐在床上，背向治疗师。双上肢交叉双手置于对侧肘关节处。

治疗师体位：治疗师站在相反侧，施行手法治疗。

步骤：治疗师的手臂贴近患者，即将触及患者手臂来稳定患者，轻柔地抓住患者侧面肩胛处的区域。另一只手的小鱼际置于要治疗的关节突处。松动的上肢通过肘接触的躯干固定，接触位置在髂前上棘（ASIS）。治疗师旋转患者直到关节松弛。在前-中间方向上做一个快速低幅的推进（HVLA）（图 7-12）。

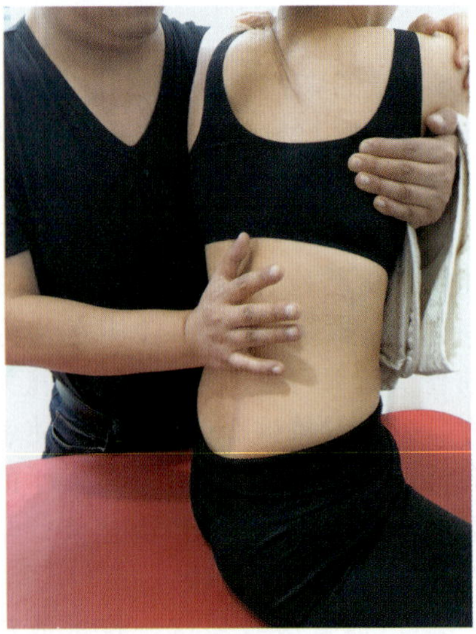

图 7-12 胸腰椎交叉操作

关键点：确保患者在治疗床上不过高也不过长。

变化：该技术可以作为一个低级别的活动，逐渐进步到推进技术。

7. 腰椎旋转（高级）

患者体位：侧卧位，面向治疗师。

治疗师体位：面对患者站在患者躯干处，患者应该足够低，使治疗师上躯干可以完全倾斜在患者上方。

步骤：开始让患者保持中立屈曲位。将近患者身体侧的手指放在想治疗节段的棘突上。用远端手使患者的腿屈曲，直到近端手能触及两目标节段之间的运动（上棘突与下棘突分离）。将患者下方的腿伸直（接触治疗台的一侧）。将患者的上方下肢的脚放在下方下肢的腘窝处起固定作用，使近端手的拇指放在待治疗处棘突外侧缘上起固定作用。患者的手臂钩住治疗师的前臂。治疗师远侧上肢的前臂放在患者的髋关节上，并将指尖放在另一个拇指所在节段的下一节段的棘突下。用近端臂稳定近端躯干的同时用指尖提供旋转力轻轻旋转患者的下躯干。利用所有可用的关节运动实现躯干上部和躯干下部的旋转摆动（图 7-13）。

关键点：使用拇指定位治疗节段的运动，利用全身实施旋转松动。该技术类似于腰椎中立位裂缝技术。

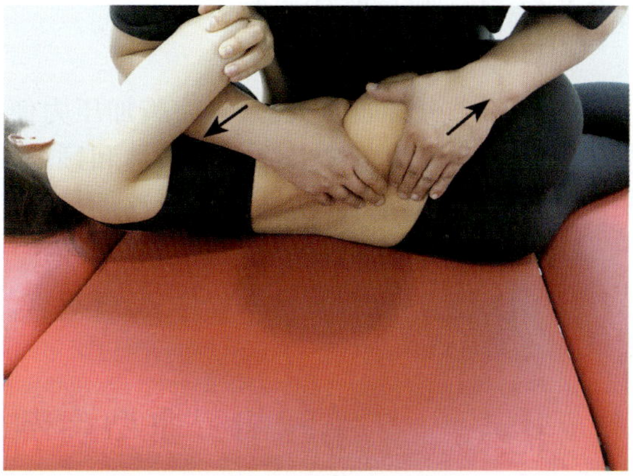

图 7-13 腰椎旋转（高级）

二、神经松动术

塌腹（SLUMP）试验在神经根的张力产生疼痛时是阳性的，特别是在椎间盘疼痛时。有一些结果可能暗示初期的椎间盘突出或慢性神经根粘连。Lew 和 Briggs 报道无论腘绳肌张力如何，SLUMP 致敏作用的方法不会影响任何与腘绳肌相关的症状。这个测验能够将腘绳肌紧张和神经性源头区分开来。

为了区分阳性测验，SLUMP 必须有序实施。Butler 解释 SLUMP 只有具备以下三个条件时才为阳性。首先，结果必须与健侧一致的指征呈不对称。其次，检查过程中产生的疼痛必须是与患者报告相同的根性疼痛。最后，疼痛必须具有致敏作用，由此加大神经根张力的远端或近端区域的运动会加重症状。Johnson 和 Chiarello 说明在健康的男性中，膝关节活动度受限的假阳性时有发生。

患者体位：患者手放置于背后正坐，双腿并拢，膝关节后面正对治疗床边缘。

治疗师体位：患者的后方。

步骤（图 7-14）：

（1）塌腰保持骶骨垂直，骨盆中立位，产生躯干屈曲。检查者施加很大的压力以使患者

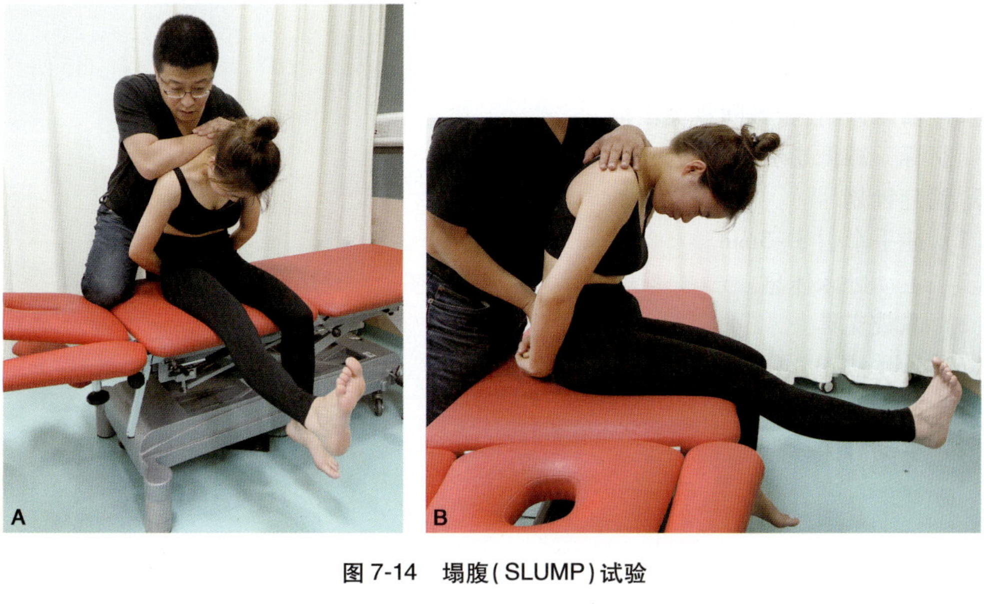

图 7-14 塌腹（SLUMP）试验

后背前躬,小心保持骶骨垂直。

(2) 躯干负重(受压)。

(3) 要求患者屈曲头部,然后施加压力使其颈部屈曲。

(4) 当在压力下维持完全的脊柱和颈部屈曲时,治疗师要求患者伸膝。

(5) 患者在保持膝关节伸直时移动足部达到背屈。

(6) 应用背屈来致敏操作。

(7) 关键点:全程骨盆中立位,骶骨垂直。

第四节 典型病例(腰椎间盘突出症)

1. 主客观评估

病史:某某,36 岁,1.62m,女性。主诉左侧臀部疼痛,疼痛神经性串痛,咳嗽后疼痛加重,既往有腰背痛史,无髋关节及下腰部外伤史。

查体:咳嗽可引发患者右侧臀上部放射性疼痛,咳嗽停止,疼痛持续 5~10s 后消失,患者略有腰部右侧弯。主动活动:站立位躯干前屈、后伸、右侧屈、右侧旋转可引发右侧臀上部放射性疼痛。仰卧位直腿抬高测试,双侧均可引发患者右侧臂上部放射性疼痛。触诊,右侧 L_4~L_5、L_5~S_1 间隙叩击引发右侧臀上部放射性疼痛。MRI 显示:①L_5~S_1 椎间盘突出;②腰椎骨质增生;③腰椎椎小关节退行性变。

2. 分析与诊断

(1) 腹股沟部弥漫性深部疼痛,骨盆倾斜,说明有关节囊增厚。

(2) 长时间行走后疼痛加重,内旋受限、被动内旋引发疼痛感及关节囊终末感说明有关节囊短缩或纤维化,内收肌短缩。

(3) 髂腰肌、股直肌、阔筋膜张肌短缩表明屈髋肌短缩紧张。

3. 问题清单

(1) 功能诊断:

1) 神经性疼痛激惹性高

2) 双侧神经敏化严重

(2) 临床诊断:腰椎间盘突出症。

4. 目标 减低患者疼痛激惹性以及神经敏化。

5. 治疗计划

(1) 徒手牵引 3~5min。

(2) 主动卧床休息。

(3) 佩戴支具。

6. 干预手法

(1) 徒手牵引 3~5min。

(2) 主动卧床休息。

(高晓平 马全胜)

参考文献

[1] 周秉文. 腰背痛[M]. 2 版. 北京:人民卫生出版社,2005.

[2] 王诗忠,张泓. 康复评定学[M]. 北京:人民卫生出版社,2012.

[3] 周谋望,岳寿伟. "腰椎间盘突出症的康复治疗"中国专家共识[J]. 中国康复医学杂志,2017,32(2):129-135.

[4] Little JS,Khalsa PS. Material properties of the human lumbar facet joint capsule[J]. Biomech Eng. 2005,127(1):15-24.

[5] Peng B,Wu W,Hou S,et al. The pathogenesis of discogenic low back pain[J]. Bone Joint Surg Br. 2005,87(1):62-67.

第八章

骨盆与骶髂关节疾病

第一节　骨盆与骶髂关节疾病的临床表现

Bernard 和 Kirkaldy-Willis 两位学者进行过大型的患病率调查，发现约有 20.5%腰背痛患者亦有骶髂关节疼痛问题。根据国际脊椎注射协会指引的准则，在深入检查腰背痛患者中，有 15%~25%是患有明显骶髂关节疼痛的。

骶髂关节的受伤原因一般为脊柱负荷长期或短期加大并突然旋转躯干，导致滑囊或滑液破坏、滑囊及韧带绷紧、关节活动度不足或过大、外来的压力或剪力、异常的关节力学、微骨折或大骨折、软骨软化、软组织受损及发炎。

骨盆是由骶骨、尾骨和两块髋骨（由髂骨、坐骨及耻骨融合而成）组成。骶髂关节（sacroiliac joints）连接骶骨和盆骨，类似于骶骨与髂骨之间的两个“锁轮”结构，这个结构和耻骨联合（symphysis pubis）协同作用使作用在脊柱上的力向双下肢均匀地传导，并使整个骨盆环（pelvic ring）具有一定的缓冲弹性。骶髂关节不仅承载骨盆及骨盆以上的负荷而且能缓冲在下肢与地面接触过程中所产生的对脊柱和上半身的冲击震荡（图 8-1）。

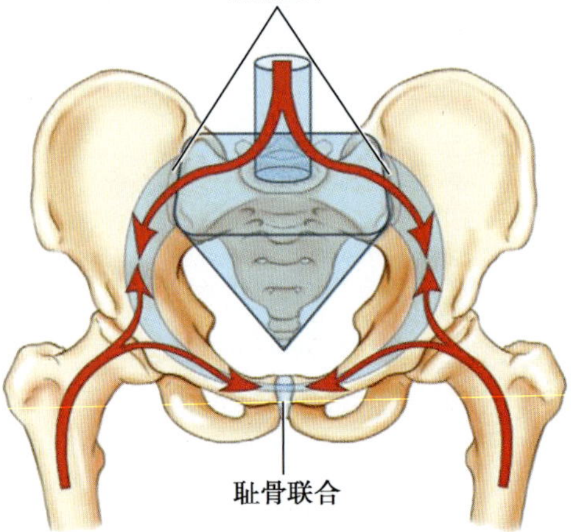

图 8-1　骨盆的构成
箭示身体重力在骨盆环、躯干和股骨之间传递的方向

正因为有了这样特殊的结构，并具备有吸收振荡缓冲的功能，骶髂关节和耻骨联合在结构与功能上有别于其他关节，在临床上骶髂关节功能障碍所导致的疼痛尤为突出。一般认为 30%以上的长期慢性下腰痛患者的疼痛源于骶髂关节。疼痛可能是由骶髂关节或关节周围结缔组织损伤导致的。明显外伤可导致骶髂关节受损，如坠落、无意中踩入空洞、从阶梯上跌落、难产。骨盆或腰部单侧受到的反复单向扭转力亦可导致骶髂关节受损，如花样滑冰、其他需要频繁做踢腿或高速上抛动作的体育运动。姿势

异常形成的关节应力最终也可使骶髂关节受损。例如:髂骨不对称或双腿不等长导致的骨盆形状不对称、腰椎过度前凸、脊柱侧凸。然而更多时候,骶髂关节疼痛的损伤机制和病理机制都不清楚。

在骶髂关节的临床评定与治疗方面,仍有很多在评定上与其他关节也有区别。在检查腰椎和髋关节的问题时,必须进行骶髂关节和耻骨联合的评定,同样,一个完整的骶髂关节和耻骨联合的评定也应该包括对髋关节和腰椎的评定。在检查时,可以首先考虑检查腰椎和髋关节,如果检查后没有腰椎及髋关节的问题,但是疼痛及功能障碍仍然存在而又不能确诊,那就需要进行骨盆的评定。

骶髂关节综合征的症状通常很难与其他类型的下腰痛区分开来,最常见的症状包括:

(1) 下腰痛(通常低于 L_5 水平)。

(2) 骨盆和臀部疼痛。

(3) 腹股沟疼痛。

(4) 下肢感觉:疼痛、麻木、刺痛、无力。

(5) 下肢站立失稳感。

(6) 由于疼痛,久坐时会不断改变坐姿。

(7) 因改变体位时疼痛加剧而影响睡眠。

(8) 骶髂关节局部对压触感比较敏感,特别是靠近髂后上棘(PSIS)的部位(level of evidence B)。

(9) 从坐位到站立时疼痛加重。

(10) 疼痛会因骶髂关节机械压力改变而改变,如:躯干向前弯曲也会引起疼痛、不恰当的骨盆运动模式等。

第二节 基本检查与评估

骨盆与骶髂关节的基本检查和评估,是手法治疗的重要依据,通常包括主观检查(subjective examination)与客观检查(objective examination)两部分内容。

一、主观检查

1. 病史

(1) 受伤的原因:是否有跌倒、扭伤或拉伤。举例,骶髂关节损伤通常是由于不小心踩空滑倒或过猛踢脚动作滑倒到地面上,臀部着地,搬重物或扭转腰的动作等引起,这些动作都会增加骶髂关节损伤的机会。

(2) 疼痛的部位:位置较深且为钝痛,无法用语言来说清楚的疼痛。疼痛往往是单侧的,有时会牵扯到大腿后侧,有时又在髂窝(iliac fossa)或者是臀部。往往疼痛的放射不超过膝关节。

(3) 疼痛的时间:通常发生在翻身时、下床时及用患肢走路及上台阶时,疼痛会持续并且不受姿势改变而变化。耻骨联合的问题引起的疼痛通常倾向于局限性,疼痛会因大腿内收肌或腹直肌的收缩运动而加重。

(4) 习惯性姿势:工作时是否经常久坐或扭转身体,是否爱好跷“二郎腿”并维持的时间较长，是否喜欢单脚站立等。检查者必须仔细询问患者是否有一些潜在的增加骶髂关节应力的姿势。

（5）患者最常做的活动及休闲娱乐活动是否会增加骶髂关节应力。

（6）是否有特殊的姿势或运动加重骶髂关节的病症，上下楼梯、走路或由坐着突然站起都会加重症状。

（7）患者的年龄：强直性脊柱炎（ankylosing spindylitis）经常发生在15~35岁男性；骶髂关节活动度减少通常见于40~50岁男性及50岁以后的女性。

（8）患者是否感觉到下肢无力：骶髂关节受到影响时可能会出现下肢的神经病症。

（9）患者是否有排尿障碍：有报道骶髂关节功能受限时可能会导致出现泌尿系统症状。

（10）患者是否有怀孕：女性骶髂韧带的损伤可由激素作用导致的骶髂韧带松弛而引起。骶髂韧带需要在妊娠结束后3~4个月或更长的时间后才能恢复正常。

（11）患者是否有类似风湿关节炎（rheumatoid arthritis）、莱特尔氏病（Reiter's disease）或强直性脊柱炎的病史，这些疾病可累及骶髂关节。

（12）患者腹腔及盆腔是否接受过重大手术：腹、盆腔内脏器官的结构和位置的改变以及局部组织瘢痕、粘连等都会影响骨盆的正常运动，从而改变髂骨的位置，影响到正常的骶髂关节。

二、客观检查

骨盆及骶髂关节功能障碍的检查方式方法有很多，根据此类患者临床发病的特点及检查的时效性，将相关检查进行了整理及优化，采取了针对性特殊检查法，但是不能涵盖所有情况，若遇病情特殊需要配合系统的"骨科物理治疗检查"，为进一步甄别功能障碍的缘由、需要完善相关检查后才能给予患者治疗。

（一）骶髂关节功能障碍

功能障碍的描述，在本章节中特指运动幅度最大或更容易运动到某一侧方向的那边（dysfunction is named in the direction of the greatest amplitude of mobility），如在检查过程中，左侧髂骨更容易向前活动而向后侧活动相对困难，那么命名为"左侧髂骨向前的功能障碍"，反之亦然。

1. 特殊测试

（1）站立位屈曲测试

目的：通过站立位头颈及躯干前屈测试初步判断是否髂骨以下问题，如果站立位前屈测试阳性，可能是髂骨或髂骨以下的问题。

患者体位：站立位，双脚平行与肩同宽，膝关节伸直。

治疗师体位：站在患者背后。

手的位置：治疗师双手拇指分别触及患者左右侧髂后上棘（PSIS）、示指及其他手指在髂嵴水平。

步骤：嘱患者头颈及躯干逐步缓慢向前屈曲，达到最大限度后回到原位。阴性：患者髂后上棘及髂嵴平行，髂后上棘随着头颈及躯干逐步缓慢向前屈曲同步上移；阳性：一侧髂前上棘上移过早，或出现一些症状与体征（图8-2、图8-3）。

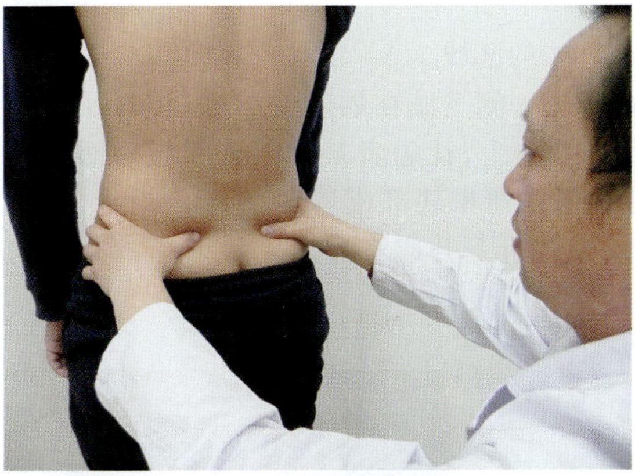

图 8-2　站立位屈曲测试 A

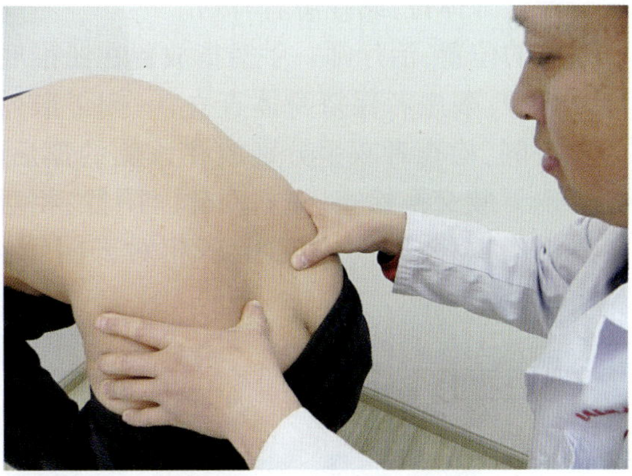

图 8-3　站立位屈曲测试 B

注意事项：在向前屈曲过程中膝关节保持伸直，若有眩晕、腰部不适等症状立即停止，可以先检查脊柱及其他关节问题并结合影像资料结果进行诊断。

（2）坐位屈曲测试

目的：通过站立位头颈及躯干前屈测试初步判断是否为骶骨以上问题，如果坐位前屈测试阳性，可能是骶骨及以上的问题。

患者体位：坐位，双脚平行与肩同宽，膝关节屈曲。

治疗师体位：站在患者背后。

手的位置：治疗师双手拇指分别触及患者左右侧髂后上棘、示指及其他手指在髂嵴水平。

步骤：嘱患者头颈及躯干逐步缓慢向前屈曲，达到最大限度后回到原位。阴性：患者髂后上棘及髂嵴平行，髂后上棘随着头颈及躯干逐步缓慢向前屈曲同步上移；阳性：一侧髂前上棘上移过早，或出现一些症状与体征（图 8-4）。

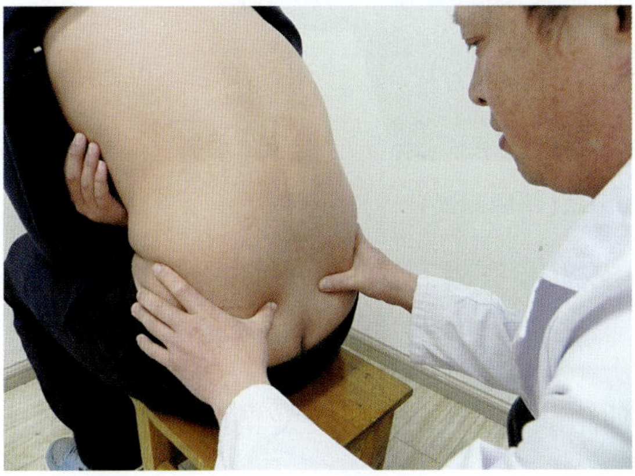

图 8-4　坐位屈曲测试

注意事项：在向前屈曲过程中下肢负重、膝关节保持屈曲、髋关节保持中立位，若有眩晕、腰部不适等症状立即停止，可以先检查脊柱及其他关节问题并结合影像资料结果进行诊断。

站立位及坐位屈曲测试判别问题的根源：

1）如果站立位屈曲测试阳性（+），坐位屈曲测试阴性（-），那么问题来源于底部（由髂至骶）。

2）如果坐位屈曲测试阳性（+），站立位屈曲测试阴性（-），那么问题来源于顶部（由骶至髂）。

（3）Stork 测试（单腿测试）

目的：通过单腿站立测试判断哪一侧出现骶髂功能障碍问题。

患者体位：站位，双脚平行与肩同宽，膝关节伸直。

治疗师体位：站在患者背后。

手的位置：治疗师一手拇指放置在骶椎底部或 S_2 的区域。

步骤：嘱患者保持身体直立，一侧下肢站立另外一侧下肢在屈膝位尽量屈髋，屈髋侧为检查侧，检查者双手分别放在该侧的髂后上棘及 S_2 上，让患者最大限度屈髋后回到原位。双下肢交换检查，左右对比。阴性：相对于放置在骶椎底部或者 S_2 区域的拇指，髂后上棘拇指下移；阳性：髂后上棘相对于同侧骶骨底有所上升或者髂后上棘拇指没有移动（图 8-5）。

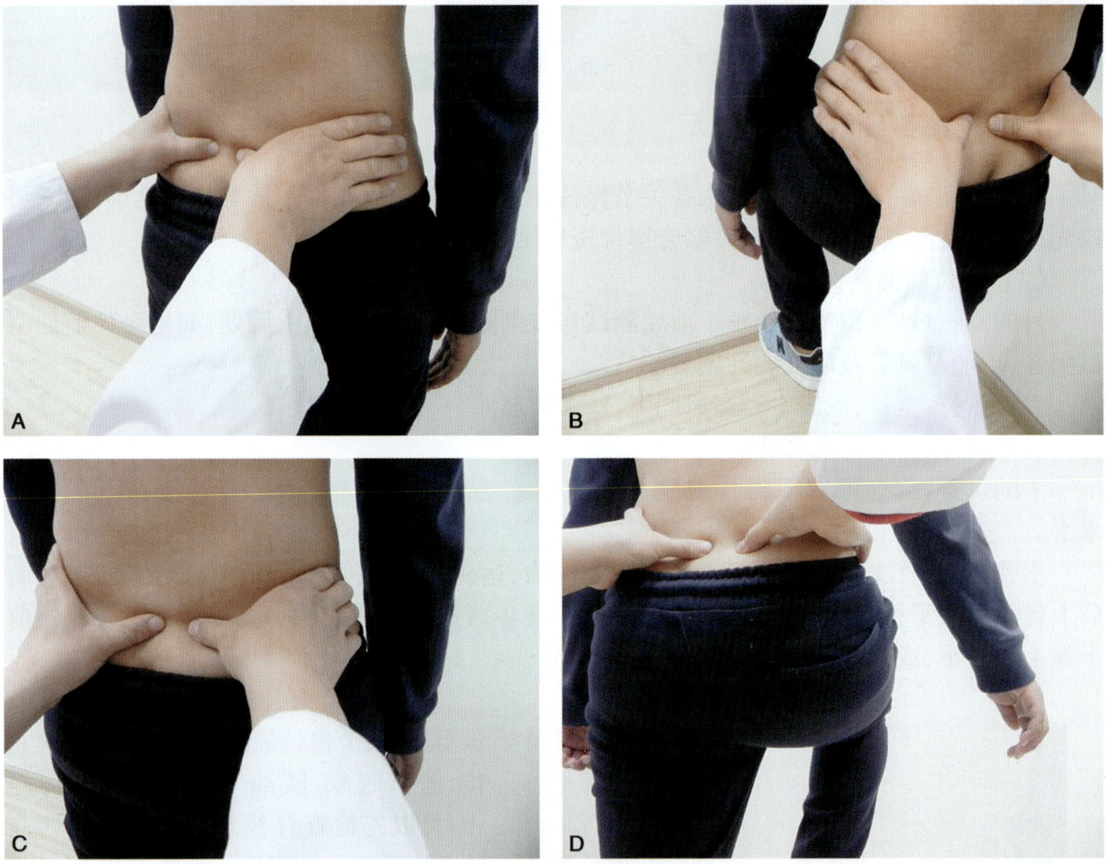

图 8-5 Stork 测试（单腿测试）

注意事项：若患者有平衡障碍，给予一定支撑，检查侧下肢动作缓慢进行，需要双侧下肢对比。

（4） F. AB. ER. E. 测试

目的：通过髋关节屈曲+外展+外旋及后伸测试初步判断该侧髋关节的功能状况，作为缩短测试及伸长测试是否能完成的必要条件。

患者体位：仰卧位。

治疗师体位：站在患者检查侧。

手的位置：治疗师一只手在患者脚踝处固定、另一只手在膝关节内侧。

步骤：嘱患者一侧下肢伸直，另一侧髋关节屈曲+外展+外旋、膝关节屈曲、足底靠近伸直下肢膝关节内侧，治疗师放在患者膝关节内侧的手向下加压。阴性：髋关节无疼痛及明显活

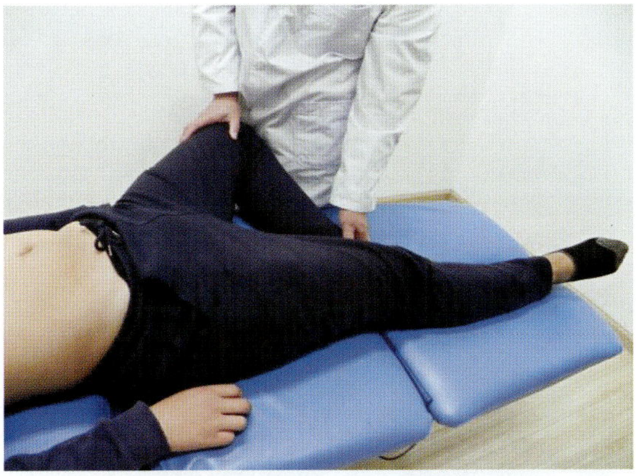

图 8-6　F. AB. ER. E. 测试

动受限；阳性：髋关节周围疼痛并关节活动明显活动受限（图 8-6）。

注意事项：检查者施力向下压时，要轻柔，若患者有不适感，应该立即停止，需要双侧下肢对比。

（5）缩短测试（downing 测试）

目的：通过髋关节外展+内旋测试来拉伸坐股韧带放松髂股韧带（Bertin 韧带）上下部，达到该侧下肢缩短的结果。

1）外展会拉伸坐股韧带放松 Bertin 韧带的上部。

2）内旋会拉伸坐股韧带放松 Bertin 韧带的下部。

患者体位：仰卧位。

治疗师体位：站在患者检查侧。

手的位置：①治疗师一只手在患者脚踝处、另一只手在膝关节周围帮助足及膝并拢；②治疗师双手抓握患者脚踝帮助将膝关节拉直；③治疗师拇指在患者内踝下缘比较双下肢长短；④治疗师一只手在患者大腿外侧、另一只手在脚踝处。

步骤：先嘱患者主动“搭桥”，两足及膝靠拢，消除髋关节紧张，治疗师一只手在患者脚踝处、另一只手在膝关节周围帮助足及膝并拢，保持 3s 后臀部落到床面（患者主动），治疗师帮助膝关节伸（患者被动），随即治疗师拇指在患者内踝下缘比较双下肢长短。接着治疗师做患者髋外展内旋动作并保持 3s，之后还原下肢位置并再次比较双下肢长度。阴性：该侧下肢相对变短；阳性：该侧下肢相对变短不明显或者没有变化（图 8-7）。

注意事项：检查者在施力帮助髋关节外展内旋时，动作轻柔，若患者有不适感，应该立即停止，需要双侧下肢对比。

（6）伸长测试

目的：通过髋关节内收+外旋测试来放松坐股韧带拉伸髂股韧带（Bertin 韧带）上下部，达到该侧下肢伸长的结果。

患者体位：仰卧位。

治疗师体位：站在患者检查侧。

手的位置：①治疗师一只手在患者脚踝处、另一只手在膝关节周围帮助足及膝并拢。②治疗师一只手在患者脚踝处、另一只手在患者大腿内侧。③治疗师拇指在患者内踝下缘比较双下肢长短。

步骤：先嘱患者主动“搭桥”，两足及膝靠拢，消除髋关节紧张，治疗师一只手在患者脚踝处、另一只手在膝关节周围帮助足及膝并拢，保持 3s 后臀部落到床面（患者主动），治疗师帮助膝关节伸（患者被动），随即治疗师拇指在患者内踝下缘比较双下肢长短。接着治疗师做患者髋内收及外旋动作并保持 3s，之后还原下肢位置并再次比较双下肢长度。阴性：该侧下肢相对变长；阳性：该侧下肢相对变长不明显或者没有变化（图 8-8）。

注意事项：治疗师在施力帮助髋关节内收及外旋时，动作轻柔，若患者有不适感，应该立

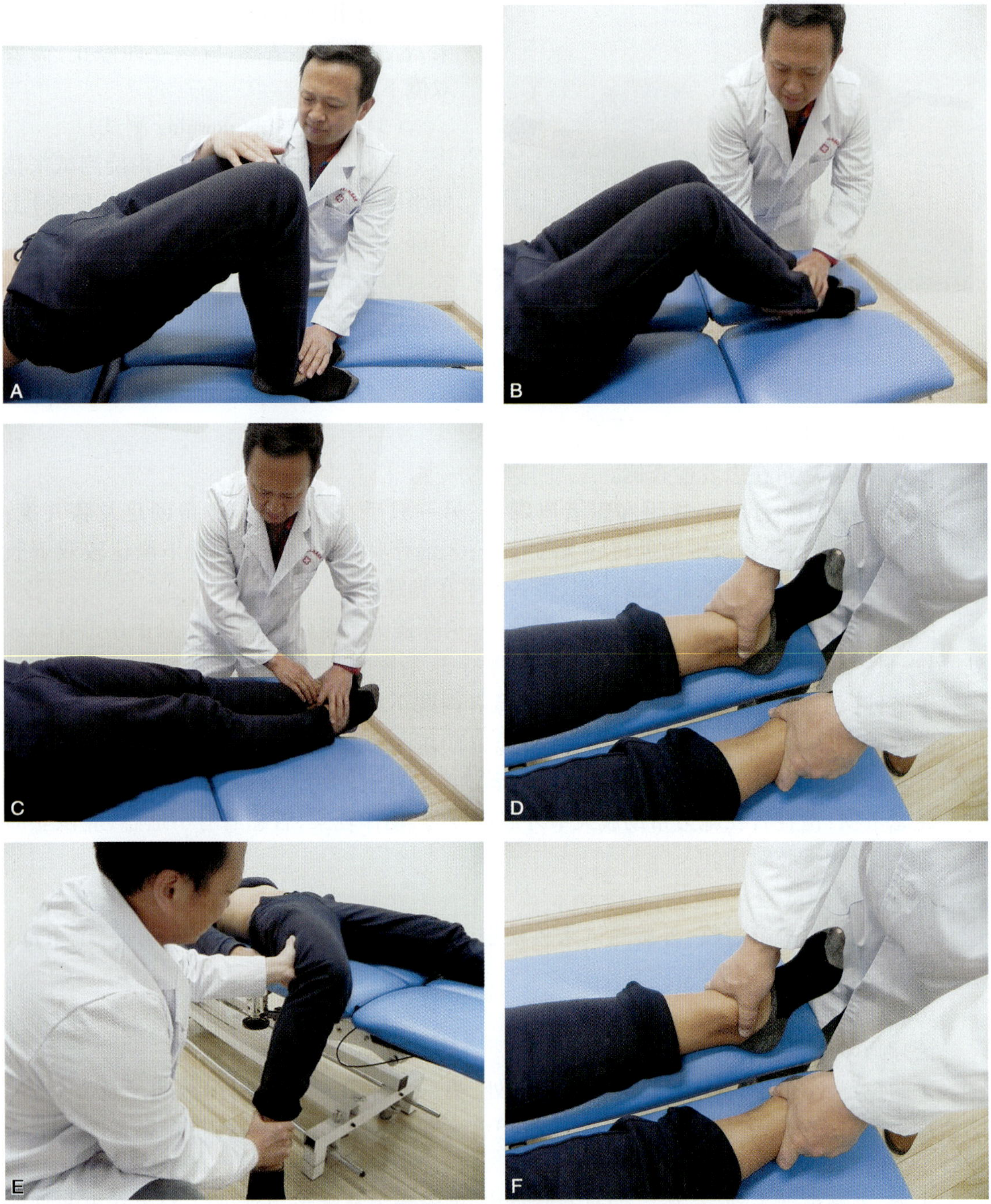

图 8-7 缩短测试

A. 患者主动“搭桥”并保持 3s，两足及膝靠拢；B. 臀部落到床面（患者主动），治疗师帮助膝关节伸（患者被动）；C. 治疗师将膝关节完全拉直（患者被动）；D. 治疗师拇指在患者内踝下缘比较双下肢长短；E. 治疗师做患者髋外展外旋动作并保持 3s；F. 治疗师拇指在患者内踝下缘比较双下肢长短

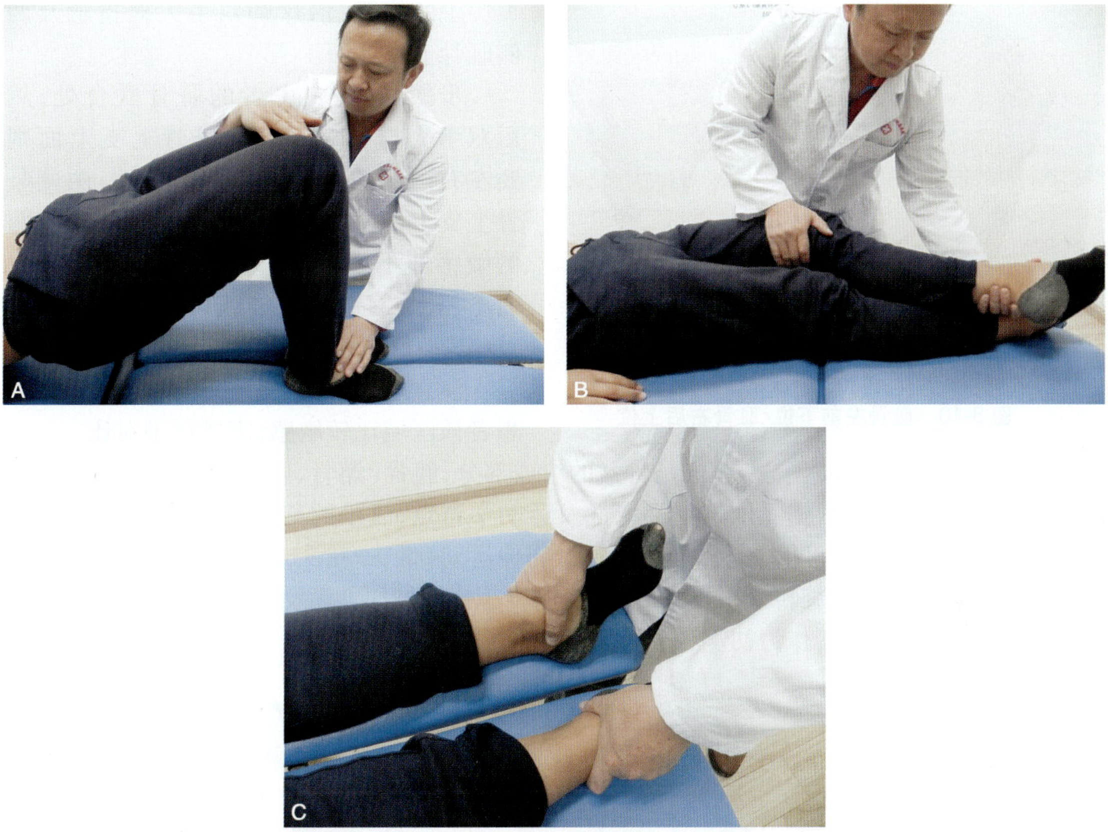

图 8-8　伸长测试

A. 患者主动“搭桥”并保持 3s，两足及膝靠拢；B. 治疗师一手抓握患者脚踝、另一只手在膝关节内侧，双手配合完成该侧髋关节内收外旋动作并维持 3s；C. 治疗师拇指在患者内踝下缘比较双下肢长短

即停止，需要双侧下肢对比。

2. 耻骨联合关节功能障碍的检查

（1）耻骨联合关节功能障碍类型

1）耻骨右前下位/耻骨左后上位：右侧耻骨向前下型功能障碍或者是左侧耻骨向后上型功能障碍，如果右侧髂骨向前功能障碍或者左侧髂骨向后功能障碍均会引起以上问题（图 8-9）。

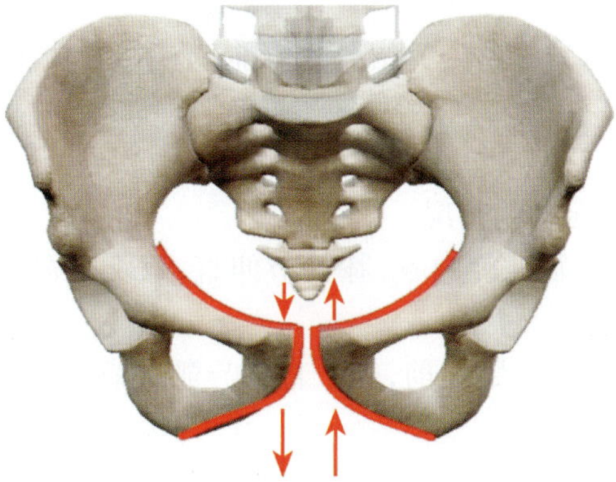

图 8-9　耻骨右前下位/耻骨左后上位

2）耻骨左前下位/耻骨右后上位：左侧耻骨向前下型功能障碍或者是右侧耻骨向后上型功能障碍，如果左侧髂骨向前功能障碍或者右侧髂骨向后功能障碍均会引起以上问题（图 8-10）。

（2）耻骨联合关节功能障碍的检查

目的：通过双手大拇指触及两侧耻骨上支的位置水平来测试耻骨功能障碍的情况。

患者体位：仰卧位。

治疗师体位：站在患者头侧，面对耻骨。

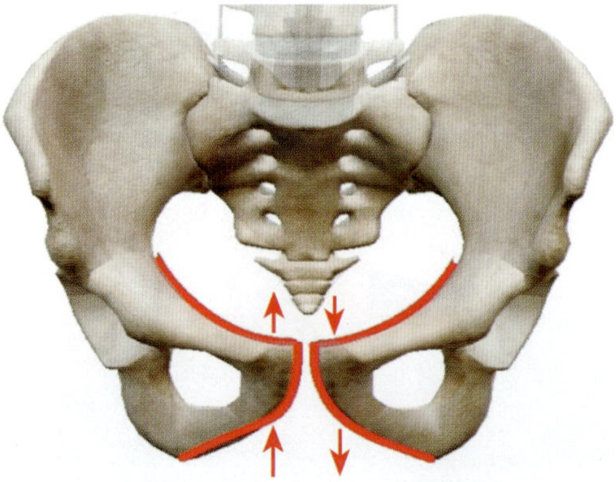

图 8-10 耻骨左前下位/耻骨右后上位

手的位置：治疗师双手大拇指触及两侧耻骨上支上面。

步骤：先触到患者的耻骨联合处，然后双手大拇指触及两侧耻骨上支上面判断左右两侧的高低及前后。阴性：两侧耻骨上支上面基本相平、没有明显压痛或两侧敏感性不一致；阳性：两侧耻骨上支上面不相平、有明显压痛或两侧敏感性不一致（图 8-11）。

注意事项：检查者触诊时要轻柔，多数患者该区域比较敏感，需要仔细对比。

3. 骶椎功能障碍的检查 骶椎是骨盆的组成部分，髋骨（髂骨、耻骨、坐骨）的功能改变将直接影响骶椎功能，根据骶椎解剖学特性及运动学特点，骶椎的基本运动轴有四个：垂直轴、横轴、左/右斜轴（图 8-12）。骶椎绕横轴做屈伸运动（低头/抬头运动）、绕垂直轴左右旋转、绕左/右斜轴做对角旋转。根据临床特点，骶椎绕横轴做屈伸运动（低头/抬头运动）所引起的功能障碍比较常见，作为初学者更容易理解及掌握。

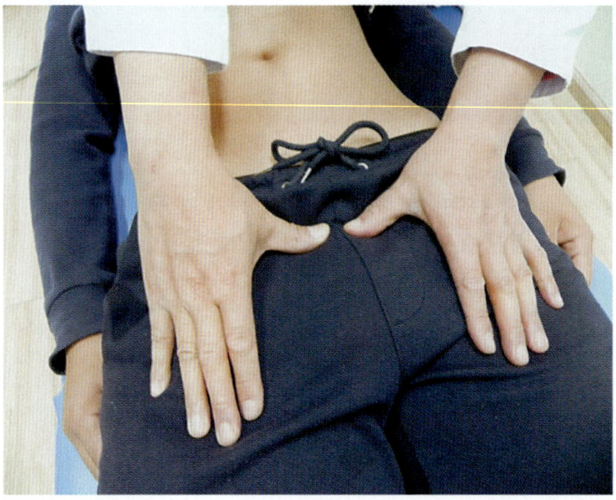

图 8-11 耻骨联合关节功能障碍的检查

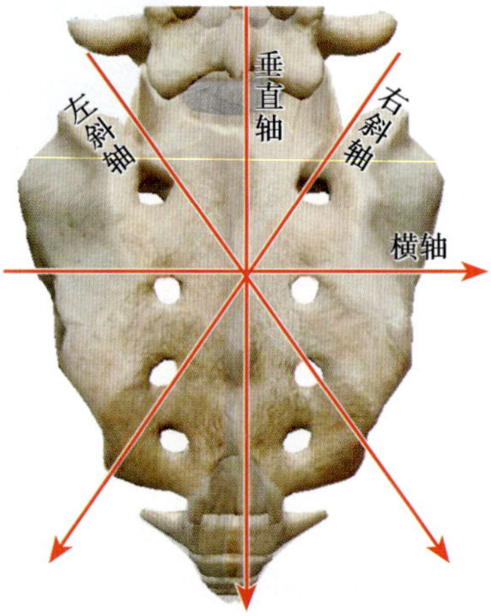

图 8-12 骶椎四个运动轴

骶椎的屈伸运动与髋骨的耦合运动关系见图 8-13。此处介绍骶椎向前（前屈）的功能障碍及向后（后伸）的功能障碍检查。

（1） 骶椎向前（前屈）的功能障碍检查

目的：通过运动呼吸测试了解骶骨绕横轴屈伸运动的情况。

患者体位：俯卧位，头面部在床头孔处，双下肢髋内旋内收，膝关节伸直，双踝内翻、跖屈，双前足重叠（足背叠足底）。

治疗师体位：在患者的上方呈弓步站立，靠近床沿的腿在前，躯干直立与骶骨横轴平行，面对患者骶椎。

手的位置：治疗师一手掌根部触压在骶骨基底部，另外一只手拇指与示指触及骶椎尖部或侧角。

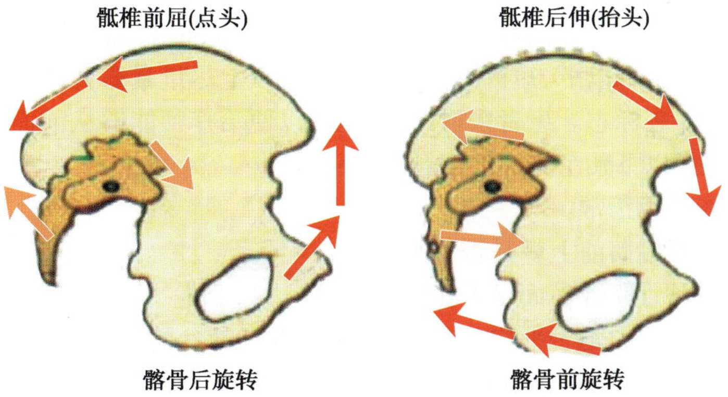

图 8-13　骶椎的屈伸运动与髋骨的耦合运动

步骤:让患者吸气,感觉骶椎是否会发生后伸(抬头)运动;呼气时骶椎是否会发生前屈(低头)运动。阴性:吸气时,掌根能感觉到骶椎基底部随着吸气的加深向后面运动明显,有轻轻向上推的感觉。阳性:以上感觉不明显或者没有,甚至出现骶椎旋转(图 8-14)。

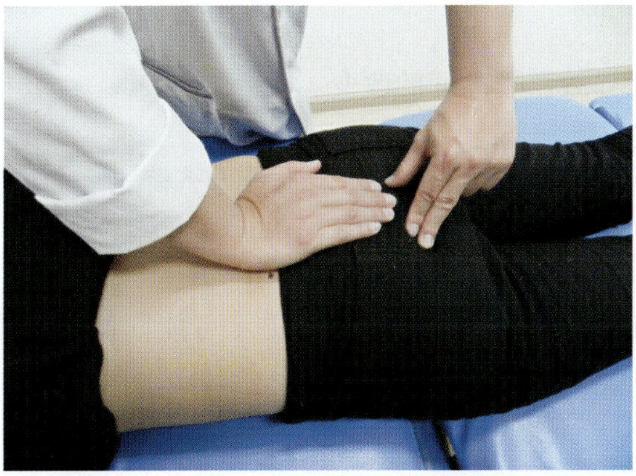

图 8-14　骶椎向前(前屈)的功能障碍检查

注意事项:检查者的手要跟随触患者呼吸的节奏,不宜重压。

(2) 骶椎向后(后伸)的功能障碍检查

目的:通过运动呼吸测试了解骶骨绕横轴屈伸运动的情况。

患者体位:俯卧位,头面部在床头孔处,双下肢髋内旋内收,膝关节伸直,双踝内翻、跖屈,双前足重叠(足背叠足底)。

治疗师体位:在患者的下方呈弓步站立,靠近床沿的腿在前,躯干直立与骶骨横轴平行,面对患者头部方向。

手的位置:治疗师一手掌根部触压在骶椎尖部或侧角,另外一只手拇指与示指触及骶骨基底部。

步骤:让患者呼气,感觉骶椎是否会发生前屈(点头)运动;吸气时骶椎是否会发生后伸(抬头)运动。阴性:吸气时,掌根能感觉到骶椎基底部随着吸气的加深向后面运动明显,有轻轻向上推的感觉。阳性:以上感觉不明显或者没有,甚至出现骶椎旋转(图 8-15)。

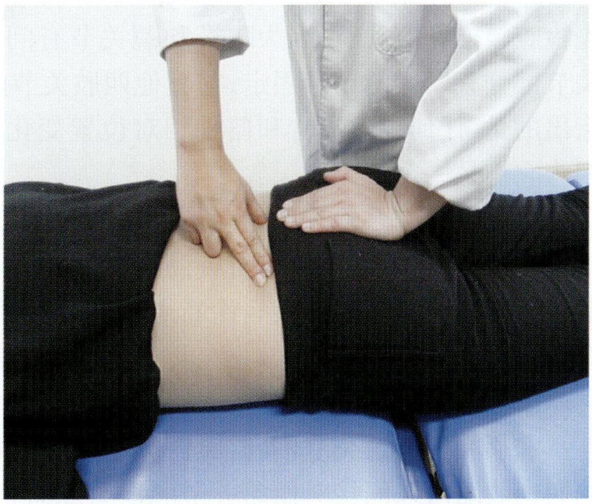

图 8-15　骶椎向后(后伸)的功能障碍检查

注意事项:检查者的手要跟随触患者呼吸的节奏,不宜重压。

（二）观察

患者穿着适当便于观察，患者需要暴露中胸部到脚趾部位，如果是穿短裤检查，需要将短裤上缘下拉到髂后上棘以下、短裤下缘上卷至臀线以上尽量暴露臀部，以便更清楚地观察骶髂关节及周围的体表标志。患者采取站立姿势，以便治疗师能够从前面、后面及侧面来观察。治疗师必须注意以下几个方面的问题：

1. 姿势和步态是否正常。
2. 从前方观察双侧髂前上棘是否水平。
3. 双侧耻骨在耻骨联合平面是否在同一水平。
4. 患者站立为时重力是否平均分布双下肢，是否有骨盆的倾斜，如果有，则表明骶髂关节、下肢或脊柱有问题，也有可能存在短腿畸形。
5. 中线到双侧髂前上棘的距离是否相等。
6. 患者是什么类型的骨盆。
7. 骶骨椎骨或腰骶夹角是否正常（140°）。
8. 骨盆角或前倾角是否正常（30°）。
9. 骶骨角是否正常（30°）。
10. 双侧髂嵴是否水平。腿长度的改变可导致髂嵴高度的改变。
11. 双侧髂后上棘是否水平。
12. 臀部外形或双侧臀褶是否正常。如果因为疼痛而导致臀大肌张力下降，则对应一侧的臀部会变得扁平。
13. 是否存在单侧或双侧竖脊肌的痉挛。
14. 双侧的坐骨结节是否水平。如果一侧坐骨结节高于对侧，则提示可能同侧的髂骨相对于骶骨上移。
15. 是否有过度的腰椎前突。骶骨向前或向后的倾斜会增加或减少腰椎的前突角度。
16. 双侧髂后上棘到身体中线的距离是否相等。
17. 骶骨槽是否相等。如果一侧深，则说明骶骨有旋转。
18. 两只脚是否均朝前，角度是否相等。受到影响侧的下肢通常内旋。梨状肌痉挛的患者，患侧下肢通常表现为外旋。

在检查骨盆关节之前，除非病史中明确记录其中某个骨盆关节有问题，否则治疗师应该先检查腰椎和髋关节，因为腰椎和髋关节有问题往往也会导致骶髂部位的疼痛。由于骶髂关节部分有紧密的韧带固定，与其他四肢关节的活动度相比，骶髂关节的活动度要小。需要指出的是，任何导致骶骨和髂骨相对位置变化的因素，均可引起耻骨联合相应的位置改变，因为它们是一个整体。

虽然目前许多检查和运动试验被认为可以帮助确定是否有骶髂关节功能紊乱，但是其中有些并不精确，可靠性也有待商榷。不过目前它们仍然是所能获得的最好检测方法，因此治疗师在做出骶髂关节疾病诊断之前应对患者进行全面的考虑，包括病史、症状以及各种检查及运动试验。

（三）主动运动

和周围的其他关节不同，骶髂关节没有肌肉直接控制它进行运动。然而控制其他关节的肌肉收缩可以间接对骶髂关节和耻骨联合产生一定的压迫应力的改变，因此当做其他关节活动的肌肉运动或做等长抗阻的收缩活动时，治疗师进行的每一个检查活动均需要认真确定疼痛的确切位置。例如，做抵抗髋关节外展的试验时，如果骶髂关节受伤，则可以诱导该侧骶髂关节的疼痛。因为臀中肌的剧烈收缩可以牵拉髂骨使之远离骶骨，而且向同一侧的侧屈（side flexion）活动也可以增加同侧骶髂关节的剪切力。因此治疗师不应该只是注意到疼痛，而且应该注意疼痛和患者的症状是否一致。

骶髂关节前后方旋转活动是以一种“点头”（nodding）形式的运动进行的，正常情况，患者站立时双侧髂后上棘是互相靠近的，当患者俯卧时，两侧髂后上棘双侧是分离的。一条腿站立时，由于骶髂关节的旋转活动，负重一侧的耻骨相对于对侧的耻骨向前运动，这是骶髂关节旋转的结果。

骶髂关节的稳定性取决于两个因素，形状闭合（form closure）和外力闭合（force closure）。形状闭合指的是关节的紧张位。此时不需要外力维持关节的稳定性。因此，内部因素如关节的形状、关节面的摩擦系数和韧带的完整性，对维持形状的闭合起重要作用。外力闭合（force closure）和松弛位很相似，需要外部因素维持。主要是肌肉及其支配的神经、关节囊以及作用在关节的外力共同维持关节的稳定性。这两种形式的闭合使得骶髂关节在紧张位时可以获得一定程度的“自锁”，而当关节“解锁”后，关节可以获得一定程度的松弛。

在主动运动检查时治疗师需要注意寻找不对称的运动、活动度的增强或缩小、肌肉的挛缩、压痛以及是否有炎症的表现。

脊柱的运动不但可以在骶髂关节上施加一定的应力，同时还会在腰椎以及腰骶关节上施加一定的应力。在躯干前屈的时候，髋骨和骨盆环作为一个整体，以双侧股骨头为中心向前旋转。当一个人由仰卧起身站起的时候，情形是一样的。当一侧髋关节伸直的时候，同侧髋骨会向前旋转。当髋骨向前旋转（后伸）时，其会沿着长轴向后滑动，同时沿着短轴向下滑动。

为检查患者的前屈功能，患者应呈直立位，让体重平均分布在两腿之上。治疗师站在患者身后，双侧拇指触及双侧髂后上棘，让患者前屈，可见两边的髂后上棘对称的向上运动。此时治疗师应注意骶骨发生前屈时患者身体前屈的度数。治疗师一手的拇指放在一侧的髂后上棘，另一手的拇指放在骶骨基底部，此时两手拇指是平行的，通过重复身体的前屈活动就可以检测骶骨的屈曲情况了。在开始的45°屈曲时，骶骨也发生前屈，但一般在接近前屈60°的时候，骶骨开始反屈或向后移动了。在骶骨反屈过程中，双侧髂后上棘间距缩小，此时髂前上棘将更加突出。（表8-1）

表8-1 压迫骶髂关节的主动关节活动度

主动运动	关节活动度/°	主动运动	关节活动度/°
脊柱的前屈	40~60	髋关节的外展	30~50
脊柱的后伸	20~35	髋关节内收	30
脊柱向左或右的旋转	3~18	髋关节后伸	0~15
脊柱向左或右的侧屈	15~20	髋关节内旋	30~40
髋关节的前屈	100~120	髋关节外旋	40~60

（四）被动运动

骨盆各关节的被动运动涉及韧带及关节本身的应力。它们不是真正的被动运动，不像其他关节那样，实际上只是应力或激发试验引起的。由于解剖的特殊构成，骨盆关节的活动方式和活动度与身体其他部位关节均不相同。在进行被动运动时,治疗师应寻找使患者症状再现的活动,而不仅仅是引起疼痛或不适的活动。关键的骶髂关节压力测试(被动运动)包括:同侧俯卧动力测试、髂骨在骶骨上的被动伸展和内旋测试、髂骨在骶骨上的被动屈曲和外旋测试、分离(裂缝)测试、挤压测试、膝-肩测试等。

(五)等长抗阻运动

没有特别的肌肉直接作用在骶髂关节及耻骨联合上,但是周围肌肉的收缩会对关节产生应力。治疗师可让患者呈仰卧位,做这些检查活动,再现患者的症状。对骶髂关节产生应力作用的等长抗阻运动包括:脊柱前屈(腹肌牵拉耻骨联合)、髋关节屈曲(髂肌牵拉骶髂关节)、髋关节外展(臀中肌牵拉骶髂关节)、髋关节内收(内收肌牵拉耻骨联合)、髋关节后伸(臀大肌牵拉骶髂关节)。

(六)功能评定

骨盆关节功能的评估非常困难,因为这些关节不能单独进行活动。从功能上讲,骨盆关节可以被认为是腰椎或髋关节的一部分,由最影响关节功能的部分决定。

(七)反射与皮节分布

1. 神经分布与牵拉痛　骨盆各关节无反射可以检查,但是必须知道骶神经在皮肤上的分布(图 8-16)。腰椎和髋关节的疼痛可能会牵涉骶髂关节疼痛(图 8-17)。有时骶髂关节的疼痛也会牵涉到上述结构,或沿臀上神经和闭孔神经分布。脊柱上肌肉的疼痛也可以牵扯到骶部(表 8-2)。

2. 骨盆周围神经损伤

(1) 股部感觉异常(paresthetica):股前外侧神经通过腹股沟韧带在髂前上棘附近出深筋膜到皮下。如果在髂前上棘部位受压,则会出现感觉异常。这种情况可能是受到了外伤(车祸是安全带所致)、产伤或衣服过紧及手术并发症(如疝气)。因为股前外侧神经属单纯感觉神经,所以患者有股前外侧感觉改变或有灼烧感(图 8-18)。

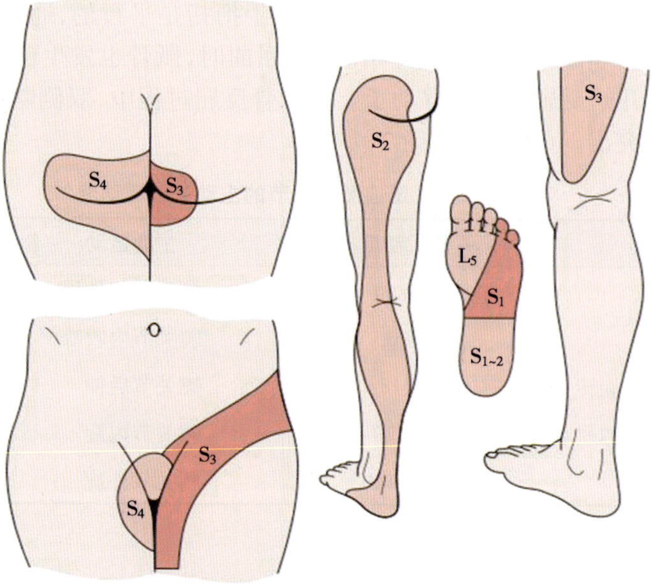

图 8-16　骶神经后根的分布

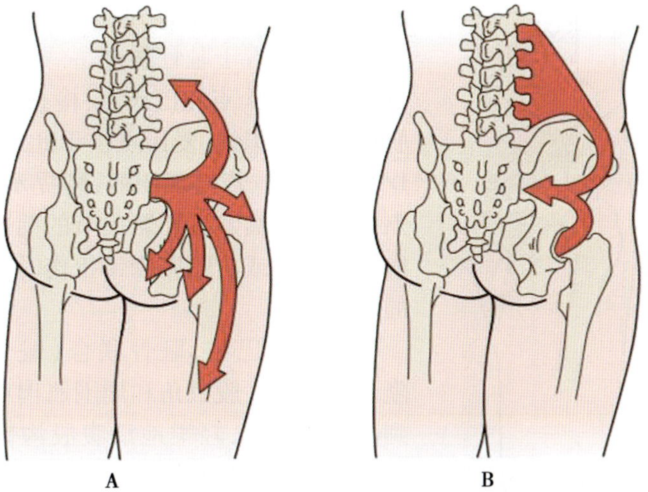

图 8-17　腰椎和髋关节的疼痛可能会牵涉骶髂关节疼痛

A. 骶髂关节牵涉疼痛；B. 牵涉骶髂关节疼痛

表 8-2　肌肉及牵扯到骨盆区域的疼痛

肌肉	牵扯痛模式
胸最长肌	从下胸椎到髂嵴后部和臀部
髂肋腰肌	从两侧到腰椎到骶骨到臀部
多裂肌	骶骨

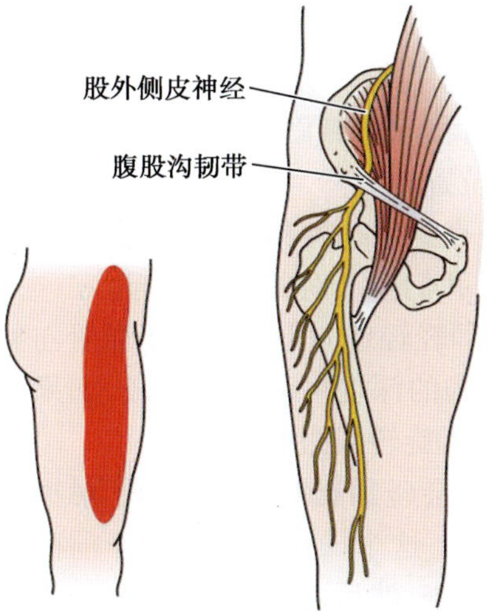

图 8-18　股外侧皮神经支配

股外侧皮神经支配大腿外侧的皮肤感觉，范围为从腹股沟韧带到膝关节

（2）髂腹股沟神经：此神经位于腹横肌内，可由于肌肉痉挛而受到压迫（图 8-19）。由于该神经为单纯感觉神经，受压后其支配区域可发生感觉改变及股前上部（L_1 神经支配区域）、阴囊或阴唇的疼痛。有文献报道此神经可因腹外斜肌腱膜压迫而受伤（曲棍球运动综合征）。同侧髋关节后伸或对侧躯干旋转时，患者会感到疼痛，并放射至腹股沟、阴囊、髋关节或后背。

（八）关节内运动

骶髂关节的运动包括：髂骨的头向运动和骶骨的尾向运动（左或右）、骶骨的头向运动和髂骨的尾向运动（左或右）、骶骨位于髂骨的前向运动、髂骨相对于骶骨的前后移位、髂骨相对于骶骨的前下移位、髂骨相对于骶骨的前上移位。

（九）触诊

因为骨盆关节的检查包括许多内容，触诊部位应该扩大，由上至下进行。触诊时，治疗师应该注意检查过程中患者是否有压痛、是否有肌肉的痉挛以及其他一些提示可能存在病变的体征。

1. 前部结构

（1）髂嵴和髂前上棘：两只手放在髂嵴上，向前轻柔的移动，直到达到髂前上棘，当“髋关节指示点”（附着于髂嵴的肌肉发生挫伤或挤压伤）有无移位骨折时，触诊相应部位会有

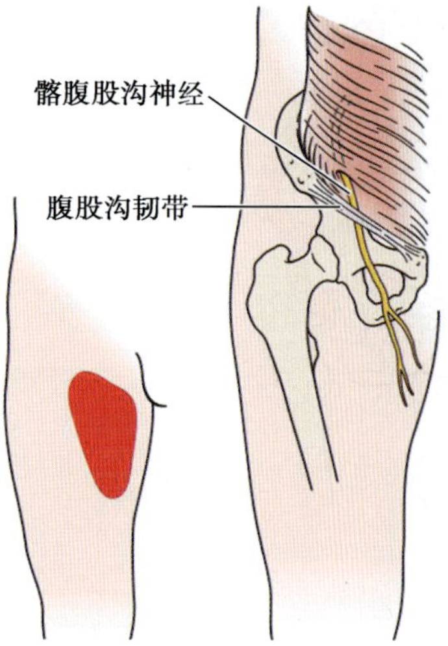

图 8-19 髂腹股沟神经综合征

肌肉紧张或疼痛发生，腹股沟韧带附着于髂前上棘，向下向内附着于耻骨联合。

（2）麦氏点和巴氏点：检查者从右侧髂前上棘向脐画一条虚拟线，麦氏点位于此线上距离髂前上棘约 1/3 的位置。若出现压痛，则提示急性阑尾炎。巴氏点位于右髂窝和右骶髂关节的前侧，比麦氏点略微靠内。感染时或右骶髂韧带扭伤时有压痛，提示有髂肌的痉挛。

（3）淋巴结、耻骨联合（耻骨结节）、股骨大粗隆、转子滑囊，股三角和周围肌肉组织：治疗师手指移到髂前上棘上，轻柔地沿腹股沟韧带触摸，感觉是否有淋巴结的压痛或肿胀以及是否存在腹股沟疝。在腹股沟韧带的远端，治疗师会触到耻骨结节和耻骨联合，通过触诊可以发现压痛或病理体征。

治疗师将拇指放在耻骨结节上，然后向外侧移动手指，直到触到骨性股骨大转子。双侧大转子通常处于同一水平位置，转子滑囊位于大转子上，只有当肿胀时才能被触摸到。

治疗师的手指返回髂前上棘，继续移动可以触诊到股三角。股三角的上面是腹股沟韧带，内侧是长收肌，外侧是缝匠肌。治疗师检查是否有淋巴结肿胀的位置位于股三角的上部。在股三角的深层可以摸到股动脉搏动。股神经位于股动脉的外侧，通常触摸不到，而股静脉位于它的内侧。当腰大肌肿胀时，在股三角内也可触摸到腰大肌。在移到后部结构之前，治疗师应该判断邻近的肌肉组织（如外展肌、屈肌及屈曲肌）是否有病变（例如肌肉痉挛、疼痛等）。

2. 后部结构　为了完成后部结构的触诊，患者应该呈俯卧位。

（1）髂嵴和髂后上棘：治疗师将手指放在髂嵴上向后移动直到触摸到髂后上棘。髂后上棘位于 S_2 棘突水平，在大多数患者臀窝表示髂后上棘位置。

（2）坐骨结节：检查者从髂后上棘向尾侧移动手指，直到到达臀褶水平，就会触摸到坐骨结节，这时的触诊很重要，因为腘绳肌附着在这里，也是我们坐下时的骨性突起。

（3）骶沟和骶髂关节：返回髂后上棘作为起点，治疗师轻轻地向下触诊位于骶骨与髂骨交界处的上方（这个部位有时被认作为骶沟）。左右侧骶沟的深度可以进行比较，如果一侧比另一侧深的话，可能是骶骨相对于髂骨在水平面上发生了旋转或扭曲。

如果治疗师将手向髂后上棘的中线或尾侧移动手指就会碰到骶髂关节。为了触摸骶髂关节，同侧膝关节应屈曲 90°或更大，并将髋关节被动内旋。这个操作步骤等同于前面描述的被动活动检查中的俯卧位分离试验。另一侧可以这样检查，然后两侧作比较。

（4）骶骨、腰骶关节、尾骨、骶裂、骶骨角、骶结节和骶棘韧带：治疗师手指回到髂后上棘，然后向中线移动就会触摸到 S_2 棘突。

向上移动两个棘突就会触摸到 L_5 棘突。此时，检查者可以验证 L_5 棘突是否位于双侧髂嵴最高点水平连线。这条水平线正常通过 L_4 与 L_5 之间。找到 L_5 棘突之后，检查者触诊 L_5 与 S_1 棘突之间，感觉腰骶关节的病理症状。继续向外侧移动 2~3cm，手指就会到达位于腰骶小关节（关节突关节）的位置，但通常这个小关节是触摸不到的。若该小关节表面的一些组织结构会有压痛或痉挛，提示这些小关节或相邻的结构可能有病变。通过类似的方法，也可以触诊到其他腰椎的棘突和关节突关节以及它们之间的一些结构。

（十）影像学诊断

影像资料是手法评定与治疗前最重要的信息之一，可以有效地规避一些潜在的风险。

关于 X 线平片，如前后位平片，检查者应该注意到以下几点（图 8-20～图 8-24）：

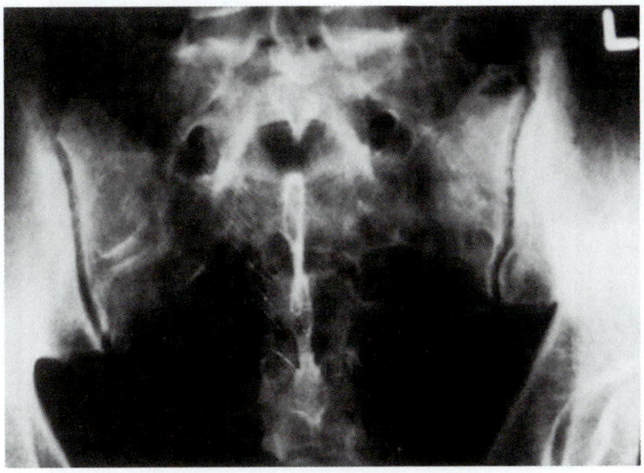

图 8-20　骶髂关节的前后位

1. 骶髂关节强直（如强直性脊柱炎）。
2. 骶髂关节和（或）耻骨联合移位。
3. 一侧或两侧耻骨联合上的骨质脱钙、硬化或骨膜反应（例如耻骨骨炎）。
4. 骨折。
5. 骶骨和髂骨的关系。

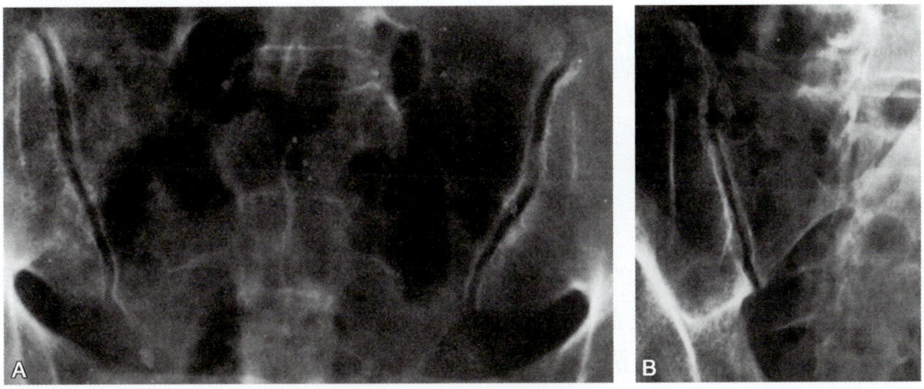

图 8-21　正常骶髂关节

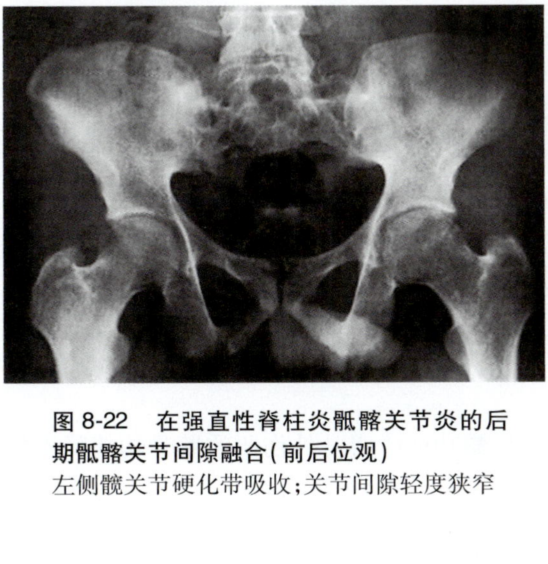

图 8-22　在强直性脊柱炎骶髂关节炎的后期骶髂关节间隙融合（前后位观）
左侧髋关节硬化带吸收；关节间隙轻度狭窄

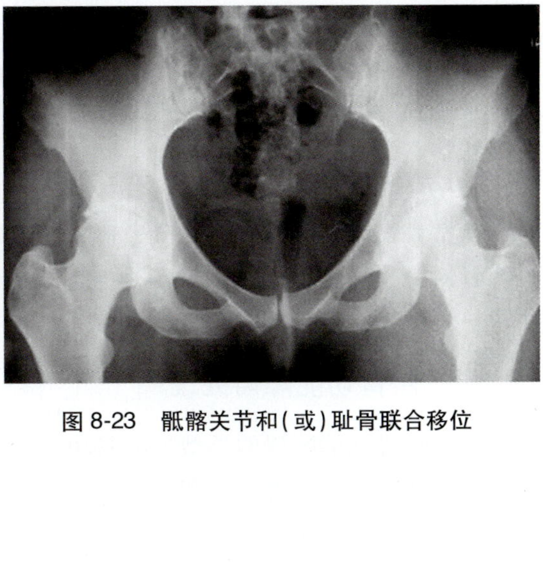

图 8-23　骶髂关节和（或）耻骨联合移位

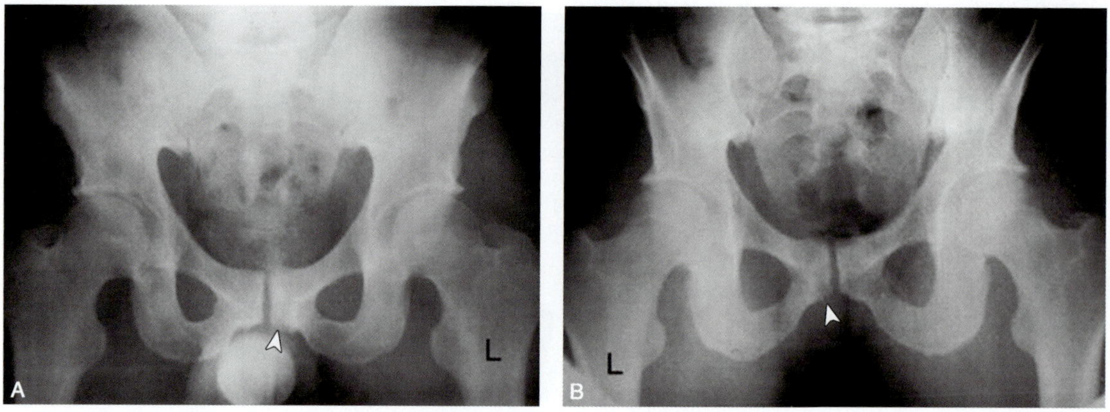

图 8-24 耻骨骨炎

三、总结

如前所述，除非骶髂关节或耻骨联合有特殊的创伤，对骶髂关节和耻骨联合的评定仅在腰椎及髋关节评估之后进行。因而骶髂关节和耻骨联合的检查可能只包括被动运动、特殊检查、关节运动及触诊检查，因为剩余的检查在评估其他关节时可能已经完成了。

在任何的检查之后，都应该告知患者，他的症状可能会加重，这是进行检查的结果。

第三节 手法选择与应用

骨盆与骶髂关节疾病手法的选择主要基于主客观评定的结果、结合临床的资料，分析问题，明确主要问题，以解决主要问题为突破口。制订行之有效的康复治疗计划，选择具体的解决方案。在选择手法处理时，要了解目前手法的分类并能洞悉某类手法的有效性及安全性，还需要依据临床研究的结果。比如结构性整骨治疗技术（structural osteopathy）相关研究表明：研究对象即为机体不同层面组织的活动度的缺失现象，能够推断出功能障碍及其病灶，并通过手法操作对其进行调整。整骨技术针对的功能障碍主要表现为活动度的缺失，以便使其达到最大活动范围，强调整体观，运用软组织技术、关节技术、肌肉能量技术（muscle eneray technique，MET）、推力（HVLA）技术、功能性技术、肌筋膜放松技术等有效地改善关节的功能障碍，对骨盆与骶髂关节疾病具有非常明显的治疗效果。

相关研究表明：Maitland 关节松动术对骨盆与骶髂关节疾病具有明显的效果；Mulligan 动态关节松动术对骶髂关节错位导致的功能障碍也具有很好的临床疗效。

针对骨盆与骶髂关节疾病，我们选择结构性整骨治疗技术治疗（structural osteopathy）手段。

一、髂骨功能障碍处理

常见髂骨功能障碍的类型是前髂功能障碍和后髂功能障碍。外伤所致髂骨功能障碍的类型包括髂骨上滑功能障碍和髂骨下滑功能障碍。

（一）关闭关键点（以左侧卧位为例）

目的：以骨盆为轴点，上方以骶骨及以上到头颈作为一个上旋转轴；下方以髂骨及以下到足作为一个下旋转轴，通过上下旋转轴的相对运动，旋转扭力中心作用在骨盆（骶髂关节）上，来调整髂骨的位置。（矫正技术开始前摆好位置）

患者体位：左侧卧位（患侧在上），头放在枕头上，左腿伸直；右腿屈髋屈膝。

治疗师体位：站在患者的前面（图 8-25）。

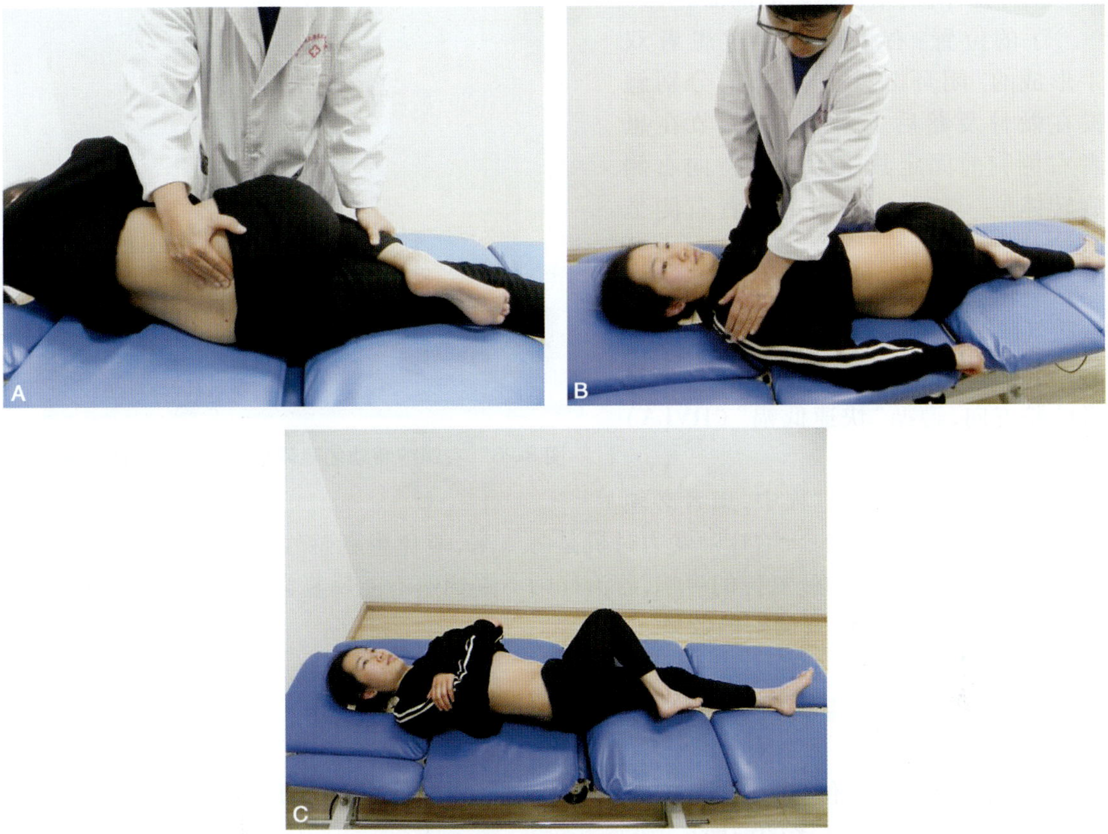

图 8-25　关闭关键点

1. 步骤 1

手的位置：右手示指位于骶骨，拇指位于髂后上棘；左手摆放患者右腿姿势成屈髋屈膝。

操作：左手抓握住患者右侧小腿呈屈膝位，在水平面上屈髋动作，当右手示指在骶骨上、拇指在髂后上棘上触诊到髂骨开始移动时，左手立即停下动作并将右腿固定摆好。

2. 步骤 2

手的位置：左手示指位于骶骨，拇指位于髂后上棘，右手抓住患者左侧手臂垂直向上提拉带动躯干向右侧旋转。

操作：右手抓住患者左侧手臂垂直向上提拉带动躯干向右侧旋转动作，当左手示指在骶骨上、拇指在髂后上棘上触诊到髂骨开始移动时，右手立即停下动作并将躯干固定摆好，患者头转向右侧目视天花板。

注意事项：关键点的关闭需要以上两个步骤完成，在摆位前需要明确患者脊柱无损伤，髋关节无脱位及外伤，并且患者能配合治疗。

（二）前髂功能障碍（以右侧前髂功能障碍为例）

1. 结构性整骨方法调整

目的：纠正右侧髂骨向前下方旋转。

患者体位：同以上“关闭关键点”体位，同时双手呈拥抱状，托住对侧肘关节形成“闭环”。

治疗师体位：站在患者的前面。

手的位置：右手前臂穿过患者双手形成的“闭环”，示指及拇指分别触摸在骶骨及髂后上棘上，肘关节在患者右侧胸前固定其躯干并保持向右侧旋转体位。左手掌根固定患者右侧坐骨结节。

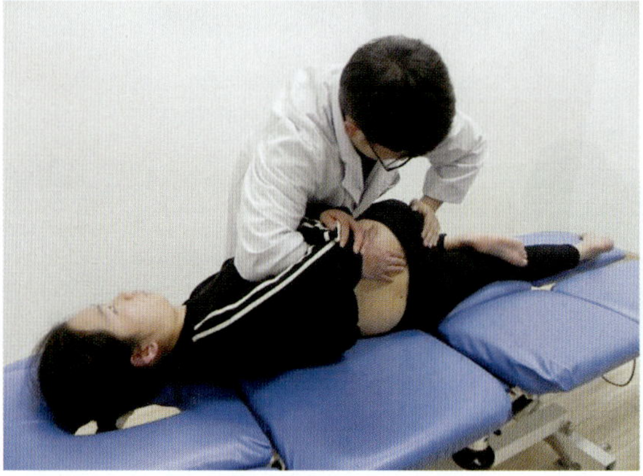

图 8-26 右侧前髂功能障碍结构性整骨方法调整

步骤：让患者跟随治疗师的指令行深吸气和深呼气动作 1~2 次，在患者第 3 次呼气末，治疗师左手瞬间发力推向患者肚脐方向，遵循“快速低幅”（HVLA）原则（图 8-26）。

注意事项：在操作过程中，患者必须能明白并执行“呼吸”指令，治疗师发力时机是呼气末，避免患者憋气。调整过程中，患者骶髂关节可能会出现“咔嚓”复位的声响，若治疗师不够娴熟不能反复尝试，一般 1~2 次即可，不能以复位的声音来衡量调整的效果。

2. MET 方法调整

目的：纠正右侧髂骨向前下方旋转。

（1）方法一

患者体位：左侧卧位（患侧在上），头放在枕头上，左腿伸直；右腿屈髋屈膝。

治疗师体位：站在患者的前面。

手的位置：右手手掌推压在患者右侧髂前上棘及髂嵴间上。左手手掌推压在患者右侧坐骨结节处，同时用手臂托住患者该侧下肢。

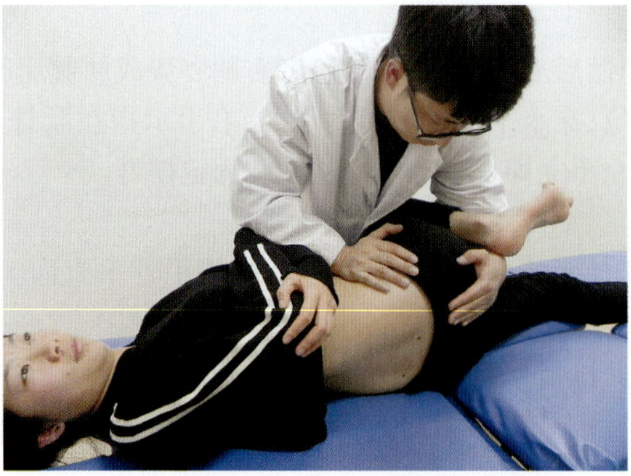

图 8-27 右侧前髂功能障碍 MET 方法调整一

步骤：让患者右下肢在屈膝情况下主动等长抗阻伸髋，患者仅用 1/10 的力，操作者用左前臂抗阻，维持伸髋抗阻运动 5~10s 后放松，操作者右手向患者右侧髂骨后下方推；左手在患者右侧坐骨结节处用力，方向推向患者肚脐方向。左右手同时用力，如同双手握住汽车方向盘向左侧做转向动作（图 8-27）。

注意事项：在操作过程中，治疗师双手要协调、用力方向要明确，可以配合“呼吸”指令，在呼气末双手同时用力将髂骨推向后下方。一般重复 3~5 次即可。

（2）方法二

患者体位：仰卧位，左腿伸直；右腿屈髋屈膝。

治疗师体位：站在患者的右侧。

手的位置：左手手掌推压在患者右侧髂前上棘上。右手手掌托住患者右侧坐骨结节后下方，同时用右侧肩部压住患者右侧下肢。

步骤：让患者右下肢在屈膝情况下主动等长抗阻伸髋，患者仅用 1/10 的力，治疗师用右侧肩部抗阻下压，维持等长伸髋抗阻运动 5~10s 后放松，治疗师右手手指在患者右侧坐骨结节后下方用力向前上方抠；左手在患者右侧髂前上棘上用力向后下方推压。左右手同时用力（图 8-28）。

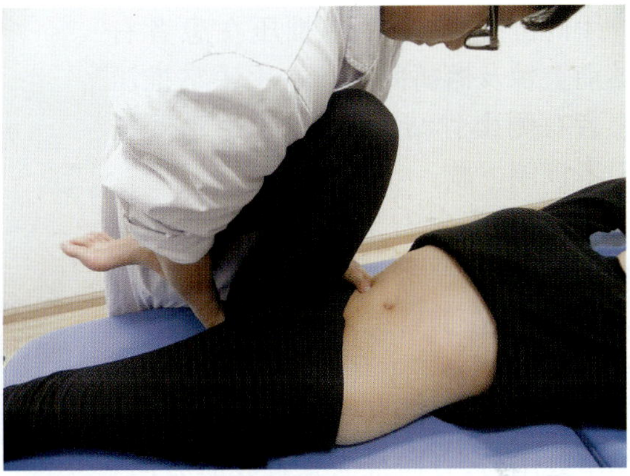

图 8-28　右侧前髂功能障碍 MET 方法调整二

注意事项：在操作过程中，治疗师双手要协调、用力方向要明确，可以配合“呼吸”指令，在呼气末双手同时用力将髂骨推向后下方。一般重复 3~5 次即可。

（三）后髂功能障碍（以右侧后髂功能障碍为例）

1. 结构性整骨方法调整

目的：纠正右侧髂骨向后上方旋转。

患者体位：同以上“关闭关键点”体位，同时双手呈拥抱状，托住对侧肘关节形成“闭环”。

治疗师体位：站在患者的前面。

手的位置：右手前臂穿过患者双手形成的“闭环”，示指及拇指分别触摸在骶骨及髂后上棘上，肘关节在患者右侧胸前固定其躯干并保持向右侧旋转体位。左手掌根固定患者右侧坐骨结节。

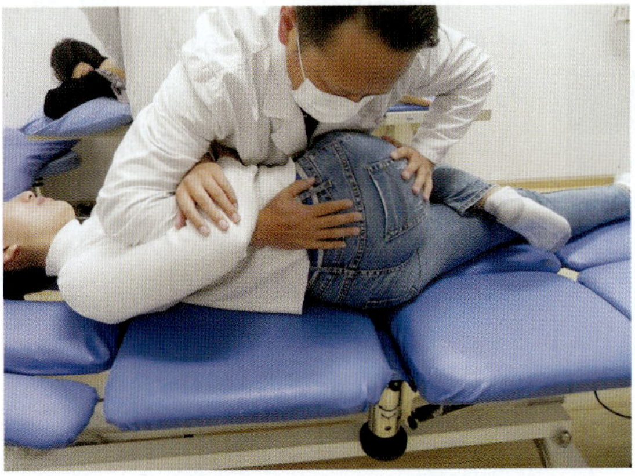

图 8-29　右侧后髂功能障碍结构性整骨方法调整

步骤：让患者跟随治疗师的指令行深吸气和深呼气动作 1~2 次，在患者第 3 次呼气末，治疗师左手瞬间发力推向患者肚脐方向，遵循“快速低幅”（HVLA）原则（图 8-29）。

注意事项：在操作过程中，患者必须能明白并执行“呼吸”指令，治疗师发力时机是呼气末，避免患者憋气。调整过程中，患者骶髂关节可能会出现“咔嚓”复位的声响，若治疗师不够娴熟不能反复尝试，一般 1~2 次即可，不能以复位的声音来衡量调整的效果。

2. MET 方法调整

目的:纠正右侧髂骨向后上方旋转。

(1) 方法一

患者体位:左侧卧位(患侧在上),头放在枕头上,左腿自然平放于床面;右腿屈髋屈膝。

治疗师体位:站在患者的前面。

手的位置:右手手掌推压在患者右侧髂前上棘及髂嵴间上。左手手掌推压在患者右侧坐骨结节处,同时用手臂托住患者该侧下肢。

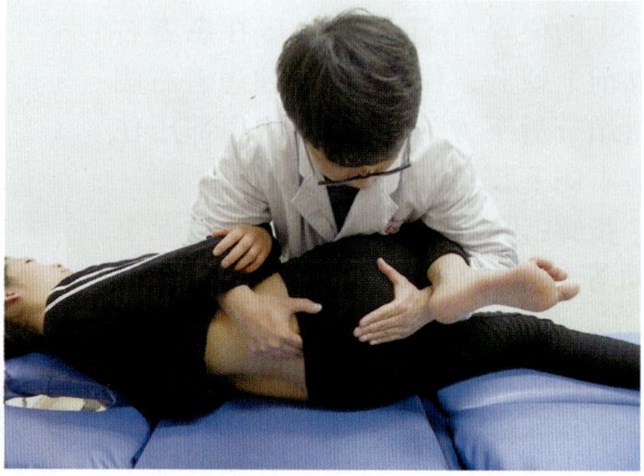

图 8-30 右侧后髂功能障碍 MET 方法调整一

步骤:让患者右下肢在屈膝情况下主动等长抗阻伸髋,患者仅用 1/10 的力,治疗师用左前臂抗阻,维持伸髋抗阻运动 5~10s 后放松,治疗师右手向患者右侧髂骨后下方推;左手在患者右侧坐骨结节处用力,方向推向患者肚脐方向。左右手同时用力,如同双手握住汽车方向盘向左侧做转向动作(图 8-30)。

注意事项:在操作过程中,治疗师双手要协调、用力方向要明确,可以配合“呼吸”指令,在呼气末双手同时用力将髂骨推向后下方。一般重复 3~5 次即可。

(2) 方法二:

患者体位:俯卧位,左腿伸直;右腿屈膝。

治疗师体位:站在患者的右侧。

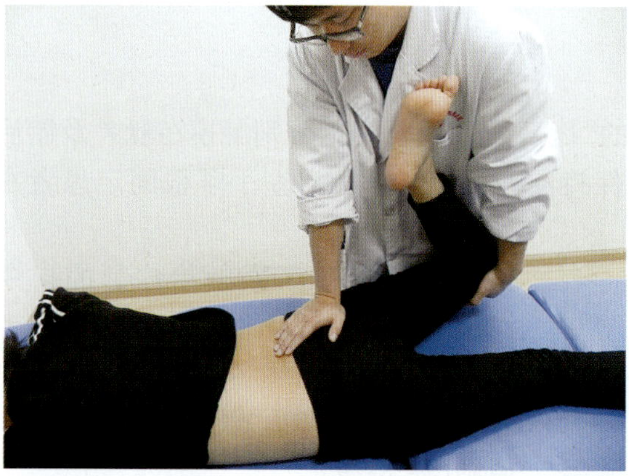

图 8-31 右侧后髂功能障碍 MET 方法调整二

手的位置:左手手掌托住患者右侧股骨远端前部(膝关节以上)。右手手掌根部推压患者右侧髂骨后缘,方向由后向前上方。

步骤:让患者右下肢在屈膝情况下主动等长抗阻屈髋,患者仅用 1/10 的力,治疗师用左手向后上方抗阻,维持等长伸髋抗阻运动 5~10s 后放松,治疗师右手手掌根部推压患者右侧髂骨后缘,方向由后向前上方(图 8-31)。

注意事项:在操作过程中,左手抗阻向后上方拉,右手向前下方推,双手要协调、用力方向要明确,可以配合“呼吸”指令,在呼气末左手与右手同时用力将髂骨推向前下方。一般重复 3~5 次即可。

二、耻骨功能障碍调整

(一)耻骨后上功能障碍 MET 方法调整(以右侧为例)

目的:纠正右侧耻骨后上功能障碍。

患者体位：仰卧位，左腿伸直；右髋外展出右侧床沿，屈膝、小腿自然下垂。

治疗师体位：站在床沿右侧，面对患者头部。

手的位置：右手手掌推压在患者右侧大腿下缘靠近膝关节。左手手掌推压在患者左侧髂前上棘上固定骨盆。

步骤：让患者右下肢在屈膝情况下主动等长抗阻屈髋，患者仅用1/10的力，治疗师用右手垂直下压抗阻，维持屈髋抗阻运动3~5s后放松。一般重复3~5次（图8-32）。

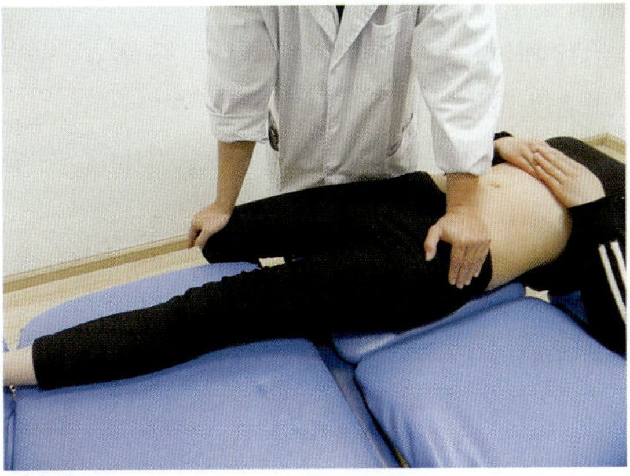

图8-32 右耻骨后上功能障碍MET方法调整

注意事项：在操作过程中，操作者双手要协调、用力方向要明确。

（二）耻骨前下功能障碍MET方法调整（以右侧为例）

目的：纠正右侧耻骨前下功能障碍。

患者体位：仰卧位，头放在枕头上，左腿伸直；右腿屈髋屈膝。

治疗师体位：站在患者的左侧。

手的位置：右手手掌推压在患者右侧髂前上棘上。左手手掌托住患者右侧坐骨结节后下方，同时用右侧肩部压住患者右侧下肢。

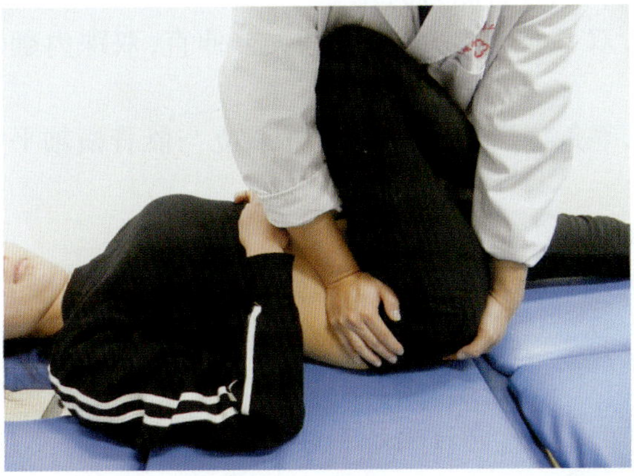

图8-33 右耻骨前下功能障碍MET方法调整

步骤：让患者右下肢在屈膝情况下主动等长抗阻伸髋，患者仅用1/10的力，治疗师用右侧肩部抗阻下压，维持等长伸髋抗阻运动5~10s后放松，治疗师左手手指在患者右侧坐骨结节后下方用力向前上方抠；右手在患者右侧髂前上棘上用力向后下方推压。左右手同时用力（图8-33）。

注意事项：在操作过程中，治疗师双手要协调、用力方向要明确，可以配合“呼吸”指令，在呼气末双手同时用力将髂骨推向后下方。一般重复3~5次即可。

三、骶骨功能障碍调整

以骶椎横轴为运动轴的功能障碍包括整体向前/向后和单侧向前/向后；以骶椎斜轴为运动轴的功能障碍包括左斜轴向左/向右和右斜轴向左/向右。

（一）骶骨整体向前功能障碍

目的：纠正骶骨整体向前功能障碍（以站在患者右侧为例）。

患者体位：俯卧位，头面部在床头孔处，双下肢髋内旋内收，膝关节伸直，双踝内翻、跖屈,双前足重叠(足背叠足底)。

治疗师体位:在患者的右侧呈弓步站立,靠近床沿的腿在前,躯干直立与骶骨横轴平行,面对患者头部。

手的位置:左手手掌放在骶骨尖中间。右手拇指、示指及中指触诊骶骨基底部及髂后上棘。

步骤:让患者先行节律性深呼吸 2~3 次,治疗师双手在骶骨上跟随呼吸运动。再嘱患者深吸气,治疗师左手掌跟随骶骨尖做向后下方活动,并在患者吸气末予以加压保持,再患者呼气,在呼气末给予快速低幅的推力,发力方向沿骶髂关节的耳状面长臂向短臂方向推,以上动作重复 3~5 次(图 8-34)。治疗师也可用右手拇指、示指及中指触诊骶骨基底部及髂后上棘来感觉骶骨基底部向后的运动。

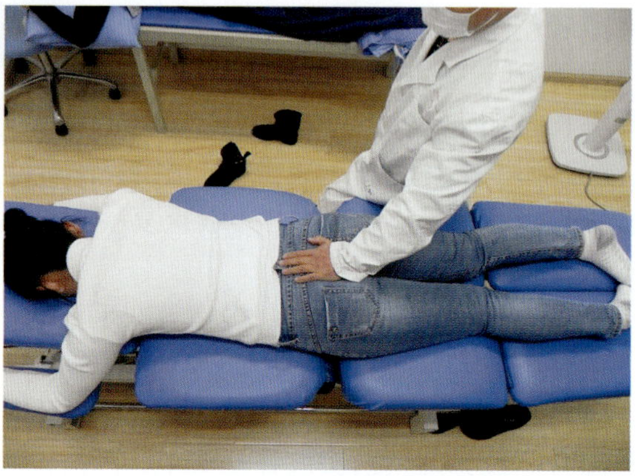

图 8-34 骶骨向前功能障碍的调整

注意事项:在操作过程中,左手是发力手,右手是感觉骶骨基底部的运动,治疗师双手要协调、用力方向要明确,要配合“呼吸”,在吸气末保持,呼气末发力。

(二)骶骨整体向后功能障碍

目的:纠正骶骨整体向后功能障碍(以站在患者右侧为例)。

患者体位:俯卧位,头面部在床头孔处,双下肢髋内旋内收,膝关节伸直,双踝内翻、跖屈,双前足重叠(足背叠足底)。

治疗师体位:在患者的右侧呈弓步站立,靠近床沿的腿在前,躯干直立与骶骨横轴平行,面对患者骶椎。

手的位置:左手拇指、示指及中指触诊在骶骨尖。右手手掌放在骶骨基底部。

步骤:让患者先行节律性深呼吸 2~3 次,治疗师双手在骶骨上跟随呼吸运动。再嘱患者深吸气,治疗师右手掌在骶骨基底部加压阻挡向后下方运动,再嘱患者呼气,在呼气末给予快速低幅的推力,发力方向沿骶髂关节的耳状面短臂向长臂方向推,以上动作重复 3~5 次(图 8-35)。治疗师也可用左手拇指、示指及中指触诊骶骨尖部感触向前上方的运动。

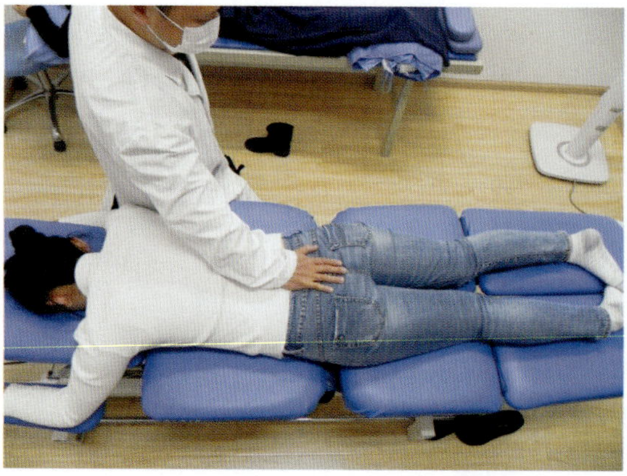

图 8-35 骶骨整体向后功能障碍调整

注意事项:在操作过程中,右手是发力手,左手是感触骶骨尖的运动,治疗师双手要协调、用力方向要明确,要配合“呼吸”,在吸气中加压阻挡,呼气末发力。

第四节　典型病例

一、腰痛

1. 主客观评估

（1）基本情况：一名29岁的钢琴女教师，在某院急诊科被诊断为：$L_{4/5}$椎间盘突出并腰痛急性期；左臀上皮神经卡压综合征。主要表现为左侧腰区及臀部疼痛，不能站立及步行、不能端坐、仰卧位翻身时疼痛加重，不能入睡。

（2）观察：痛苦面容，家属搀扶。

（3）腰椎主动关节活动度：无。

（4）腰椎被动关节活动度：无。

（5）髋关节主动关节活动度和力量：不能完成。

（6）髋关节主动关节活动度：右侧基本正常；左侧内收内旋受限明显。

（7）颈部牵伸测试：缓解颈和头部疼痛。

（8）神经动力学筛查：基本正常。

（9）触诊：左侧腹股沟区疼痛、左侧骶骨基底部及骶髂关节区域明显疼痛VAS：8~9/10左侧腰背肌肌肉紧张。L_5~S_1左侧区域有压痛VAS：8~9/10。

（10）特殊检查：①上下肢长度测试，左侧内踝平面下移一横指。②骨盆加压及分离试验，左侧阳性。③SLR左侧弱阳性。

（11）ADL功能：完全依赖。

2. 分析与诊断（物理诊断）　左侧髂骨向前旋转（APT）功能障碍。

3. 问题清单　疼痛；双下肢主动ROM受限；脊柱活动受限；ADL完全依赖。

4. 目标　纠正左侧APT，恢复脊柱及双下肢主动ROM，重返工作岗位。

5. 治疗计划　物理因子治疗：超声波治疗，干扰电治疗或冲击波治疗等，MET技术治疗，整骨治疗，PNF治疗技术：骨盆模式选用，家庭宣教及训练指导。

6. 干预手法　整骨治疗：选择前髂功能障碍调整；内脏治疗技术选用；颅骶治疗技术。

二、髋关节功能障碍

1. 主客观评估

（1）基本情况：一名50岁男性，餐饮店帮厨工人，3个月前右腿步行疼痛，以上下楼梯时明显，继而出现行走困难。在当地某医院骨外科诊断为：右髋关节撞击综合征。给予镇痛消炎药处理，症状稍有好转，但疼痛时有反复。此次因下蹲后左下肢直立困难来康复治疗门诊就诊。主要表现：右侧腹股沟区疼痛明显并腰区及臀部有不适，步行缓慢、下蹲站起来困难，影响睡眠。（图8-36）

（2）观察：步行缓慢、疼痛步态。

（3）腰椎主动关节活动度：基本正常。

（4）腰椎被动关节活动度：向左旋转有不适。

（5）髋关节主动关节活动度和力量：左侧正常；右侧髋关节活动轻度受限。

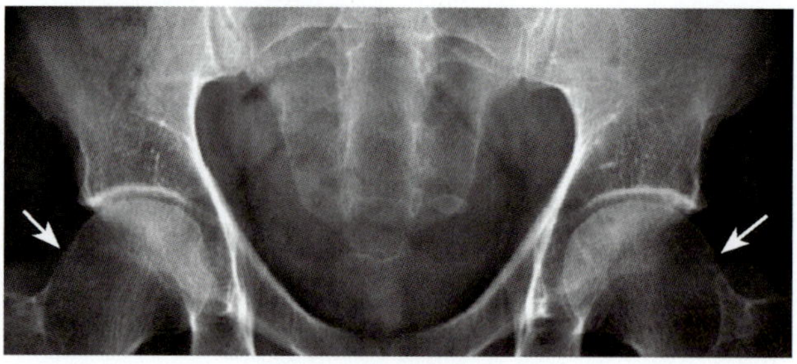

图 8-36 骨盆 X 线片

（6）膝关节主动关节活动度和力量：正常。

（7）下肢神经动力学筛查：弱阳性。

（8）触诊：右侧腹股沟区及耻骨有明显压痛 VAS：7～8/10 右侧骶骨角区域明显疼痛 VAS：6～7/10，腰背肌肌肉紧张。

（9）特殊检查：①上下肢长度测试，右侧内踝平面上移 1.5 横指，②右侧 Stork 测试（+），伸长测试（+），③反射及感觉检查：正常。

（10）ADL 功能：部分依赖、不能正常工作。

2. 分析与诊断（物理诊断） 右侧髂骨向后旋转（PPT）功能障碍。

3. 问题清单 右侧髋周疼痛；右下肢主被动 ROM 受限；下蹲起立困难；ADL 部分依赖、不能正常工作。

4. 目标 缓解疼痛；纠正右侧 PPT；恢复右侧髋关节主被动 ROM；重返工作岗位。

5. 治疗计划 物理因子治疗：超声波治疗，干扰电治疗或激光治疗等，MET 技术治疗，整骨手法治疗，中医针灸、火罐治疗，家庭宣教及训练指导。

6. 干预手法 整骨治疗：选择后髂功能障碍调整；髋关节 MET。

（李旺祥）

参考文献

[1] David J. Magee. Orthopedic Physical Assessment[M]. 6th ed. Amsterdam:Elsevier Inc,2014.

[2] Elly Hengevel,Matthew Newto. Maitland's Vertebral Manipulation Management of Neuromusculoskeletal Disorders Volume 1[M]. 8th ed. Amsterdam:Elsevier,2014.

[3] Kenneth A. Olson. Manual Physical Therapy of the Spine[M]. 2nd ed. Amsterdam:Elsevier Inc,2015.

[4] Orchard,Daniel. Sensory characteristics of chronic non-specific low back pain[J]. International Journal of Osteopathic Medicine,2015,18(1):71-72.

[5] Cooper G. Lower Back Pain:An Overview of the Most Common Causes[M]. Non-Operative Treatment of the Lumbar Spine. Springer International Publishing,2015.

[6] David Stack J,Bergamino C,Sanders R,et al. Comparison of two ultrasound-guided injection techniques targeting the sacroiliac joint region in equine cadavers[J]. Veterinary and Comparative Orthopaedics and Traumatology,2016,29(05):386-393.

[7] Ferrari S,Vanti C,Francesco C,et al. Can Physical Therapy centred on cognitive and behavioural principles improve Pain Self-Efficacy in symptomatic lumbar isthmic spondylolisthesis? A case series[J]. Journal of Bodywork and Movement Therapies,2016:S1360859216300584.

[8] Fishbain D A, Cole B, Lewis J E, et al. What Is the Evidence that Neuropathic Pain Is Present in Chronic Low Back Pain and Soft Tissue Syndromes? An Evidence-Based Structured Review[J]. Pain Medicine, 2014, 15(1):4-15.

[9] Bornemann R, Pflugmacher R, Koch E M, et al. Diagnosis of Patients with Painful Sacroiliac Joint Syndrome[J]. Zeitschrift Fur Orthopadie Und Unfallchirurgie, 2017, 155(3):281.

第九章

肩关节疾病

第一节　肩关节疾病的临床表现

肩关节是一个复杂的关节系统，关节活动度大，完成这些活动是以部分关节稳定性为基础的。稳定性的缺乏与肩关节位于躯体外侧相对更暴露的位置有关，肩关节易受伤、也易发生退行性变。肩关节的疼痛可能来自肩关节的原发病，也可能是由胸腹部疾病引起，这点应予以注意，特别是无明显诱因而发生疼痛时。

肩关节常见疾病及其临床表现包括：

一、肩峰下撞击综合征

肩峰下撞击综合征（subacromial impingement syndrome）是肩关节前屈、外展或内旋时，肱骨大结节与喙肩弓反复撞击，导致肩峰下滑囊炎症，肩袖组织退变甚至撕裂，引起肩部疼痛、活动障碍。

按照肩袖组织的损伤情况肩峰下撞击综合征可分为3期：Ⅰ期为肩袖水肿出血期；Ⅱ期为肩袖肌腱无菌性炎症期；Ⅲ期为肩袖组织撕裂损伤期。Ⅰ、Ⅱ期患者以疼痛症状为主，Ⅲ期患者则根据肩袖组织撕裂大小的不同出现程度不等的力弱症状。

肩峰下撞击综合征主要症状是肩峰下区域疼痛，并放射至三角肌附着点，经常向前放射到肱二头肌。病程早期疼痛仅出现在肩关节前屈或外展时，病程后期通常出现夜间痛、静息痛，休息不能缓解，患侧卧位时加重疼痛，常于睡眠中痛醒。伴随肩峰下滑囊炎、肱二头肌肌腱炎，部分患者在肩关节活动时会出现响声，可伴有交锁感。Ⅲ期患者出现肩袖组织的撕裂会感到力弱。除部分有明显肩部外伤史患者外，大多数患者起病隐匿，病程进展缓慢。

由于疼痛的影响，其主要体征表现为部分患者主动活动受限，被动活动范围却往往正常。

二、肩袖损伤

1. 肩袖　肩袖（rotator cuff）是由冈上肌、冈下肌、小圆肌及肩胛下肌4块肌肉组成的一组具有相似功能的肌群，4块肌肉的肌腱部分在肱骨头解剖颈处形成袖套状结构，围绕肩关节的上方、后方和前方并与肩关节囊附着。肩袖对肩关节的稳定性起着重要的作用。肩袖撕裂是临床常见的肩关节疾病，其发病率占肩关节疾病的 17%~41%。

2. 肩袖损伤　按其损伤程度可分为挫伤、不完全断裂和完全断裂 3 类。

(1) 挫伤：指肩袖受到挤压、撞击、牵拉造成肩袖肌腱水肿、充血乃至纤维变化。

(2) 不完全肌腱断裂：是肩袖肌腱纤维的部分断裂。可发生于冈上肌腱的滑囊面（上面），关节面（下面）以及肌腱内。不完全性肌腱断裂如处理不当将发展为完全断裂。

(3) 完全性肌腱断裂：指肌腱的全层断裂，是肌腱的贯通性破裂。可发生于冈上肌、肩胛下肌、冈下肌。小圆肌较少发生，以冈上肌最为常见，冈上肌和肩胛下肌同时被累及也不少见。

3. 肩袖撕裂　主要症状是疼痛与压痛，肩前方痛，累及三角肌前方及外侧。急性期疼痛剧烈、持续性；慢性期为自发性钝痛。疼痛在肩部活动后或增加负荷后加重。屈肘 90°使患臂做被动外旋及内收动作，肩前痛加重。患臂上举 60°~120°范围出现疼痛。往往夜间症状加重。压痛位于肱骨大结节近侧或肩峰下间隙。

其主要体征是臂坠落试验（arm drop sign）阳性，撞击试验阳性。上举及外展功能明显受限，外展及前屈范围小于 45°。盂肱关节在被动活动或主动活动中出现摩擦音或砾轧音，常由肩袖断端瘢痕引起。病程超过 3 周，肩周肌肉出现不同程度的萎缩，以冈上肌、冈下肌及三角肌最常见。病程超过 3 个月以上，肩关节活动范围有不同程度的受限，以外展、外旋、上举受限程度较明显。

三、肩关节复发性前脱位

肩关节复发性前脱位（recurrent anterior shoulder dislocation）是外伤或日常工作、生活动作引起初次肩脱位以后，较小的外力以及活动即可引发的再脱位，并且有时是无痛的。

肩关节复发性前脱位的临床表现主要是反复肩关节脱位，且脱位的病史非常重要。

(1) 年龄：首先应当确定患者首次脱位的年龄，20 岁以下脱位复发率>90%，而远远超过 40 岁以上患者 10%的复发率。

(2) 病程与受伤机制：病程的长短也是需要考察的一个方面（肩关节脱位临床上分为急性、亚急性、慢性、复发性），脱位的发生频率也需要进行了解。

(3) 疼痛和复位情况：对复位情况的了解有助于对病情的判断。疼痛往往在脱位发生时比较严重，而平时可能表现为轻微的疼痛（有些患者也可能完全无痛）。如果同时存在腋神经的牵拉伤或者断裂，均可能引起外展无力及上臂外侧的麻木感。

(4) 对日常生活的影响：对反复脱位的患者进行日常生活影响方面的评估，以对病情的治疗进行综合评估（如日常生活中对肩关节哪类动作有恐惧感，哪类动作可诱发肩关节脱位）。

四、肩关节盂唇上缘损伤

肩关节盂唇上缘损伤（superior labrum anterior posterior，SLAP）是指肩胛骨盂唇上缘自前向后的撕脱，累及肱二头肌长头腱附着处。

其临床表现为：

(1) 好发于年轻患者，多有投掷运动爱好（如棒球、羽毛球、手球等）。

(2) 有外伤史患者多为肩外展及轻度前屈位时，肘直臂位摔倒时着地所致。

(3) 最主要的症状是疼痛，肩关节外展外旋过头动作时加重。

(4) 有时可出现交锁、弹响及不稳等机械症状，临床上可有不稳定的表现（较少见）。

五、肱二头肌长头腱损伤

肱二头肌长头腱（long head of the biceps tendon）在肩关节活动中起重要作用，其功能的发挥与由喙肱韧带、盂肱上韧带、冈上肌和肩胛下肌等组成的滑轮结构系统有关。

其临床表现为：

(1) 急性损伤：①多发生于运动员，有明确的致伤原因；②自发性 LHB 断裂常由轻微外伤引起，继发于慢性进行性磨损；③断裂患者出现上臂掌侧的质软肿块；抬肩时可诱发疼痛。

(2) 慢性损伤：①长期运动并有肩关节疼痛病史；②疼痛局限于肩关节前部，主要集中在结节间沟内，偶伴放射至上臂缺乏精确定位；③部分慢性病例可有间断的急性发作伴有疼痛缓解期，与运动强度相关。

六、肩关节骨性关节炎

骨性关节炎（osteoarthritis）是一种最常见的关节病变，其名称繁多，如肥大性骨关节炎、退行性关节炎、变性性关节炎、增生性骨关节炎或骨关节病，均指同一种病，国内统一使用骨性关节炎。其发病率随着年龄而增加，女性比男性多发。

肩关节骨性关节炎由组织变性及积累性劳损引起。其主要症状为关节疼痛、僵硬，经轻微活动后会觉疼痛减轻；重者可出现关节肿胀、肌肉萎缩等。

(1) 关节疼痛：在疾病早期，疼痛往往并不严重，患病关节往往仅表现为酸胀或轻度疼痛；遇天气变化或劳累后症状可加重，休息后则减轻。此期关节活动一般不受限制，易被患者忽视而延误就诊。随着病情的发展，疼痛变得更为明显，不同类型的关节炎可表现出不同的疼痛特点。

(2) 关节肿胀：肿胀是关节炎症进展的结果，一般与疾病的程度呈正相关。

(3) 关节功能障碍：炎症发生后，由于关节周围肌肉的保护性痉挛和关节结构被破坏可导致关节功能部分或全部丧失。

七、肩锁关节脱位

肩锁关节脱位（acromioclavicular dislocation）是肩部常见损伤之一（约占肩部损伤的12%），多由直接暴力自上部向下撞击肩峰或因间接暴力过度牵引肩关节向下引起扭伤及脱位。轻者造成关节囊撕裂，不伴有畸形，称为不完全损伤；重者肩锁韧带、喙锁韧带甚至三角肌的锁骨附着点都可完全撕裂，产生严重畸形，称为完全损伤。临床上不完全损伤是完全损伤的 2 倍。

肩锁关节脱位的主要症状是局部肿胀、疼痛明显，隆起部位压痛，由于肩锁关节位于皮下，易被看出局部高起，双侧对比较明显。多见于年轻患者，有创伤史。

主要体征是患肢外展或上举均较困难，前屈和后伸运动亦受限。

八、冻结肩

冻结肩（frozen shoulder）又称疼痛性肩关节挛缩症，是中年以后突发性的肩关节疼痛及关节挛缩症,是肩关节周围炎各类型中较常见的一种。本病在 50 岁前后是高发作年龄,又被称作“五十肩”。本病为具有自愈倾向的自限性疾病,经过数月乃至数年时间,炎症逐渐消退,症状得到缓解。

本症发病过程分为三个阶段:

(1) 急性期:又称冻结进行期(freezing phase),起病急骤、疼痛剧烈、肌肉痉挛、关节活动受限。夜间疼痛加重,难以入眠。压痛范围广泛,喙突、喙肱韧带、肩峰下、冈上肌、肱二头肌长头腱、四边孔等部位均可出现压痛。急性期可持续 2~3 周。

(2) 慢性期:又称冻结期(frozen phase),此时疼痛症状相对减轻,但压痛范围仍较广泛。由急性期肌肉保护性痉挛造成的关节功能受限发展到关节挛缩性功能障碍。关节僵硬,冈上肌、冈下肌及三角肌出现萎缩,肩关节周围软组织呈“冻结”状态。此期可以持续数月乃至一年以上。

(3) 功能恢复期:盂肱关节腔、肩峰下滑囊、肱二头肌长头腱滑液鞘以及肩胛下肌下滑囊的炎症逐渐吸收,血液供给恢复正常,滑膜逐渐恢复滑液分泌粘连吸收,关节容积逐渐恢复正常。在运动功能逐步恢复过程中,肌肉的血液供应及神经营养功能得到改善。大多数患者肩关节功能能恢复到正常或接近正常,肌肉的萎缩需较长时间的锻炼,才能恢复正常。

九、腋神经损伤

腋神经来自臂丛后束伴随旋肱后动脉在肱骨外科颈下方向后穿过四边孔,沿肱骨外科颈后方至三角肌深面。其运动支支配三角肌及小圆肌,浅支(感觉支)自三角肌后喙穿出,分布于三角肌区及上臂上 1/3 外侧的皮肤。

腋神经干通过四边孔,该孔上界为肩胛下肌(前方)、小圆肌(后方),下界为大圆肌,内、外界是肱三头肌的长头及肱骨外科颈。

其临床表现是肩后面及外侧部位疼痛,呈持续性疼痛,夜间加重。肩的外展上举或被动外旋均使症状加重。患肩的上举、外展及旋转功能受限。三角肌及小圆肌麻痹。

十、副神经损伤

副神经是第 11 对脑神经,其组成包括延髓根及脊髓根,前者来自迷走神经运动脊侧核及凝核,后者来自上 5 个颈节灰质前柱,从脊髓侧方发出沿其表面上升经枕骨大孔进入颅腔与延髓根结合形成副神经。副神经从颈静脉孔穿出颅腔,分成内、外 2 支。内支来自延髓根的纤维加入迷走神经,外支是脊髓根的纤维,经颈内静脉的前侧及二腹肌后面,于胸锁乳突肌中上 1/3 交界处穿入,然后在胸锁乳突肌后缘中点穿出,进入颈后三角区,此处是淋巴结集中部位,最后向后上方斜行至斜方肌前,并支配该肌。颈后三角区内,副神经位于浅表,位于颈浅筋膜浅层的下面,颈横动脉的小分支常横过此神经,颈后三角内有颈髓第 3、4 节段发出的神经支与副神经平行斜行向后上方,最后参与副神经,支配斜方肌。斜方肌的上 1/3 肌纤维大部分由副神经支配,而下 2/3 肌纤维是由上颈段神经的前支支配。斜方肌是神经重叠支配和变异较常见,副神经是颈后三角区内最重要的一条神经,直径 2~3mm。

临床表现为斜方肌萎缩麻痹,肩胛骨下垂,抬肩困难,因为斜方肌与前锯肌构成力偶,旋转肩胛骨,使肩盂向外上方,是肩外展的一个重要组成部分。

第二节 基本检查与评估

肩关节的基本检查与评估，是手法治疗的重要依据，通常包括病史采集、视诊、问诊、特殊检查和触诊等内容。

一、主观评估与视诊

1. 主观评估 主观评估包括疼痛的描述，加重因素和缓解因素，相关病史和临床资料等。

（1）患者年龄：肩关节的许多疾病呈现年龄相关性。例如，旋转肌群的退变一般发生在40~60岁的患者。主要由退变和无力引起的，一般多见于35岁以上，而由肩胛骨和肱骨周围肌肉无力引起的，常常发生在20岁左右的年轻人，尤其是那些从事高强度运动的人，比如游泳运动员或棒球的投手。钙沉积可能发生在20~40岁。软骨肉瘤可见于30岁以上的人群。然而，非外伤导致的冻结肩则多发生于45~60岁的人群。由外伤导致的冻结肩可发生于任何年龄，但随着年龄增长发病率增加。

（2）患者是否用健侧手抬起患侧上肢呈保护体位（图9-1）或不愿移动患肢，这些行为意味着肩关节的不稳定或者肩关节有急性损伤。

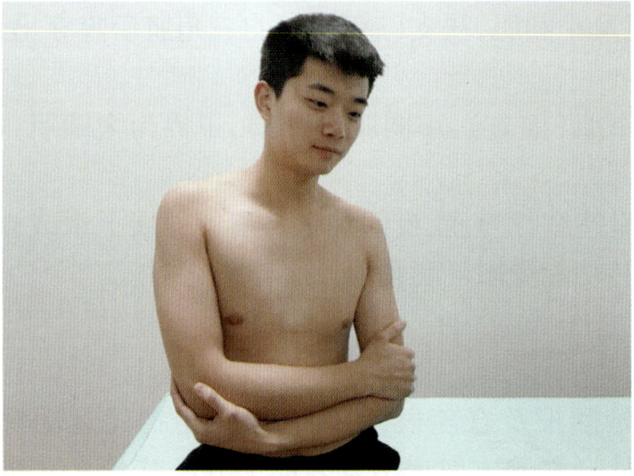

图9-1 患侧上肢保护体位

（3）如果有损伤，那么损伤的机制是什么。患者是否伸直位着地受伤，若是则表明可能有肩关节骨折或脱位。患者的上肩部有没有因摔倒致伤或受到过打击，或者因肘部受到打击使肱骨撞击肩峰，如果有，那么患者可能存在肩锁关节脱位或半脱位。是否出现肩关节不稳或者在运动过程中感觉到不稳定，这些可表明其大体上的或解剖学上的不稳定性，就像复发性肩关节脱位、半脱位或轻度的水平不稳。这种不稳定性表现差别很大，从大体的或解剖上的不稳定——TUBS型（创伤引起的，单向向前的由外科手术引起的Bankart损伤）到非常轻的水平不稳——AMBRI型（非创伤的、双肩的、多向的，重建是恰当的选择，很少做关节成形）。

（4）有没有一些可导致患者疼痛或出现症状的动作或者姿势。检查者必须牢记颈椎的活动可导致肩部的疼痛。复发的肩关节脱位患者不能做任何的外旋动作，他们因此而烦恼，因为这个运动常导致肩关节前脱位。复发性肩关节脱位，在处于极度内旋位时，即当肱骨头紧紧贴着关节盂的前方，出现疼痛。过度的外展、外旋同样可以导致“死肩”综合征，即患者突然感到肩部麻痹性疼痛和无力，这个指征提示有肩关节前部不稳定。如果患者主诉在做投掷动作的某一具体阶段出现疼痛（如在向后伸和加速阶段），那么即使在患者临床症状不明显时，也应该考虑肩关节前部不稳定。一般来说，肩关节不稳定和二次损伤同时发生，二次损伤是说，尽管当前损伤很明确，但这些体征是其他问题导致的，一般是附着在肩胛骨或肱骨上的肌群。夜间痛和休息痛一般与背部回旋肌损伤相关，偶尔也可能是肿瘤疾病所致。运动相关的疼痛，一般意味着腱鞘炎。关节炎性疼痛，一般在关节运动极限开始出现。肩锁关节出现明显的疼痛时，一般手臂位于外展大于90°，疼痛多局限于肩锁关节。同样，胸锁关节的夜痛也局限于其关节内，在水平内收时，疼痛加重。

（5）患者疼痛的程度和表现是怎样的。例如，深部的钻心样痛，颈部和（或）胸部的牙痛样痛，这可能表示是胸廓出口综合征或急性臂丛神经病变。肩部回旋肌劳损一般出现钝痛，牙痛样痛。夜间加重而骨化性肌腱炎，则出现烧灼样痛。直接的外伤或三角肌的急性收缩致第1或第2肋骨扭伤，与急性创伤或肩部回旋肌损伤类似。

（6）有没有一些活动可以导致或加重疼痛。例如，肱二头肌腱鞘炎或肌腱炎常见于滑雪者，可能是由于紧握滑雪牵引绳所致；在越野滑雪中，也可能由滑雪杆所致（用滑雪杆作为推进力）。腱鞘炎是腱旁组织的炎症。腱鞘炎位于肌腱外，其走行与滑膜可一致，也可不一致。肌腱炎是肌腱自身真正的老化。在慢性和过度使用下，肌腱炎比腱鞘炎更易发生。投掷和伸展动作是否改变疼痛，如果能改变，那么哪个姿势导致疼痛或不舒服，这些问题可能给你一个了解肩关节结构损伤的线索。

（7）是否做某些姿势可以减轻疼痛。神经根性疼痛的患者，通过高举手臂超过头部可能减轻症状。对于一个肩部不稳定或发炎的患者来说，高举手臂一般会加剧肩部的症状。

（8）患者不能行使哪些功能、能否说话或做吞咽动作、声音是否嘶哑，这些体征可表明胸锁关节受到损伤，因为如果有水肿或胸锁关节的后脱位将使气管受压。

（9）患者发病的时间有多长。例如，原发性冻结肩经过分为三个阶段：状况是进行性地加重-达到顶峰-逐渐减轻，每一个阶段持续3~5个月。

（10）有没有肌肉痉挛、畸形、擦伤、萎缩、感觉障碍或麻木的指征，这些指征能够帮助检查者精确地了解肩关节受损的状况和潜在病变。

（11）患者是不是运动后出现肢体的无力和沉重症状、是不是肢体易感到疲倦，这些症状可能与血管相关。有没有一些静脉的症状，例如，可延伸到整个手指的水肿或僵直。有没有一些动脉的症状，像上肢的冰凉和苍白，这些症状一般是由动脉、静脉单独或同时受压引起。例如，胸廓出口综合征（图9-2），是由于在血管和（或）神经进入上肢的三个位置：斜角肌间隙、肋锁间隙和胸小肌与喙突之间时，血管和（或）神经受压。肩关节做过多重复性的动作，像常见的投掷动作等可导致胸廓出口综合征、腋前动脉闭塞或四边孔压力增加。

（12）有没有神经损伤的指征，检查者可通过检查神经和神经所支配的肌肉来判断有无神经损伤。在病史中出现任何的肌肉无力、麻木和感觉异常都可能提示神经损伤。例如，肩胛上神经走行于肩胛切迹处、肩胛横韧带下方时易造成损伤，所致冈上肌和冈下肌的萎缩和麻痹，检查者应仔细了解病史，因为由这些情形可以模拟出冈上肌腱的Ⅲ度劳损（损伤）。肩关节脱位后可出现腋神经和肌皮神经的潜在性损伤，腋神经损伤可致三角肌和小圆肌萎缩、无力和麻痹。桡神经损伤发生在其盘绕肱骨干的后面，常发生于肱骨干骨折时。如果桡神经在此处损伤，可累及肘部、腕部和手指的伸肌，同时出现桡神经分布区的感觉异常。

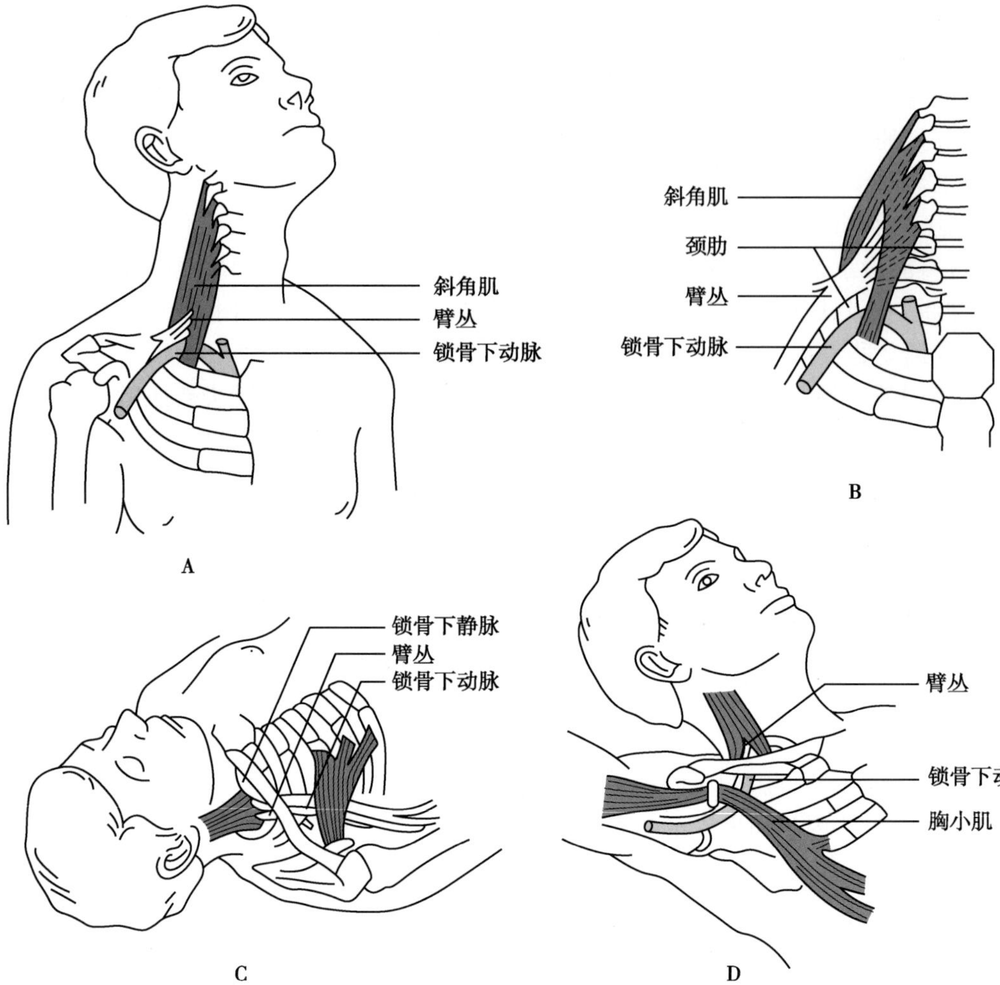

图 9-2 胸廓出口综合征

（13）哪一只手行使主要功能。一般行使主要功能的手其肩部比对侧低，同时与另一只手相比，行使主要功能的手活动范围相对小一些。

2. 视诊 视诊主要包括观察患者的姿势和运动状态。对于合适的观察，患者必须暴露肩关节体表，然而检查者也应当在患者不注意时进行观察，因为随意运动可以真实地反映患者的情况。令患者轻松站立，先检查肩部的外观，并且与对侧肩部比较；检查时应注意肩部形状、大小、肤色或姿势的差异。观察患者在休息状态下的肩胛骨位置，并与对侧比较，应特别评估休息状态下两侧肩胛骨的内侧/外侧之位置差异，与两侧肩胛骨上下极的高度差异。在休息状态下，惯用侧肩部通常会比非惯用侧低。

（1）肩部正常外观形态：正常的肩峰部呈半圆形丰满外形，两侧对称（图 9-3）。肩部前面最突出的是锁骨，其内侧端胸骨柄处向前隆起，向外侧延伸到肩峰，锁骨就在皮下，其隆起的轮廓呈"一"形。肩部后面最突出的骨性标志是肩胛骨，它是一块三角形骨板，紧靠在胸壁上，覆盖 2~7 肋的后面，其内缘距棘突约 5cm。双侧对称，表面平整。

（2）肩部畸形

1）方肩：三角肌轮廓消失，肩峰显得异常突出，肩部失去正常饱满圆形膨隆，外观呈

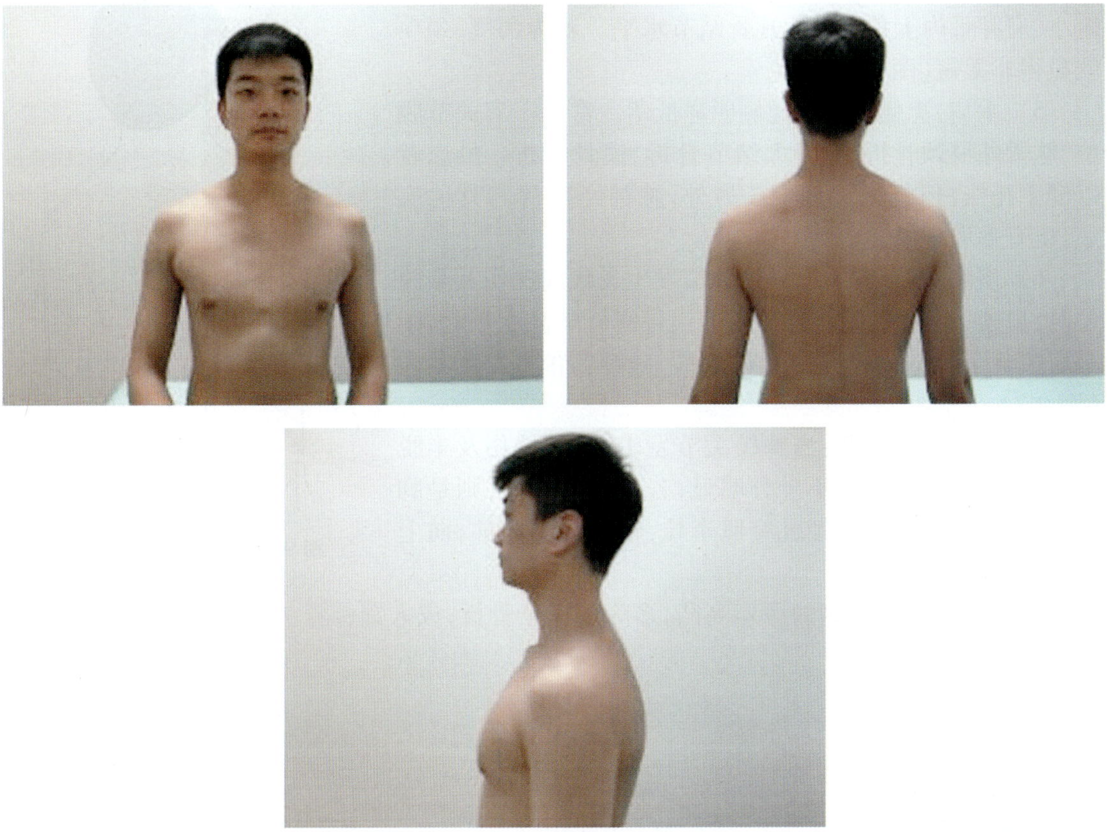

图 9-3 肩部正常外观

直角方形。可见于肩关节脱位、肩部肌肉失用性萎缩、腋神经麻痹而引起三角肌萎缩等（图 9-4）。

2）平肩:斜方肌瘫痪时,肩部平坦畸形。

3）翼状肩胛:有副神经损伤所致前锯肌瘫痪史,向前平举上肢时肩胛骨下部翘起离开胸壁,呈鸟翼状,也可见于进行性肌萎缩的患者(图 9-5)。

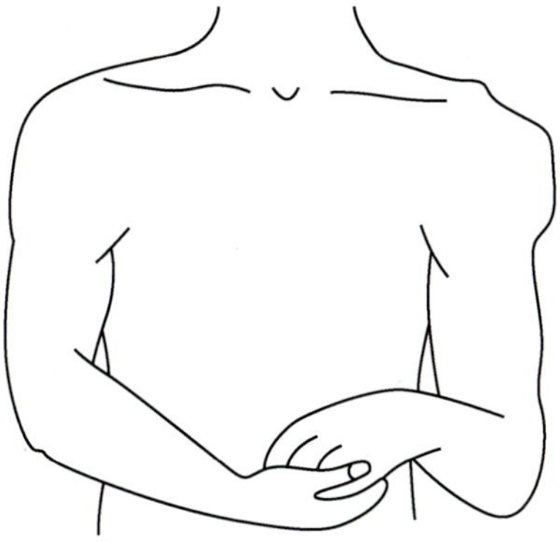

图 9-4 方肩

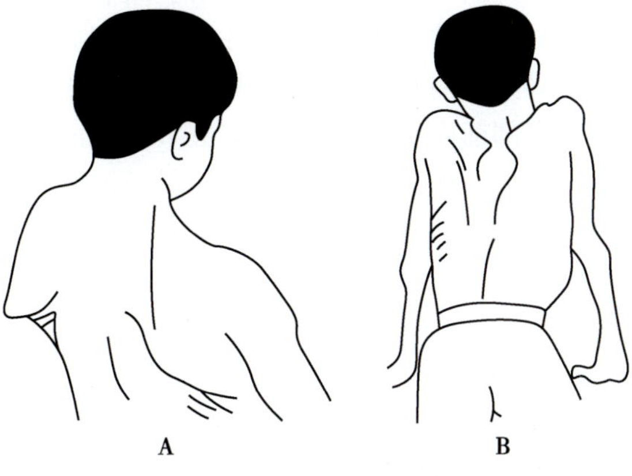

图 9-5 翼状肩胛

4）先天性高肩胛症：又称 Sprengel 畸形，肩胛骨高耸、短小、肩胛骨内上角可高达枕骨结节水平。若为两侧，颈项就显得非常短（图 9-6）。

5）垂肩：患侧肩部比健侧明显低落。常见于肩关节脱位、肱骨外科颈骨折、肱骨大结节骨折、锁骨骨折。虽患者以健手托扶，但仍低于健侧。另外，腋神经麻痹和其他疾病，也有垂肩现象。

6）肩锁关节高凸：当肩锁关节发生炎症或挫伤及半脱位时，肩锁关节高凸呈半球形。若锁骨肩峰端高度挑起，则是肩关节全脱位，不但肩锁韧带断裂，喙锁韧带也发生断裂（图 9-7）。

7）胸锁关节高凸：当胸锁关节发生炎症，挫伤及半脱位时也可出现高凸，但不十分明显；若有明显高凸，则是胸锁关节脱位，这时受胸锁乳突肌牵拉，锁骨内端向前，向上移位（图 9-8）。

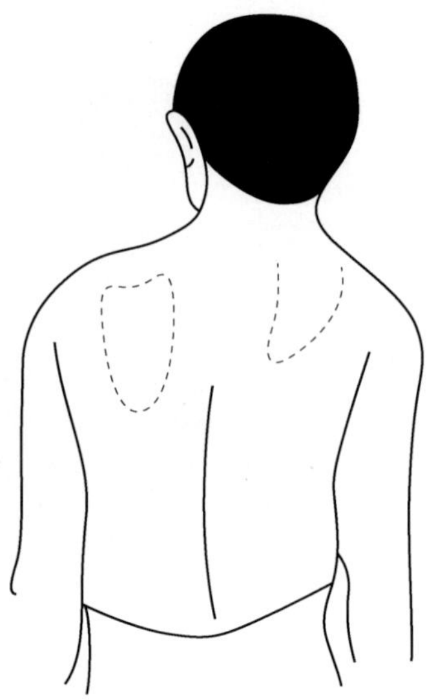

图 9-6 先天性高肩胛症

8）锁骨凸起：儿童的弓形高凸，多为不完全骨折；成人锁骨骨折则发生移位，坠孤立形高凸。

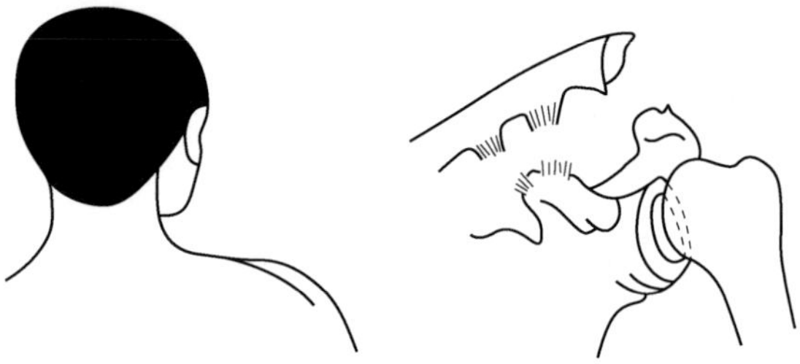

图 9-7 肩锁关节高凸

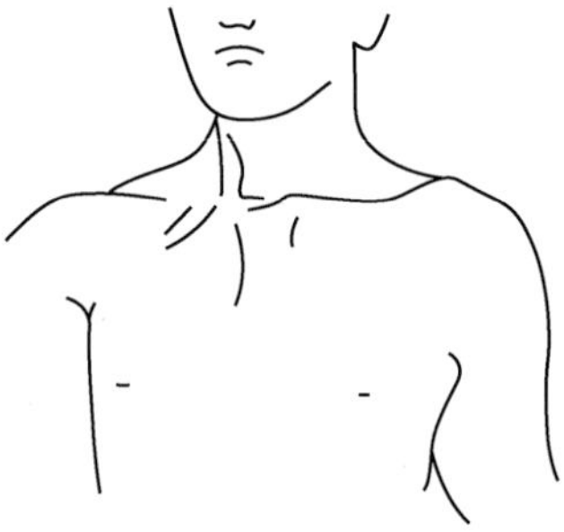

图 9-8 胸锁关节高凸

9）肩胛冈上隆起：多见于冈上肌腱断裂，是冈上肌挛缩形成的隆起。

（3）肿胀：由于肩关节周围肌肉丰富，轻度肿胀常不易发现，检查时应注意两侧对比。

1）肩部急性肿胀：见于急性化脓性肩关节炎、肩峰下滑囊炎。

2）肩部前内侧与后外侧明显肿胀：见于肩关节周围软组织类性病变。

3）肩部前内侧肿胀：见于肩关节内积液。

4）肩部后侧及上方肿胀：三角肌较饱满，见于三角肌下滑囊积液。

5）肩部进行性肿胀：肿胀的同时伴有疼痛，局部组织变硬，有可能是恶性肿瘤，尤以肉瘤为多见。

6）外伤性肿胀：任何外力造成的肩部损伤均可出现不同程度的肩部肿胀，并且有淤斑。

（4）肌肉萎缩：肌肉萎缩是肩部疾病最常见的症状之一，一般多见于疾病的晚期。应仔细观察三角肌、冈上肌、冈下肌、胸大肌、斜方肌、背阔肌等有无萎缩。由于肩部骨折的长期固定，可发生失用性萎缩，或由于肩关节周围炎、肩部肿瘤、肩关节结核时肩部活动受限而致的肌肉萎缩。另外，腋神经损伤所致三角肌麻痹，肩部也出现萎缩。麻痹性与失用性萎缩可引起肩部运动功能障碍，或发生肩关节脱位。

二、功能检查与评估

1. 主动运动　主动运动包括：前屈、后伸、外展、内收、内旋、外旋、水平内收、水平外展（表 9-1）。要最先检查主动运动，疼痛部位的运动要放在最后检查，以免疼痛影响其他部位的运动，同时要区分肩胛骨运动和盂肱关节运动，因为肩胛骨运动通常对受限的盂肱关节运动进行代偿，扩大了肩胛骨的肌肉控制范围。

表 9-1　肩关节主动运动检查

运动	运动范围/°	运 动 方 式	参 与 肌 肉
前屈	0~170	盂肱关节可前屈 0~135°，60°以后加上肩胛骨上回旋	一开始为三角肌前部和胸大肌锁骨部，60°以后前锯肌、斜方肌加入
后伸	0~60	水平位后伸位 0~45°，后面伴有肩胛骨下回旋	三角肌、大圆肌、小圆肌、背阔肌、胸大肌胸骨部
外展	0~170	盂肱关节可外展 0~120°，复合运动还包括肩胛骨上回旋、锁骨旋后	一开始为三角肌、冈上肌，30°后斜方肌、前锯肌加入
内收	0~60	解剖位的内收为 0，临床所说的内收为内收伴前屈，复合运动还包括肩胛骨下回旋、锁骨旋前	胸大肌、三角肌、背阔肌、大圆肌
内旋	0~70	解剖位的内旋为 0~45°，复合运动还包括肩轻度前屈和外展	胸大肌、三角肌、背阔肌、大圆肌、肩胛下肌
外旋	0~90	解剖位的外旋为 0~45°，复合运动还包括肩内收	一开始为冈下肌，一定角度后三角肌、小圆肌也参加
水平内收	0~135	中立位是指肩外展 90°肘伸直掌心向下，然后内收	胸大肌、三角肌
水平外展	0~35	中立位是指肩外展 90°肘伸直掌心向下，然后外展	三角肌、小圆肌、冈下肌

2. 被动运动　如果运动范围在主动运动时没有完全完成，检查者不能检查末梢感觉，那么就应当检查患者肩部的被动运动来检测末梢感觉，要注意患者有无抵抗，这个检查可以提示关节囊的结构。关节囊坚固程度的末梢感觉不同于肌肉组织伸展的末梢感觉。关节囊坚固程度的弹性感觉更加复杂，而且往往在运动范围的早期出现。

3. 神经检查（表 9-2）

4. 功能评估　是肩部评估的一个重要组成部分，功能受限可以极大地影响患者。功能评估要以日常生活工作和娱乐为基础，因为这些运动是患者最关注的活动；或者以数字化表格为基础，但是检查者不能只依赖于这些表格，因为这些表格是根据检查者的临床检查经验编制的，而不是患者的客观功能状况，表 9-3 和表 9-4 列出了一些评估肩部功能中的力量和耐受性，仅做参考。

表 9-2 肩关节周围神经损伤

受累神经(根)	肌肉无力	感觉改变	反射受累	损伤机制
肩胛上神经	冈上肌,冈下肌(上肢外旋)	肩上部从锁骨到脊柱缘	无	肩胛切迹受压 肩胛骨前伸加水平内收 肩胛冈关节盂受压 直接打击 空间占位损伤
腋神经(C_3~C_6 后支)	三角肌,小圆肌(臂外展)	三角肌区域肩关节前部疼痛	无	盂肱关节前方脱位或肱骨外科颈骨折 强力外展 手术治疗肩关节不稳定
桡神经(C_3~C_6,T_1)	肱三头肌,腕伸肌,指伸肌(肩腕和手伸展)	手背面	肱三头肌	肱骨干骨折
胸长神经(C_3~C_6,C_7)	前锯肌(控制肩胛骨)	无	无	直接打击 牵拉 胸壁内侧挤压(背部损伤) 肩上部重物作用 过度劳损
肌皮神经(C_3~C_7)	喙肱肌,肱二头肌,肱肌(屈肘)	前臂外侧面	肱二头肌	挤压 肌肉肥大 直接打击 骨折 脱位 手术
副神经(C_3~C_4)	斜方肌(肩上抬)	肩下垂致臂丛神经综合征	无	直接打击 牵拉(肩下降颈转向对面) 活检
肩胛下神经(C_3~C_6 后支)	肩胛下肌,大圆肌(内旋)	肩部疼痛	无	直接打击 牵拉
肩胛背神经(C_5)	肩胛提肌,大菱形肌,小菱形肌(肩胛骨内收和上抬)	无	无	直接打击 挤压
胸外侧神经(C_5~C_6)	胸大肌,胸小肌	无	无	直接打击
胸背神经(C_6~C_7,C_4)	背阔肌	无	无	挤压 直接打击
锁骨上神经	—	锁骨轻度疼痛 肩关节上部感觉缺失	无	挤压

表 9-3　肩部活动功能评估

活动	运动范围/°
吃饭	水平内收 70~100 外展 45~60
梳头发	水平内收 30~70 外展 105~120
接触会阴部	水平外展 75~90 外展 30~45 内旋 90 以上
将物品放到架子上	水平内收 70~80 前屈 70~80 外旋 45

表 9-4　美国肩肘外科医生的肩关节评估表

姓名＿＿＿＿＿＿　医院＿＿＿＿＿＿＿＿＿＿＿＿＿　日期＿＿＿＿＿＿　肩部　右/左

Ⅰ 疼痛:(5=没有,4=轻微,3=特别运动后,2=中等程度,1=明显,0=完全不能运动,NA=不可用)

Ⅱ 运动:

A. 患者坐姿

1. 手臂主动上举度数

2. 被动内旋:拇指接触到的解剖学后部的环形片段

(如果由于有限的肘部屈曲而使运动受限记录下来)

1=低于结节	5=L_5	9=L_1	13=T_9	17=T_5	
2=结节	6=L_4	10=T_{12}	14=T_8	18=T_4	
3=臀部	7=L_3	11=T_{11}	15=T_7	18=T_3	
4=骶骨	8=L_2	12=T_{10}	16=T_6	20=T_2	21=T_1

3. 手臂位于身体侧面主动外旋角度:＿＿＿＿＿

4. 外展 90°时主动外旋度数:＿＿＿＿＿

(如果外展不能达到 90°则填写 NA)

B. 患者仰卧

1. 手臂被动上举度数:＿＿＿＿＿

2. 手臂位于身体侧面被动外旋角度:＿＿＿＿＿

Ⅲ 力量:(5=正常,4=良好,3=一般,2=差,1=微量,0=麻痹)

A. 前三角肌＿＿＿＿＿＿＿＿＿＿　C. 外旋＿＿＿＿＿＿＿＿＿＿

B. 中三角肌＿＿＿＿＿＿＿＿＿＿　D. 内旋＿＿＿＿＿＿＿＿＿＿

Ⅳ 稳定性:(5=正常,4=可感觉到,3=极少半脱位,2=复发性半脱位,1=复发性脱位,0=固定性脱位)

Ⅴ 功能:(4=正常,3=轻度障碍,2=困难,1=需要帮助,0=不能运动,NA=不可用)

A. 使用后面的口袋＿＿＿＿　I. 受影响肩部在下睡觉＿＿＿＿

B. 清洗会阴部 ＿＿＿＿　J. 拉＿＿＿＿

C. 清洗对侧腋窝 ＿＿＿＿　K. 将手举起头顶＿＿＿＿

D. 用器具吃饭 ＿＿＿＿　L. 扔物品＿＿＿＿

E. 梳头发 ＿＿＿＿　M. 拾物品＿＿＿＿

F. 在肩部水平使用手臂 ＿＿＿＿　N. 做一般工作(如＿＿＿＿)

G. 用一侧手臂拿起 4.5~6.7kg 的物品　O. 做一般运动(如＿＿＿＿)

H. 穿衣服＿＿＿＿

Ⅵ 患者反应:(3=好多了,2=好一些,1=一样,0=更糟了,NA=不可用)

三、特殊检查

1. 垂臂试验(drop arm test)(图 9-9)

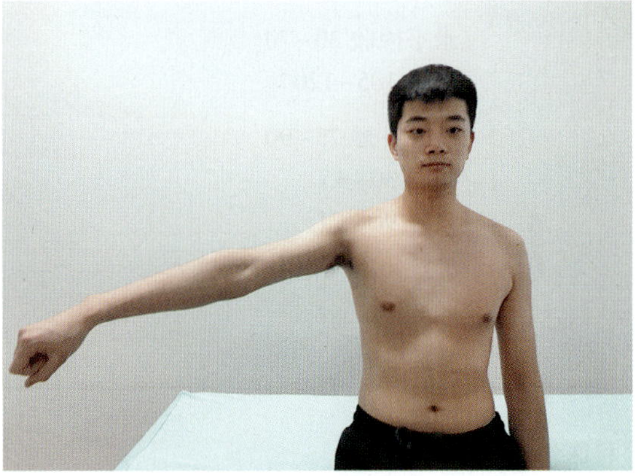

图 9-9 垂臂试验

患者:坐着或直立。

检查者:将患者手臂在冠状面上外展 90°,然后在水平面上内收 45°,令患者缓慢放下手臂。

阳性结果:引起剧烈疼痛,或患者无法将患侧手臂以适当控制的方式垂放下来。

结果解释:肩袖肌肉破裂,或严重肌腱病变。

2. 抗阻外旋试验(resisted external test)(图 9-10)

患者:开始时坐姿,肘关节屈曲 90°;自行做肩部外旋动作。

检查者:站在患者侧面,主动用力阻抗其肩部外旋动作。

阳性结果:患者患侧出现肌无力和(或)疼痛。

结果解释:肩袖肌肉或后三角肌功能障碍。

3. 抗阻内旋试验(resisted internal test)(图 9-11)

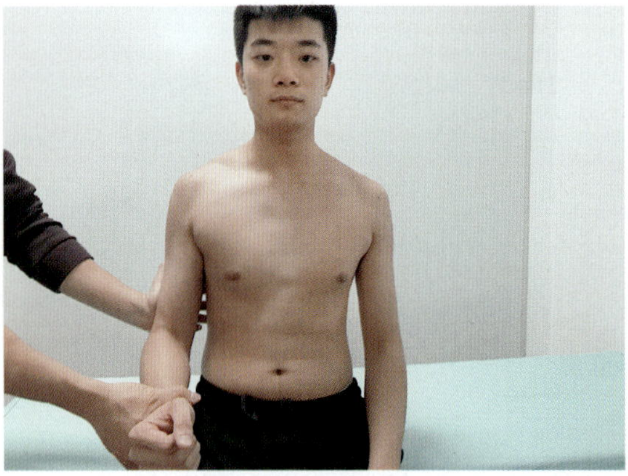

图 9-10 抗阻外旋试验

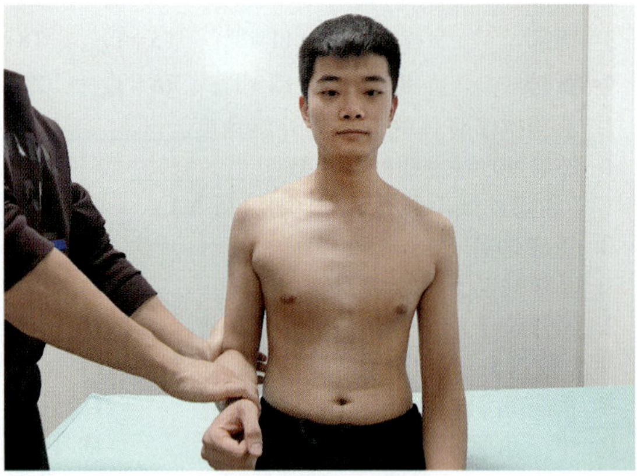

图 9-11 抗阻内旋试验

患者:开始时坐姿,肘部靠在身侧,肘关节屈曲;自行做肩部内旋动作。

检查者:站在患者侧面,主动用力握住其前臂远端,阻抗其肩部内旋动作。

阳性结果:患者患侧出现肌无力和(或)疼痛。

结果解释:肩袖肌肉肌腱病变,或肩胛下肌功能障碍。

注意:①其他肌肉如胸大肌和大圆肌也会支持肩内旋动作,如果这些肌肉功能障碍,也会影响肌力。②斜方肌无力会使肩胛骨稳定性变差,导致肩部内旋肌肉的假性无力。

4. Patte 试验(Patte test)(图 9-12)

患者:坐姿,肘关节屈曲 90°,肩关节外展 90°,且外旋使拳头朝上,试着做更大的肩部外旋动作。

检查者:用一只手阻抗其外旋动作,另一只手支撑患者肘部。

阳性结果:患者的肩部或肩胛骨部位出现疼痛,但仍保持部分肌力维持手臂外旋,或无力维持手臂外旋姿势。

结果解释:冈下肌或小圆肌的肌腱炎(疼痛/保留有一些肌力),或破裂(手臂垂)。

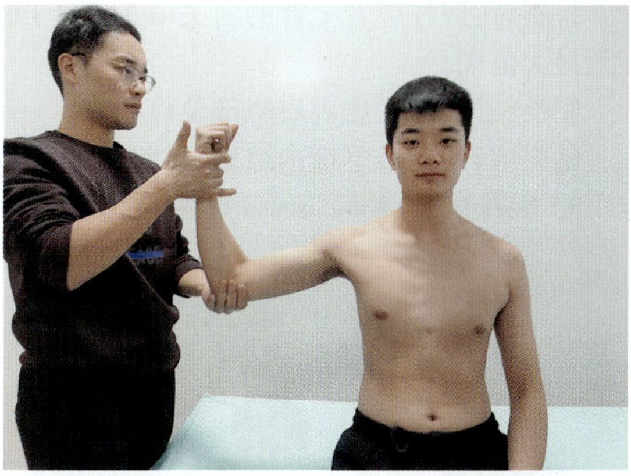

图 9-12 Patte 试验

5. 空罐试验(empty can test)(图 9-13)

患者:肩关节外展 90°,向上弯曲 30°,肘关节完全伸直,前臂弯曲旋前(拇指朝下,犹如将空罐翻转朝下)。

检查者:向患者前臂远端施加向下的压力,令患者试着对抗。

阳性结果:引发患者肩部疼痛。

结果解释:冈上肌的肌腱病变。

6. 背后举起试验(lift-off test)(图 9-14)

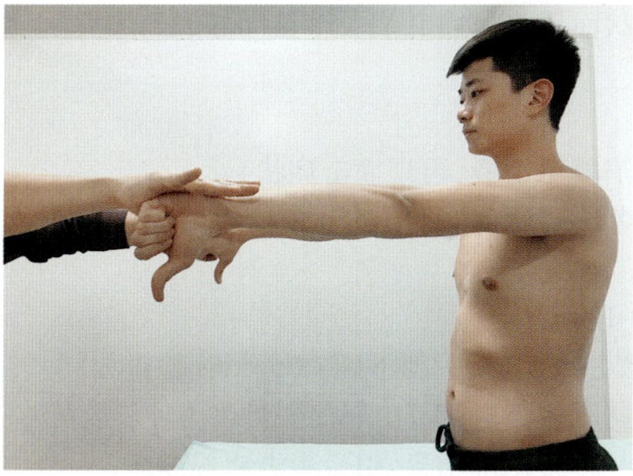

图 9-13 空罐试验

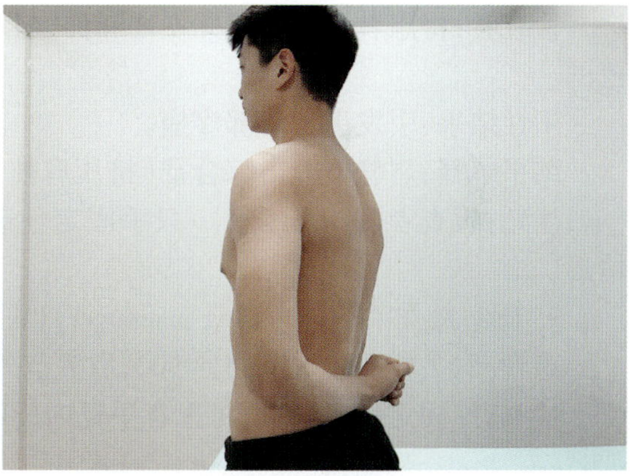

图 9-14 背后举起试验

患者:直立或俯卧,上臂内旋,肘关节中度屈曲,手背碰到终端腰椎。

检查者:指引患者向后举起手,以离开背部。

阳性结果:无法对抗重力或检查者的微小阻力,将手举起离开背部;或对侧相比,其动作明显受限。

结果解释:肩胛下肌、背阔肌或菱形肌无力。

注意:①此项检查可在站立位测试。②患者若发生肩胛下肌、背阔肌或菱形肌无力时,可能会试着用肱三头肌、肘部的伸肌来代替此动作。

7. Hawkins 试验(Hawkins test)(图 9-15)

患者:肘关节和肩关节屈曲 90°,肩关节外展并内旋,拳头朝下。

检查者：握住患者上臂的肘关节上端予以固定，并对其前臂远端前侧施力，使肩关节内旋至最大范围。

阳性结果：引发患者肩峰部位疼痛。

结果解释：肩峰下撞击综合征（挤压肩袖和肩峰下滑囊，再现撞击症状）。

8. Neer 试验（Neer' s test）（图 9-16）

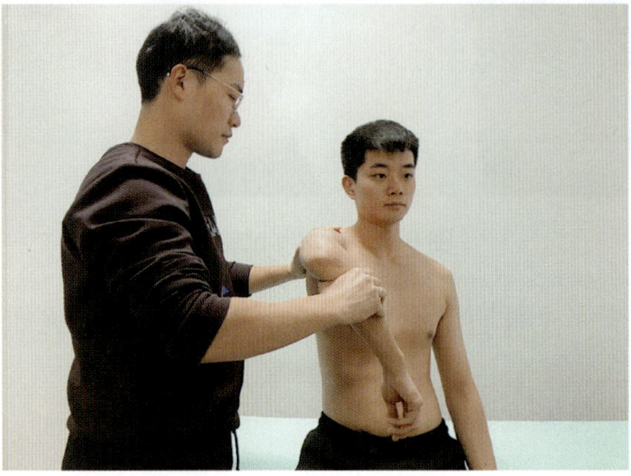

图 9-15 Hawkins 试验

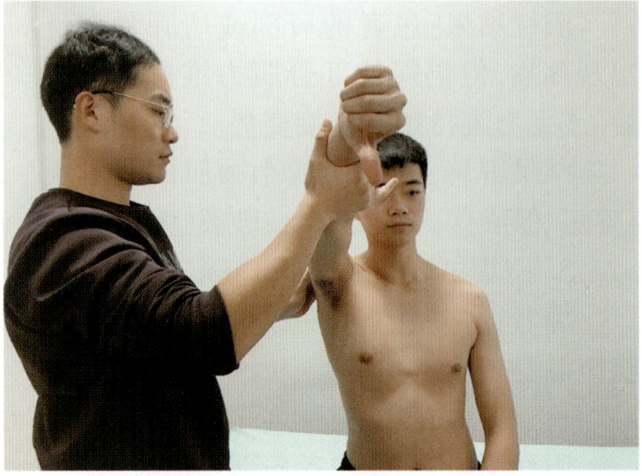

图 9-16 Neer 试验

患者：肘关节伸展，前臂旋前（拇指朝下）。

检查者：将患者上臂举起并使之屈曲，与冠状面呈 30°，将其肩关节被动伸展到最大活动范围。

阳性结果：引发患者肩部疼痛。

结果解释：肩峰下撞击综合征（挤压肩袖和肩峰下滑囊，再现撞击症状）。

注意：检查者可能需用另一只手固定住患者的肩胛骨，以便进一步检查冈上肌的压迫情形。

9. 研磨操作手法（scouring maneuver）（图 9-17）

患者：肘关节和肩关节屈曲 90°，肩关节外展并内旋，拳头朝下（与 Hawkins 检查相同）。

检查者：固定住肩胛骨，将患者手臂内旋的同时将其肩关节由屈曲姿势改为伸展姿势。

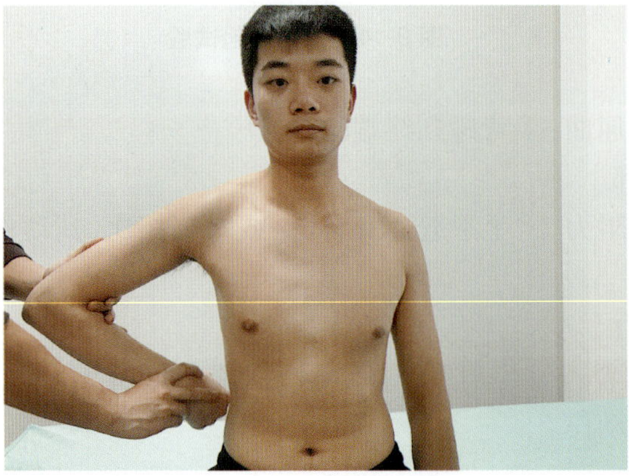

图 9-17 研磨操作手法

阳性结果：引发患者肩部疼痛。

结果解释：压迫综合征。

10. 上臂交叉/内收/Apley 绕颈试验

患者：坐姿或直立（图 9-18）

检查者：将患者肩关节屈曲 90°，将手臂水平移向胸部，使手臂向前移到对侧肩部，检查者即可检查同侧的肩锁关节。

阳性结果：肩锁关节疼痛，位移或咔嗒声。

结果解释：肩锁关节功能障碍。

11. Yergason 试验（Yergason test）（图 9-19）

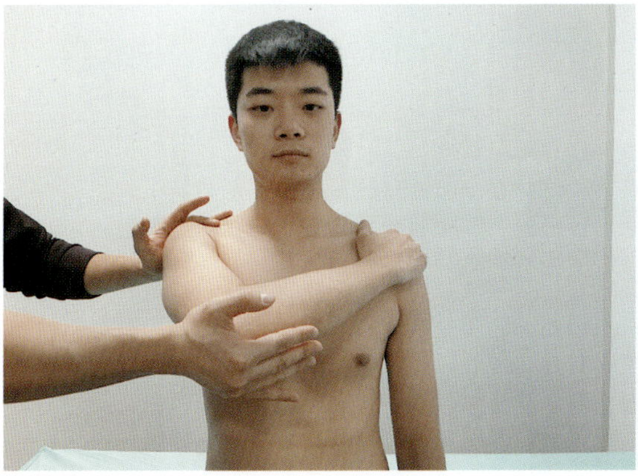

图 9-18 上臂交叉/内收/Apley 绕颈试验

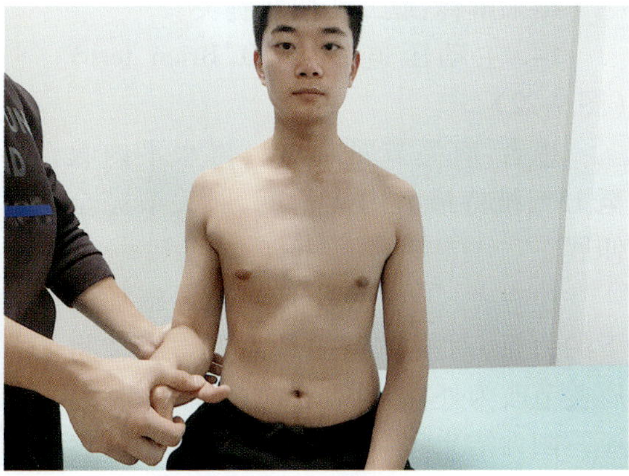

图 9-19 Yergason 试验

患者：坐在检查台或检查椅上，上臂位于体侧；肘关节屈曲 90°，前臂旋前。

检查者：握住患者手腕上方，阻抗患者的主动旋后动作。

阳性结果：肱二头肌肌腱部位疼痛。

结果解释：肱二头肌肌腱炎、肌腱病变。

注意：请参阅改良 Yeegason 检查，该检查可对肱二头肌肌腱不完全脱位和肩胛下肌进行评估。

12. 改良 Yergason 试验（modified Yergason test）（图 9-20）

患者：坐在检查台或检查椅上；肘关节屈曲 90°，前臂旋前。

检查者：握住患者手腕上方，阻抗患者的主动旋后和外旋动作，触诊患者的肱二头肌肌腱。

阳性结果：肱二头肌肌腱部位疼痛，或可触诊肱二头肌肌腱不完全脱位。

结果解释：肱二头肌肌腱病变，肌腱不完全脱位和（或）肩胛下肌损伤。

13. Speed 试验（Speed’s test）（图 9-21）

患者：肩关节屈曲 50°，肘关节伸展，前臂旋后。

检查者：在患者前臂施加向前的力量，以伸展其肩部。

阳性结果：肱二头肌部位疼痛。

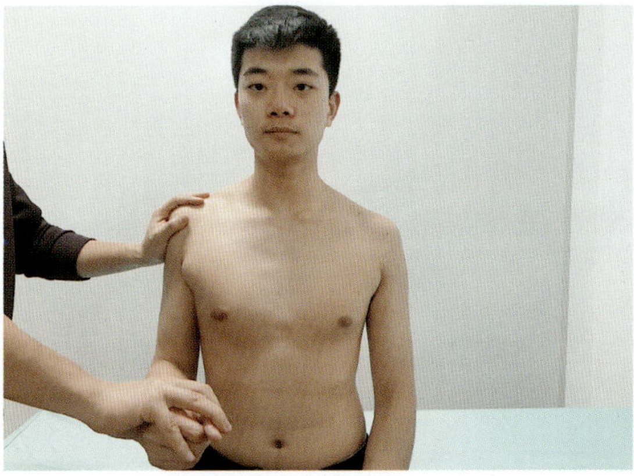

图 9-20 改良 Yergason 试验

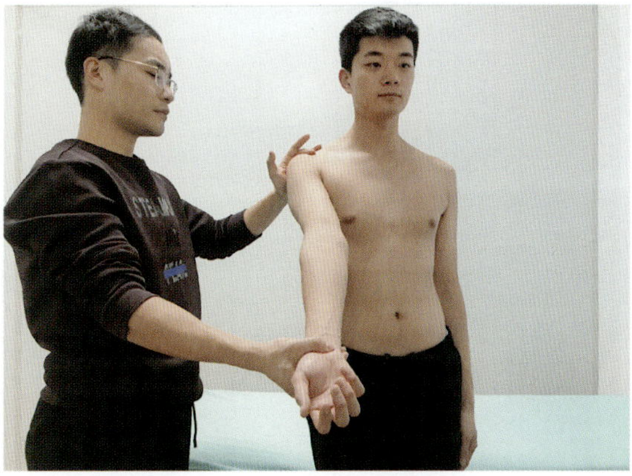

图 9-21 Speed 试验

结果解释:肱二头肌肌腱炎

14. 主动压迫试验(O'Brien test)(图9-22)

患者:肩关节屈曲90°,再水平内收至15°,维持最大内旋角度,肘关节完全伸展。

检查者:①在患者前臂远端施加向下的力量,对抗患者的最大阻力。②将肩关节改为外旋,再重新检查一次。

阳性结果:肩锁关节或盂肱关节疼痛,或听到咔嗒声。

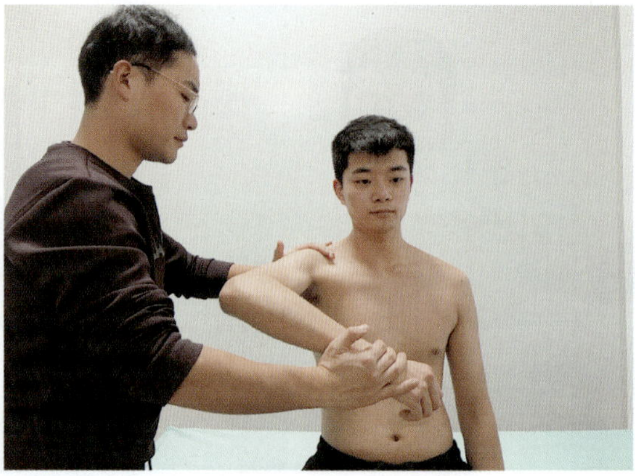

图9-22 主动压迫试验

结果解释:如果疼痛位于肩锁关节,即肩锁关节功能障碍;如果疼痛位于盂肱关节,则为由前往后的上盂唇损伤。

15. 恐惧试验(apprehension test)(图9-23)

患者:①仰卧于检查台上,上臂垂于台缘。②关节外展90°,肘关节屈曲90°,肩关节呈最大外旋角度。

检查者:用一只手在患者前臂远端施加向后的力量,另一只手在手臂近端施加向前的力量,使肩关节外旋角度更大,不要超过患者可耐受的疼痛范围。

阳性结果:会引起患者疼痛,或引起疼痛时患者感到恐惧,或感觉肩关节即将脱位,或"咔嗒一声突然跑到关节盂外"。

结果解释:肩关节前侧松弛或不稳定。

16. 复位试验(relocation test)(图9-24)

患者:①仰卧在检查台上,半段上臂垂于台缘。②肩关节外展90°,肘关节屈曲90°,肩关节呈最大外旋角度。

检查者:①用一只手握住患者手腕,稳定住患者的上臂。②用另一只手手掌对盂肱关节施加向后的力量。

阳性结果:患者肩部疼痛和(或)不稳定感减轻,或活动范围增大。

结果解释:肩关节前侧松弛或不稳定。

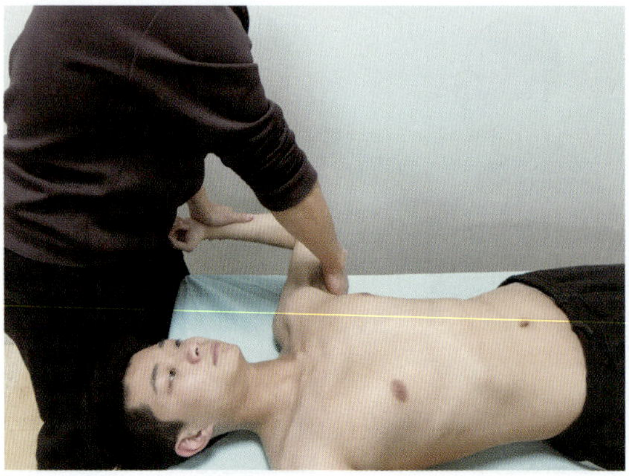

图9-23 恐惧试验

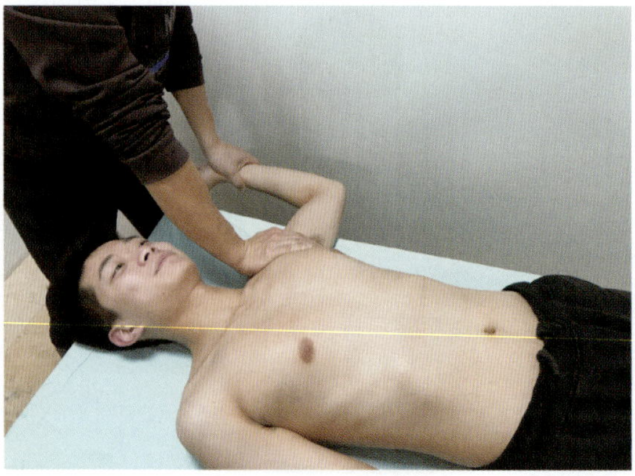

图9-24 复位试验

17. 惊奇检查(向前放松检查)(图 9-25)

患者:①仰卧于检查台上,半段上臂垂于台缘。②肩关节外展 90°,肩关节呈最大外旋角度(与复位检查相同)

检查者:施行复位检查,然后突然放松对盂肱关节施加的力量。

阳性结果:患者会重新出现疼痛或不稳定感。

评估解释:肩关节前侧松弛或不稳定。

18. Adson 操作手法(Adson maneuver)(图 9-26)

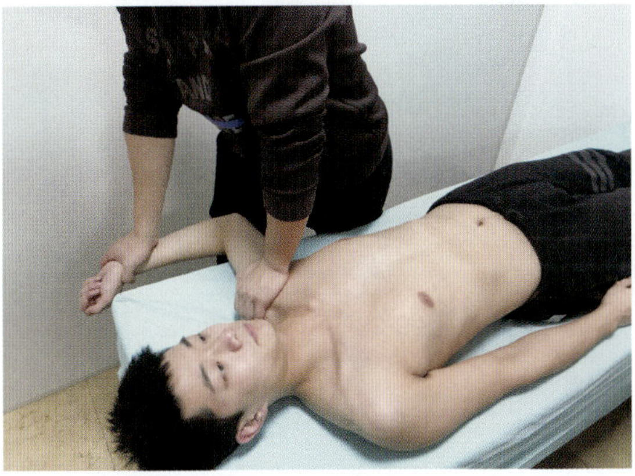

图 9-25　惊奇检查(向前放松检查)

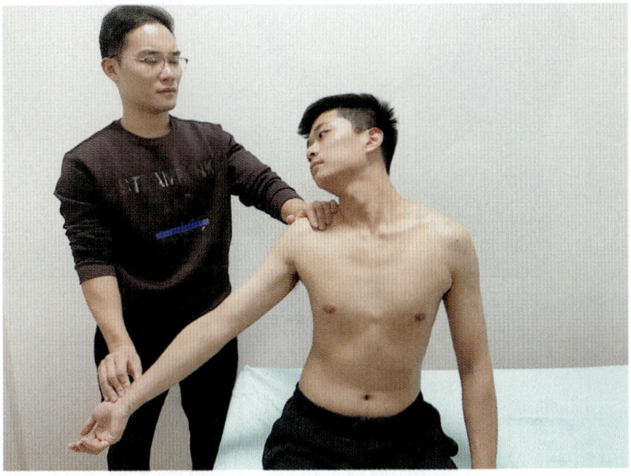

图 9-26　Adson 操作手法

患者:转头朝向一侧,颈部伸展。肩关节外展 45°,肘关节自然伸展,令患者吸一口气,屏气,维持最大吸气状态。

检查者:触诊双侧桡动脉搏动。

阳性结果:当施行此操作手法时,脉搏消失和(或)患者述说拇指出现麻木或刺痛感。

结果解释:斜角肌压迫臂丛神经或大血管。

19. Allen 试验(Allen test)(图 9-27)

患者:肩关节外展约 90°,肘关节屈曲约 60°。

检查者:握住患者的前臂远端,并施行肩关节的被动内旋和伸展动作,同时触诊桡动脉搏动。

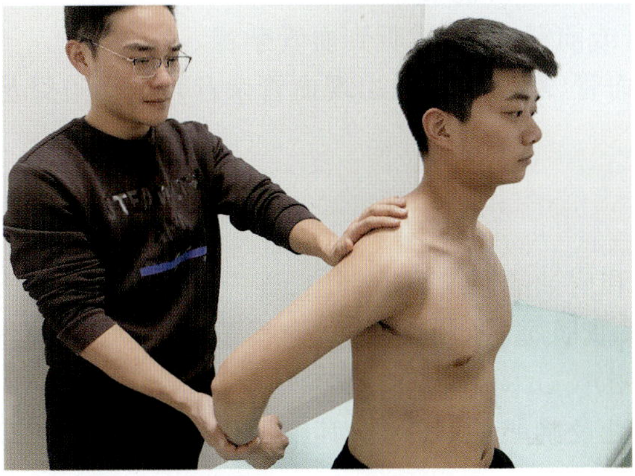

图 9-27　Allen 试验

阳性结果:当患者转头面向另一侧时,脉搏减弱或消失。

结果解释:血管源性胸廓出口综合征会合并脉搏消失,神经源性胸廓出口综合征会合并麻木或刺痛感。

20. 肋锁试验(costoclavicular test)(图 9-28)

患者:直立或坐姿。

检查者:①站在患者身后,令患者肩关节伸展 10°～20°,触诊双侧桡动脉搏动。②令患者突然挺胸。

阳性结果：本应触诊到的脉搏消失和（或）合并手臂麻木。

结果解释：在肋骨和锁骨之间压迫到臂丛神经或大血管。

21. Roos 试验（Roos test）（图 9-29）

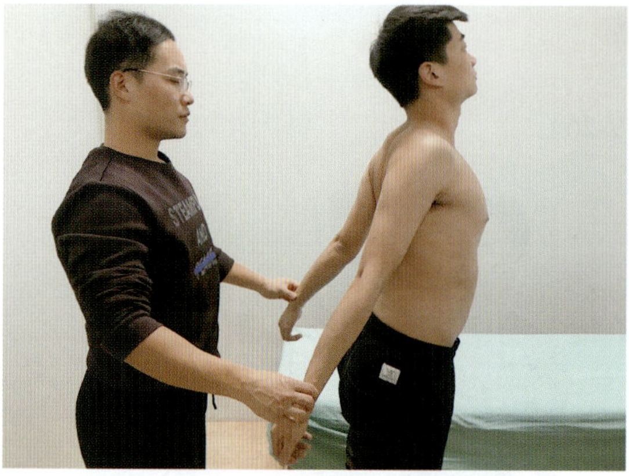

图 9-28 肋锁试验

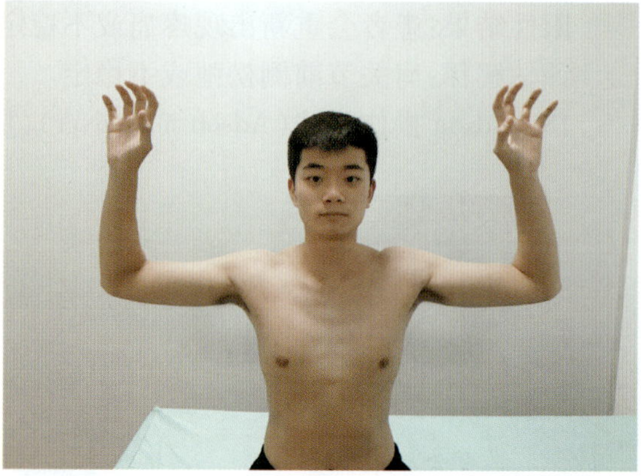

图 9-29 Roos 试验

患者：①双臂外展呈 90°，双肘关节屈曲呈 90°；②然后双手做快速张开和握紧动作 30~180s。

检查者：观察患者双手。

阳性结果：引发患者的症状，并应伴随出现患者手部苍白。挺直检查使症状减轻和（或）使手部颜色恢复正常。

结果解释：胸廓出口综合征。

22. Wright 超外展试验（Wright hyperabduction test）（图 9-30）

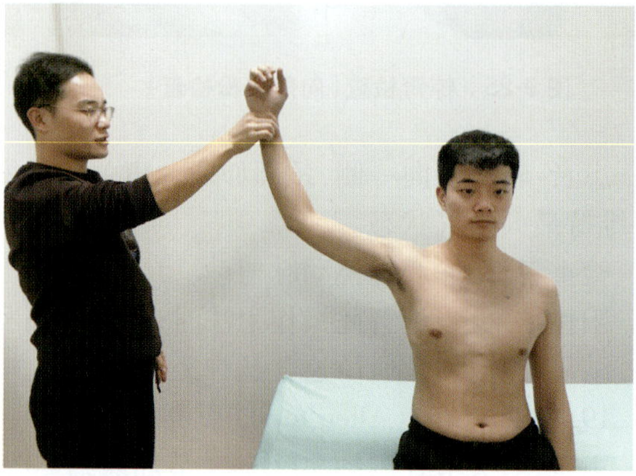

图 9-30 Wright 超外展试验

患者：直立，肘关节屈曲 90°。

检查者：触诊桡动脉脉搏，并缓慢将患者上臂外展和屈曲到 130°以上。可使用听诊器来听桡动脉脉搏。

阳性检查：本可触诊到的脉搏消失，上臂或前臂麻木，或听到血管杂音。

结果解释：在肋骨和锁骨之间压迫到大血管（脉搏改变或出现血管杂音），或压迫臂丛神经（麻木）。

四、触诊

沿着盂肱关节线（前侧和后侧）、肩胛骨和肩袖的肌腱附着部位，逐一检查肩关节的压痛点；同时应触诊肩锁关节、胸锁关节和肱二头肌肌腱。对肩部施行全程被动活动范围检查，并且通过触诊体会是否感觉到细捻发音、咔嗒声、沉闷音。

1. 压痛点 压痛点多集中在肌肉附着处及阔肌的肌腹处，其位置不同，对疾病的诊断和鉴别有重大意义。常见压痛点部位如下：

（1）肱骨结节间沟：肱二头肌长头肌腱及其滑液鞘居于大、小结节之间的肱骨结节间沟中，若此处有固定压痛，表示肱二头肌长头肌腱有炎症。若压痛于沟后方，表示胸大肌附着处受损伤，压痛于小结节处表明肩胛下肌附着处受损。

（2）肱骨大结节：若肩袖损伤，冈上肌肌腱损伤的压痛点在大结节顶端；若冈下肌、小圆肌也受损伤，压痛点可扩大到大结节外下方。

（3）喙突：喙突的外侧、中部、内侧分别为肱二头肌短头肌腱、喙肱肌肌腱及胸小肌肌腱附着。喙突不同部位的压痛，多表示相应肌腱有炎症。

（4）肩胛骨内上：为肩胛提肌附着处，此处压痛多与该肌劳损有关。

（5）肩胛骨内侧缘：为菱形肌附着处，此处压痛常见于颈椎病及胸背痛的患者。

（6）肩峰下：此处压痛多为肩峰下滑囊炎性病变所致，常引起肩关节屈伸不利。

（7）斜方肌上部边缘：该肌有病变，此处多有压痛。并可触及痉挛的肌纤维条索。

（8）肩胛冈与肩胛骨内缘交角处：此处为冈下肌张力最大处，易产生慢性劳损，往往有明显压痛。

（9）上胸椎棘突与肩胛骨脊柱缘之间：该处有时发现比较顽固的压痛点，大多是肋神经后支的浅支在穿出肌筋膜的小孔处受到压迫或刺激引起。

2. 局部触诊

（1）骨骼触诊：患者端坐，检查者站在背后，触诊按下列顺序进行：

1）胸骨上切迹：呈握杯式，触摸双侧胸骨上切迹。

2）胸锁关节：位于胸骨上切迹的外侧，此关节很表浅。锁骨始于胸骨柄的上方，有胸锁韧带和锁骨内侧韧带固定；锁骨脱位常向内上方移位，两侧明显不对称。

3）锁骨：检查者双手拇指、示指捏住锁骨。由内向外，锁骨全长位于皮下均可触及，触摸其外形、压痛点，了解异常活动。若锁骨内侧端隆起及触痛，并且有琴键样弹跳感，提示胸锁关节脱位；若锁骨外侧端隆起，肩峰下陷，检查者按压锁骨外侧端，用一只手托起上臂时，畸形消失，则表示肩锁关节脱位；锁骨骨折可有压痛点及骨摩擦音。

4）喙突：到锁骨凹最深的部位，手指从锁骨前缘向下移动约 2.5cm，向后外方按压，即可触及喙突。由于喙突朝向前外方，故只能触及其内面和顶端。

5）胸锁关节：触摸喙突后，手指重新回到锁骨，并继续向外触摸，直至到达肩锁关节。肩锁关节很容易触及。肩带活动时，肩锁关节也随之活动，更便于确定，触诊时可嘱患者屈伸肩部数次，即可感到肩锁关节活动，如肩锁关节有压痛并伴有摩擦音，往往是骨关节炎或锁骨外侧端脱位的征象。

6）肩峰：肩峰呈矩形，是肩部的最高点。触诊时应包括前、侧、后方。

7）肱骨大结节：从肩峰的外侧面向下即可触及肱骨大结节。

8）肱骨小结节：在喙突的稍外方，置指尖于该处，旋转肱骨时即可觉其在指下活动。

9）结节间沟：结节间沟位于大结节的前内侧，其外缘为大结节，内缘为小结节，手臂处于外旋位时容易触及；结节间沟内有肱二头肌长头腱，触诊时要轻柔。

10）肩胛冈：沿肩峰后方向内触摸，肩胛冈是肩峰的延续，肩峰和肩胛冈是一条相连续的弓状线，肩胛冈斜越肩胛骨背侧上 4/5 处，终止于肩胛骨内侧的扁平三角区。

11）肩胛骨的脊柱缘（内侧缘）、下角及腋缘（外侧缘）：肩胛骨脊柱缘距胸椎棘突约 5cm，扁平三角约相当于 T_3 棘突水平，自上而下触摸脊柱缘，下至肩胛下角，沿下角向外触摸肩胛骨腋缘，直至肩胛骨因背阔肌，大、小圆肌遮盖而不能触及为止。

（2）软组织的触诊：肩部软组织的触诊目的：①了解肩部软组织的正常关系；②了解正

常的解剖变异；③发现各种病理现象，如肌肉有无肥大或萎缩，肌张力是否正常，软组织内有无病灶和压痛等，肩部软组织的触诊常可和肌力测定同时进行。

1）肩袖：肩袖由 4 块肌肉组成，3 块可在肱骨大结节的附着点触及，分别为冈上肌、冈下肌及小圆肌，简称 STT 肌肉。另一块为肩胛下肌，不能触及，肩袖位于肩峰下，触摸时必须先从肩峰下暴露出来，方法是握住肘关节上方向后提，使肩部处于被动性伸展的位置，此时可触及到肩袖。STT 肌肉相互间不能区分，被触及时是一个整体。触摸过程中发生的压痛大多是由于肩袖撕裂或肌腱附着点分离所致，其中冈上肌最容易撕裂，尤其在靠近附着点处。

2）肩峰下或三角肌滑囊：实际上是一个滑囊的两个部分，肩部被动性伸展时。肩峰下滑囊随肩袖从肩峰下旋向前方，在肩峰下缘可触及，肩峰前方滑囊可到达肱二头肌沟；肩峰前方滑囊可到达肱二头肌沟，肩峰侧方滑囊可伸至三角肌下方，触摸时要注意滑囊有无增厚、肿块和压痛；滑囊增厚时肩部活动可产生摩擦音。

3）腋窝：腋窝是一个倒立的四边锥体形，前壁是胸大肌，后壁是背阔肌，内壁是覆盖 2~6 肋的前锯肌，外壁是肱二头肌沟，顶端是盂肱关节，底端是蹼状皮肤和筋膜，臂丛神经和腋动脉均经过腋窝。

检查腋窝时，检查者站在患者前面，触摸内壁时，将手指压紧肋骨，摸前锯肌，然后触摸外壁的肱二头肌沟，此部位可扪及肱动脉，触摸前后壁时，患者上臂外展。在后壁用拇指和示、中指捏住背阔肌，由上至下触摸，前壁的胸大肌以同样方式触摸，最后检查腋窝淋巴结有无肿大和压痛。

4）肩带的主要肌肉：肩带的主要肌肉应双侧同时触摸。首先触摸肩部前方的肌肉、由上至下，再以同样方法触摸后方肌肉。

①胸锁乳突肌：在基底部捏住胸锁乳突肌，逐步向上触摸，注意此肌有两个头，内侧的胸骨头和外侧的锁骨头。患者头部转向对侧时，此肌更易触摸，在触摸过程中，要注意有无病灶、压痛和周围淋巴结增大。

②胸大肌：检查腋窝区时已触摸了近止点部分的胸大肌。大部分胸大肌位于内侧，触摸时手展平抚摸表面侧，注意有无病灶和压痛。胸大肌常发生先天性缺损，可部分或完全缺损。

③肱二头肌：二头肌在屈肘时最容易触及触摸从远端开始。由远至近，直达肱二头肌沟，肱二头肌长头在此沟穿过，有时肱二头肌长头从起点撕脱，肌肉在肱骨中段卷成球状，形态异常。

④三角肌：三角肌有前、中、后三个部分，触摸三角肌时，以肩峰做标记，从前、侧、后方分别进行，三角肌呈饱满，圆隆状，前部覆盖肱二头肌沟。

⑤斜方肌：用拇指和其他四指轻捏斜方肌侧上方的倾斜部分，从枕部起点开始向锁骨和肩峰方向触摸，在肩胛冈，触摸斜方肌的下部，手从外上方逐步移向内下方，直至斜方肌最远端的 T_{12} 棘突起点。

⑥大、小菱形肌：触摸时两块菱形肌很难区分，检查时请患者手放在背后。肘关节屈曲，肩部内旋，然后患者的手向后推检查者的手，这样即能摸到菱形肌。

⑦背阔肌：先触摸腋窝部分的背阔肌，然后逐步向竖脊肌方向移动，直到背阔肌不明显为止。

第三节　手法选择与应用

一、肌肉与筋膜松解手法

（一）胸小肌（图 9-31）

目的：松解胸小肌。

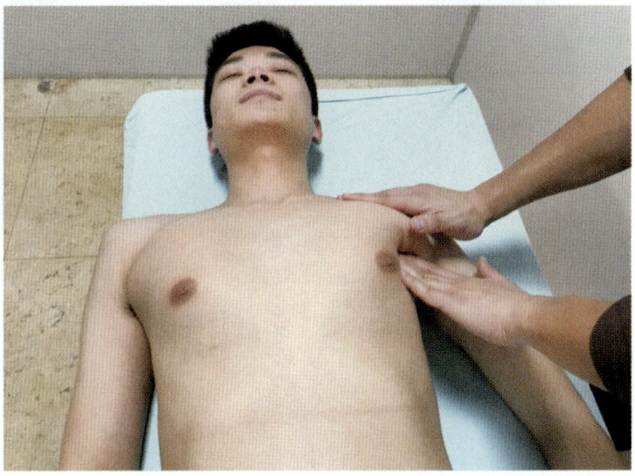

图 9-31　松解胸小肌

患者体位：仰卧位，上臂靠近治疗师且稍微外展，肘部屈曲。

治疗师体位：站在患者肩旁。

手的位置：右手放在肩部。左手手指放在胸大肌外侧的胸廓上乳头的稍上方，使手指跨过胸部斜向指向乳头下方。

步骤：沿着胸廓向胸大肌下方滑动手指，直至胸小肌在第 5 肋骨的附着处，用手指尖对着肌肉按压，转动上臂和手指尖沿着肌肉从下向上滑动。

注意事项：在腋窝部进行操作时，必须注意，因为上肢主要的神经和血管从此处通过，当与肌肉接触时，要避开神经和血管，慢慢伸进腋窝。

（二）大菱形肌和小菱形肌（图 9-32）

目的：松解菱形肌。

患者体位：俯卧位。

治疗师体位：站在患者头侧。

手的位置：左手放在右手上。右手手指尖放在第 6 颈椎棘突外侧。

步骤：向深部按压，向斜向慢慢滑动指尖直至碰到肩胛骨内侧缘。

注意事项：当患者菱形肌处于离心延长状态时，应垂直菱形肌纤维方向松解。

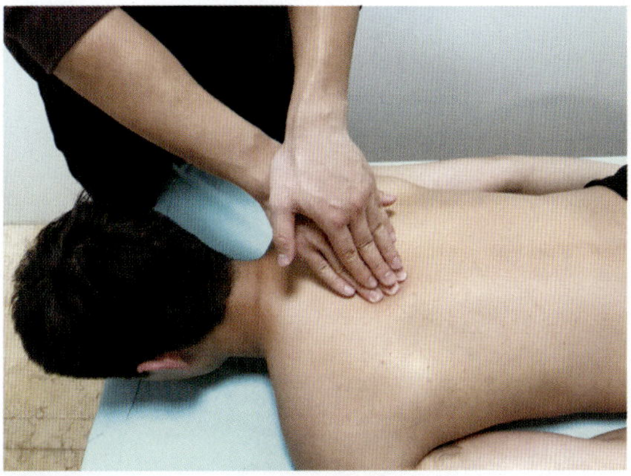

图 9-32　松解菱形肌

（三）肩胛提肌（图 9-33）

目的：缓解肩部疼痛和紧张，提高它协助斜方肌和菱形肌工作的能力。

患者体位：俯卧位。

治疗师体位：站在患者需治疗一侧的头侧，面对肩部。

手的位置：左手放在患者左侧肩部。右手拇指放在患者颈部颈椎横突上方。

步骤：按压内侧和深部，将拇指沿着肌肉向下滑动，直至肌肉连接至肩胛骨上角的部位。

（四）斜方肌（图 9-34）

目的：松解斜方肌。

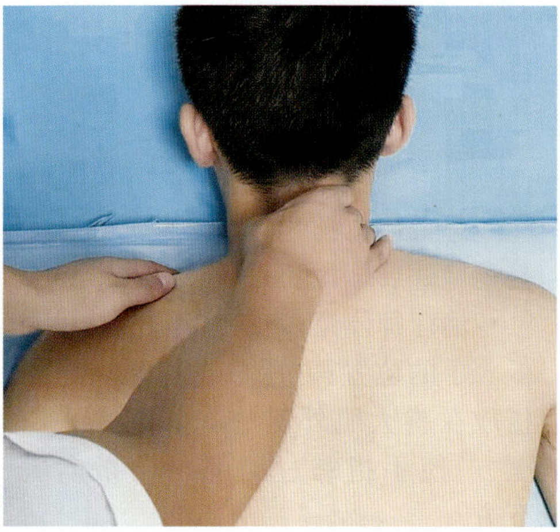

图 9-33 松解肩胛提肌

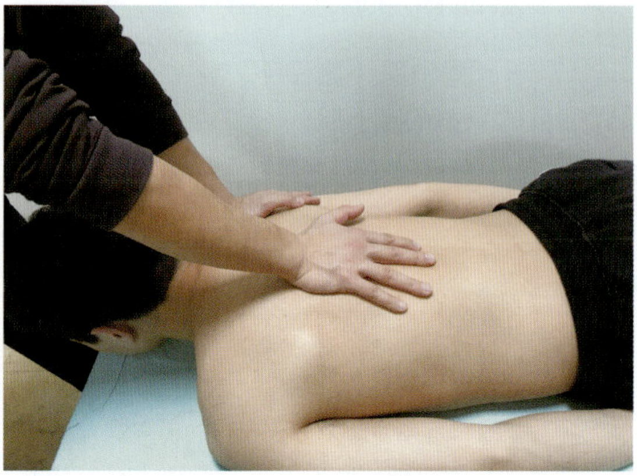

图 9-34 松解斜方肌

患者体位：俯卧位。

治疗师体位：站在患者头顶侧。

手的位置：左手手掌放在颈椎下部外侧。右手平放在患者的肩部水平处，使手指向下。

步骤：使用身体重量向组织施加压力，在脊柱和肩胛骨之间将手慢慢向下移动直到胸椎末端，通过手掌将体重传递给患者。

（五）前锯肌（图 9-35）

目的：松解前锯肌。

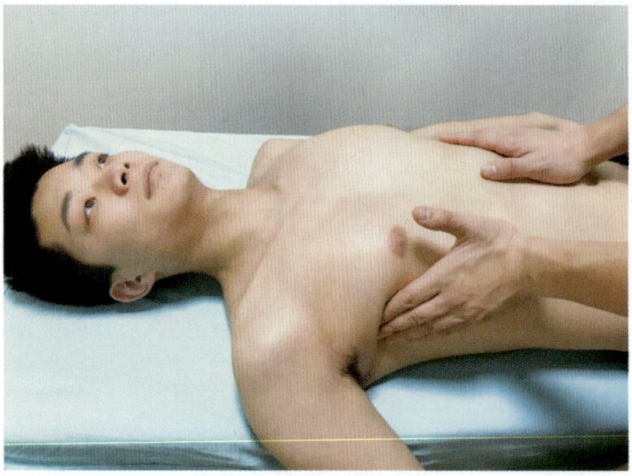

图 9-35 松解前锯肌

患者体位：仰卧位。

治疗师体位：站在患者面前。

手的位置：右手拇指触及右前锯肌痛点（扳机点）处或肌腹处。

步骤：右拇指按压在扳机点上数秒，疼痛缓解后再加点力量，数秒后放松。也可用拇指向深部按压，以指向肩胛骨的弧线方向滑动拇指，直至肩胛骨下角。

（六）肩胛下肌（图 9-36）

目的：松解肩胛下肌。

患者体位：侧卧位。

治疗师体位：站在患者体侧，面对需治疗的肩部。

手的位置：左手放在背部固定。右手进行治疗。

步骤：使患者上臂外展，屈曲肘部并内旋（掌面向上）大约 45°。将左手放在患者肩胛骨

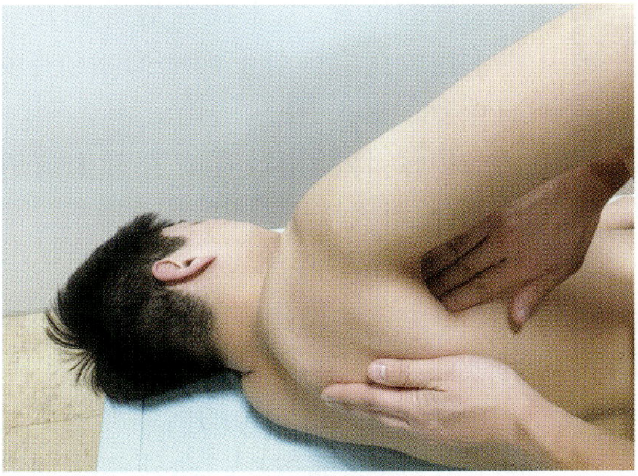

图 9-36　松解肩胛下肌

的内缘，向外上方按压肩胛骨。将右手的指尖放在形成腋窝后壁的肌纤维束的下方，向内侧按压肌束至肩胛下肌。向肌肉紧压，从肌肉的上部向下部滑动指尖（或者相反方向，根据如何操作更好）尽可能治疗更多的肌肉。

（七）大圆肌（图 9-37）

目的：松解大圆肌。

患者体位：俯卧位。

治疗师体位：站在患者体侧，面对治疗一侧的肩部。

手的位置：右手手指放在肩胛骨上面而拇指位于第 9 肋骨上。

步骤：右手的拇指顶住肩胛骨外侧缘近下角处。向内侧和深部按压，向上方腋窝方向移动拇指。持续治疗直至拇指到达肱骨。

（八）冈上肌（图 9-38）

目的：松解冈上肌。

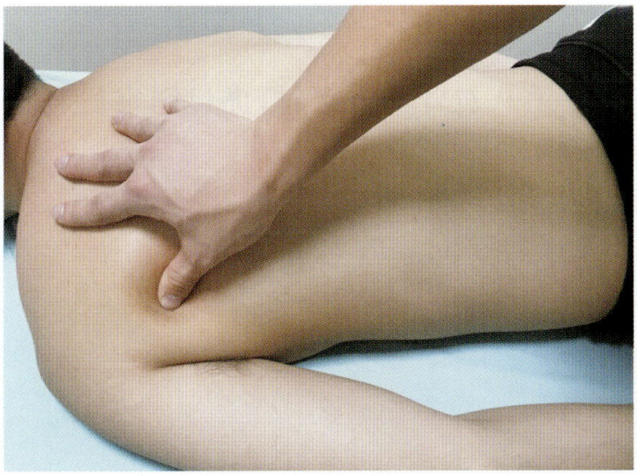

图 9-37　松解大圆肌

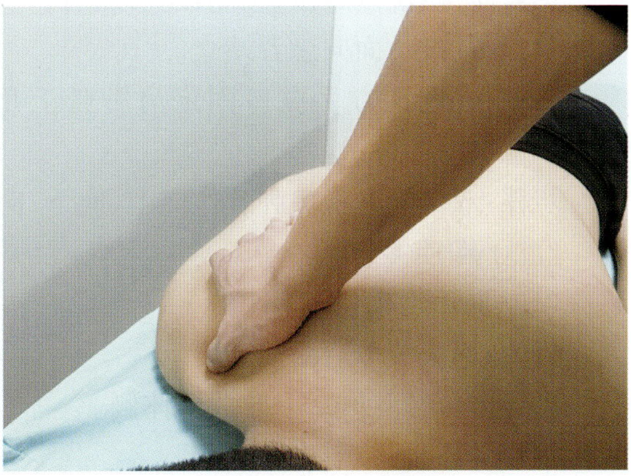

图 9-38　松解冈上肌

患者体位：俯卧位。

治疗师体位：站在患者头部需治疗部位的对侧。

手的位置：右手拇指接触冈上肌，其余四指放于肩胛骨。

步骤：右手的拇指放在肩胛骨下角肌肉的内侧端。向深部和下方按压，沿着肌肉的外侧移动拇指，向肩胛冈形成的凹槽方向按压，直至拇指碰到肩峰。这一治疗也可用指尖或肘部操作。

（九）冈下肌（图 9-39）

目的：松解冈下肌。

患者体位：俯卧位。

治疗师体位：站在患者体侧，面对肩胛骨。

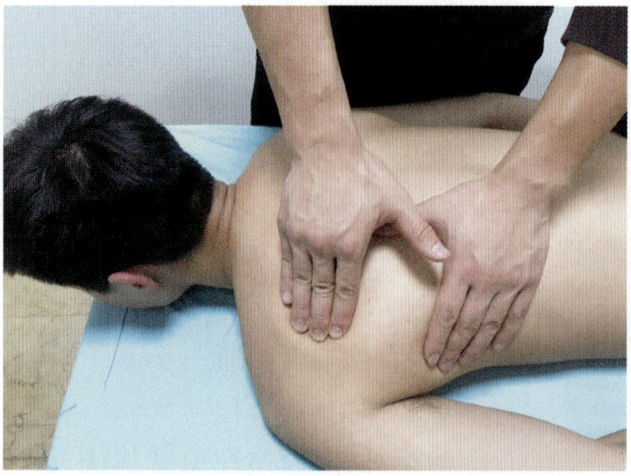

图 9-39 松解冈下肌

手的位置：左手放在肩部固定。右手手指放在肩胛骨上面而拇指位于第 9 肋骨上。

步骤：将拇指放在肩胛骨上肩胛下角处，向肌肉按压，向上滑动拇指沿肩胛骨外侧缘至肩胛冈，然后沿着肌肉至肱骨。以上两步操作中的每一步也可用肘部进行。

将拇指放在肌肉的内侧缘肩胛冈根部下方，向深部按压。向外侧移动拇指的位置，重复操作过程，需要时按住使其放松。当拇指到达肩胛骨外侧缘时，转换拇指的位置，向下沿着肩胛骨的外侧缘，以同样的方式直至肩胛骨下角。

二、关节松动术

（一）肩胛胸壁关节（图 9-40）

目的：改善肩胛上举、下降、前突、后缩、旋转等动作。

患者体位：健侧卧位，患侧在上，屈肘。

治疗师体位：面向患者站立。

手的位置：上方手虎口固定肩胛骨上角；下方手从右臂下方穿过，虎口固定肩胛骨下角。

步骤：双手同时使肩胛骨作向上、向下、向前、向后、旋转等运动。

（二）胸锁关节

（1）向后滑动(图 9-41)

目的：增大关节后缩活动度。

患者体位：仰卧位，上肢放于体侧。

治疗师体位：位于患者右侧。

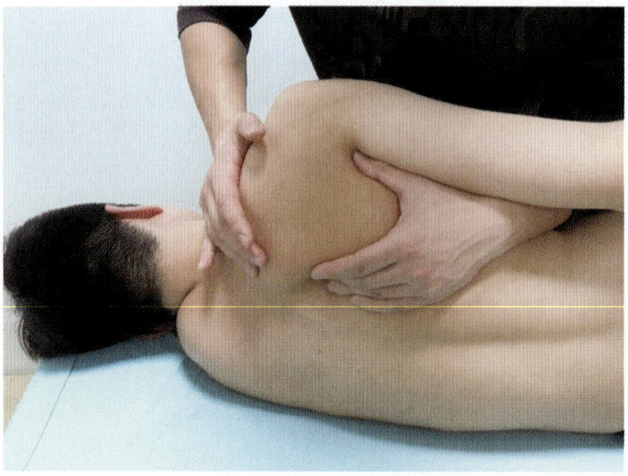

图 9-40 肩胛胸壁关节松动

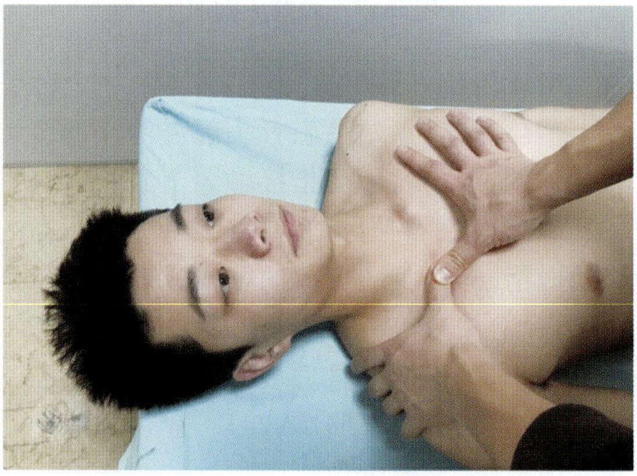

图 9-41 胸锁关节向后滑动

手的位置：双手拇指放在锁骨内侧前方，其余四指自然分开放在胸前。

步骤：双拇指向后推动锁骨。

（2）向上滑动（图 9-42）

目的：增大关节下压活动度。

患者体位：仰卧位，上肢放于体侧。

治疗师体位：位于患者右侧。

手的位置：双拇指放在锁骨内侧下方，其余四指放在锁骨内侧上方。

步骤：双手同时向头侧推动锁骨。

（3）向下滑动（图 9-43）

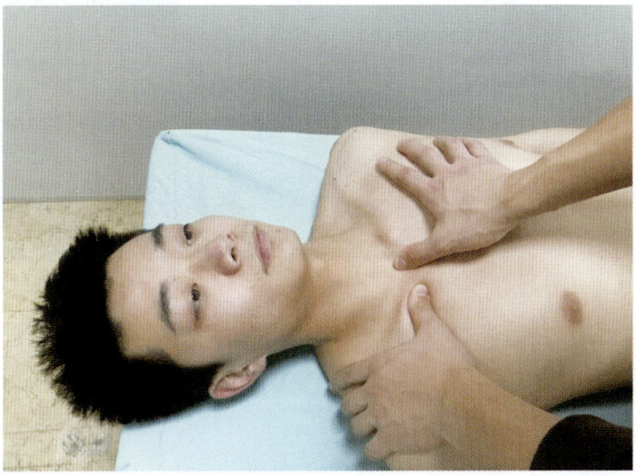

图 9-42　胸锁关节向上滑动

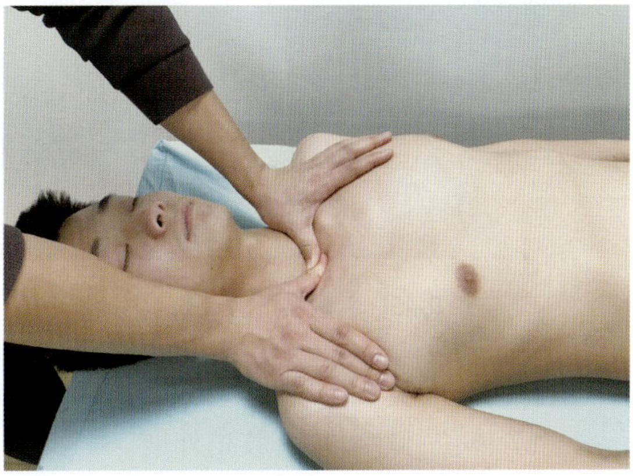

图 9-43　胸锁关节向下滑动

目的：增大关节上举活动度。

患者体位：仰卧位，上肢放于体侧。

治疗师体位：位于床头。

手的位置：双手拇指放在内侧上方，其余四指放在锁骨内侧下方。

步骤：双手同时向足侧推动锁骨并嘱咐患者做外展运动。

（三）肩锁关节

向前滑动（图 9-44）

目的：增大关节活动度。

患者体位：坐位，上肢放于体侧。

治疗师体位：位于患者后方。

手的位置：外侧手固定肩峰，内侧手拇指置于锁骨后方，正好在肩锁关节腔内侧。

步骤：治疗师拇指将锁骨向前推。

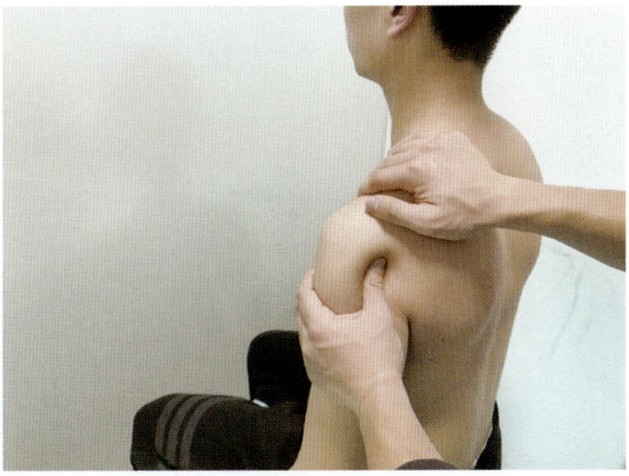

图 9-44　肩锁关节向前滑动

（四）盂肱关节

（1）分离牵引（图 9-45）

目的：增大关节活动度。

患者体位：仰卧位，上肢置于休息

位,肩外展约 50°,前臂中立位。

治疗师体位:站在患者外侧上肢和躯干之间。

手的位置:内侧掌心向外握住腋窝下肱骨头内侧,外侧手托住上臂远端及肘部。

步骤:内侧手向外持续推动肱骨 10s,然后放松,重复 3~5 次。

(2) 长轴牵引(图 9-46)

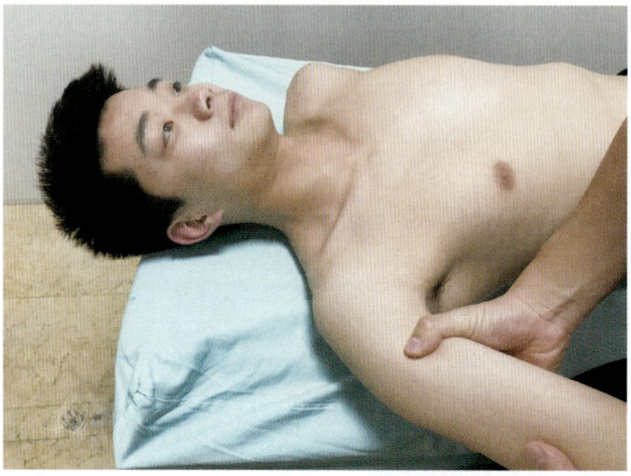

图 9-45　盂肱关节分离牵引

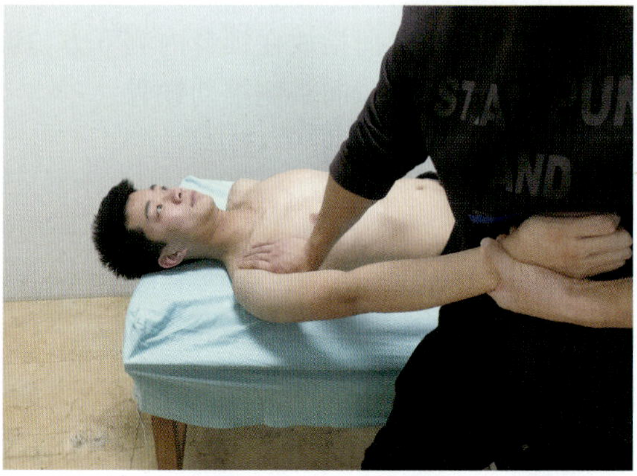

图 9-46　盂肱关节长轴牵引

目的:增大关节活动度。

患者体位:仰卧位,上肢稍外展。

治疗师体位:站在患者外展上肢和躯干之间。

手的位置:内侧手放在腋窝,四指在腋前,外侧手握住肱骨远端。

步骤:外侧手向足的方向持续推动肱骨约 10s,使肱骨在关节盂内滑动,然后放松,重复 3~5 次。然后治疗师继续做长轴牵引并嘱咐患者做外展动作。

(3) 前屈向足侧滑动(图 9-47)

目的:改善外展活动度。

患者体位:仰卧位,上肢前屈 90°,屈肘,前臂自然下垂。

治疗师体位:站于患侧。

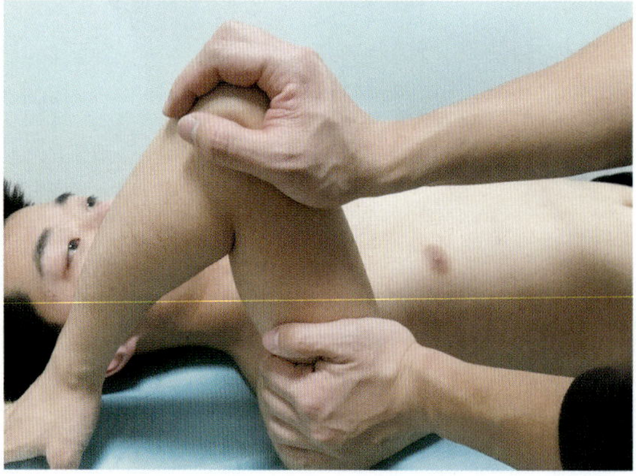

图 9-47　盂肱关节前屈向足侧滑动

手的位置:右手握住肱骨近端内外侧。左手固定肩部。

步骤:治疗师双手向足的方向牵拉肱骨。

(4) 外展向足侧滑动

目的:改善外展活动度。

1) 适用于肩关节剧烈疼痛或明显僵硬,外展范围小于 90°。

患者体位:仰卧位,肩关节外展至最大受限角度。

治疗师体位:位于床头。

手的位置:双手拇指掌侧放在肱骨

头上。

步骤:治疗师双手向足的方向推动肱骨(图 9-48)。

2）适用于肩关节外展范围大于 90°

患者体位:肩外展 90°,屈肘 70°,前臂旋前放在治疗师前臂内侧。

治疗师体位:站于患侧头侧。

手的位置:左手虎口放于肱骨头,右手虎口放在肘窝。

步骤:左手向外牵拉,右手向足侧方向推动肱骨(图 9-49)。

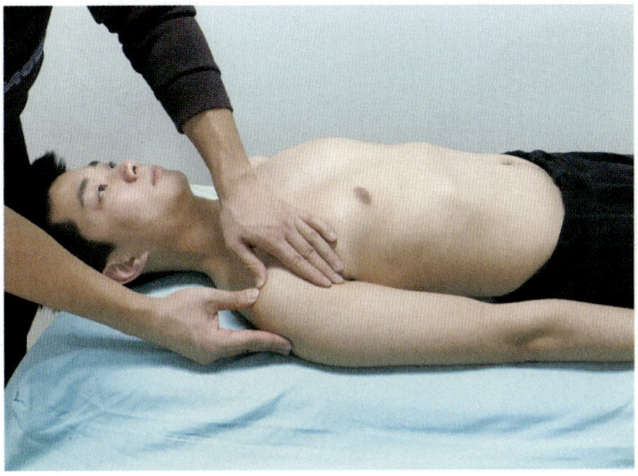

图 9-48　盂肱关节外展向足侧滑动

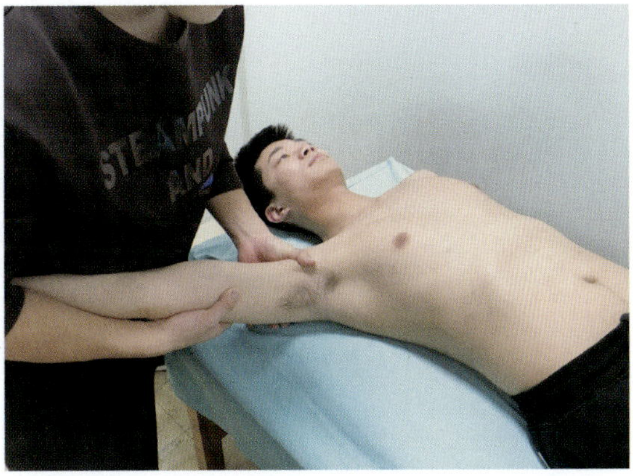

图 9-49　肩关节外展范围大于 90°时盂肱关节外展向足侧滑动

（5）向后滑动

目的:增大肩关节屈曲。

1）适用于前屈范围小于 90°。

患者体位:仰卧位,上肢自然摆放。

治疗师体位:位于上肢和躯干之间。

手的位置:下方手握住肱骨远端,并将肱骨托起固定,上方手放在肱骨头上。

步骤:上方手使肱骨头向后方滑动(图 9-50)。

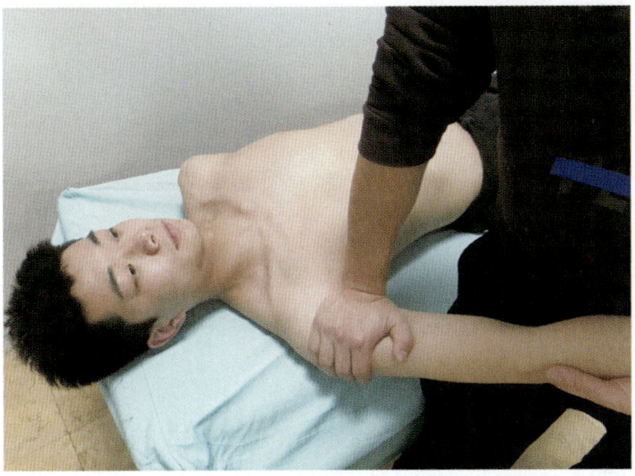

图 9-50　盂肱关节向后滑动(肩关节前屈范围小于 90°)

2）适用于前屈范围大于 90°。

患者体位:仰卧位,上肢前屈 90°,屈肘,前臂自然下垂。

治疗师体位:站于患侧。

手的位置:内侧手握住肱骨近端,外侧手放在肘部。

步骤:内侧手向外分离,外侧手垂直向下推动肱骨(图 9-51)。

（6）向前滑动

目的:增大肩关节伸直和外旋。

1）适用于关节疼痛明显者。

患者体位:俯卧位,上肢放于体侧。

治疗师体位:坐于患侧。

手的位置:双手拇指放于肱骨头。

步骤:双手拇指向前推动肱骨头。

2)适用于关节僵硬患者。

患者体位:俯卧位,患肢休息位(肩关节外展 50°)。

治疗师体位:面向头部站立,靠近床的下肢弓步。

手的位置:下方手固定病患手于大腿上,上方手尺侧缘置于肱骨近端后面。

步骤:下方手稍作分离,上方手向前推动肱骨头同时作弓步使整个前臂向前滑动(图 9-52)。

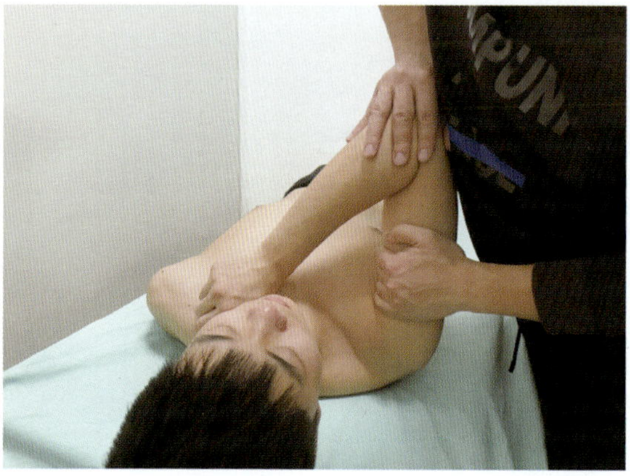

图 9-51 盂肱关节向后滑动(肩关节前屈范围大于 90°)

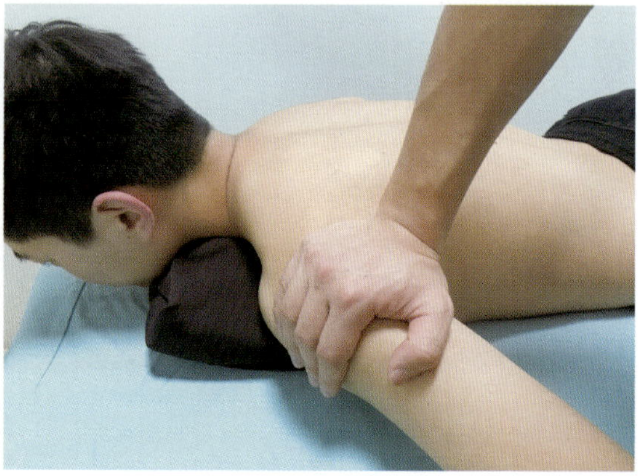

图 9-52 盂肱关节向前滑动

三、动态关节松动术

(一)用动态关节松动术治疗肩关节外展上举疼痛

患者体位:坐位。

治疗师体位:治疗师站在患者右侧。

手的位置:治疗师将左手放在患者左边的肩胛骨上,右手的大鱼际放在患者肱骨头上。

步骤:让患者手举高,治疗师用右手在肱骨头施加往后/外侧、稍微向下滑动的力(用力的方向避免压到喙突,应把手放在喙突下面往内的位置(图 9-53)。

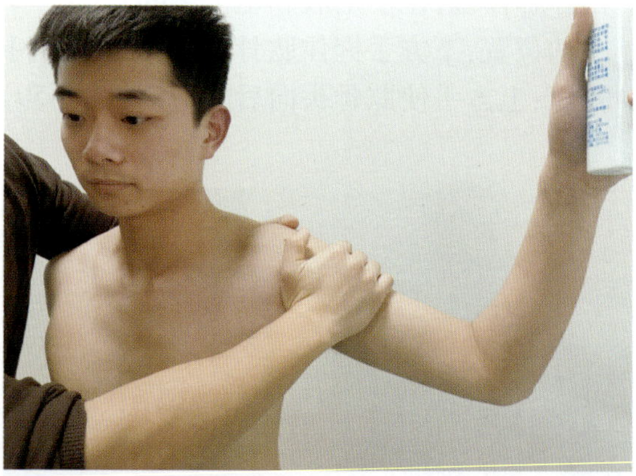

图 9-53 动态关节松动术治疗肩关节外展上举疼痛

(二)用动态关节松动术治疗肩关节屈曲疼痛

患者体位:仰卧位。

治疗师体位:站在床头。

手的位置:治疗师一手握住患者肱骨头另一手握住前臂。

步骤:患者举高手臂时,治疗师沿着肱骨骨干往下推,这个技巧的主要目的是把肱骨头相对关节关节盂往后滑动,同时在手臂举高超过 90°时,施加往下滑动的力量。尽力增加手臂屈曲角度并寻找不痛的方向。手臂再往远离头的方向上举,至最终角度时,用一手抓握患者的手臂，另一手内侧缘将患者的肱骨头相对关节盂向后复位（图 9-54）。

（三）用动态关节松动术治疗肩关节内旋受限

患者体位：坐位。

治疗师体位：面对患者，站在患者的左侧。

手的位置：治疗师用右手大拇指卡在患者屈曲的肘部，患者的手尽量往背上伸，用左手虎口卡在患者腋下，固定好肩胛骨。

步骤：用右手施加往下的力量，让肩胛骨位于关节盂窝内（图 9-55）。

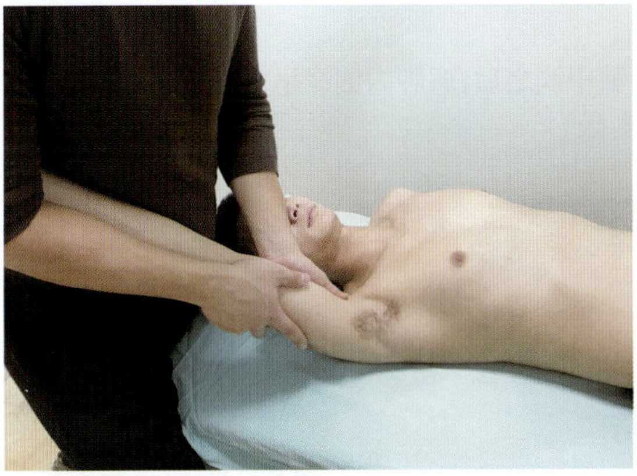

图 9-54　动态关节松动术治疗肩关节屈曲疼痛

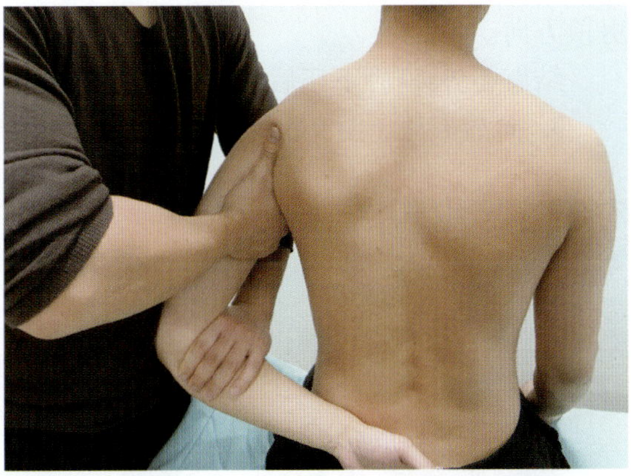

图 9-55　动态关节松动术治疗肩关节内旋受限

四、本体感觉神经肌肉促进术

（一）肩胛骨

1. 向前上提（图 9-56）

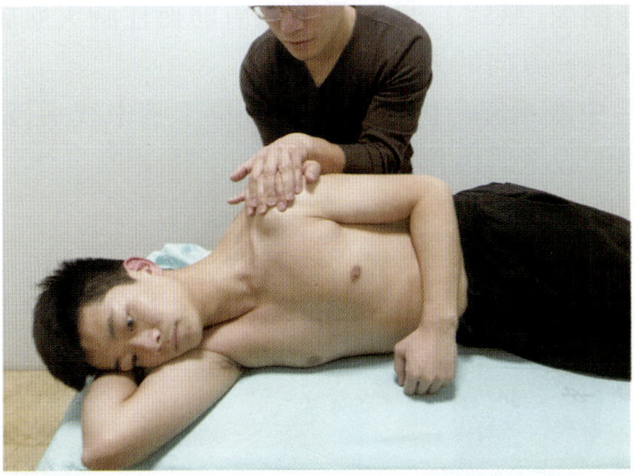

图 9-56　肩胛骨向前上提

抓握：治疗师一只手放在盂肱关节前面，手指呈握杯状握住肩峰，另一只手放在前一只手上给予支持。用手指接触患者肩部，而不要用手掌接触。

拉长的体位：将整个肩胛向后下即向下部胸椎方向牵拉（向后下压）。确定盂肱结节位于腋中线的后面（额中面），治疗师应看到和感到患者颈前部肌肉紧张。

口令：“向您鼻子方向耸肩”“拉”。

身体力学：治疗师保持手臂放松，身体重心从后腿移到前腿用身体给予阻力。

阻力：阻力线随着患者身体曲线呈一条弧线。开始时治疗师肘屈曲放低，前臂与患者背部平行。终末时肘伸直并使身体直立。

结束姿势：肩胛向前上移动，肩峰向患者鼻子靠近，肩胛后缩及下拉肌肉被拉紧。

2. 向后下压（图 9-57）

抓握：将一只手掌根部放在肩胛骨的内侧缘（脊柱缘），另一只手放在前一只手上，手指放在肩胛上指向肩峰，努力保持所有压力低于肩胛的脊椎面。

拉长的体位：向前上推肩胛骨（向前上提），直至感到和看到低于肩胛脊柱面的后部肌肉紧张为止。

口令："将您的肩胛向下顶向我""向下顶"。

身体力学：治疗师屈肘，使前臂与阻力线平行。将重心移到后脚，并使肘随着患者肩胛向后下移动而向下。

阻力：阻力线是沿患者身体曲线的一条弧线。开始时使肩胛向患者鼻子方向上提，随着肩胛向后下移动，外加阻力向前，并且几乎与治疗台平行。运动终末时，阻力向前向上，朝向房顶方向。

结束姿势：肩胛下压后缩，同时盂肱结节位于腋中线之后，肩胛内侧缘呈水平面，而不外旋。

3. 向前下压（图 9-58） 治疗师站在患者头侧。

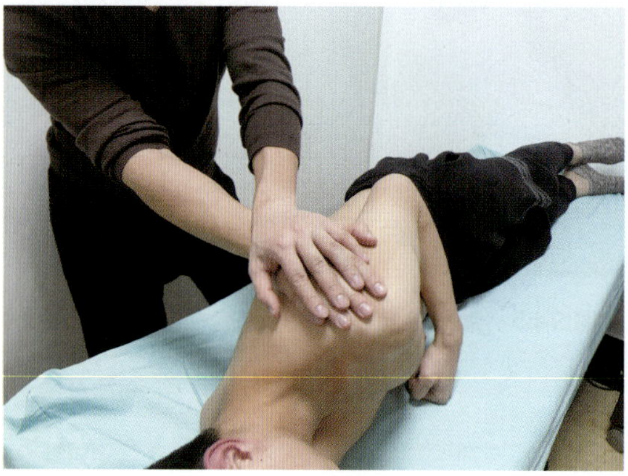

图 9-57 肩胛骨向后下压

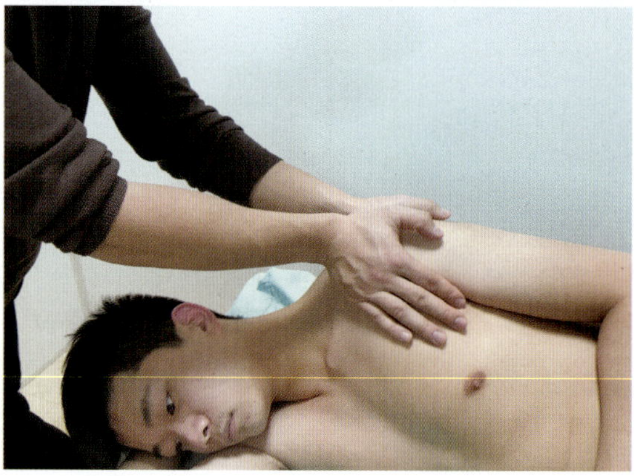

图 9-58 肩胛骨向前下压

抓握：一只手放在肩后，用手指把住肩胛外侧缘（腋缘），另一只手在肩前握住胸大肌腋缘和喙突，双手手指指向对侧髂骨，前臂保持在同一方向的力线上。

拉长的体位：使整个肩胛向后上，即向头后中线抬起。确信盂肱结节位于腋中线后，治疗师应看到和感到患者从同侧肋弓到骨盆对侧的腹壁肌肉拉紧。

口令："将您的肩胛骨向肚脐方向拉""拉"。

身体力学：随着身体重心从后腿移到前腿而施加压力。

阻力：阻力沿着患者身体的曲线。模式结束时治疗师站起，使前臂与患者前胸平行。

结束姿势：肩胛向前旋、下压及外展。盂肱结节位于腋中线之前。

4. 向后上提（图 9-59） 治疗师站在患者头侧。

抓握：将双手放在斜方肌上面，保持在肩胛脊侧缘上方，根据需要双手重叠，手指

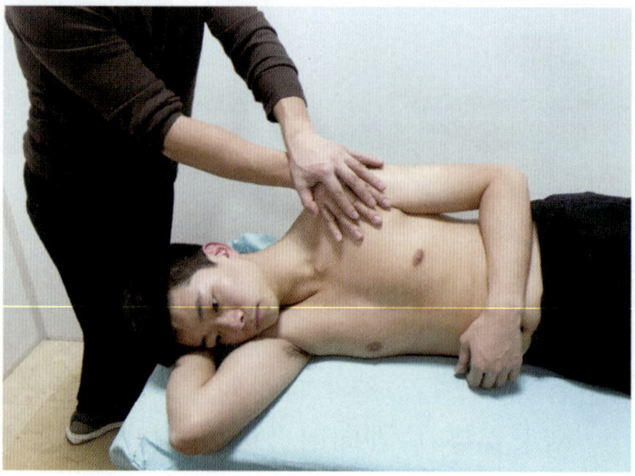

图 9-59 肩胛骨向后上提

保持在脊椎与第一肋连接处 。

拉长的体位:将肩胛向前下朝对侧髂骨方向推,直至感到上部斜方肌紧张为止。不要推过度而使患者头抬起。持续用力不应导致患者向前翻转和脊柱旋转。

口令:“耸肩”“推”。

身体力学:当肩胛运动时,治疗师将重心从前脚移到后脚,前臂与阻力方向平行。

阻力:阻力沿着患者身体的曲线。模式终末时治疗师直起身,并稍离开患者头顶。

结束姿势:肩胛抬高并内收,盂肱结节位于腋中线后方。

(二)盂肱关节

1. 伸展-外展-内旋(图 9-60)

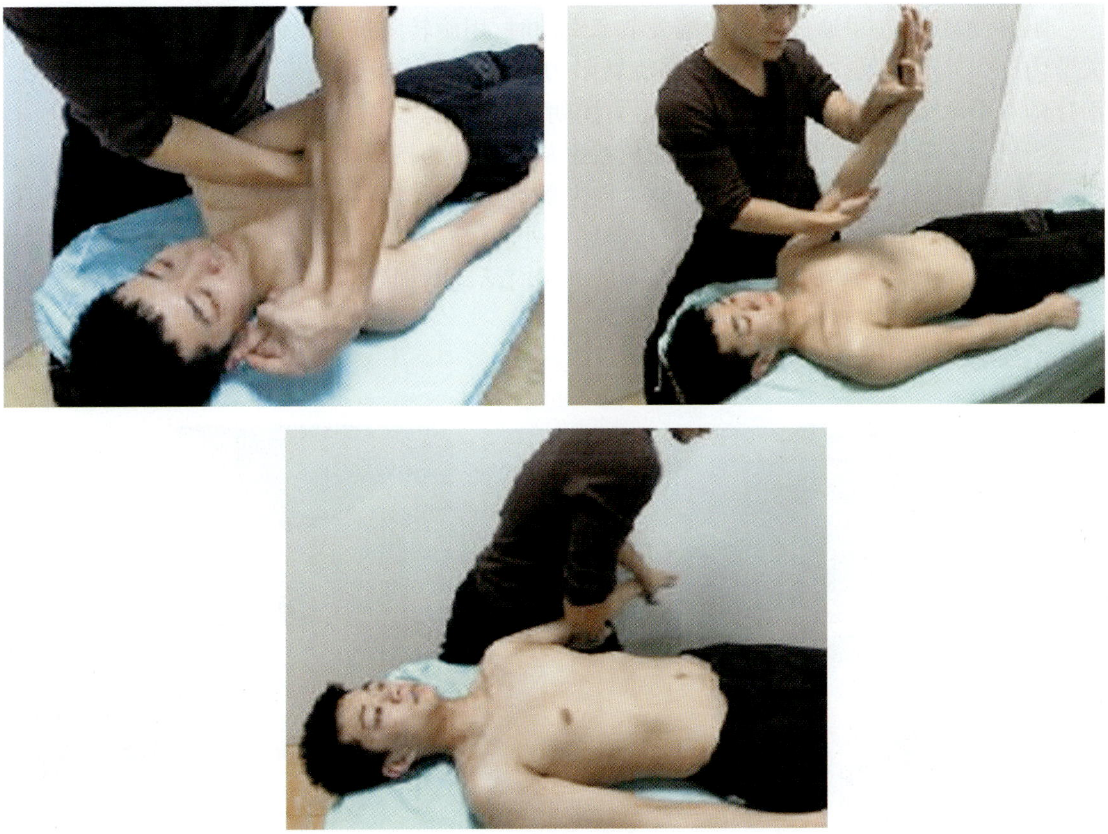

图 9-60　盂肱关节伸展-外展-内旋

抓握:治疗师的左手抓握患者的手背,手指在尺侧(第 5 掌骨),大拇指于桡侧施加抵抗力(第 2 掌骨)。不要接触患者手掌。治疗师的右手对着内侧面,用蚓状肌抓握患者前臂桡,尺侧靠近腕关节的前臂。

抓握的变化:为加强肩关节或肩胛的运动。在肩关节开始伸展后,右手移动至上臂或肩胛处。

拉长的体位:置腕于桡侧屈,前臂旋后。保持腕和手的位置同时治疗师运动肩屈曲和内收位。使用轻柔地牵引带动肩胛向前上提并帮助拉长肩肌。肱骨越过患者的鼻子,手掌朝向患者的右耳。继续此运动会带动患者的躯干伸长伴向右侧旋转。

假如患者刚完成拮抗性运动(屈曲-内收-外旋),就从该模式的结束部分开始。

身体力学:面向患者的手、在运动线上跨步站立。开始时重心在治疗师的前脚上,让患者推治疗师,使重心移到治疗师的后脚上。当患者上肢接近终末范围时,治疗师的身体转向右侧,使手臂能运动并用远端抓握控制旋前。当患者的手臂接近关节活动末端时,治疗师身体转动以面向患者的脚。

牵拉:同时牵拉肩关节和手。治疗师右手对肩关节和肩胛做一快速牵引伴旋转治疗师左手结合此运动以牵引腕关节。

指令:"手向后,你的上臂向下推到你侧面。推!"。

运动:在腕关节尺侧伸展时,手指和大拇指伸展。手的尺侧带动肩关节运动至伸展伴外展和内旋。肩胛运动至向后下压。这个运动继续向下达左足跟,伴躯干左侧缩短。

阻力:治疗师左手通过伸展的腕关节牵引同时,用旋转阻抗尺侧偏。阻抗前臂旋前及肩关节内旋和外展的阻力来自腕关节的旋转阻力。牵引力抗组腕关节和肩关节伸展的运动。治疗师右手牵引力与旋转阻力并用。阻力线朝向起始位。

当患者上肢接近伸展的终末范围时,双手从牵引变为挤压。

结束姿势:肩胛完全向后下压。肱骨向左侧伸展,前臂旋前,手掌在冠状面呈 45°。腕关节呈尺侧伸展,手指向尺侧伸展,大拇指伸展及外展,与手掌呈直角。

强调顺序:治疗师应阻止肩关节在伸展开始时活动与训练腕关节、手或手指。在训练中手的这种位置应放在患者能看到的地方。

2. 伸展-内收-内旋(图 9-61)

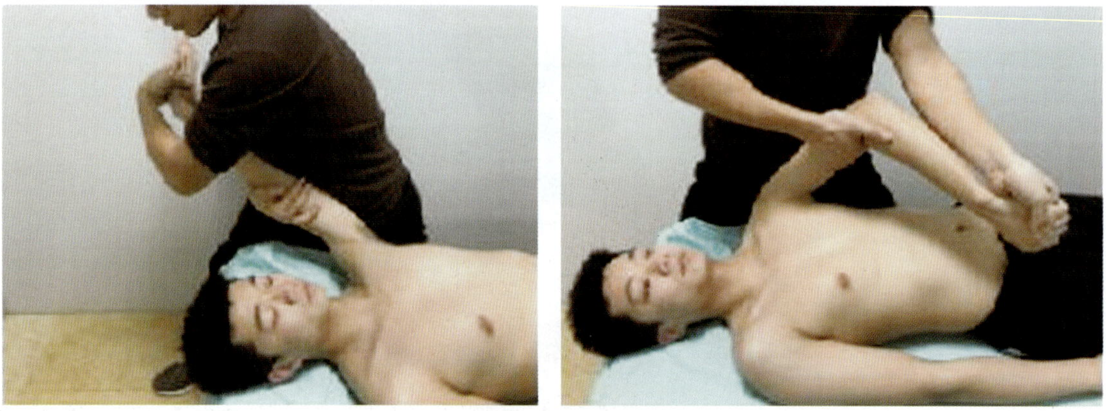

图 9-61 盂肱关节伸展-内收-内旋

抓握:治疗师的左手(远端的手)接触患者的掌面。治疗师的手指在桡侧(第 2 掌骨),拇指抵压骨缘(第 5 掌骨)。不要接触手背。治疗师的右手(近端的手)自桡侧握住患者前臂接近腕关节处,治疗师的手指接触尺骨缘,大拇指在桡侧缘。

拉长的体位:置腕关节于桡侧伸展,前臂旋后。在活动肩成屈曲和外展时,保持腕和手在这个位置上,可以用轻柔地牵拉以帮助长拉肩和肩胛肌肉。手掌与冠状面呈 45°。牵引使肩胛成向后上提。继续牵拉使患者的躯干从左到右被对角拉长。过度外展会妨碍躯干伸长,过度外旋会妨碍肩胛达到最大限度的向后上提。

假如患者刚刚完成拮抗性运动(屈曲-外展-外旋),就从该模式的末端开始。

身体力学：在患者肩关节的上方，左脚向前跨一步站立。面向运动线。开始时重心在治疗师的后脚上。让患者的运动促使治疗师的重心移到前脚上。继续面向运动线。牵拉同时牵肩关节和手。治疗师右手对肩关节和肩胛做快速地牵拉伴旋转。治疗师左手牵拉腕关节。

指令："紧握我的手，向下推。横过。握紧，推"。

运动：当腕关节运动至尺侧屈曲位时，手指和大拇指屈曲。手的桡侧带动肩关节运动至伸展伴内收和内旋，而且肩胛向前下压。继续此运动带动患者的躯干屈曲伴颈向右侧屈曲。

阻力：治疗师左手通过屈曲的腕关节做牵拉，同时旋转抗阻尺侧偏。在腕关节的旋转抗阻给前臂旋前和肩关节内收与内旋以阻力。在腕关节的牵拉抵抗腕关节屈曲和肩关节伸展。

治疗师右手同时具有牵拉力和旋转阻力。阻力线朝向起始位。维持牵拉力会引导治疗师在恰当的弧上施加阻力。

肩关节和肩胛接近关节活动度末端时，治疗师的手从牵引变为挤压。挤压抵抗肩胛下压并稳定肩关节。

结束姿势：肩胛向前下压。肩关节伸展、内收并内旋伴随肱骨越过中线至右侧。前臂旋前，腕关节和手指屈曲的同时掌面朝右髂骨。

强调顺序：为训练手指和大拇指，治疗师右手移到腕关节的远端施加阻力。治疗师左手现在可共同地或单独地训练手指。

第四节　典 型 病 例

一、肩部慢性疼痛

（一）主观评定

患者女性，29 岁，右利手。3 年前开始出现右侧肩部慢性侵犯性疼痛，最近一次加重出现于 3 周前且起病隐匿。患者高中时曾是一位游泳运动员，且从那时开始就每周在当地健康俱乐部进行常规游泳活动（每周 2~3 次，共计 100 圈）。患者每周长时间坐在电脑面前办公且完成相应工作活动无困难。当患者将患侧举过头顶时，VAS 疼痛指数会从 2/10 增加至 6/10，并且在患者夜晚采取右侧睡姿或早上醒来时手臂处于举过头顶的姿势时也伴随症状极度加重。

（二）客观评定

（1）形态学评定：在坐位下可见患者肩部宽阔，三角肌对称性肥厚。可见严重圆肩和头部前倾姿势。

（2）运动学评定：

1）生理运动评定：所有运动的主动关节活动度和被动关节活动度均在功能性范围之内。右肩疼痛弧为 80°~120°。右肩所有活动终末感觉均为关节囊状感觉，并述仅在关节活动度末端有疼痛。

2）附属运动评定：右侧在关节松弛位下评定向足侧滑动和由前向后方滑动范围降低，

在坐位，肩关节外展 90°，外旋至最大极限下评定时这两个动作时范围大幅增加。在上述两种评定中，阻力都先于疼痛出现。当在坐位下施加改善外展的附属运动时疼痛弧增加至 90°～130°且疼痛减轻。

（3）肌肉功能评定：除右侧肩关节内旋和外旋时肌力为 4/5 级并伴疼痛，其余均为 5/5 级。

（4）触诊：触诊结节间沟内的肱二头肌长头肌腱及最上方大结节处时有压痛。

（5）特殊检查：霍金斯试验+；尼尔检查+；Speed 检查+；空罐/满罐检查+；垂臂检查-；吹号征-；外旋衰减征-；背后举起检查-；恐惧试验-。

二、肩部术后疼痛

（一）主观评定

（1）病史：患者女，62 岁，右利手。4 个月前左侧肱骨近端肱骨外科颈处骨折后，根据近期的 X 线，患者制动 8 周。平时 VAS 疼痛指数为 2/10 并述疼痛感为钝痛。患者主述绝大多数日常生活活动能力下降，如梳头或扣胸罩，并伴 VAS 疼痛指数增加至 6/10。患者也表示疼痛已影响到夜间睡眠，会因疼痛而醒来。

（2）自评功能障碍：DASH 评分 62 分。

（3）既往史：骨质疏松、Ⅱ型糖尿病、骨关节炎。

（二）客观评定

（1）形态学评定：坐位下可观察到患者在完成肩关节外展、内旋和肘关节屈曲时将左侧上肢置于体侧，与左侧肢体的其他关节相比，患者左肩和肩胛骨突起。

（2）运动功能评定：

1）生理活动评定：右侧肩部活动均正常，左侧肩部活动如表 9-5 所示。

表 9-5 患者左侧生理活动情况

运动	主动关节活动度/°	被动关节活动度/°	终末感觉	症状再现	完成质量
前屈	110	125	无软组织抵抗感	初始痛和终末痛均先于初始阻力和终末阻力出现，疼痛出现于前侧、腋窝	肩胛骨倾斜 80°，缺乏 0°～30° 的骨骼肌的离心控制
外展	85	95	无软组织抵抗感	初始痛和终末痛均先于初始阻力和终末阻力出现，疼痛出现于前侧、腋窝	肩胛骨倾斜 40°并相应伴疼痛肩胛骨抬高，上斜方肌的活动增加
外旋	20	35	软组织抵抗感	初始痛先于疼痛出现，终末痛后在终末阻力之后出现	关节活动范围末端出现身体后伸代偿
内旋	65	65	软组织抵抗感	初始痛和终末痛均在于初始阻力和终末阻力之后出现	肩关节抬起时可见肩胛骨外展

2）附属运动评定：各方向附属滑动均减弱，向足侧滑动和侧方滑动减弱尤其明显。

（3）肌肉功能评定：在中等程度的手腕部肌力测试中，肌力总体上有 4+/5 级，在可活动范围终末端进行测试时，有疼痛，肌力为 4-/5 级。肩胛部肌肉测试，肌力为 4-/5 级，无痛。

(4) 触诊:全程无压痛,左侧上斜方肌和肩胛提肌张力增高。

(5) 神经检查:无障碍。

(6) 特殊检查:所有关于肩关节盂唇、不稳定和肩袖功能的特殊测试均不能完成。

(马 明)

参 考 文 献

[1] 柏树令,应大君. 系统解剖学[M]. 7 版. 北京:人民卫生出版社,2008.

[2] 于兑生,恽晓平. 运动疗法与作业疗法[M]. 北京:华夏出版社,2002.

[3] 徐鸿尧,赵建宁,包倪荣. 肩袖损伤的机制与修复方法的研究现状及进展[J]. 医学研究生学报,2015,28(2):212-217.

[4] David J. Magee. Orthopedic Physical Assessment[M]. 6th ed. Amsterdam:Elsevier Inc. 2014.

[5] Elly Hengevel,Matthew Newto. Maitland's Vertebral Manipulation Management of Neuromusculoskeletal Disorders Volume 1[M]. 8th ed. Amsterdam:Elsevier. 2014.

第十章

肘关节与前臂疾病

第一节　肘关节与前臂常见疾病的临床表现

一、肘关节和前臂解剖学基础

肘关节和前臂在解剖位置中属于连接肩关节和手的部位，具有承上启下的意义。在上肢功能活动中肘关节和前臂可充分扩大手部活动范围，提供力量及稳定性完成活动。肘关节功能活动范围 30°～130°；前臂功能活动范围旋转 100°，即旋前旋后各 50°。另外肘关节和前臂还存在一定程度上的生理性外翻：当肘关节伸直，前臂处于旋后位时，肱骨与前臂形成一个向外的夹角，称为提携角（carrying angle），其补角为 10°～15°。

肘关节是由肱骨下端与桡尺近侧关节构成的复关节，包含 3 个关节：

1. 肱尺关节（humeroulnar joint）　由肱骨滑车和尺骨滑车切迹构成。
2. 肱桡关节（humeroradial joint）　由桡骨小头和桡骨关节凹构成。
3. 桡尺近侧关节（proximal radioulnar joint）　由桡骨环状关节面和尺骨桡切迹构成。

上述三个关节包含在一个关节囊内，肘关节囊前、后壁薄而松弛，两侧壁厚而紧张，并有韧带加强。囊的后壁最薄弱，故常见桡、尺两骨向后脱位，移向肱骨的后上方。

肘关节的韧带主要包括桡侧副韧带和尺侧副韧带。

1. 桡侧副韧带　包含外侧侧韧带、外尺侧侧韧带及环状韧带。用来抵抗内翻和旋后力量，提供肘关节外侧稳定度，防止桡骨头向后位移。
2. 尺侧副韧带　包含前、后几横向部分的纤维束。用来抵抗外翻力量，防止肘关节过伸。

前臂由桡、尺骨借桡尺近侧关节、桡尺远侧关节和前臂骨间膜连接。

1. 前臂骨间膜　前臂骨间膜（interosseous membrane of forearm）是位于尺骨与桡骨之间坚韧纤维膜。纤维方向向内、向下从桡骨连到尺骨。当前臂旋前或旋后位时，骨间膜松弛，当前臂处于半旋前位时，骨间膜最紧张，达到最大宽度。
2. 桡尺远侧关节　桡尺远侧关节（distal radioulnar joint）由尺骨头环状关节面与桡骨尺切迹及尺骨头下方的关节盘共同构成。

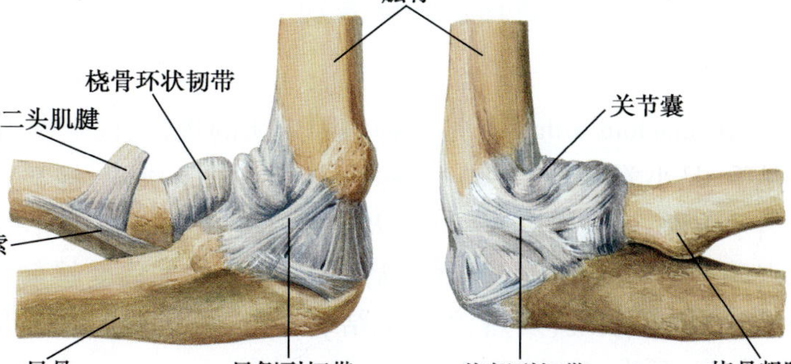

图 10-1 肘关节和前臂解剖结构

肘关节与前臂的解剖结构如图 10-1 所示。

肱尺关节由肱骨滑车与尺骨滑车切迹构成，其中肱骨滑车为凸面，切迹为凹面，是肘关节的主体部分。肱桡关节由肱骨小头与桡骨头关节凹构成，其中肱骨小头为凸面，桡骨头关节凹为凹面。桡尺近侧关节由桡骨头环状关节面和尺骨桡切迹与桡骨环状韧带构成，其中环状关节面为凸面，切迹为凹面。桡尺远侧关节由尺骨头环状关节面与桡骨尺切迹及尺骨头下方的关节盘共同构成，其中环状关节面为凸面，切迹为凹面。

二、肘关节和前臂运动学基础

肘关节和前臂的生理运动包括肘关节屈曲和伸直，前臂旋前和旋后。肘关节和前臂的附属运动包括前臂内翻和外翻，桡侧和尺侧滑动等。

1. 肘关节屈曲时，尺骨滑车切迹（凹面）沿着滑车向前和远端滑动，桡骨头关节凹（凹面）向前滑动，关节会出现内翻角度。

2. 肘关节伸直时，尺骨滑车切迹（凹面）会朝向后和近端滑动，桡骨头关节凹（凹面）会向后滑动，关节会出现外翻角度。前臂旋前/旋后时桡骨头会在肱骨小头上旋转。

3. 前臂旋前时，桡骨头环状关节面（凸面）会向后滑动，尺骨桡切迹（凹面）向前滑动。

4. 前臂旋后时，桡骨头环状关节面（凸面）会向前滑动，尺骨桡切迹（凹面）向后滑动。

与肘关节、前臂运动相关的主要肌肉有：肱肌（brachialis）、肱二头肌（biceps brachii）、肱桡肌（brachioradialis）、肱三头肌（triceps brachii）、肘肌（anconeus）、旋后肌（supinator）、旋前圆肌（pronator teres）、旋前方肌（pronator quadratus），其参与的运动功能见表 10-1。

表 10-1 与肘关节和前臂运动相关的主要肌肉

运动	相关主要肌肉
肘关节屈曲	肱肌、肱二头肌、肱桡肌
肘关节伸直	肱三头肌、肘肌
前臂旋后	旋后肌、肱二头肌、肱桡肌
前臂旋前	旋前圆肌、旋前方肌

三、肘关节和前臂常见疾病基本临床表现

(一)类风湿关节炎

类风湿关节炎(rheumatoid arthritis)是一种病因未明的慢性、以炎性滑膜炎为主的系统性疾病。其特征是手、足小关节的多关节、对称性、侵袭性关节炎症,经常伴有关节外器官受累及血清类风湿因子阳性,可以导致关节畸形及功能丧失,发病机制尚不明确。

其基本临床表现为:早晨起床后关节僵硬感,随着病程增加程度越重。多关节且呈对称性分布和关节畸形。关节外表现(发热、类风湿结节等)。好发关节有手、足、腕、踝及颞颌关节等,其他还可有肘、肩、颈椎、髋、膝关节等。

(二)肱骨外上髁炎

肱骨外上髁炎(external humeral epicondylitis)俗称网球肘(tennis elbow),是一种肱骨外上髁处伸肌总腱起点附近的慢性损伤性炎症。当前臂过度旋前或旋后位,被动牵拉伸肌和主动收缩伸肌将对肱骨外上髁处的伸肌总腱起点产生较大张力,如长期反复这种动作即可引起该处的慢性损伤。

其基本临床表现为肱骨外上髁处压痛,在用力握拳、伸腕时加重以致不能持物。前臂活动,尤其是前臂旋后时,疼痛加剧。休息时多无症状。

(三)肱骨内上髁炎

肱骨内上髁炎(internal humeral epicondylitis)俗称高尔夫球肘(golfer elbow),是一种肱骨内上髁处屈肌总腱起点附近的慢性损伤性炎症。当前臂过度旋前或选后位,被动牵拉屈肌和主动收缩屈肌将对肱骨内上髁处的屈肌总腱起点产生较大张力,如长期反复这种动作即可引起该处的慢性损伤。

其基本临床表现为:内上髁或附近出现疼痛和压痛;肘关节伸直时屈腕出现疼痛;肘关节伸直时被动伸腕出现疼痛。

(四)肘关节脱位

肘关节脱位(dislocation of elbow joint)由肱尺、肱桡、桡尺近侧关节构成的关节发生移位,多数为肘关节后脱位或肘关节外侧脱位,常合并骨折或血管、神经损伤。

其基本临床表现为肘部疼痛、肿胀、活动障碍;肘后突畸形;前臂处于半屈位,并有弹性固定;肘后出现空虚感,可扪到凹陷;肘后三角关系发生改变,侧方脱位可合并神经损伤。

(五)桡骨头半脱位

桡骨头半脱位(subluxation of the radial head)多发生在5岁以下的儿童,由于桡骨头发育尚不完全,环状韧带薄弱,当腕手被向上提拉、旋转时,肘关节囊内负压增加,使薄弱的环状韧带或部分关节囊嵌入肱骨小头与桡骨之间,取消拉力以后,形成桡骨头半脱位。

其基本临床表现为腕、手有被向上牵拉受伤史,肘部疼痛,活动受限,前臂处于半屈位及旋前位。

(六)肘关节和前臂骨折

骨折(fracture)是指骨的完整性或连续性受到破坏所引起的以疼痛、肿胀、功能障碍、畸形以及骨擦音为表现的疾病。常见肘部和前臂骨折的类型及其基本临床表现见表10-2。

表 10-2 常见骨折及其临床表现

骨折	临床表现
肱骨髁上骨折	1. 伸直型：有手着地受伤史，肘部出现疼痛、肿胀、皮下瘀斑，肘部向后突出并处于半屈位。局部明显压痛，有骨摩擦音及假关节活动，肘前方可扪到骨折断端，肘后三角关系正常。可能会损伤神经血管 2. 屈曲型：受伤后，局部肿胀，疼痛，肘后突起，皮下瘀斑。肘上方压痛，后方可扪到骨折端。由于肘后方软组织较少，可形成开放骨折。少有合并神经血管损伤
肱骨髁间骨折	受伤后，剧烈疼痛，压痛广泛，肿胀，可伴有皮下瘀血。肘关节呈半伸位，前臂旋前，肘后三角骨性紊乱，可触及骨折块，骨擦感明显。有时可合并神经血管损伤
肱骨外髁骨折	外侧肿胀，骨折脱位时肿胀严重。肘外侧有瘀斑，肘外侧有压痛，有骨摩擦音及活动骨块。可发生肘外翻畸形，肘关节活动障碍，旋转功能一般不受限
肱骨内上髁骨折	受伤后肘内侧和内上髁周围软组织肿胀，疼痛，特别是肘内侧局部肿胀、压痛、正常内上髁的轮廓消失。肘关节活动受限，前臂旋前、屈腕、屈指无力。合并肘关节脱位者，肘关节外形明显改变，功能障碍也更为明显，常合并有尺神经损伤症状
尺骨鹰嘴骨折	无移位骨折可肿胀、压痛。有移位的骨折及合并脱位的骨折，肿胀范围较广泛。肘后方可触到凹陷部、骨折块及骨摩擦音。肘关节功能丧失
桡骨头骨折	主要临床表现是肘关节功能障碍及肘外侧局限性肿胀和压痛。尤其前臂旋后功能受限最明显
前臂双骨折	受伤后，前臂出现疼痛、肿胀、畸形及功能障碍。有骨摩擦音及假关节活动

（七）周围神经损伤

1. 肌皮神经损伤　肌皮神经（musculocutaneous nerve）由臂丛神经的外侧束发出，支配喙肱肌、肱二头肌、肱肌。多数为开放性损伤。

肌皮神经损伤的基本临床表现为上臂屈肌萎缩；肘关节屈曲无力，特别在前臂旋后时；肱骨头会有轻微的半脱位。

2. 正中神经损伤　正中神经（median nerve）由臂丛内外束的内外侧头所组成。肱骨髁上骨折、肘关节脱位可引起正中神经挤压损伤，在前臂下部和腕部，正中神经比较表浅，易被锐器损伤。

正中神经损伤后，具体表现为运动上桡侧屈腕肌、屈拇指中指示指肌肉功能丧失，大鱼际萎缩；感觉上拇指、示指、中指及环指桡侧半感觉消失。其损伤可分为高位损伤（肘上）和低位损伤（腕部）。典型的症状是“猿手”，前臂旋前无力。肘上损伤除上述表现外，另有拇指和示、中指屈曲功能障碍。

3. 尺神经损伤　尺神经（ulnar nerve）支配小鱼际肌、全部骨间肌、3/4 蚓状肌、拇收肌、拇短收肌内侧头。支配手掌尺侧及尺侧一个半手指的皮肤和手背尺侧皮肤。其损伤易在腕部和肘部。如：肘管综合征（elbow tunnel syndrome）。

其临床表现为骨间肌、蚓状肌、拇收肌麻痹所致环、小指爪形手畸形及手指内收、外展障碍，小指及环指尺侧半感觉消失。肘部损伤除上述表现外另有环、小指末节屈曲功能障碍，典型的症状是“爪形手”。

4. 桡神经损伤　桡神经（radial nerve）支配肱三头肌、肱肌、肱桡肌、桡侧腕长伸肌、桡侧腕短伸肌、旋后肌、尺侧腕伸肌、指总伸肌、示指和小指固有伸肌、拇长展肌、拇长伸肌、拇短伸肌，支配手背桡侧半及桡侧两个半指。桡神经在肱骨中、下 1/3 交界处紧贴肱骨，该处骨折所致的桡神经损伤最为常见，还有旋后肌综合征（supinator syndrome）。

其临床表现为伸腕、伸拇、伸指、前臂旋后障碍，手背桡侧半、桡侧两个半指、上臂及前臂后部感觉障碍，主要是手背虎口处皮肤麻木，肘上损伤后典型的症状是“垂腕症”。

第二节 基本检查与评估

肘关节和前臂的基本检查和评估主要包括两个方面：临床评定和功能评定。前者多用于评定患者整体健康状况、疾病的转归、临床的综合处理等；后者多用于评定患者的功能，是临床评定的延续和深入，是取得良好康复治疗效果的前提。二者在康复治疗过程中缺一不可。

一、临床评定

临床评定包括：问诊、视诊、触诊、叩诊、听诊，实验室诊断，影像学诊断等。

1. 问诊 问诊（inquiry）是通过询问的方式了解患者的一般情况、疾病的发生发展经过、诊治过程、既往的健康状况和对目前所患疾病的判断。采集病史是诊治患者的第一步，重点在于医患沟通，建立良好的医患关系和患者对治疗师的信任感。同时康复治疗中的禁忌证也可通过问诊筛查出。因此在临床中，康复治疗师应努力练习和患者沟通的技巧。

问诊内容一般包括：

（1）一般项目：包括姓名、性别、年龄、籍贯、出生地、民族、婚育史、职业等。对评估结果有参考意义。

（2）主诉：患者感受最主要的痛苦或最明显的症状（体征），也是此次就诊最主要的原因及其持续时间。确切的主诉可以反映病情的轻重缓急。

（3）现病史：病史中的主体部分，记述患者患病的全过程（发生、发展、演变和诊治经过）。包括：起病情况和患病的时间；主要症状的特点；病因与诱因；病情的发展与演变；伴随病状；诊治经过；病程中的一般情况。

（4）既往史：患者既往的健康状况和过去曾经患过的疾病，特别是与目前所患疾病有密切关系的情况。

（5）系统回顾：由一系列提问组成，用以作为最后一遍搜集病史资料，避免问诊过程中患者或医生所忽略或遗漏的内容。

（6）个人史：主要是职业和工作；习惯和嗜好等。

（7）家族史：了解疾病有无遗传性。

2. 视诊 视诊（inspection）用眼睛观察患者全身或局部的诊断方法。可以筛查康复治疗中的禁忌证，但是需要有丰富的医学知识和临床经验才不容易忽视一些症状。应通过和其他检查方法紧密结合，才可发现并确定具有重要意义的症状。

3. 触诊 触诊（palpation）通过手接触被检查部位时的感觉来进行判断的一种方法。可以进一步检查视诊发现的异常征象，也可明确视诊所不能明确的体征，如体温、湿度、震颤、波动、压痛、摩擦感以及包块等。触诊多用手指指腹，也可用掌指关节和手背。

叩诊和听诊在肘关节和前臂疾病中作用较小,本文不做赘述。

4. 实验室诊断 实验室诊断(laboratory diagnosis)是指将临床实验室分析得到的信息,作为预防、诊断、治疗和预后评价所用的方法。包括:血液学检验、体液与排泄物检查、生化学检查、免疫学检查、病原体检查等。可以筛查康复治疗中的禁忌证。

5. 影像学诊断 影像学诊断(diagnostic imaging)是指用各种成像手段,使人体内部结构或器官形成影像,从而达到诊断的目的。包括:超声诊断;放射诊断(X线、CT、MRI)等。可以筛查康复治疗中的禁忌证。

二、功能评定

功能评定(functional evaluation)包括:上肢长度的测量、上肢围度的测量、肌力的评定、关节活动度的评定、Mayo肘关节功能评定、神经电生理检查、肌骨超声等。

(一)上肢长度的测量

1. 上肢长度

测量体位:坐位或站位,上肢在体侧自然下垂,肘关节伸展,前臂旋后,腕关节中立位。

测量点:从肩峰外侧端到桡骨茎突或中指尖的距离。

2. 上臂长度

测量体位:坐位或站位,上肢在体侧自然下垂,肘关节伸展,前臂旋后,腕关节中立位。

3. 前臂长度

测量体位:坐位或站位,上肢在体侧自然下垂,肘关节伸展,前臂旋后,腕关节中立位。正常人前臂长度等于足的长度。

测量点:从肱骨外上髁到桡骨茎突的距离。

(二)上肢围度的测量

1. 上臂围度

(1) 肘伸展位

测量体位:上肢在体侧自然下垂,肘关节伸展。

测量点:在上臂的中部、肱二头肌最膨隆部测量维度。

(2) 肘屈曲位

测量体位:上肢在体侧自然下垂,肘关节用力屈曲。

测量点:同肘伸展位。

2. 前臂围度

(1) 前臂最大围度

测量体位:前臂在体侧自然下垂。

测量点:在前臂近端最膨隆部测量维度。

(2) 前臂最小围度

测量体位:前臂在体侧自然下垂。

测量点:在前臂远端最细部测量维度。

在上肢长度和围度的测量过程中需注意应同一人多次评定,一般量3次,取平均值,结果需和健侧对比。

(三)肌力的评定

上肢肌力的评定见表10-3。

表 10-3 上肢肌力评定

生理运动	评定方法
屈肘	5、4 级 坐位，上肢自然下垂，固定肱骨，阻力点位于前臂远端，阻力方向与运动方向相反。测肱二头肌时前臂旋后，测量肱桡肌时旋前 3 级 体位同上，可抗重力屈肘 2、1 级 坐位，肩外展悬起前臂时可屈肘或扪到肌肉收缩
伸肘	5、4 级 俯卧，肩外展，前臂桌外下垂，固定肱骨，阻力点位于前臂远端，阻力方向与运动方向相反 3 级 体位同上，可抗重力伸肘 2、1 级 坐位，肩外展，悬起前臂时可伸肘或扪到肌肉收缩
前臂旋前和旋后	5、4 级 坐位，屈肘 90°，固定肘关节，阻力点位于前臂远端，阻力方向与运动方向相反 3 级 体位同上，可抗重力旋前和旋后 2、1 级 仰卧位，屈肘 90°，固定肘关节，可旋前、旋后或扪到肌肉收缩

（四）关节活动度的评定

1. 肘关节活动度

体位：站位、坐位或俯卧位，肱骨紧靠躯干，肩关节外旋，前臂旋后。

量角器摆放：轴心位于肱骨外上髁即肘关节褶皱的末端，固定臂与肱骨干中线平行，移动臂与桡骨平行。

2. 前臂活动度

体位：坐位或站位，肱骨干紧靠躯干，肘关节屈曲 90°，前臂处于中立位并与身体的冠状面垂直。

量角器摆放：轴心位于腕关节掌侧横纹与尺骨远端的交点即尺骨茎突，移动臂与腕关节掌侧横纹平行，固定臂则与地面垂直。

（五）Mayo 肘关节功能评定

Mayo 肘关节功能评定见表 10-4。

表 10-4 Mayo 肘关节功能评定

功能评价内容		得分
疼痛（45 分）	无疼痛	45
	轻度疼痛：偶尔疼痛	30
	中度疼痛：偶尔疼痛，需服止痛药，活动受限	15
	重度疼痛：丧失活动能力	0
运动功能（20 分）	运动弧在 100°以上	20
	运动弧在 50°～100°	15
	运动弧在 50°以下	5
稳定性（10 分）	稳定：没有明显的内翻外翻不稳	10
	中度不稳：内翻外翻不稳≤10°	5
	明显不稳：内翻外翻不稳>10°	0

续表

功能评价内容		得分
日常活动(25分)	梳头	5
	吃饭	5
	个人卫生	5
	穿衬衣	5
	穿鞋	5
	最高得分	100
优=90分以上,良=75~89分,中=60~74分,差=60分以下		

(六)神经电生理检查

神经电生理检查是神经系统检查的延伸,其主要方法包括肌电图(electromyography,EMG)、神经传导测定、特殊检查、诱发电位(evokedpotential,EP)、低频电诊断(low frequency electrodiagnosis)、脑电图检查等。在肘关节和前臂的损伤中,主要用来诊断周围神经损伤。

(七)肌骨超声

肌骨超声(musculoskeletal ultrasound,MSKUS)是指应用于肌肉骨骼系统的超声诊断技术。因超声波的特性,除了骨骼系统外,肌肉、肌腱、韧带、关节、神经和软骨都可用于诊断。另外肌骨超声是实时成像,可在关节运动过程中实时显示各软组织之间相互作用,同时没有明显的禁忌证,适用范围非常广泛。

第三节 手法的选择与应用

肘关节和前臂常见疾病的手法有:关节松动术、牵拉技术、徒手肌力训练、推拿等。临床中应根据患者评估情况,选择合适的手法,并注意有无禁忌证。具体手法治疗分级及注意事项详见第三章。

一、肘关节和前臂关节松动术

肘关节和前臂包括4个关节:肱尺、肱桡、桡尺近侧、桡尺远侧关节。在实际操作中可根据患者情况,选择适当的治疗力度、治疗强度、治疗时间。

(一)肱尺关节松动

休息位:肘关节屈曲70°且前臂旋后10°。

治疗平面:位于尺骨鹰嘴,治疗平面与尺骨长轴呈45°。

固定:固定肱骨。

1. 肱尺关节分离牵引

作用:作为治疗前的放松手法和起始手法、缓解疼痛、增加屈曲或伸直角度。

患者体位:仰卧位,肘关节置于治疗床缘或用软枕支撑,肘关节处于起始位,若不能处于起始位,则处于关节允许范围的末端。

治疗师手的位置：在起始位或屈曲范围末端，治疗师以内侧手（靠近患者一侧的手，下同）抓握尺骨近端掌面，外侧手（远离患者一侧的手，下同）加强抓握；在伸直范围末端，治疗师站立并以上方手（靠近患者头部的手，下同）抓握患者尺端近端，下方手（靠近患者足部的手，下同）支持前臂远端。

力的方向：与尺骨长轴呈 45°施力于尺骨近端，如图 10-2 所示。

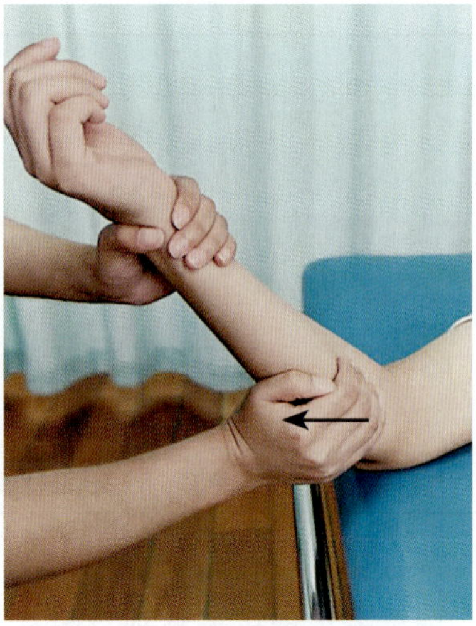

图 10-2 肱尺关节分离牵引

2. 肱尺关节远端滑动

作用：增加屈曲角度。

患者体位：仰卧位，肘关节置于治疗床缘或用软枕支撑，肘关节处于起始位，或屈曲允许范围末端。

治疗师手的位置：内侧手的手指抓握尺骨近端掌面，外侧手加强抓握。

力的方向：首先与尺骨长轴呈 45°施力于尺骨近端，然后在保持牵张的情况下，沿着尺骨长轴向远端施力，如图 10-3 所示。

3. 肱尺关节桡侧滑动

作用：增加内翻角度，作为肘关节屈曲附属动作，可用来增加屈曲角度。

患者体位：肩关节前屈 90°且肱骨置于治疗床上，肘关节处于起始位或屈曲允许范围末端。

治疗师手的位置：上方手置于患者肘关节远端，下方手置于前臂远端。

力的方向：向桡侧方向施力于尺骨，如图 10-4 所示。

4. 肱尺关节尺侧滑动

作用：增加外翻角度，作为肘关节伸直附属动作，可用来增加伸直角度。

患者体位：同桡侧滑动，但在前臂近端下方以软枕支撑（用来固定远端）。肘关节处于起始位或伸直允许范围末端。

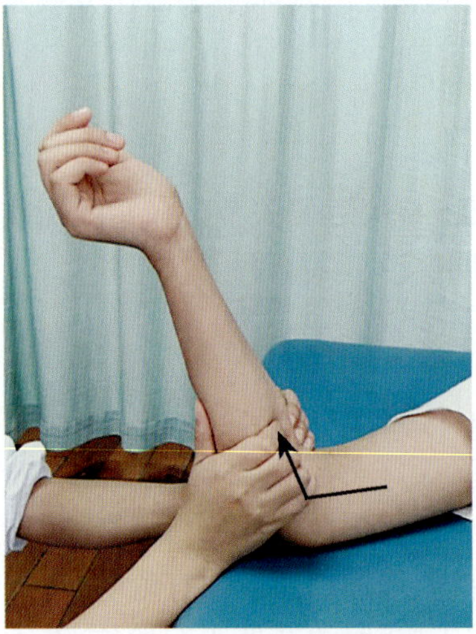

图 10-3 肱尺关节远端滑动

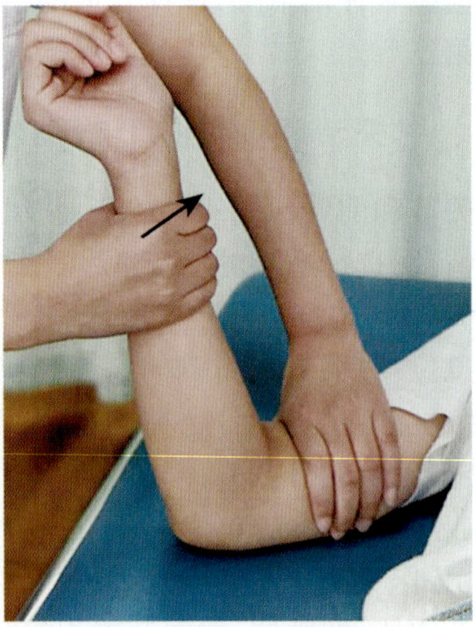

图 10-4 肱尺关节桡侧滑动

治疗师手的位置：同桡侧滑动。

力的方向：向桡侧方向施力于肱骨远端，如图 10-5 所示。

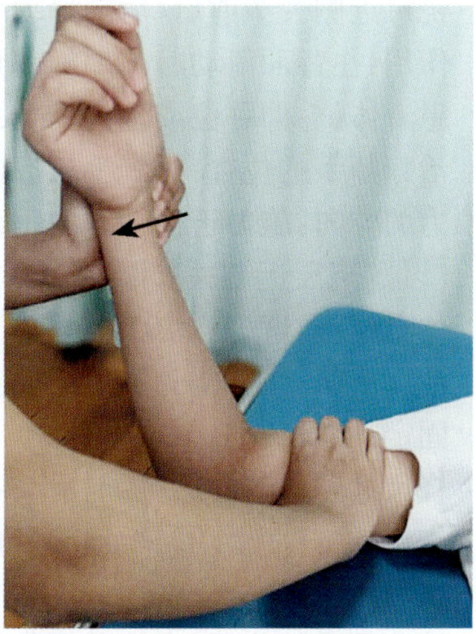

图 10-5　肱尺关节尺侧滑动

（二）肱桡关节松动

休息位：肘关节伸直、前臂旋后范围末端。

治疗平面：位于桡骨头小头并垂直于桡骨长轴。

固定：固定肱骨。

1. 肱桡关节长轴牵引

作用：增加肱桡关节活动度。

体位：仰卧位，上肢置于治疗床上，肘关节处于起始位或伸直允许范围末端。

治疗师手的位置：治疗师站立于患肢和躯干之间，上方手固定肱骨，下方手的手指和大鱼际肌抓握桡骨远端，注意不要抓握住尺骨。

力的方向：沿着桡骨长轴向远端施力，如图 10-6 所示。

2. 肱桡关节前后/后前滑动

作用：往背面（前后向，下同）滑动可增加肘关节伸直角度、往掌面（后前向，下同）滑动可增加肘关节屈曲角度。

患者体位：仰卧位，肘关节处于起始位或伸直及旋后允许范围末端。

治疗师手的位置：内侧手固定肱骨，外侧手从掌面握住桡骨。

力的方向：垂直于桡骨长轴，向背侧/掌侧滑动，如图 10-7 所示。

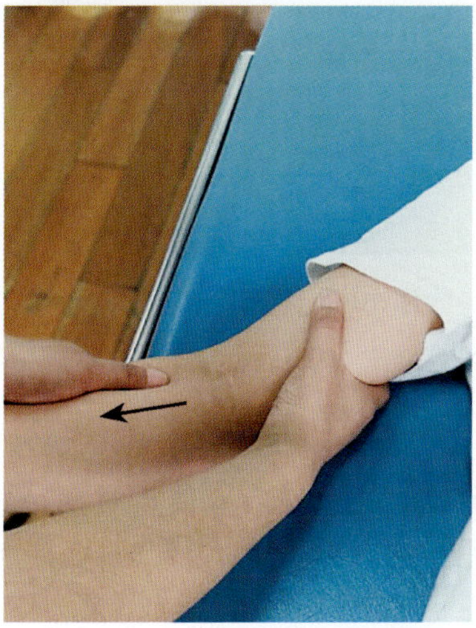

图 10-6　肱桡关节长轴牵引

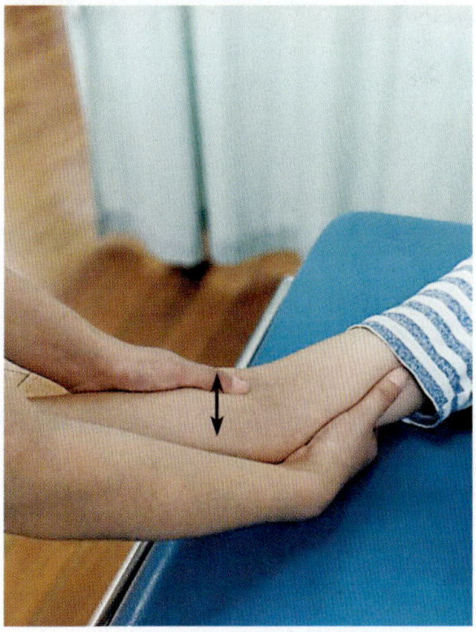

图 10-7　肱桡关节滑动

（三）桡尺近侧关节滑动

休息位：肘关节屈曲 70°、前臂旋后 35°。

治疗平面：位于尺骨桡切迹，平行于尺骨长轴。

固定：尺骨近端。

桡尺近侧关节前后/后前滑动

作用：往背面滑动时增加旋前角度，往掌面滑动增加旋后角度。

患者体位：仰卧位或坐位，肘关节和前臂处于起始位或前臂旋前、旋后范围末端。

治疗师手的位置：内侧手抓握前臂固定尺骨近端，外侧手握住桡骨近端。

力的方向：施力于桡骨方向垂直，向背面或掌面滑动，如图 10-8 所示。

（四）桡尺远侧关节滑动

休息位：前臂旋后 10°。

治疗平面：位于桡骨关节面，与桡骨长轴平行。

固定：尺骨远端。

桡尺远侧关节前后/后前滑动：

作用：往背面滑动时增加旋后角度，往掌面滑动增加旋前角度。

患者体位：坐位，前臂置于治疗床上，处于休息位或前臂旋前、旋后允许范围末端。

治疗师手的位置：内侧手握住尺骨远端固定，外侧手握住桡骨远端。

力的方向：施力于桡骨，方向平行尺骨，向背面或掌面滑动，如图 10-9 所示。

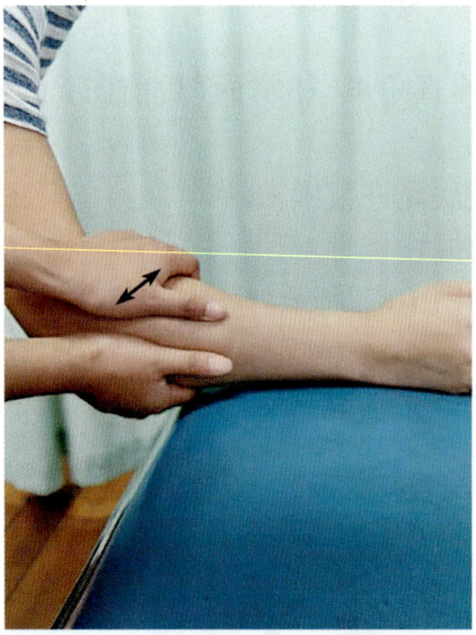

图 10-8 桡尺近侧关节滑动

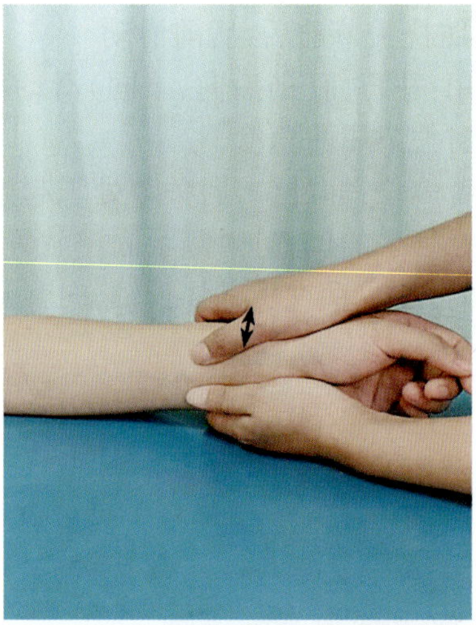

图 10-9 桡尺远侧关节滑动

二、肘关节和前臂肌肉牵伸技术

肘关节上的肌肉影响前臂的旋前、旋后，因此在牵拉肘关节屈曲或伸直时，前臂应处于旋前、旋后位。在实际操作中可根据患者情况，选择适当的牵伸力度、牵伸时间、牵伸方式。手法治疗选择原则详见本书第三章。

（一）肘关节屈曲

牵拉肌肉：伸肘肌群。

患者体位：坐位或仰卧位，上臂置于治疗床上可垫软枕，肩关节稍外展。

治疗师手的位置及牵拉方向：上方手（靠近患者头部的手，下同）握住肱骨近端固定肱骨，下方手（靠近患者足部的手，下同）握住前臂远端屈曲肘关节至活动范围末端。在坐位时，屈曲肘关节可同时屈曲肩关节，增加肘关节屈曲活动范围，如图 10-10 所示。

（二）肘关节伸直

牵拉肌肉：屈肘肌群。

患者体位：仰卧位或俯卧位，上臂置于治疗床上可垫软枕，肩关节稍外展。

治疗师手的位置及牵拉方向：上方手握住肱骨近端固定肱骨（俯卧位时固定肩胛骨），下方手握住前臂远端伸直肘关节至活动范围末端。牵拉时可分别让前臂处于旋后、旋前和中立位，牵拉不同的屈肘肌。俯卧位时可后伸肩关节，增加肘关节伸直活动范围，如图 10-11 所示。

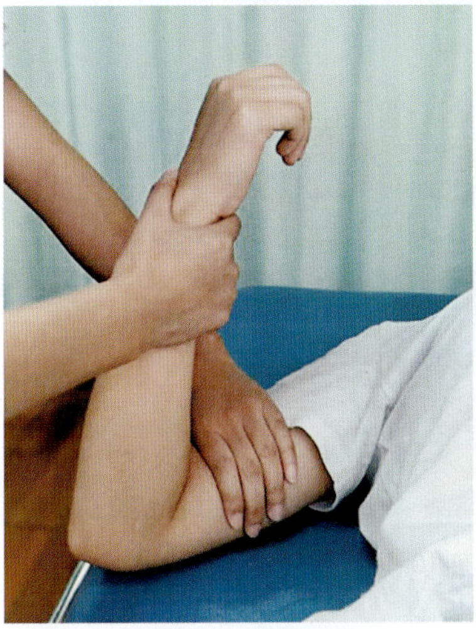

图 10-10　肘关节屈曲

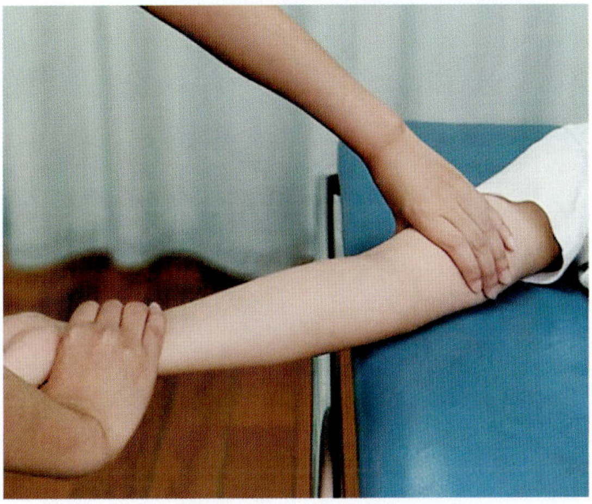

图 10-11　肘关节伸直

（三）前臂旋前或旋后

牵拉肌肉：旋前或旋后肌群。

患者体位：坐位，前臂置于软枕上，肘关节屈曲 90°。

治疗师手的位置及牵拉方向：上方手握住肱骨远端固定肱骨，下方手握住前臂远端旋前或旋后至活动范围末端。也可在肘关节伸直位下牵拉，需注意避免肩关节代偿，如图 10-12 所示。

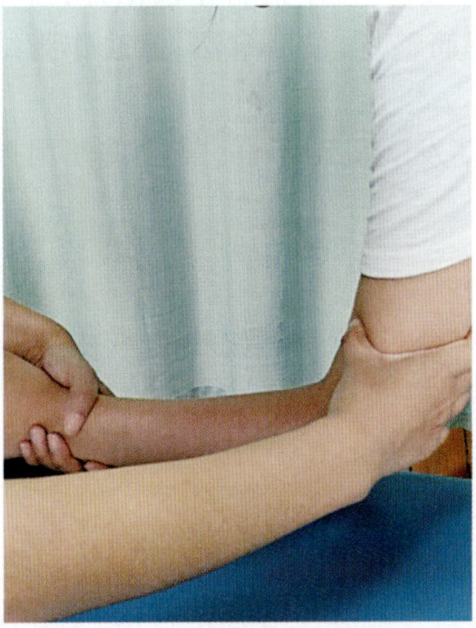

图 10-12　前臂旋前或旋后

三、肘关节和前臂徒手肌力训练

肘关节和前臂肌力减弱会影响整个上肢功能，在实际操作中可根据患者情况，选择适当的训练强度、训练方法。

（一）肘关节徒手肌力训练

患者体位：仰卧位（屈曲、伸直）或俯卧位（伸直），屈肘时前臂可分别处于旋前、旋后、中立位。

治疗师手的位置及阻力方向：仰卧时，上方手握住肱骨近端，固定肱骨，下方手握住前臂远端施加阻力，方向与运动方向相反。俯卧时，上方手握住肱骨远端，固定肱骨，下方手握住前臂远端施加阻力，方向与运动方向相反，如图 10-13 所示。

（二）前臂徒手肌力训练

患者体位：仰卧位，肘关节屈曲 90°。

治疗师手的位置及阻力方向：双手握住前臂远端，阻力施加于桡骨上，方向与运动方向相反，注意防止肩关节和肘关节的代偿运动，如图 10-14 所示。

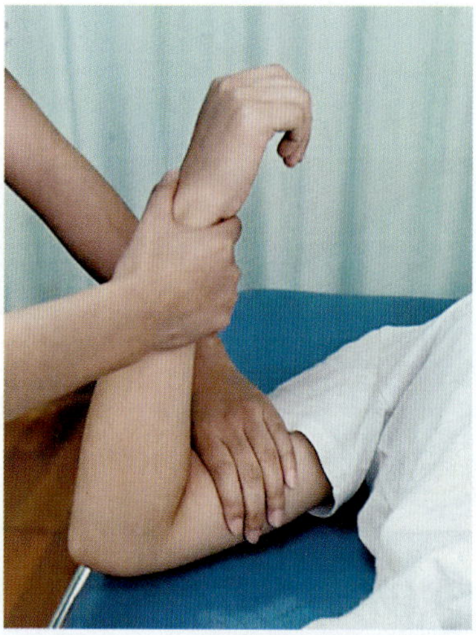

图 10-13 肘关节徒手肌力训练

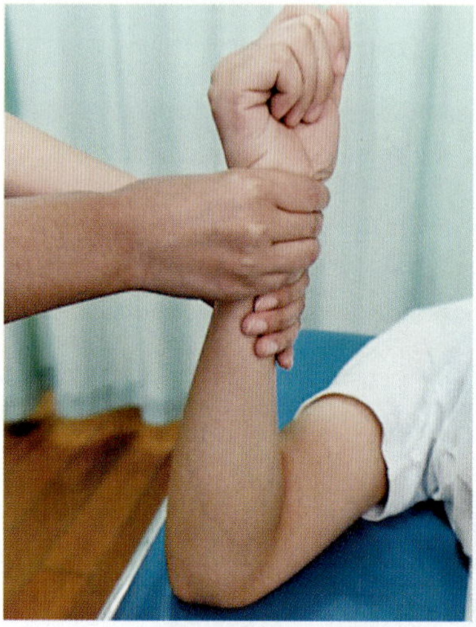

图 10-14 前臂徒手肌力训练

四、肘关节和前臂推拿

肘关节和前臂的推拿手法可选择：㨰法、揉法、点按法、弹拨法、拿法、擦法。取穴：阿是穴、曲池、手三里、尺泽、少海。在实际操作中可根据患者情况，选择适当的推拿手法、推拿力度。

患者体位：坐位或仰卧位，上肢自然放松置于治疗床上。

治疗师位置：坐在患侧，一手握住患者前臂远端固定上肢，另一手进行手法治疗，可先用㨰法、揉法放松局部肌肉，点按穴位通络止痛，弹拨前臂理筋整复，最后拿法、擦法作为结束手法。

需注意肘关节关节功能障碍好发生骨化性肌炎，因其发病机制不详，需慎重使用推拿手法。

第四节 典型病例

一、肱骨髁上骨折

患者杨××，男性，33 岁，右手摔伤致肱骨髁上骨折，于骨科行骨折复位+内固定术，术后制动 1 个月，1 个月后患者自觉肘关节活动不利，就诊康复科。既往无其他疾病史，无其他手术史。

1. 主诉　肘关节活动不利 1 个月余。

2. 视、触诊　肘关节肿胀,肘部可见一条手术瘢痕长约 7cm,主动活动度下降,上臂肌肉扁平,肘部软组织紧张,弹性下降,无明显压痛,皮温正常。

3. 康复评定　肘关节活动范围伸-屈(60°~95°),前臂活动范围正常,肘关节肌力屈 4 级、伸 3 级,双上臂长度相差<1cm、围度相差 2cm,无感觉异常。

4. 辅助检查　X 线平片示肘关节骨折愈合良好,对线对位正常。

5. Mayo 评分　60 分。

6. 康复治疗计划　①消除肿胀、促进血液循环:每日可做物理因子 1~2 次,每次 20 分钟,可选红外线治疗、冰敷等;②改善肘关节活动度:每日 30 分钟手法治疗,包括关节松动术、牵伸技术等;③恢复肌肉力量:患者肘关节活动范围较小,可选用等长训练等;④矫形器训练,每日 1~2 次,每次 10 分钟。

7. 手法治疗

(1) 关节松动术:该患者骨折愈合良好,且有内固定保护,因此在进行手法治疗时可从Ⅲ级作为起始手法,按顺序依次进行肱尺、肱桡、桡尺近侧关节的关节松动术。因患者病程只有一月余,在进行关节松动术时起始手法需以无痛为原则。关节松动术持续时间为 2s/次或 3s/次,1min/关节或 2min/关节,15min/d。

(2) 牵伸技术:在完成关节松动术后,可进行肘关节屈、伸肌牵伸技术。每次牵拉均需至关节活动范围的终末端或患者出现酸、痛、胀感,持续 30~60s/次,然后放松 10s 后再次进行牵拉。循环次数可根据患者耐受情况决定。

(3) 徒手肌力训练:徒手肌力训练相较于器械训练,在肌力≤4 级时,能够很好的控制代偿动作,且治疗师在治疗过程中可根据患者肌力的变化而调整阻力大小。因患者病程只有 1 个月余,首选手法应为等长训练。起始治疗量以 10 次/组,3 组/d。先嘱患者尽力屈、伸,后施加相应阻力,阻力大小需以无痛为原则,持续 2~3s/次。治疗一段时间后可根据患者评估情况逐渐增加次数以及每次的持续时间或增加训练方式(等张抗阻、器械抗阻等)。

二、肱骨外上髁炎

患者张××,女性,63 岁,自述 3 个月来右肘关节疼痛并逐渐加重,活动时加重。就诊康复科门诊,诊断为肱骨外上髁炎。既往无慢性疾病史,无外伤手术史。

1. 主诉　右肘关节疼痛 3 个月余。

2. 视、触诊　右肘关节外观无明显异常,肱骨外上髁处有压痛,伸肌腱牵拉试验(Mills 征+):伸肘、握拳、屈腕、前臂旋前后肘外侧疼痛。

3. 康复评定　肘关节活动范围伸-屈(20°~150°),肘关节肌力屈 4 级、伸 4 级,前臂旋前 3 级、旋后 3 级,VAS=6 分。

4. Mayo 评分　80 分。

5. 康复治疗计划　①缓解疼痛、促进血液循环:每日可做物理因子 1~2 次,每次 20 分钟,首选冲击波、红外线等;②改善肘关节活动度:每日 30 分钟手法治疗,包括推拿、关节松动术、牵伸技术等;③恢复肌肉力量:患者因疼痛致肌力减弱,可选用等长训练等;④肌肉贴扎技术,2~3d/次。

6. 手法治疗

(1) 推拿:可在肱骨外上髁处并沿腕伸肌用擦法、㨰法、揉法作为起始手法。在患者适应后，在伸肌总腱处用点按法、弹拨法治疗，施力大小以患者耐受为主。最后往返提拿伸肌作为结束手法。20min/d。

（2）关节松动：患者因疼痛肘关节不能伸直，因此以Ⅰ级手法起始，根据患者耐受情况逐渐加到Ⅱ级。主要进行肱尺、肱桡关节松动，关节松动术持续时间为2s/次或3s/次，1min/关节或2min/关节，共约5min/d。

（3）牵拉技术：主要牵拉肘屈肌肌群，每次牵拉均需至关节活动范围的终末端或患者出现酸、痛、胀感，持续30~60s/次，然后放松10s后再次进行牵拉。循环次数可根据患者耐受情况决定。

（4）徒手肌力训练：患者肌力基本正常，但活动无法达到全范围，早期可进行等长收缩训练，疼痛缓解后可进行等张收缩训练。起始治疗量以10次/组，持续2~3s/次，3组/d，后可根据患者耐受情况逐渐增加次数以及每次的持续时间。

（王古月）

参考文献

[1] 杨雅如译. 运动治疗学[M]. 6版. 新北市：合记图书出版社，2017.
[2] 陈孝平，汪建平. 外科学[M]. 8版. 北京：人民卫生出版社，2013.
[3] 王玉龙，张秀花. 康复评定技术. 2版. 北京：人民卫生出版社，2013.
[4] 燕铁斌. 物理治疗学[M]. 2版. 北京：人民卫生出版社，2013.
[5] 何兆邦译. 关节徒手松动术[M]. 2版. 新北市：合记图书出版社，2012.

第十一章

腕关节与手疾病

腕关节和手部的正常感觉和运动功能，在人体上肢功能活动中具有非常重要的意义。其中腕关节是人体七大关节之一，属于复合关节，由8块形态大小各异的腕骨、各掌骨近端面形成的腕关节远端关节面、尺桡骨远端面形成的近端关节面构成。各腕骨之间形成小关节，相互协调，使得腕关节具有了多方向的、复杂的、特异的灵活运动，同时腕关节周围复杂的韧带连接为其关节运动提供了稳定性。手由14块指骨组成，均有一定程度的掌面屈曲，各指骨间关节呈链式关节，实现了手部重要的抓握、对捏功能，其中拇指的功能至关重要，在手功能活动中占据50%的作用。

腕关节的8块腕骨的特殊排列和下尺桡关节的活动有效保证了腕关节活动的灵活性。而腕关节活动的稳定性主要来源于各腕骨间的内外侧韧带、掌背侧支持韧带、三角纤维软骨复合体(triangular fibrocartilage complex，TFCC)提供的直接支持。各韧带保证各个腕骨有效活动是腕关节活动稳定性的基础，是灵活地完成腕关节和手部各种功能的前提。

肌腱是腕关节和手部重要组织之一。腕关节和手的有效活动需要位于前臂屈伸面的屈伸肌肉通过不同肌腱控制腕手关节活动，这些肌腱可以说是腕手运动的动力传导系统，几乎所有的腕手功能活动都是这些肌腱传导的。手部各个掌骨间有骨间掌侧肌、骨间背侧肌以及蚓状肌，主要实现了手指伸直位的抓握。而控制这些肌肉和腕手关节运动的神经主要有桡神经、尺神经、正中神经和自主神经纤维。各周围神经有不同的感觉分布和运动功能支配，不同神经损伤会有不同的感觉和运动异常。临床也常需要通过感觉和运动检查定位神经损伤部位。

第一节　腕关节与手常见疾病的临床表现

一、腕手部骨折

（一）腕部骨折

腕部骨折常见于中老年女性，多为跌倒摔伤时上肢支撑所致，因为他们的骨质更为脆弱。其治疗关键是稳定固定、促进愈合、有效活动、预防僵硬。损伤机制不同造成骨折类型不同，有近端关节面压缩骨折，掌、背侧移位后畸形，关节内骨折等类型。治疗上先限制腕部屈伸活动，促进骨折愈合。有手术治疗、石膏、支具固定等。

1. 柯莱斯骨折 腕部骨折最常见类型，骨折远端向腕部背侧移位，从侧方看形似餐叉，称为“餐叉样畸形”（图 11-1）。检查有肿胀、疼痛、骨擦音。对于粉碎骨折、斜形骨折，多向移位者建议手术钢板内固定。而稳定骨折的保守治疗，多选择手法复位后使用石膏、夹板或者支具固定腕部，但固定不应超过掌指关节，以方便患者手指部活动，促进血液循环。

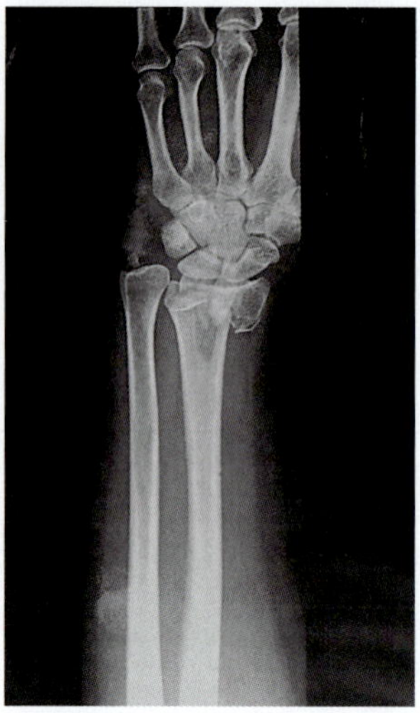

图 11-1 柯莱斯骨折后餐叉样畸形

2. 舟状骨骨折 腕骨中最常见骨折，多见于青壮年，男性较多。损伤多为摔倒时手掌部支撑，腕关节处于极度桡偏背伸致使舟骨与桡骨远端突然猛烈撞击所造成。在普通 X 线上不易发现，容易漏诊，也称为隐匿性骨折（图 11-2）。由于其血供不稳定，骨折后多易出现缺血和坏死。临床最重要的表现为肿胀、鼻烟窝部压痛明显以及活动受限。治疗以闭合复位为主，但固定时间一般较长，容易出现腕部僵硬和疼痛。一般在复位当天即可开始手指屈伸、对指对掌的主动训练，3 周后即可开始主动抗组训练。

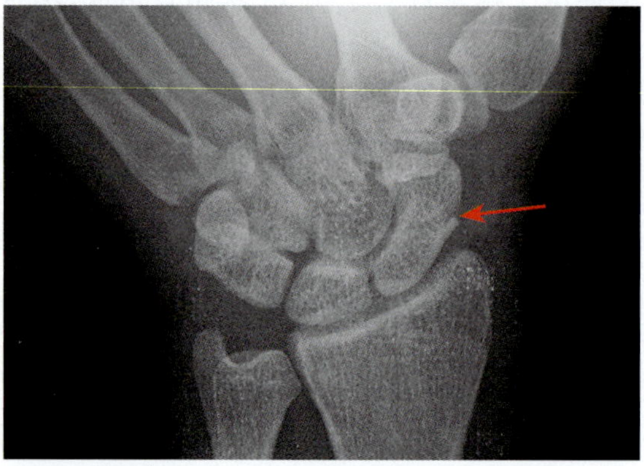

图 11-2 舟状骨骨折后 X 线表现

（二）手部骨折

1. 掌骨骨折 掌骨骨折多为直接暴力撞击伤所致，根据骨折部位不同大致可分为掌骨头、掌骨干和掌骨底骨折。一般掌骨底骨折移位不明显，多以闭合复位保守治疗为主。由于第 1 掌骨短而粗，活动性较大，骨折多发生在第 1 掌骨基底部，且多合并腕关节脱位。固定时多需将虎口打开，避免指蹼挛缩、关节受限、手功能活动下降，且须保证拇指末节不固定。

第 2、3 掌骨细而长，握拳位时暴力直接落在其上，故多见掌骨干骨折。掌骨干骨折由于有手内骨间肌牵拉多向背侧成角畸形。稳定性骨折可以手法闭合复位固定，但一般不固定指间关节；如果移位较为明显，外固定不能稳定，亦可复位后使用内固定系统（图 11-3）。

掌骨颈骨折多见于第 2、5 掌骨颈骨折，由于骨间肌的牵拉，多易向掌侧倾斜。临床一般闭合复位固定 4 周，常易出现手背部水肿，肌腱粘连，关节囊挛缩，内在肌萎缩等问题，也常把第 5 掌骨颈骨折称为拳击手骨折。

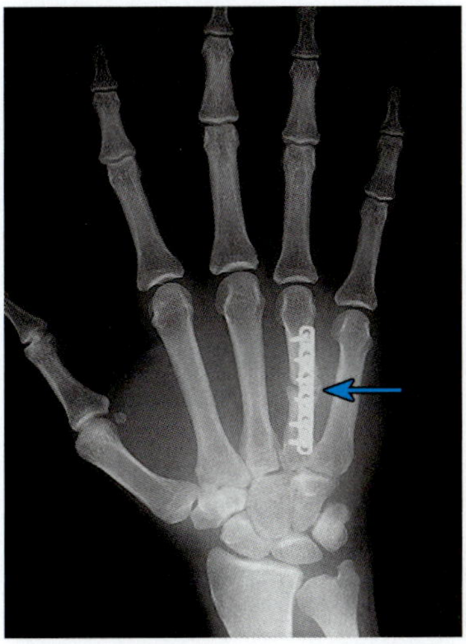

图 11-3 第 4 掌骨骨折钢板内固定

2. 指骨骨折 指骨骨折根据解剖定位可分为近节指骨骨折、中节指骨骨折和远节指骨骨折。其中近节指骨骨折多因骨间肌、蚓状肌的牵拉，容易导致近节指骨向掌侧成角。固定多宜采取手指屈曲状态，并给予指端牵引，固定时间多为 4~6 周。中节指骨骨折依据其骨折发生部位和指浅屈肌腱止点位置不同而不同。若骨折发生在指浅屈肌腱的近侧，则骨折容易向背侧成角，此时手指应固定于伸直位；如骨折发生指浅屈肌腱的远侧，则骨折容易向掌侧成角，此时手指应固定于屈曲位。同时指骨骨折多因指尖的直接或间接暴力所致，常常合并指间关节的极度扭转或侧偏，所以多伴有关节囊撕裂或者侧方韧带的断裂。临床上早期多使用静态支具固定，后期可改为动态支具辅助固定。远端指骨骨折者，多见于粉碎性骨折，有过伸位骨折和屈曲位骨折。临床治疗时一般不固定，主要是处理软组织，亦可使用较短支具固定远端指间关节。对于有侧方韧带撕裂或断裂者，手法治疗时增加伸展活动度训练应推迟。

二、腕手部神经损伤

支配腕手部各种感觉和运动功能的主要神经有：桡神经、尺神经和正中神经。腕手部神经损伤常见的是机械损伤，如锐器切割伤，骨折断端的刺碰伤，外固定、病理性的机械挤压、压迫伤，牵拉伤等。神经损伤后，会有相应支配区的感觉功能障碍和相关肌群的运动功能障碍。无论是早期还是后期，恰当的康复治疗至关重要，特别是支具辅助器的使用可有效预防畸形形成。临床上常把神经损伤后的 3 个月称为神经恢复的黄金期。但是徒手治疗中应避免刺激、牵拉和压迫神经的活动与动作。

（一）桡神经损伤

桡神经损伤后表现为手背桡侧半和桡侧两个半手指的感觉功能障碍（图 11-4），特别是第 1、2 掌骨间隙背面“虎口区”皮肤最为明显。由于其主要支配前臂伸肌群，损伤后多出现“垂腕”畸形，但指间关节的伸展可不受影响，其可依靠骨间肌和蚓状肌完成。当腕关节处于中立位时，患者不能伸展掌指关节和指间关节；当手垂于屈曲位时，因伸肌腱被紧绷而手指被伸直。拇指末节伸展因拇长伸肌而受到影响，检查时可看到一定程度的拇指末节伸展。但常伴有整个拇指的伸展，即拇指从掌面抬起，是因为拇短展肌部分纤维植入了拇指背面的指背腱膜中而产生的假性动作。临床常通过伸腕和伸指来检查，治疗上多使用腕关节功能位支具（腕关节背伸 15°~20°）来预防腕下垂，同时可以进行手指的被动和助动、主动运动，改善手功能。

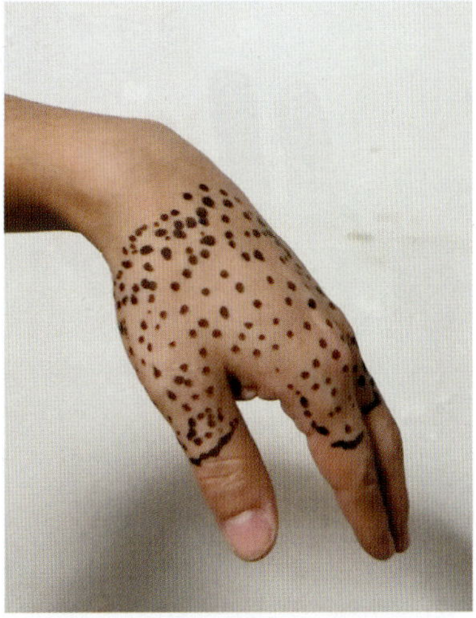

图 11-4 手部桡神经支配区域及垂腕畸形

（二）尺神经损伤

尺神经损伤后表现为小指及环指尺侧半的感觉功能障碍，特别是手内侧缘、小鱼际肌表面的感觉异常（图 11-5）。运动功能主要表现为屈腕肌无力，第 4、5 指的远节指骨屈曲、拇指内收不能，各手指不能互相靠拢，各掌指关节过伸，第 4、5 指指间关节呈屈曲状，临床称为"爪形手"畸形。小鱼际肌及骨间肌萎缩明显，掌骨间凹陷，小鱼际扁平。临床中常通过用力夹捏、Froment 试验、Wartenberg 试验、Fowler 试验等来检查。患者用力夹捏时出现拇指掌指关节过伸、指间关节屈曲的畸形。Froment 试验是患者拇指、示指用力相捏时不能做成圆圈而是形成了方形，这是由于拇指指间关节屈曲、掌指关节过伸，示指远端指间关节过伸所导致。Wartenberg 试验是小指不能内收，其掌指关节处于外展位提示阳性。Fowler 试验是指爪形手患者用手指压住近节指骨背侧纠正掌指关节的过伸畸形，爪形手消失，指间关节伸直提示阳性。

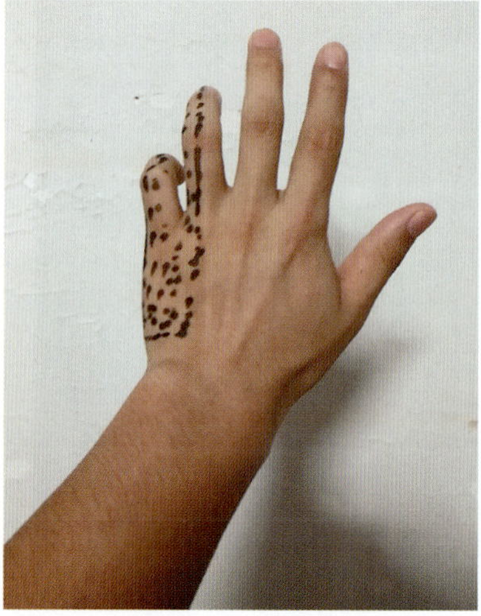

图 11-5 手部尺神经支配区域及爪形手畸形

（三）正中神经损伤

正中神经损伤主要表现为拇指、示指、中指及环指桡侧半区域的感觉功能障碍（图 11-6）。运动功能主要为手部精细功能、技巧性活动功能障碍，表现为大鱼际肌、第 1、2 蚓状肌萎缩，拇指不能对掌，示指、中指 MP 关节过度伸展，成"猿手"畸形。临床康复治疗需使用功能支具保持关节处于功能位。感觉功能异常对患者影响较大，对于感觉过敏者可使用脱敏疗法，特别是教育患者敏感区自我按摩；对于感觉障碍者，多使用感觉促进治疗，特别注意教育患者避免接触危险物品，预防烫伤、刺伤等。

腕管综合征（carpal tunnel syndrome，CTS）就是以正中神经受压并在其分布区域产生相应神经症状为主的临床常见疾病。多发于 30～60 岁女性患者，其主诉为手部感觉异常或缺失，甚至累及到小指，同时伴有疼痛、麻木、无力等症状，夜间症状明显加重，屈曲手腕后会有缓解。常见的发病原因有长时间手指和腕的屈伸活动，如开车、握持、打字等，同时卧位下腕部长时间被放置于患者头下的不良习惯是常见的诱发和症状恶化因素。当然如果患者症状疑似腕管综合征，我们可以进行腕管加压测试（用双手拇指在正中神经经过腕管的上方压迫 30s，记录从压迫到患者出现相应区域异常感觉的时间间隔，一般平均为 16s），这是临床常用且最可靠的检查方法（图 11-7）。电诊断是非常客观的神经损伤诊断手段。治疗上主要使用腕关节中立位支具固定，保持腕管内压力最低，避免腕管上压迫和腕关节背伸等增加腕管压力的动作。必要时可进行腕管内注射和腕管松解术。

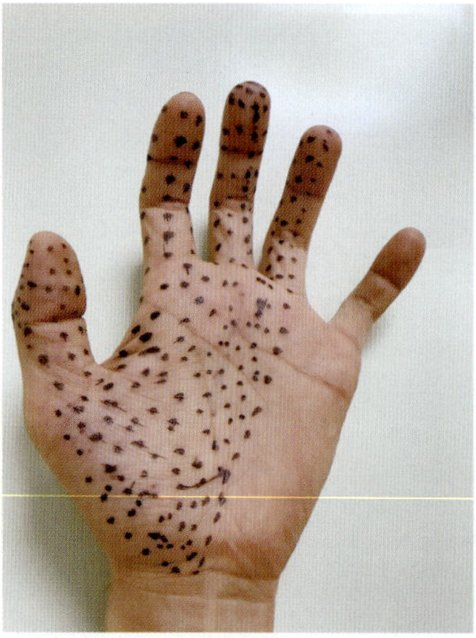

图 11-6 手部正中神经支配区域及猿手畸形

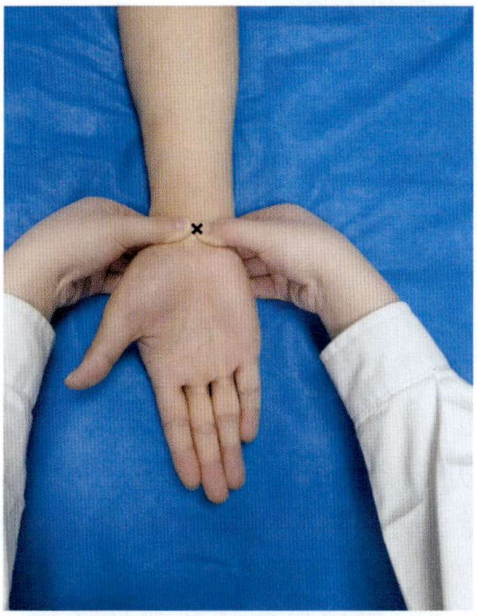

图 11-7 腕管加压测试

三、腕手部肌腱损伤

手部肌腱正常滑动是手功能正常的基本条件。肌腱所在部位不同,滑动结构不同,产生功能活动不同。肌腱由胶原纤维、腱内膜、腱外膜、腱旁组织组成,肌腱外包绕滑膜鞘。肌腱本身不产生收缩,其主要作用是传导肌腹收缩的力牵拉相应指骨产生手部活动。腕手部是肌腱最丰富和集中的部位,有分布于掌面的屈肌腱和背面的伸肌腱。临床常见的肌腱损伤主要有切割伤、挤压伤、牵拉伤,切割伤常常使部分或全部的肌腱断离,常需要术后重建肌腱的完整性和连续性。

(一)屈肌腱损伤

腕手部屈肌腱包括指屈肌腱 8 条、腕屈肌腱 3 条和拇屈肌腱 1 条。指屈肌腱为前臂屈肌和指骨建立桥梁,实现屈指功能。主要有止于中节指骨的指浅屈肌和止于末节指骨的指深屈肌,分别用于屈曲近节指间关节(proximal interphalangeal joint,PIP)和远节指间关节(distal interphalangeal joint,DIP)。所以当我们固定相应手指中节,患者不能屈曲远端指间关节时,应考虑指深屈肌腱断裂;当固定其他指于伸直位,患指不能屈曲近端指间关节时,应考虑指浅屈肌腱断裂;如果这两个检查,指间关节均不能屈曲,但掌指关节可以屈曲,则可能指浅、指深屈肌腱均有断裂。临床常见的损伤有腕关节掌侧的锐器部分或完全切割伤、手掌部的钝器挤压伤和手指远端的肌腱切断伤。早期的术后肌腱修复和重建至关重要,同时早期水肿控制、疼痛管理、肌腱愈合是首要任务。一般在 3 周后开始改用动力支具固定和训练。

(二)伸肌腱损伤

腕手部伸肌腱包括桡侧的拇长、短伸肌腱 2 条、尺侧的 4 个手指的伸肌腱和示指、小指的固有伸肌腱,共计 8 条伸肌腱。而手的背伸是有指总伸肌、腕伸肌、骨间肌、蚓状肌等共同参与。通过肌腱的有效滑移产生手部的运动,而不是一个肌肉产生的活动。所以如果出现单个肌腱的损伤,一般不会出现伸指功能的完全障碍,但手指部的伸肌腱损伤还有特征性的表现。如果伸肌腱在止点处断裂,则不能主动伸直远端指间关节,常出现锤状指畸形;若断裂发生在近端指间关节近端时,主要出现近端指间关节不能伸直,临床常常容易忽视。拇指伸肌腱损伤常需要单独处理,因为拇指的功能占据整个手功能的 50%。若拇长伸肌腱断裂时,固定其掌指关节则指间关节不能伸直。

四、腕手复合伤

腕手复合伤多见于徒手的机械操作手,是一种严重创伤,严重者称为“损毁伤”:腕手部同时或者先后遭受相同致伤因子作用导致两个以上解剖部位或者组织的严重创伤,严重者可以危及全身,甚者出现休克、大出血等。临床上常见不仅仅是皮肤的切割伤、软组织挫伤、撕脱伤等,而是伴有深部的肌腱、神经、血管等损伤,甚至同时伴有骨折等。临床治疗可能需要多步骤多学科的联合救治,手术治疗可能也是分期分步完成。康复治疗中可能存在不同组织治疗的相互矛盾,应分别进行。康复治疗师务必熟悉组织损伤情况并了解手术情况，认真分析治疗，严密制订康复治疗计划和方案。

通常锐器伤多以皮肤、肌腱、神经等软组织切割伤为主，不伴有骨折等；碾扎伤多为深浅软组织广泛的撕脱伤等，严重者伴有骨缺损等；压砸伤多见于手指及手指末端指甲部，多为闭合性损伤，临床较难判定其软组织损伤的深度和程度。损毁严重的可能需要选择截肢和断肢再植术等。

五、断指和断指再造术后

严重创伤、肿瘤、周围血管病等在不得已的情况下，临床需要选择断指术。部分患者后期会选择断指再造术以恢复患侧手功能活动。

1. 腕部截肢　腕部离断术是临床常选择的一种截肢办法。它可以完整保留尺桡骨，而且保留了前臂的旋转功能，使得残端可以更好地发挥功能。同时随着生物力学、生物工程、生物材料学的发展，腕部离断术后可以安装性能较好且美观的假肢。

2. 手指和手掌部截肢　如果可以选择手掌部截肢就可以很好保留腕关节的功能。尽可能长地保留手掌的残端长度，也有利于残端功能的发挥和恢复。单个或多个手指的截肢，应尽可能长地保留手指的长度，以有利于保留手指抓握、拿捏的基本功能。特别是拇指的残端长度要尽可能地保留，必要时可以选择足趾的转移拇指再造术。

术前和术后康复治疗时，务必仔细评估患者的损伤病史，血管、神经、肌腱等组织的损伤情况，如术后残端的长度、伤口的愈合情况、残端软组织情况、神经功能的恢复情况、残端的血流循环情况，判断患者的功能预后情况，制订周密的康复计划，以最大化保留和恢复患者手功能为最终目标。例如没有神经支配功能的伴有屈曲肌腱挛缩的断指残端，切不可盲目进行关节松动术和肌腱牵拉延伸治疗。

第二节　基本检查与评估

手功能康复评估是康复治疗的前提，全面、客观的评定结果为制订临床康复治疗方案提供有力保证。手康复评估应包括腕手结构完整性、相关肌力、肌张力、关节活动度、感觉功能、运动协调性的评估等。对于手术治疗患者还应评估患者手术伤口情况、愈合情况、瘢痕等。腕手功能性评估应包括患者日常生活时腕手的抓握、捏持、点击、旋转等活动功能，以及日常生活的依赖辅助程度等。特别是神经损伤和肌腱断裂的患者，应通过评估结果分析判断患者的手功能预后情况，决定患者治疗方案、手法选择和训练重点等。

一、关节活动检查

腕手功能活动依赖于完整的关节结构和一定的关节活动度。关节活动度的评估应包括主动关节活动度和被动关节活动度。通常情况先评估主动关节活动度，再评估被动关节活动度。但是对于神经损伤的患者来说重点是被动关节活动度的评估。具体评估方法如图11-8所示，正常关节的活动范围见表11-1。

腕手中立位：手指、掌骨和前臂成直线，掌心向下为0°。

腕关节背伸45°~60°，掌屈60°，尺偏30°~40°，桡偏30°。

掌指关节屈曲60°~80°，近端指间关节屈曲90°~120°，远端指间关节屈曲60°~70°。

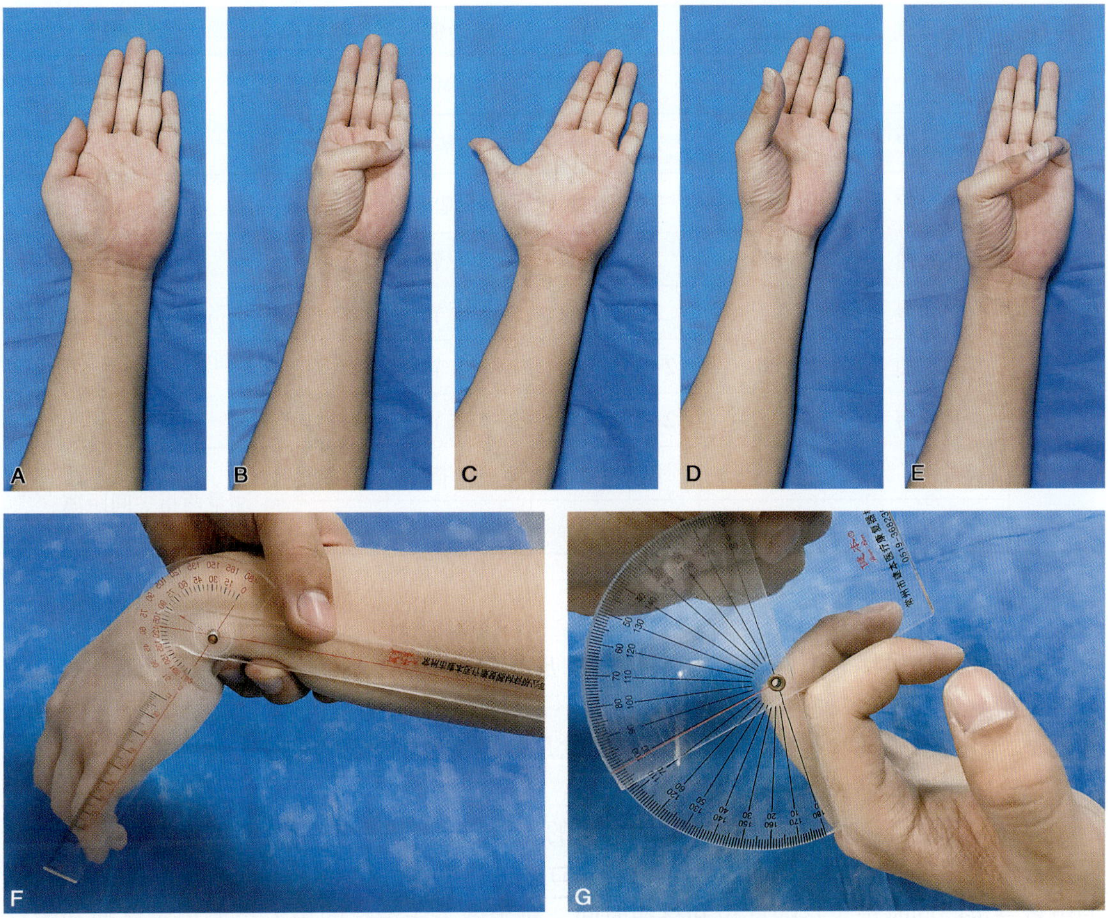

图 11-8　腕手部关节活动度评估方法

表 11-1　手部正常关节活动范围

关节	活动方向	活动范围/°	固定臂	移动臂	运动轴心	注意事项
拇指	桡侧外展	0~60	示指	拇指	腕掌关节	活动方向与掌面平行
	尺侧内收	0	示指	拇指	腕掌关节	
	掌侧外展	0~90	示指	拇指	腕掌关节	活动方向与掌面呈 90°
	掌侧内收	0	示指	拇指	腕掌关节	
	MP 屈曲	0~60	第一掌骨	拇指基节	MP 关节	
	MP 伸展	0~10	第一掌骨	拇指基节	MP 关节	
	IP 屈曲	0~80	拇基节	拇末节	IP 关节	
	IP 伸展	0~10	拇基节	拇末节	IP 关节	

续表

关节	活动方向	活动范围/°	固定臂	移动臂	运动轴心	注意事项
指	对掌	-	采用拇指端与小指 MP 间距离表示			
	屈曲 MP	0~90	2~5 掌骨	2~5 基节	MP 关节	
	伸展 MP	0~45	2~5 掌骨	2~5 基节	MP 关节	
指	PIP 屈曲	0~100	2~5 基节	2~5 中节骨	PIP 关节	可以测量指端与掌横纹距离
	PIP 伸展	0	2~5 基节	2~5 中节骨	PIP 关节	
	DIP 屈曲	0~80	2~5 中节骨	2~5 末节骨	DIP 关节	
	DIP 伸展	0	2~5 中节骨	2~5 末节骨	DIP 关节	
	外展	-	第 3 指轴	2、4、5 指轴	-	测量两指尖间距离
	内收	-	第 3 指轴	2、4、5 指轴	-	

二、神经、感觉功能检查

腕手部损伤后伴有不同程度的神经损伤，皮肤感觉在损伤后会有不同程度的损伤，在神经再生恢复过程中，各种感觉功能恢复程度不一。临床康复评估中应包括痛觉、触觉、两点辨别觉、温度觉、震动觉等，特别是两点辨别觉是神经恢复的客观支持。

（一）痛觉

疼痛是感觉传入神经刺激后引起的人体的不适感，由于每个人的痛阈不尽相同，临床常采用视觉模拟评分法（visual analog scale，VAS）来进行疼痛评估（图 11-9）。对于有神经损伤的患者一定要同时记录疼痛部位和疼痛时间。对于做手法治疗的患者也要记录疼痛和治疗的关系，是静息痛还是活动痛。往往疼痛是一种信号。

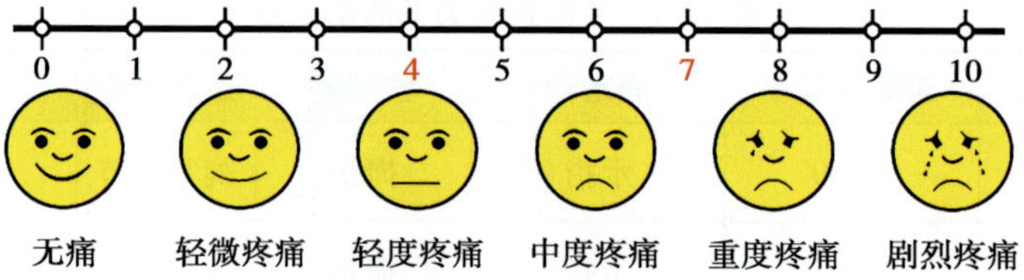

图 11-9　视觉模拟评分法

（二）触觉

1. 移动触觉　检查者使用铅笔的橡皮头在患者腕手部感觉正常区轻压，然后缓慢向手指末端移动，让患者感受轻重刺激感觉的变化。

2. 恒定触觉　检查者使用铅笔橡皮头在患者腕手部感觉正常区域施力，然后缓慢向远端移动，当刺激强度变化时观察患者反应。

3. 两点辨别觉（two-point discrimination，2PD）　人体任何部位都有两点辨别觉，不同部位的两点辨别觉距离不同，具体可参考表 11-2。2PD 检查是一种非常重要的检查方法，是神经损伤修复、感觉功能恢复的定量检查方法。但是特别注意只有当手指尖能感受恒定触觉后测试两点辨别觉才能反映手功能是否完好，而轻触觉存在不能反映两点辨别觉也存在。

表 11-2 手部掌侧静态两点辨别觉评定标准

区域	正常/mm	减弱/mm	消失/mm
指尖-DIP	3~5	6~10	>10
DIP-PIP	3~6	7~10	>10
PIP-指蹼	4~7	8~10	>10
指蹼-远侧掌横纹	5~8	9~20	>20
远侧掌横纹-掌中部	6~9	10~20	>20
掌底部-腕部	7~10	11~20	>20

4. 出汗功能检查　神经损伤后，相应部位的出汗功能受损。临床常通过出汗功能评估交感神经功能的恢复情况。相应神经支配区域有出汗，至少表明神经损伤不是完全性。

手指触摸法：触摸局部有湿润感表示有汗，触摸局部干燥光滑表示无汗。

塑料笔法：急性神经损伤患者，使用塑料笔在相应神经支配区域划过，由于失神经支配区域无汗干燥，塑料笔不会粘到皮肤。该检查无须患者配合，应在无意识状态下完成。

5. 温度觉　人体手指尖、手背的皮肤的温度感受器都比较密集。温度觉的恢复对患者手功能恢复至关重要。检查时使用装有冷水（5~10℃）和热水（40~50℃）的两个试管，分别交替接触患者手部皮肤，嘱患者闭眼状态下告诉冷热。正常人能辨别相差10℃的温度。

6. 振动觉　振动觉的检查能客观反映神经损伤后功能丧失和恢复程度。嘱患者面对检查者，检查者使用30r/s的振动音叉，轻轻放置在患者手掌近端，逐渐向远端移动，直到患者不能分辨振动感为止（图 11-10）。

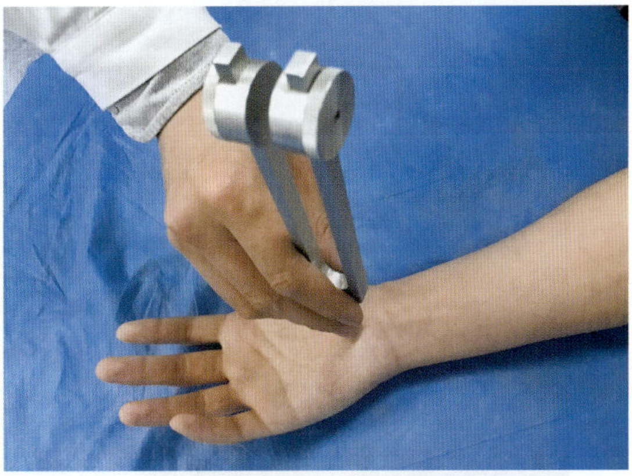

图 11-10　振动觉检查

三、肌力检查

腕手部损伤患者的肌力检查可分为徒手肌力检查和器械检查，但对于有骨折、肌腱损伤的患者在早期和损伤未固定和处理情况下可不做检查。徒手肌力测试多使用 Lovett 分级法，分为 0、1、2、3、4、5 级，详见表 11-3。

腕关节屈伸肌力、尺偏、桡偏的肌力检查。

（一）手指屈曲握力检查

正常成人的手握力约为自身体重的 50%，测试时患者应该取端坐位，肘屈曲，前臂中立位，使用握力计测试 3~5 次，取平均值。通常情况下我们可同时测双手握力以作对比。我们也可以通过加大或减小握力器的握距来间接判断相关不同肌肉肌腱的握力大小。若伴有

表 11-3 Lovett 分级法

分级	名称	评定标准
0	零	未触及肌肉收缩
1	微	可触及肌肉收缩,但不能引起关节的活动
2	差	解除重力影响,能完成全关节活动范围的运动
3	好	能抗重力完成全关节活动范围的运动,但不能抗阻
4	良	能抗重力和一定阻力,完成全关节活动范围的运动
5	正常	能抗重力及最大阻力,完成全关节活动范围的运动

拇指损伤,握力值定有影响。(图 11-11)

(二)拇指对指捏力检查

拇指的对指肌力测试,一般为握力的 30%左右。常需要使用捏力计进行测试。测试包括了拇指和其余四指的对捏肌力,拇指和示指、中指的三指捏力,拇指分别和示指、中指中节的侧捏力等,一般需要选择双手对比测试(图 11-12)。

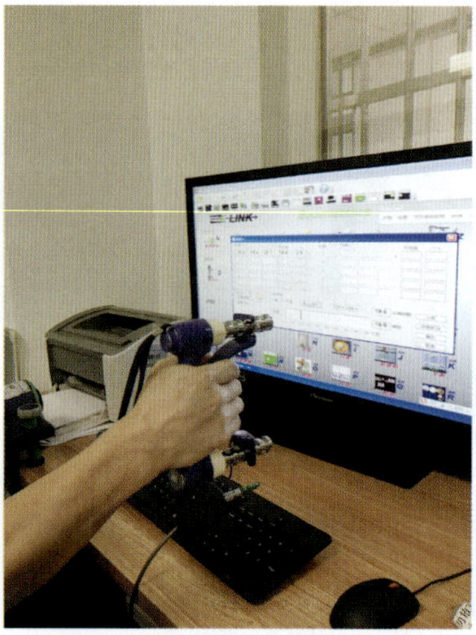

图 11-11 手指屈曲握力检查

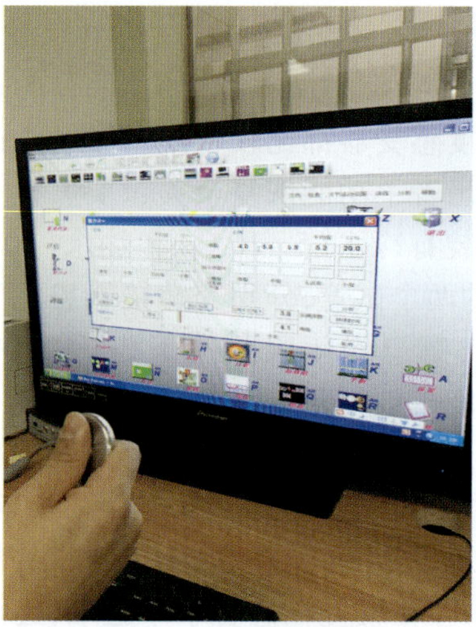

图 11-12 捏力检查

四、软组织检查

(一)手肿胀评定

手部肿胀是腕手部损伤后常见的并发问题,常常很大程度上影响治疗和康复的疗效。一般要求在同一日不同时间测量,需要观察手静息位、活动后、支具外固定后腕手部水肿的情况。一般采用容积测量法(整个腕手部)和周径法(单个手指)。

1. 容积测量法 选用带有刻度的容器,刻度必须精确到毫升,倒入一定的水,记录刻度,然后再让患者将患手浸入水中,记录手浸入的深度和水面的容器刻度。两个刻度的差值就是手的容积(图 11-13)。健侧手也浸入同样的深度,测出差值。即可获得患手肿胀程度,若要前后对比,则需前后手浸入的深度一致。

2. 周径法 针对单个手指的局部肿胀,可使用标准的皮尺测量局部周径,记录客观数

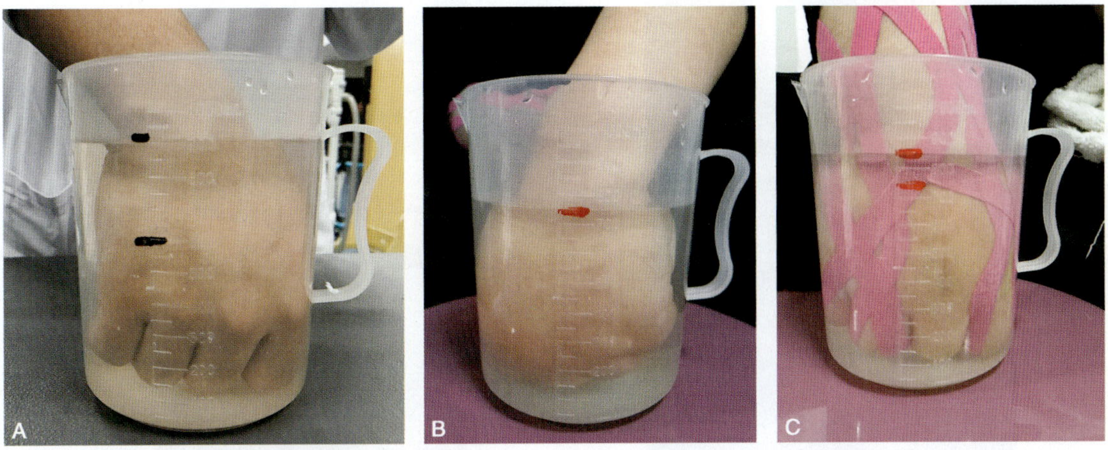

图 11-13　手的容积测量法

A. 常规；B. 健侧；C. 患侧

值，进行双侧和治疗前后的对比（图 11-14）。

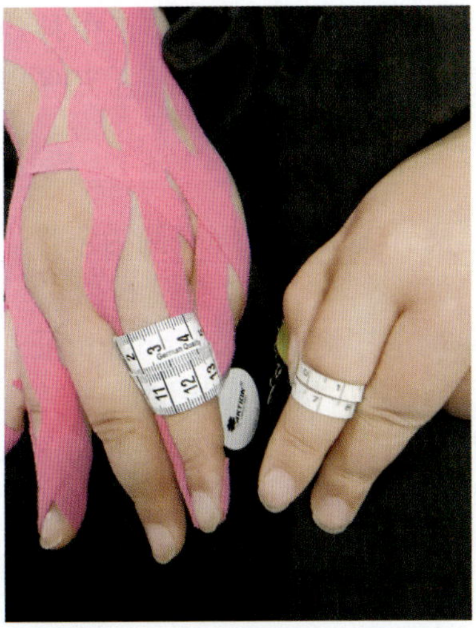

图 11-14　手指肿胀周径测量法

（二）肌肉萎缩评定

手外伤、神经损伤、骨折后长时间固定等都会出现腕手肌肉的明显萎缩。临床上常采用双侧对比测试肌肉、肌群萎缩情况。记录方式采用“-、+、++、+++、++++”五级记录。此法对肌肉萎缩的评定必须和肌肉的功能检查相结合，详见表 11-4。

（三）瘢痕评估

瘢痕评估应包括瘢痕部位、充血程度、瘢痕高度、瘢痕长度、瘢痕色素、瘢痕柔韧程度等。

五、特殊检查

（一）正中神经叩击（Tinel 征）

有手指在患者正中神经上部由近端向远端轻叩，若在正中神经分布区出现刺痛、电击、麻木等异样感觉，均为阳性（图 11-15）。

表 11-4　肌肉萎缩评定记录标准

分级	记录	表　现
1	-	正常
2	+	轻度萎缩，无明显改变或略差
3	++	明显萎缩，肌肉周径是健侧的 1/2，肌力减退但仍有功能
4	+++	萎缩超过健侧的 1/2，肌力为徒手测试的 1~2 级，不能完成基本动作
5	++++	严重萎缩，皮包骨，功能完全丧失

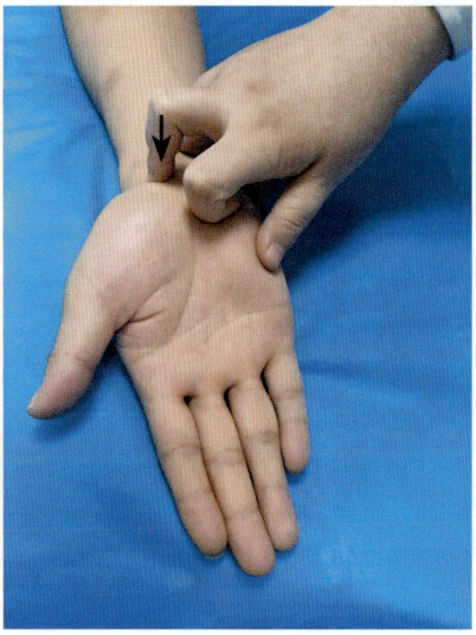

图 11-15 正中神经叩击

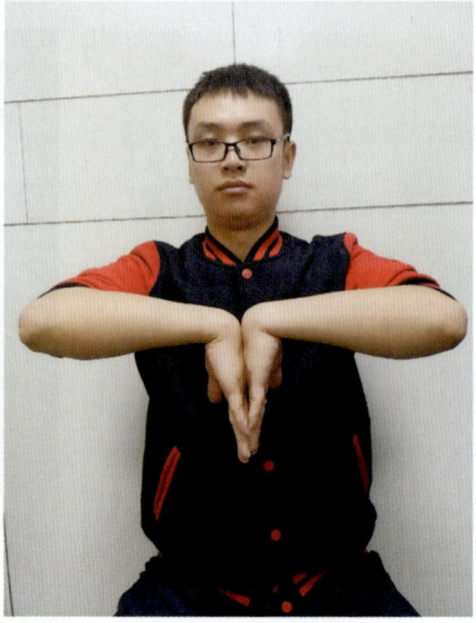

图 11-16 屈腕试验

（二）屈腕试验（phalen test）

让患者双手腕关节完全屈曲，手背相对但不加压保持 1～2 分钟，若出现正中神经分布区的感觉异常或加剧者即可视为阳性。腕管综合征患者的阳性率可以到达 70%以上（图 11-16）。

（三）握拳尺偏试验（Finkelstein 征）

嘱患者拇指握于拳中，腕关节向尺侧偏斜活动，若引起桡骨茎突部位疼痛则为阳性。常见于桡骨茎突狭窄性腱鞘炎（图 11-17）。

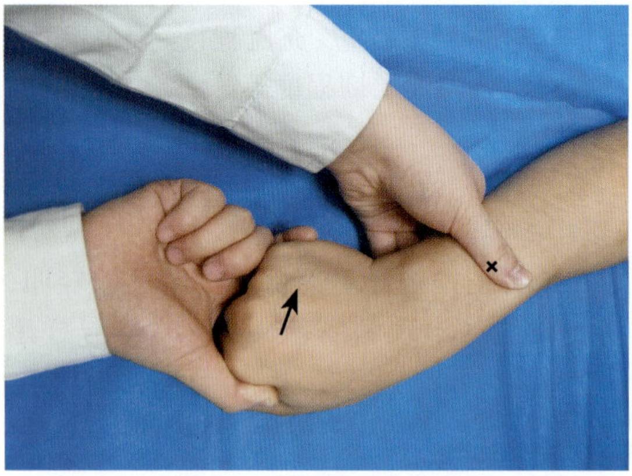

图 11-17 握拳尺偏试验

（四）拇指捏物试验（Froment 征）

嘱患者双手示指和拇指同时夹持一张纸，若患者无法完成出现了拇指的指间关节屈曲代偿完成则为阳性（图 11-18）。常见于尺神经损伤后伴有拇指内收肌瘫痪。

（五）研磨试验 （三角纤维软骨特殊试验）

嘱患者腕关节尺偏，检查者一手固定尺骨端，一手固定腕骨尺侧，使腕骨尺骨端头向尺骨头掌侧、背侧移动，若出现疼痛、弹响等即为阳性（图 11-19）。常见于三角纤维软骨复合体功能障碍。

（六）华滕伯格征（Wartenberg 征）

嘱患者手放于桌上做小指外展动作，检查者坐于患者面前，用一指抵住患者小指末端外侧，若出现小指不能内收即为阳性，提示尺神经损伤（图 11-20）。

六、运动神经功能评估

对于周围神经损伤的评定，一般都结合运动评定和感觉评定共同评价，常用的是整条神经功能恢复综合分级评定，详见表 11-5。感觉评定则选用 Omer 每条神经的评定系统，具体如表 11-6。

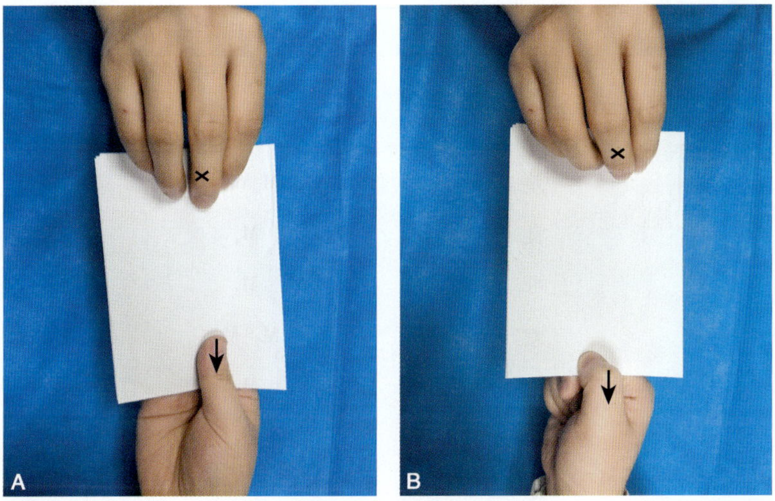

图 11-18　拇指捏物试验
A. 对掌捏；B. 侧捏

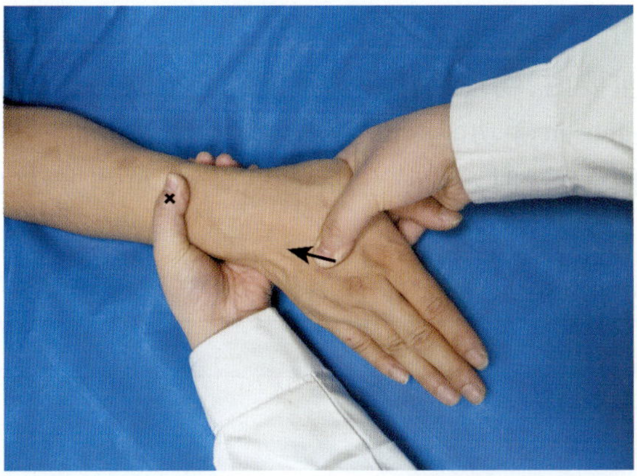

图 11-19　研磨试验（三角纤维软骨特殊试验）

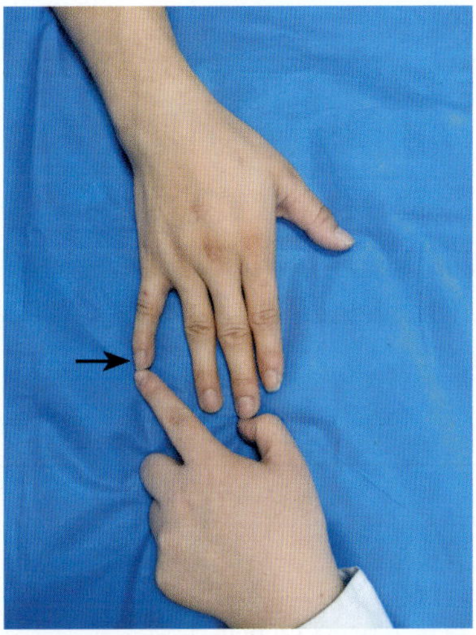

图 11-20　华滕伯格征

表 11-5　整条神经功能恢复综合分级评定

运动	感觉	内　容
M5	S_4	完全恢复
M4	S+3	可做所有协同与独立运动；自主区内两点分辨觉部分恢复
M3	S_3	所有重要肌肉抗阻力收缩，自主区浅表皮肤痛觉和触觉恢复，感觉过敏消失
M2	S_2	可触及近、远侧肌肉均恢复收缩；神经自主区内浅表皮肤痛觉和触觉部分恢复
M1	S_1	可触及近侧肌肉恢复收缩；神经自主区内深部皮肤痛觉恢复
M0	S_0	任何肌肉无收缩；自主区感觉缺失

表 11-6 Omer 每条神经的评定系统

神经	分级	运动评定	感觉评定
正中神经	良	M_3	S_4\S+3
	可	M_2	S_3
	差	M_1\M_0	S_2\S_1
尺神经	良	M_4	S_3
	可	M_3	S_2
	差	M_2\M_1	S_1\S_0
桡神经	良	M_4	
	可	M_3	
	差	M_2\M_1	
指神经	良		S_4\S+3
	可		S_3
	差		S_2\S_1

七、手功能综合评估

手的日常生活实用功能才是对患者最重要的，物理治疗评估不能综合反映患者手的整体功能。临床常用的手功能评定的方法有：Jebsen 手功能测试、手指灵活性测试等。

（1）Jebsen 手功能测试：临床操作方便，不费时。内容包括七个部分，具体方法如表 11-7。

表 11-7 Jebsen 手功能测试

内容	健手	患手
书写短句		
翻转 7.6cm×12.6cm 卡片		
拾起小物品放入容器里		
堆积棋子		
移动轻而大的罐头筒		
移动重而大的罐头筒		
模仿进食		

（2）手指灵活性测试：使用 9 孔插板计时法。

将 9 个插棒用手一次一个地插入木板孔洞中，然后一次一个地拔出来，记录总共所需的时间，然后对比双手分别完成的时间。

第三节 手法选择与应用

一、关节松动术

关节松动术是针对各种原因导致的关节活动功能障碍的一种被动的治疗手法。其手法操作方式包括针对关节生理活动范围的关节被动运动，也包括了针对关节附属活动范围的被动手法。腕手部关节活动包括了腕关节的掌屈、背伸、尺偏、桡偏、环转的生理性关节活动。

腕关节是一个多关节的复合体。它是由尺桡骨远端关节面联合组成了腕关节的关节近端凹面，2~5 掌骨的近端面联合组成了腕关节的远端凹面，中间有横向排列的两排共计 8 块腕骨形成的两个关节凸面（图 11-21）。两排腕骨间又相互形成了小的关节活动面，以增加腕关节的灵活性，同时为腕关节的环转功能奠定了基础。

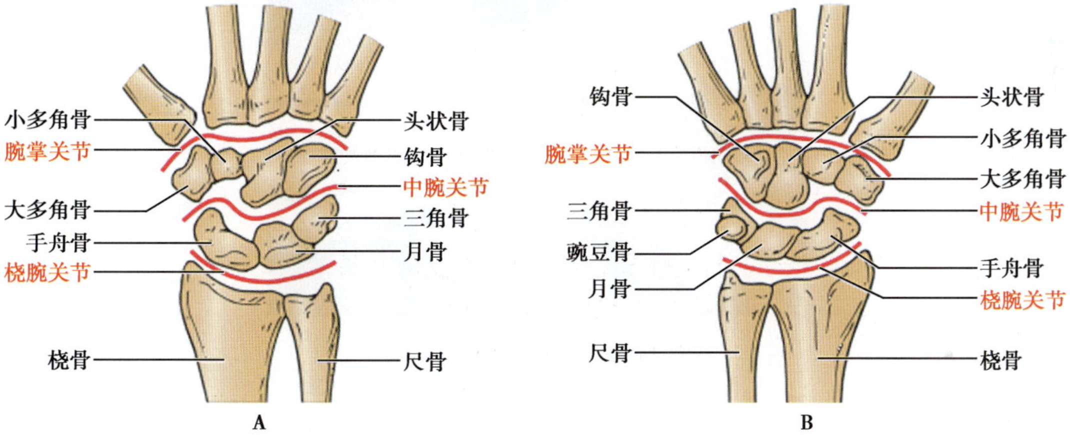

图 11-21 腕关节腕骨排列关节面

（一）下尺桡关节松动术

腕关节的近端面的尺桡骨之间形成了车轴关节（单轴关节），保证了前臂的旋转功能，同时也保证了腕关节的灵活性。临床上针对桡骨、尺骨远端骨折、脱位的手术或外固定制动患者，常常需要进行这一关节的松动术，以增加下尺桡关节的活动度。

嘱患者取坐位，将患手放于治疗桌面上，治疗师站立于患者一侧，用一手固定患者患肢的桡骨远端并固定于桌面，另一手拇指和四指握住患者患手的尺骨远端，给予向尺侧的缓慢分离，也可以给予尺骨相对于桡骨的向下，或者向上的滑动（图 11-22）。注意动作一定要单向滑动，每次治疗 3~5 分钟。动作一定要稳定、有力。如果是有骨折的患者，一定要参考骨折愈合情况，尽可能手握骨折的一侧作为固定侧。如果是双骨折患者但固定稳定的，可从关节分离 1 级手法开始。

（二）桡腕关节松动术

腕关节的桡腕关节属于椭圆形关节，依据关节凸凹定律，尺桡骨关节面属于凹面，腕骨关节面属于凸面，手法治疗时多选择尺桡骨关节面为固定侧稳定，腕骨面为运动侧，做相应关节运动。

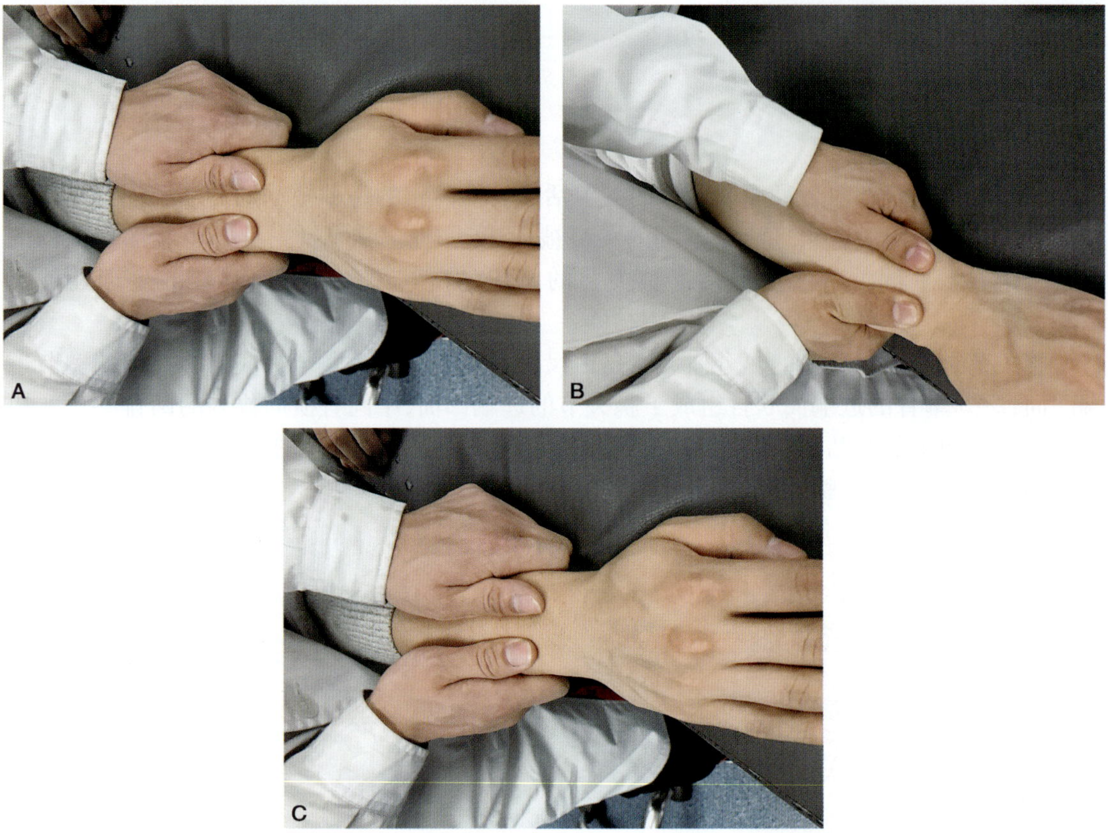

图 11-22 下尺桡关节松动术

A. 尺骨外分离滑动；B. 尺骨下滑动；C. 尺骨上滑动

嘱患者取坐位，将患者前臂放于治疗桌面上，患手放于桌缘外，治疗师站立于患者一侧，用一手固定患者患肢的尺桡骨远端以固定关节近端，另一手拇指和四指握住患者手掌部并用拇指和四指捏住腕骨，纵向向末端缓慢施力，做桡腕关节的分离运动（图 11-23）；也可以分别向腕关节的掌面、背面、尺侧、桡侧做附属滑移运动，分别用于增加桡腕关节的生理性背伸、掌屈、桡偏、尺偏的关节活动度。治疗时动作要稳定有力，当然也可以两人合作完成，一人专门负责稳定一端，另一人双手同时握住远端进行滑移运动。

（三）腕掌关节松动术

患者与治疗师平行而坐，治疗时坐于患者患手的同侧，以方便持握患者的腕手关节。治疗师用近患者侧手稳住患者腕关节并固定，远患者侧手握住患者拇指并用拇指和示指捏住患者拇指的近端关节，缓慢向指远端施力，做拇指腕掌关节的分离运动（图 11-24）。也可以做拇指相对于腕骨的向背侧、掌侧的滑移运动，以增加拇指的内收关节活动度和拇指的对掌、对指功能。

（四）掌指关节松动术

第 2~5 手指的掌指关节属于椭圆形关节，也符合凸凹定律，但其近端关节面属于凸面，而远端面属于凹面。治疗时治疗师一手稳定手指的掌骨远端凹面，另一手持相应手指近节指骨，缓慢向远端施加一定力，完成掌指关节的分离运动（图 11-25）。也可以一手上下捏住

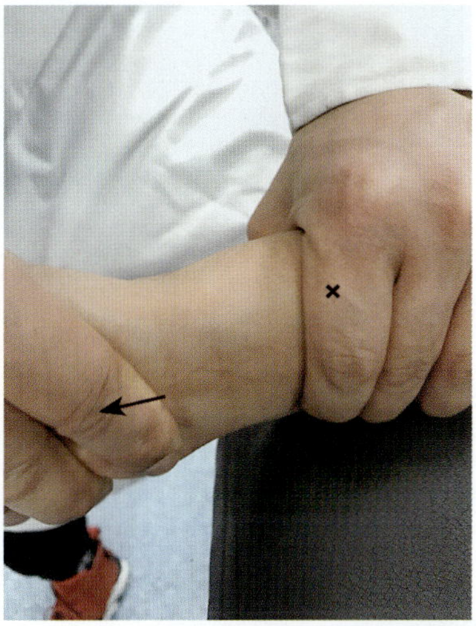

图 11-23　桡腕关节松动术

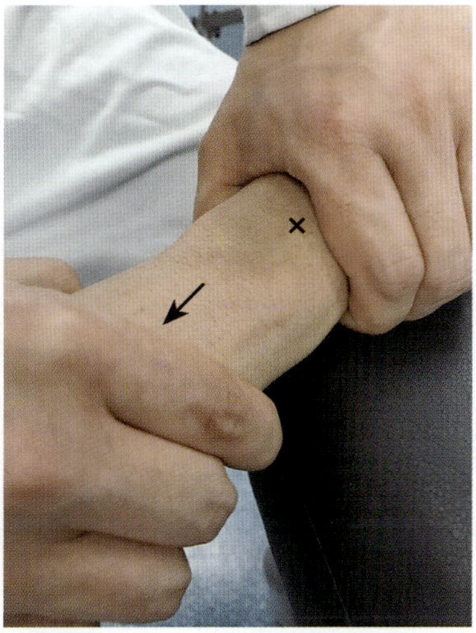

图 11-24　腕掌关节松动术

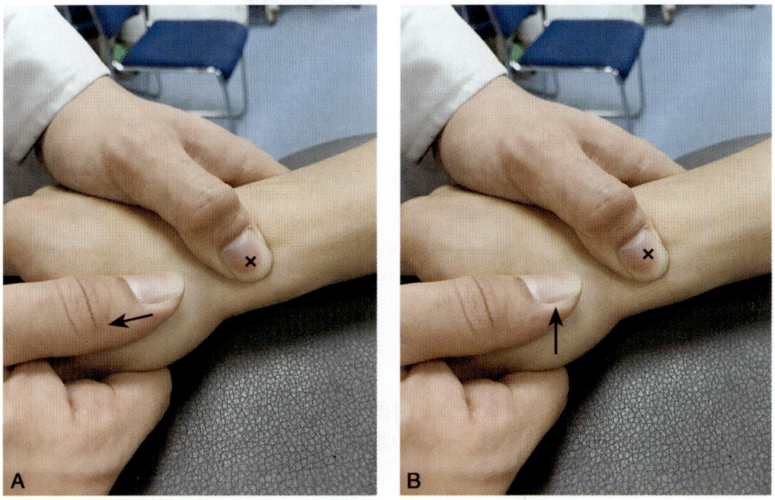

图 11-25　掌指关节松动术

A. 掌指关节分离；B. 第一掌骨近端向背侧滑移

相应手指的近节指骨近端，分别做相对掌骨的向背侧、掌侧的滑移，以分别增患者掌指关节的背伸和掌屈的活动度。临床治疗中务必要注意不可同时完成 1 个以上的关节的松动，4 个手指的掌指关节松动需要逐一逐方向完成。

（五）指间关节松动术

人体手指指间关节的两个面都可以既为凸面又为凹面，呈鞍状关节。所以手法治疗时相对运动都是可以的。一般情况下，我们都固定关节近端，活动关节远端。但是捏持的时候一定要上下捏持手指，分别完成中节指间关节、远节之间关节的松动术（图 11-26）。对于有指间关节侧副韧带损伤或者断裂的，在进行关节分离和侧方滑移一定要根据韧带修复情况来决定。

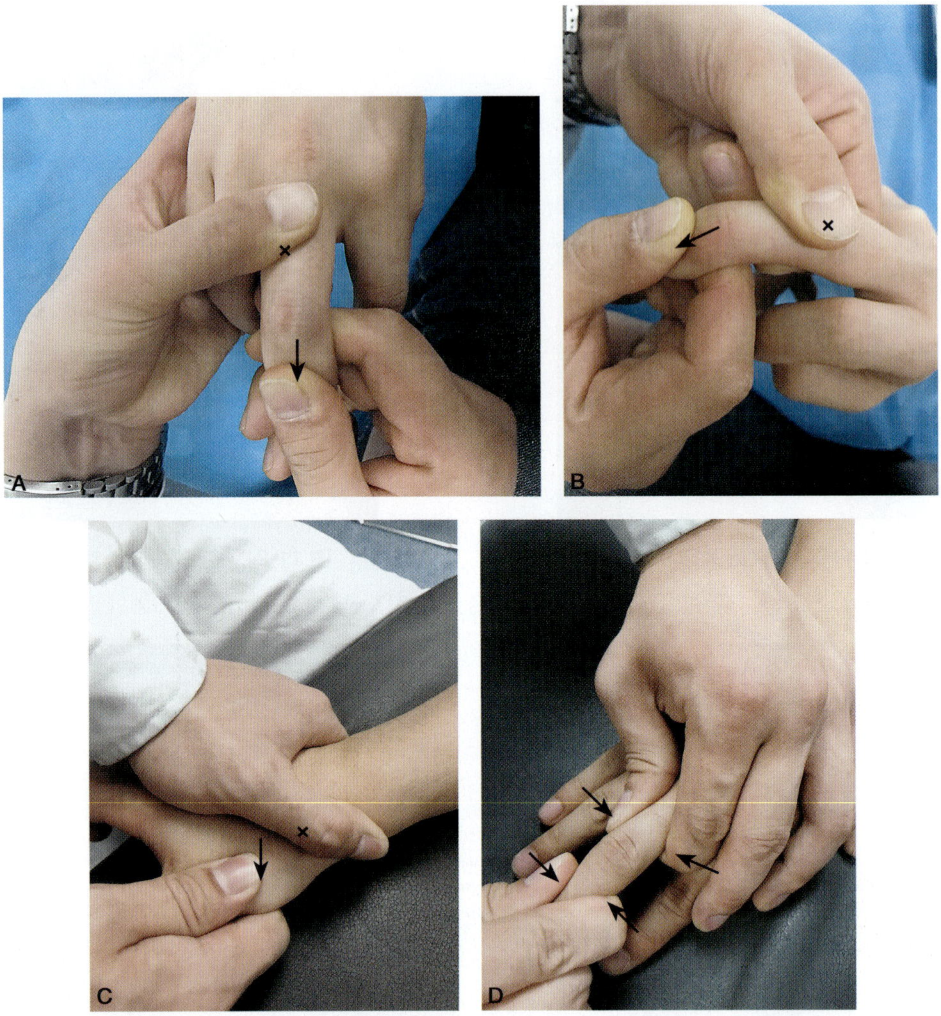

图 11-26 指间关节松动术

A. 中节指间关节松动术；B. 远节之间关节松动术；C. 第一掌指近端向掌侧滑移；D. 指间关节松动术错误手法

二、动态关节松动术

Mulligan 动态关节松动术将关节松动术和患者主动训练结合，同样遵循关节松动术的关节凹凸定律，在治疗中不可以有疼痛发生，可以起到立竿见影的治疗效果，但是操作者必须学会和操作关节松动术。如果有局部骨折未固定或者韧带、肌腱断裂未重建者则不适宜施行该技术。

（一）指间关节动态松动术

患者取坐位，治疗师在患者患手侧，一手的大拇指和示指握持患者相应指间关节的近端关节面内外侧并固定，另一手的大拇指和示指握持患者相应指间关节的远端关节面内外侧，然后分别做远端关节的内、外侧滑动，发现某一侧疼痛时，向不疼痛一侧做滑移松动，同时让患者做主动屈曲，且不能出现疼痛，当角度增加后再继续治疗。最后让患者健手给患侧关节加压以增加疗效。

（二）腕关节动态松动术

治疗时患者取坐位，治疗师站于近端，用一手的虎口上下卡住患者桡骨的远端，另一手的虎口卡住近端腕骨内侧，做腕骨向外侧的滑动，如果疼痛则调整方向，找到无痛的方向，然后让患者进行主动的腕关节屈伸活动（图 11-27）。如果关节活动度立即增加且无痛，即可反复治疗 10 次，治疗 3 组后嘱患者自己健手给予加压。临床上也可以在治疗结束后给予胶布贴扎来维持疗效。

（三）掌骨基底部动态关节松动术

第 2~5 掌骨的近端与远端腕骨形成关节，但掌骨基底部之间依靠韧带连接，临床常见的掌骨干骨折、基底部骨折都会引起掌骨间相对关系的紊乱，在患者抓握和支撑时出现典型疼痛。治疗时将患者一个掌骨基底部固定，将相邻掌骨基底部反复向上移动，如果不出现疼痛，嘱患者主动用力握拳和五指伸直对指，反复 10 次，每次可做 3 组（图 11-28）。

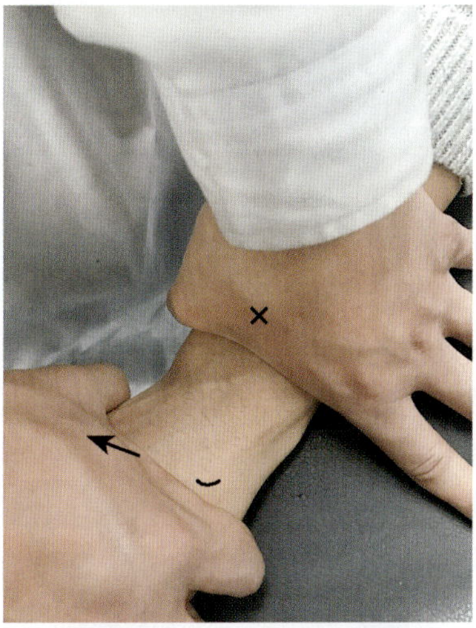

图 11-27 腕关节动态松动术

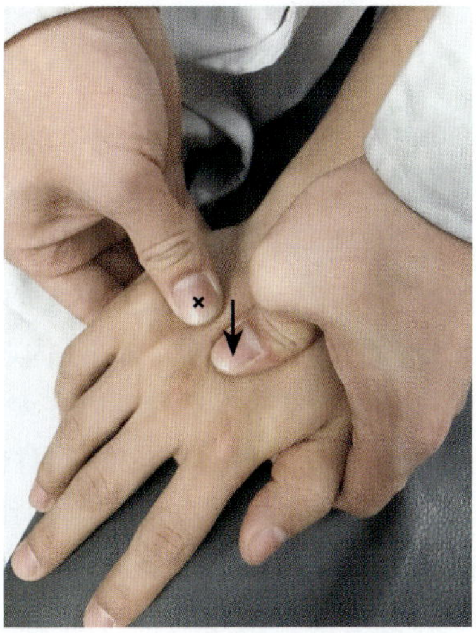

图 11-28 掌骨基底部动态松动术

（四）下尺桡关节动态松动术

患者取坐位，治疗师站在患者患侧，用一手沿着桡骨的尺侧面做固定，用另一手大拇指放在患者尺骨的末端，桡侧手拇指压在尺侧拇指上并给尺骨斜向下的推力，压平尺骨复位后嘱患者主动做旋后的动作且遵循无痛原则，同时治疗师固定手跟着相应方向活动，如此反复以增加腕关节旋后活动度。若要增加腕关节旋前活动度时，治疗程序和前面一样，只是治疗师要面对患者治疗，这样方便手法操作，同时注意治疗动作不应有疼痛。

三、软组织牵伸术

软组织牵伸术是临床常用的一种手法治疗，主要是针对各种原因造成的皮肤、肌肉、肌腱、韧带、关节囊等紧张状态或者挛缩。腕手部牵伸治疗主要针对如烧伤后的皮肤瘢痕，单纯肌肉或肌腱损伤，肌腱移植或缝合术后的组织肿胀、粘连及瘢痕等。

（一）皮肤、瘢痕牵伸

烧烫伤是手较常见的临床疾病，处理不当会严重影响患者手功能，因为它会造成手部皮肤等软组织直接损坏，根据其深度一般分为四级，临床早期主要治疗是控制感染，促进伤口愈合，功能位制动。长时间制动会造成大量瘢痕愈合和软组织挛缩。治疗上常选择动态支具和压力衣预防治疗。徒手治疗主要是皮肤牵张和瘢痕牵伸。

皮肤牵伸一般选择顺皮肤纹理牵伸，手背部皮肤多用纵向牵伸法，治疗时治疗师一手固定治疗部位皮肤一端，一手在治疗部位另一端做纵向的牵伸，也可维持一定牵伸下做左右的摆动。但一定要注意皮肤张力情况，特别牵伸一定不得跨越损伤或手术伤口，对于已完全愈合的伤口可以选择伤口两端的纵向牵伸。

瘢痕牵伸一般选择对向牵伸，治疗时治疗师一手固定治疗瘢痕的左右任一侧，另一手在瘢痕另一侧相对于固定手偏上或偏下的位置向对侧缓慢施力，施力时一定要感受瘢痕的深度和硬度，同时观察瘢痕的血液循环情况和张力情况，双手交替向瘢痕的一端缓慢移动。对于比较成熟的瘢痕可以实施双侧同时施力，S 形牵伸，双手间牵伸的瘢痕的长度也由小到大缓慢增加。牵伸时推动瘢痕的深度也要逐步由浅及深直到完全推动瘢痕组织。当然牵伸之前最好可以做一些热疗（如蜡疗）用于软化瘢痕，治疗后给予压力衣治疗。

（二）肌肉韧带牵伸

长期制动和损伤都会导致腕手部肌肉韧带的紧张和挛缩，在不影响固定和愈合的情况下，给予相应的逐步牵伸对手功能恢复至关重要。

拇内收肌、第一骨间背侧肌、拇对掌肌的牵伸，治疗前治疗师一定要触摸到相应肌肉，熟悉肌肉的张力情况，然后将患者手手心向下，治疗师一手从尺侧稳住患手的掌部，另一手握持第一掌骨，通过腕掌关节的外展、内收、背伸的动作牵拉相关肌群，也可在牵拉的末端维持数秒以保持牵伸效果，必要时可以在牵拉结束后使用静态支具辅助治疗。

在第 2~5 手指掌骨远端之间的背侧分布有掌骨浅横韧带、掌侧有掌骨间深横韧带。两组韧带维持着掌骨远端的稳定性，也为手指的屈曲即手的握持动作提供了更多的稳定性。治疗时治疗师稳定韧带一侧掌骨远端，另一手握持另一侧掌骨远端，缓慢进行分离的活动直接牵拉韧带（图 11-29），也可以通过掌骨的上下移动间接牵拉韧带。通过韧带的牵伸来增加患者手的球状抓握能力。

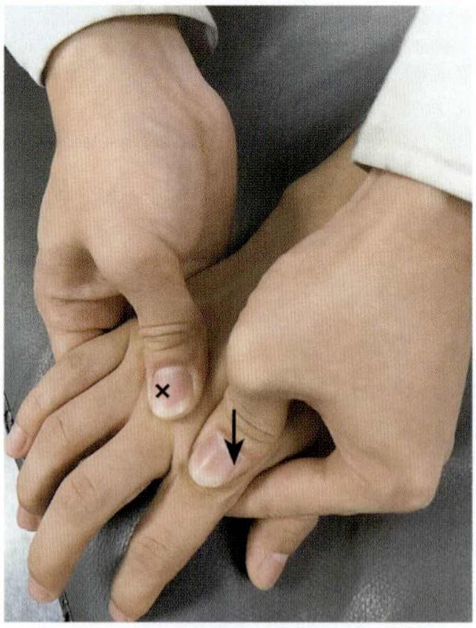

图 11-29 掌骨深、浅横韧带牵伸

腕手部是人体肌腱最丰富的部位，也是肌腱损伤最多的部位。进行肌腱牵伸前一定要了解肌腱的治疗和愈合情况。对于手术缝合或重建的质量较好的肌腱，在术后 12~24 小时即可开始肌腱的牵伸，牵伸一定要从小幅度开始，逐渐增加牵伸的强度，同时要配合静态和动态支具维持。每次牵伸可重复 10 次，每天可以做 3~10 组，以维持肌腱的有效滑动。特别要注意的是一般肌腱牵伸需要逐一牵伸，不可以同时牵拉多条肌腱，尤其是锐气切割伤肌腱断裂缝合术后的患者。3 周时可逐渐增加牵伸的强度，但一定要和手术医生沟通治疗计划，由于肌腱第 5~21 天时强度显著下降，抗拉伸强度最低。一般 5 周时嘱患者主动关节运动练习。当然在必要时可以通过 B 超探查肌腱愈合情况（图 11-30）。

如果肌腱损伤不伴有神经损伤的患者，开始可以先通过主动运动进行肌腱牵伸，后期也

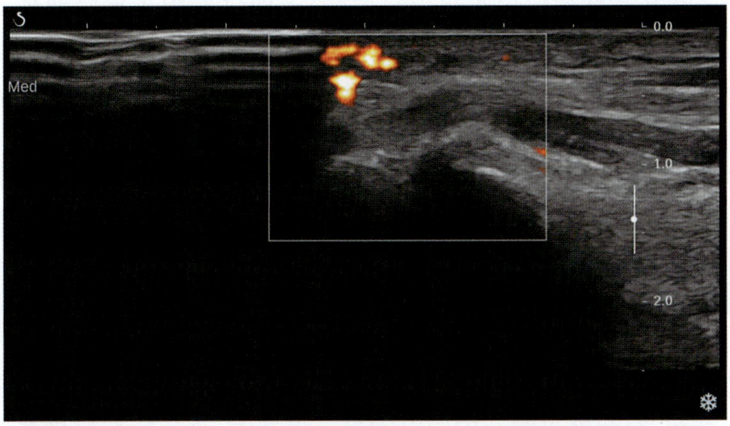

图 11-30　左侧拇指掌指关节指屈肌腱部分撕裂

可以通过固定肌腱远端关节，通过肌肉等长收缩、甚至抗阻收缩的方法从肌腱近端进行肌腱的牵伸。

四、关节肌肉运动训练

关节、肌肉的早期运动治疗对维持腕手关节功能恢复至关重要，特别是多发的复合伤和伴有神经损伤的患者。运动分为主动、助动和被动训练。

被动运动是治疗师根据患者手部恢复情况，给患者进行关节生理活动范围内的可动范围内的被动运动。运动时治疗师一定要评估患者关节的可动活动范围和允许最大活动范围。活动时必须固定相应关节的近端，活动远端，对于手部复合伤或者严重瘢痕和挛缩的患者，不可多关节同时被动活动，避免造成二次伤害。对于神经损伤的患者从早期一开始必须保持全关节活动范围内的活动。

对于神经损伤后神经功能逐渐恢复的患者，可以在关节活动范围内进行助动活动，必要时可配合肌电或者情景反馈辅助患者助动肌力训练。训练时一定要稳定关节近端避免出现代偿错误训练。

对于有肌腱损伤的患者在进行主动运动时，早期治疗时一定要在稳定腕关节的情况下进行主动屈曲手指的练习，这样屈肌腱滑动的范围相对较小，较安全，后期可逐步同时屈曲掌指关节增加强度。

截指术后的肌力训练优先进行屈曲抓握和捏持的训练。对于没有功能的残端一定要处理在屈曲功能位，继续向近端选择主动训练关节。训练时一定要稳定关节近端，稳定保护残端进行关节训练。可以渐进抗阻训练，以尽快恢复患者残端肌力和残存功能的最大化。

第四节　典型病例（柯莱斯骨折术后）

（一）病史

患者吴××，女性，46 岁，办公室职员。4 周前在家拖地时不慎摔倒，右手突然着地支撑，致右手腕部畸形、疼痛、活动受限，伤后无昏迷、无头晕、头痛，无恶心、呕吐，无口干烦躁等不适，遂拨打 120 送附近医院，当时查 X 线摄片示右桡骨远端骨折；遂行徒手手法复位、夹板固定。次日为求进一步治疗转至三甲骨科专科医院，立即行右侧桡骨远端骨折切开复位钢板内固定术。手术顺利，固定稳定。术后5天出院居家疗养，伤口愈合良好，3周后按约骨科门诊复查，手术医生嘱骨折稳定，尽快康复训练，遂转诊至康复治疗门诊，主诉右手无力、肿胀，关节活动障碍，手指麻木。

（二）既往病史

平素健康，否认肝炎、结核等慢性传染病史，否认高血压、冠心病、糖尿病等病史；无手术史、外伤史；无输血史；未发现药物食物过敏史；预防接种史正常。无地方病居住史，无不良嗜好。无放射性、毒性物质长期接触史。

（三）体格检查

右手腕部背侧可见长约7cm的S形手术瘢痕，瘢痕发红，瘢痕远端突出皮肤。腕关节桡侧近端背面可见突起，突起处可触及内固定钢板。手部大、小鱼际肌轻度萎缩。握拳时可见患者不能完全抓握。

（四）影像检查

（1）翻阅损伤后X线可见桡骨远端向背侧、桡侧移位，移位约1/2。可见下尺桡关节脱位，尺骨远端有撕脱骨折，呈典型的“餐叉样畸形”“刺刀样畸形”。属于Frykman的分类中的关节内骨折，波及下尺桡关节，有尺骨远端骨折（图11-31）。

（2）翻阅手术后X线可见桡骨远端背侧有钢板内固定，下尺桡关节有克氏针内固定加可吸收线环扎，关节对位对线良好。

（3）翻阅今日复查后X线可见可见桡骨远端背侧有钢板内固定。

（五）物理评估

1. 关节活动度如图11-32所示，康复治疗后关节活动度如图11-33所示。

腕关节：背伸主动5°、被动10°，屈曲主动10°、被动15°。

尺偏主动5°、被动10°，桡偏主动5°、被动10°。

拇指：桡侧外展主动45°、被动50°。

尺侧外展主动60°、被动65°。

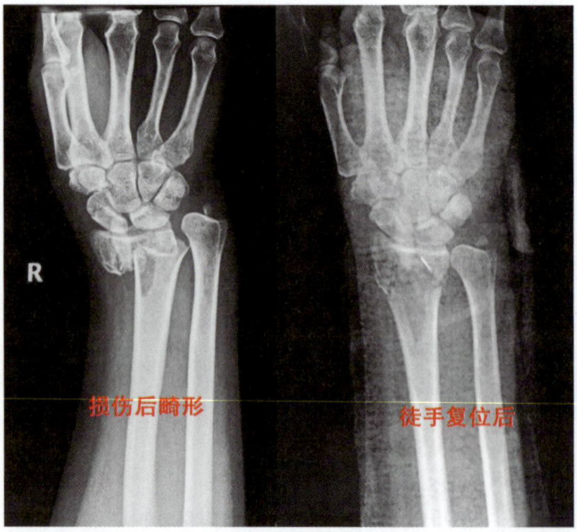

图11-31 损伤后畸形手法复位前后X线

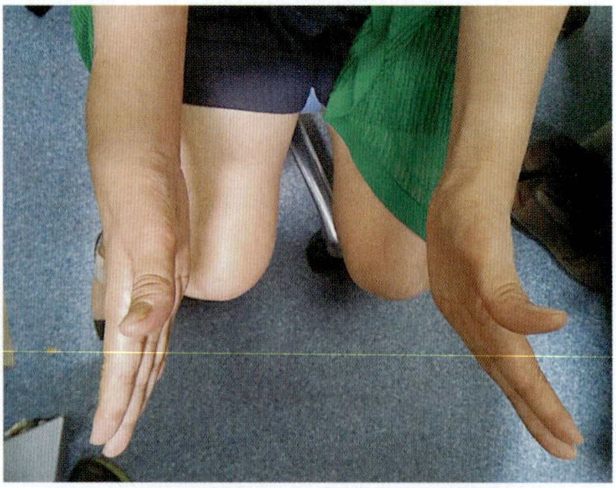

图11-32 康复治疗前关节活动度评估

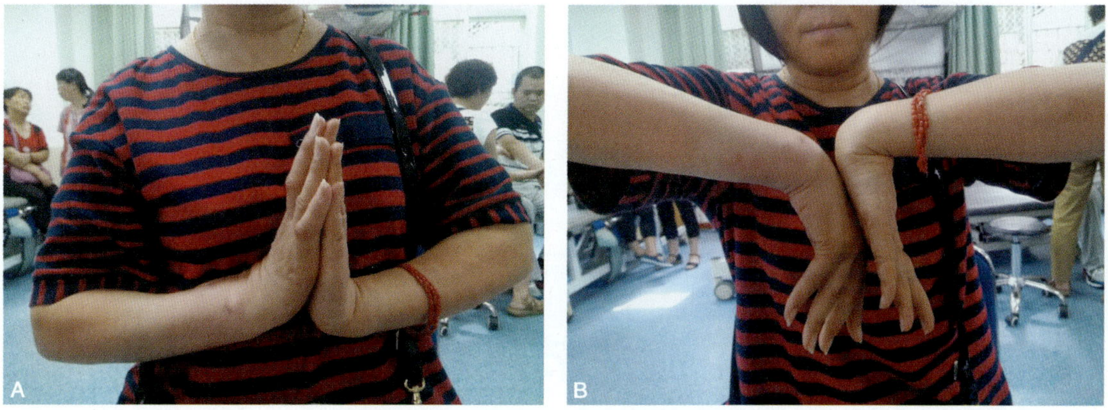

图 11-33　康复治疗后关节活动度评估

四指：屈曲正常、伸展正常。

2. 肌力

握力：右侧 5kg，左侧 35kg。

三指捏力：右侧 3.8kg，左侧 15kg。

桡腕关节：屈伸肌力 3 级。

3. 感觉功能　患者自觉手指麻木，静息时明显，活动后减轻；轻触觉、针刺觉、两点辨别觉正常；温度觉正常。

4. 手功能评估　不能用筷完成进食，不能端起水盆，不能自如完成刷牙动作。

（雷晓辉）

参考文献

[1]（西）加西亚-埃利亚斯，（法）麦瑟林著，柴益民主译. 腕关节损伤[M]. 上海：上海科学技术出版社，2016：206.

[2] 洪毅，蒋协远，曲铁兵，主译. 临床骨科康复学[M]. 北京：人民军医出版社，2015：589.

[3] 周俊明，黄锦文，劳杰，等. 临床实用手功能康复学[M]. 上海：上海世界图书出版公司，2012：236.

第十二章

髋关节疾病

第一节　髋关节疾病的临床表现

髋关节功能障碍是一种常见的关节的退变性疾病，常常导致步态异常，对机体运动的影响非常大。

髋关节位于腹股沟韧带下方，髂骨与耻骨联合中线处，是由骨盆的髋臼及股骨头构成的典型的滑膜球窝关节，周围包绕着关节囊、韧带，肌肉以及大量的滑囊。髋关节的主要功能是负重，行走时保持躯干的稳定，其运动方式包括屈曲、伸展、内收、外展、内旋、外旋。

一、髋关节的骨结构

髋臼由髂骨、耻骨和坐骨构成，呈碗状（图 12-1）。髋臼周围包绕一圈纤维软骨加深关节，增加了股骨头与髋臼吻合度。

股骨是体内最长最硬的骨骼。股骨头是股骨的延伸部位，呈球形，约 2/3 位于髋臼内，形成稳定的髋关节。但关节的稳定，也导致了活动范围的减小。

关节软骨包裹股骨头（圆孔除外）。软骨下富含痛觉感受器的神经纤维，并与关节囊及韧带内的本体感受器相交通。

股骨头的血供主要来源于关节囊。关节囊的急性肿胀和慢性紧张，将使囊内压力增加，从而使股骨头的血运减少，最后发生缺血性坏死，关节退变。

股骨头承载躯干的重量，并通过下肢传递地面的反应力。

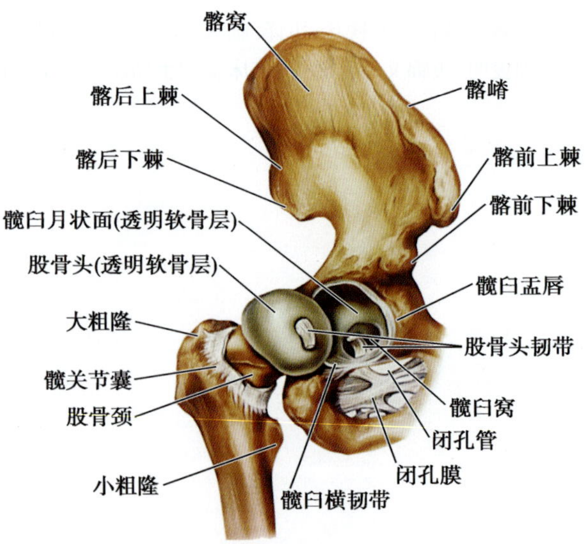

图 12-1　髋关节的骨结构

股骨颈位于大小转子之间，连接股

骨头和股骨干。在站立时,髋臼及股骨颈朝向前方,头颈之间形成约15°前倾角和约125°颈干角(图12-2~图12-5)。任何原因导致的头颈间的角度发生改变,都将改变髋关节的功能及其活动范围:颈干角减小,叫做髋内翻;颈干角增大,叫髋外翻。前倾角增大,叫内收髋,患者走路时采用踮脚姿态,平卧位时患侧足尖向上或偏向内。而正常体位为外旋15°。患者内旋增加而外旋减少。髋关节内旋功能的丢失情况与关节囊的粘连和关节的退变有密切关系,对于老年髋关节疼痛者治疗要格外小心。

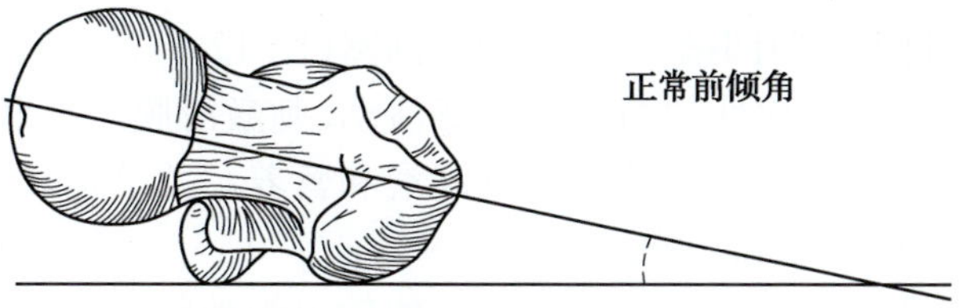

图12-2 髋关节前倾角1

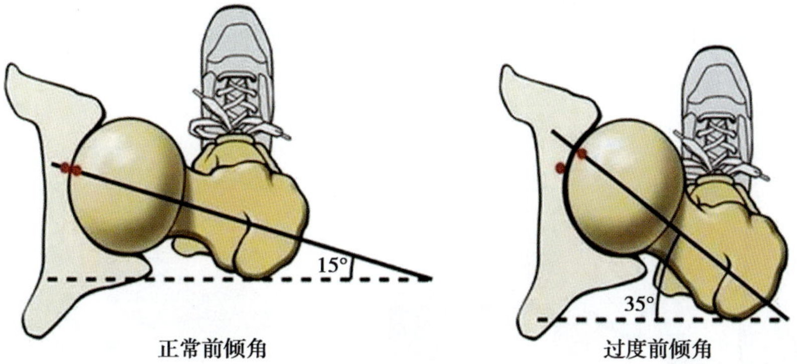

图12-3 髋关节前倾角2

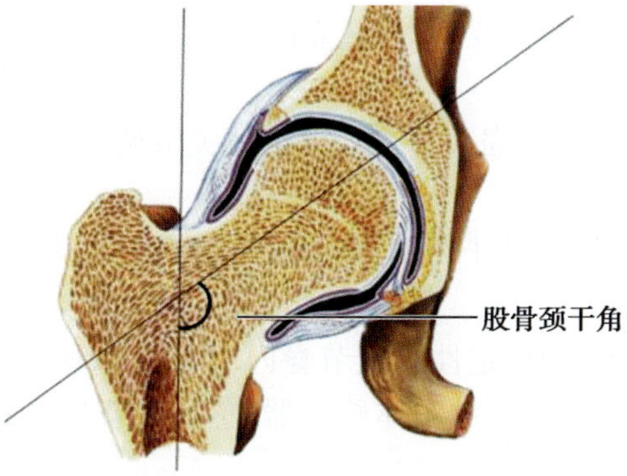

图12-4 髋关节颈干角1

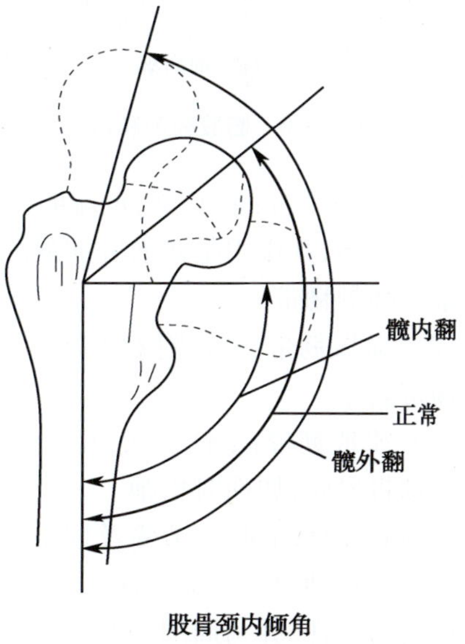

图12-5 髋关节颈干角2

股骨颈骨细胞的减少，是诊断骨质疏松的标准之一。骨质疏松的老年人更容易发生骨折。

股骨大转子位于颈干线交汇处的外侧，为外展外旋肌的附着点。股骨小转子位于颈干交汇处的后内侧，为髂腰肌的附着点。

二、髋关节的软组织

（一）韧带组织

1. 股骨头韧带　起于髋臼凹槽，止于股骨头圆窝（图 12-1）。具有保护圆韧带动脉的作用，与关节滑膜相连。通过规律性的与滑膜摩擦活动，刺激滑膜产生和释放关节液，并将滑液分布于股骨头和髋臼的软骨面，为关节提供润滑和营养。关节运动减少将导致关节液丧失。进而影响关节软骨的活性和功能。

2. 关节囊和关节囊韧带　髋关节囊是连续的软组织袖状结构，近端连于盂唇周围，远端连于股骨颈。关节囊厚而坚韧，呈螺旋状，附于股骨。伸直位（如站立及内旋）时关节囊紧张，而当屈曲外旋（如两腿交叉）时则松弛。

围绕在关节囊周围，主要有三条韧带。髋关节的稳定性主要源自关节表面形状及其周围韧带。（图 12-6、图 12-7）

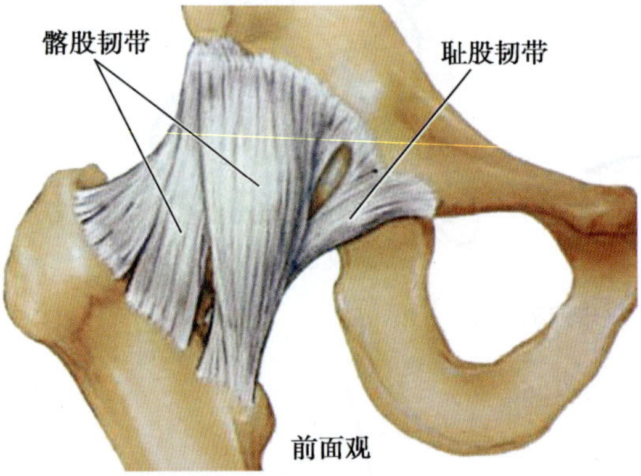

图 12-6　髂股韧带和耻股韧带

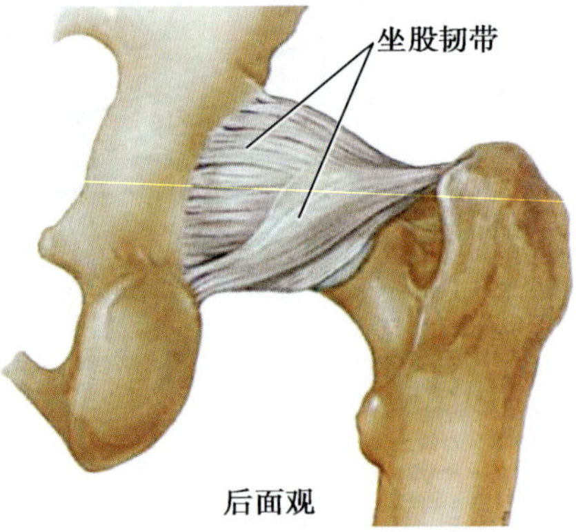

图 12-7　髋关节韧带

（1）髂股韧带：呈 V 型，近端向内向前呈螺旋状附着于髂前上棘的下部，远端附于转子间连线的下部，其作用是在前方加强关节囊。关节伸直位时，如直立时韧带紧张。该韧带是体内最坚强的韧带。

（2）耻股韧带：分别附着于耻骨支及转子接线，加强关节囊的内侧。关节处于外展伸直位时韧带紧张。

（3）坐股韧带：呈螺旋状，起于髋臼边缘，止于大转子内侧，加强关节囊后侧。关节伸直内旋时韧带紧张，屈曲时松弛。

在站立及运动时，关节囊及韧带加强关节的被动稳定性。关节囊内层与关节滑膜相连，后者在关节运动时分泌关节液。关节囊及韧带内有丰富的本体感受器，感知关节的位置，运动平衡及协调性，并与周围的肌肉相交通。

髋关节的关节囊及韧带非常致密坚韧，有限制股骨内旋的作用。因此，髋关节更易发生活动范围的减少和退变。退变的体征之一是关节囊增厚，被动内旋时发生疼痛。髂股韧带退变时表现尤为明显。因为该韧带阻止内旋，当其缩短时关节外旋。关节囊增厚时关节外展，内旋受限。髋关节退变使关节的运动及姿态异常，使髋关节更易于受外伤。

（二）滑囊

滑囊是由滑膜构成的充满关节液的囊型结构，用来降低关节面的摩擦。

1. 髂耻滑囊　位于髂腰肌与关节囊之间，常与关节腔在前侧相通。

2. 转子滑囊　位于臀大肌和大转子之间。保护髋关节外侧的组织。

（三）神经

1. 股神经　股神经是腰丛的一个分支，穿过腰大肌和髂肌，通过股三角进入大腿前方。分为肌支、皮支和关节支。肌支支配耻骨肌、股四头肌和缝匠肌。皮支分为生殖股神经和股外侧皮神经。

（1）股外侧皮神经：通过腹股沟韧带下方进入大腿外侧，支配外侧肌群。

（2）生殖股神经：腰丛的一支，走行于腰大肌腹侧，沿腰肌内缘走行。在男性支配睾丸，在女性支配阴唇，以及股三角皮肤。

2. 闭孔神经　腰丛的一支，走行于大腿内侧及内收肌之间，支配大腿及膝内侧皮肤。

3. 坐骨神经　走行于关节后侧，支配大腿后侧肌肉，并通过胫神经和腓神经支配小腿及足的肌肉。

（四）肌肉

髋关节周围有22块肌肉，主要完成腿部运动。根据功能分别形成：屈肌群、后伸肌群、外展肌群、内收肌群和深部外旋肌群。（图12-8）

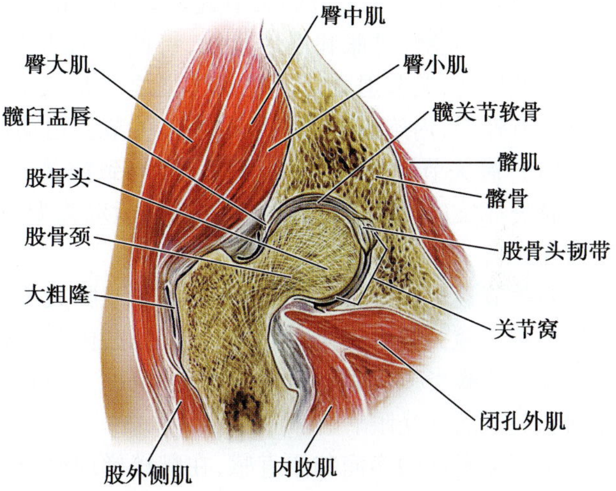

图12-8　髋关节肌肉

（1）屈肌群：包括髂肌、腰肌、股直肌、阔筋膜张肌和缝匠肌。

（2）后伸肌群：包括臀大肌、半膜肌、半腱肌和股二头肌。

（3）外展肌群：包括臀中小肌、阔筋膜张肌、缝匠肌。

（4）内收肌群：包括股薄肌、耻骨肌、大收肌、长收肌和短收肌。

（5）深部外旋肌群：包括梨状肌、闭孔内肌、闭孔外肌、上孖肌、下孖肌、股四头肌。

三、髋关节疾病的临床表现

外伤、下肢长短不等、骨盆倾斜等导致的关节囊增厚。慢性腰痛、慢性骶髂关节疼痛、肌肉不平衡、骨盆前倾、肥胖、肌肉疲劳、长期坐姿等均可能导致髋关节的疼痛。

髋关节疼痛预示着存在病理改变。髋关节疼痛可以是关节本身病变引起，也可以由其他部位如腰椎，骶髂关节的病变引起。因此髋关节疼痛发生时，一定要检查腰椎和骶髂关节等部位。无病理性改变的髋关节疼痛，可以根据组织结构来区分损伤部位和损伤性质。

（一）髋关节骨性结构所致疾病

双下肢长度不等，将导致一侧骨盆骨盆前倾，一侧髂骨较对侧增高，髂骨升高时有轻微的前旋，从而压迫同侧髋关节，因此该侧关节易发生关节疾病。此外，下肢不等长导致步态异常，使关节负荷不平均，最后导致关节退变。

慢性腰痛和慢性骶髂关节疼痛，将使髋关节产生代偿，导致关节软骨面受力不均衡，进而发生相应的病变。

此外，还有老年骨质疏松所致股骨颈骨折，髋关节的退变，髋臼撞击综合征等疾病。

髋关节的疼痛表现在腹股沟中线部位的，并可放射至大腿前侧及膝关节部位。早期在过度活动时引起疼痛，晚期休息时也有触痛，被动内旋屈曲髋关节受限。

（二）髋关节软组织所致疾病

髋关节前倾时关节呈内收体位，关节的压力增加，关节囊处于紧张状态，也会导致疼痛。

肌肉不平衡使关节活动异常，这意味着关节软骨的压力不均：紧张的肌肉增加了关节软骨的压力；肥大的肌肉更容易疲劳，使关节更易扭伤。

急性的肌肉筋膜疼痛表现为剧烈的、局限性的，伴有红肿热痛的炎症表现。疼痛多发生于肌肉附着处，或者肌肉与肌腱移行的部位。臀中肌肌腱炎好发于大转子处；内收肌表现在腹股沟处；股直肌在髂前下棘、中腹部或髌骨结合处；腘绳肌在坐骨结节、大腿中部或髌骨结合处；髂腰肌在腹股沟处。急性肌肉损伤通常需要休息，执行休息、冰敷、压迫、抬高（rest ice compression elevation，RICE）原则。

1. 韧带组织　髋关节的关节囊及韧带非常致密坚韧，更易发生活动范围的减少和退变。

关节囊的急性肿胀和慢性紧张，将使囊内压力增加，从而使股骨头的血运减少，最后发生缺血性坏死，关节退变。退变的体征之一是关节囊增厚，被动内旋时发生疼痛，关节囊增厚时关节外展，内旋受限。关节退变使关节的运动及姿态异常，这将使关节更易于受外伤。

（1）髋关节囊炎：长时间保持坐姿导致髋关节持续屈曲，髋关节前侧关节囊缩短而引发关节囊炎症反应。爬楼梯、爬山、跳舞等运动需要反复屈曲髋关节，可以使髋关节囊发生炎症粘连。

髋关节囊炎表现为腹股沟、大腿前侧或膝关节处突发性的急性疼痛，关节僵直。运动时症状加重。髋关节内旋受限明显，伴有屈曲内收受限。

髋关节囊炎多发生于转子与髋臼之间。急性炎症期有空虚感，慢性炎症时有严重的空虚感和关节活动受限。

深部弥漫性的疼痛和僵直感，在爬楼梯或坐姿时疼痛加重，晨僵明显的要考虑髋关节囊炎。髋关节囊的病变，往往会导致髋关节的病理性改变。

（2）髋关节炎或关节病：髋关节炎多因外伤摔倒引起，患者多为中老年。髋关节炎或关节病的发生与长期不正确负荷有关。如骨盆倾斜时，较高的一侧轻微前旋压迫该侧的关节；慢性腰痛导致步态异常，继发髋关节负荷分布的改变；髋关节前倾和长期坐位也是诱发因素之一。

疼痛隐性发作。开始于腹股沟，延伸至大转子、臀部内侧，大腿前侧，甚至放射至膝关节，患者有晨僵，或长期坐姿之后，关节僵直，行走过多可诱发疼痛。关节内旋明显，伴有屈曲受限。

髋关节炎和关节病表现为关节软骨的退变，直至关节囊的纤维化，导致股骨头的血运减少，甚至坏死。

（3）弹响髋：弹响髋多是因髂胫束的后部与大转子整合不良；髂腰肌肌腱经过髂耻突起时弹响；髂股韧带经过股骨头时弹响。

表现为髋关节外侧弹响疼痛。弹响通常发生于膝关节伸直髋关节屈曲时。

2. 滑囊　任何原因导致滑囊润滑作用降低或丧失，均可导致滑囊的功能障碍和损伤。常见的原因是创伤或反复的负荷造成滑囊炎性反应或肿胀以及滑囊粘连皱缩。

髋关节局部弥漫性、烧灼性的疼痛，运动时疼痛加重，通常考虑滑囊炎。但是大转子滑囊炎在平卧时症状也会加重。

（1）大转子滑囊炎：损伤常见于髋关节的周期性运动，骑自行车运动最为多见。髋关节的病理性改变或腰骶关节损伤、功能障碍等导致臀大肌、阔筋膜张肌、髂胫束的持续收缩，是导致大转子滑囊炎的主要原因。

大转子附近弥漫性、深部剧烈烧灼性疼痛，并可牵涉至大腿，爬楼梯或晚间卧床时加重。抗阻内收或伸髋可引发弥漫性疼痛。过度被动内收也可引起疼痛，疼痛位于大转子后外侧和大腿的外下部，多表现为跳痛。

（2）髂耻滑囊炎：爬楼梯、跳舞等运动可以使髋关节反复屈曲，从而导致髂耻滑囊炎。此外，长时间保持坐姿导致髋关节持续屈曲，髂腰肌压迫滑囊，也可导致本病。

髂耻滑囊炎表现为在腹股沟、大腿前侧弥漫的深部疼痛。

髋关节被动屈曲内收，可压迫位于腰肌和关节囊之间的滑囊，引起空虚感和疼痛。过伸髋关节也可引起疼痛。

3. 神经　髋关节是神经卡压的常见部位，表现为烧灼状的麻痛感，并且分布弥散，神经根激惹通常会引起大腿前侧，后侧和外侧的皮肤疼痛。根性疼痛表现为锐性的疼痛。

髋关节周围的神经损伤不仅影响髋关节，也影响骶尾部的功能。通常因为肌肉的收缩和周围组织的粘连，能造成神经的卡压损伤，骨盆不平衡也可以造成神经牵拉损伤。

（1）股外侧皮神经卡压：孕妇、肥胖以及反复屈曲髋关节的运动，如爬山、爬楼，可造成股外侧皮神经的卡压。

股外侧皮神经位于腹股沟韧带后方，髂前上棘内侧，由髂筋膜和腹股沟韧带构成的纤维性管道中。神经卡压后表现为膝关节以上大腿外侧感觉麻木、烧灼痛。髋关节过伸时疼痛。

（2）闭孔神经卡压：闭孔神经的过度使用，如骑马运动；或对内收肌的直接压迫，可造成局部的肌肉瘢痕，周围神经卡压。

表现为大腿内侧的麻木和疼痛。髋关节被动内收可引发疼痛。疼痛位于腰肌内侧腹股沟韧带上方，长收肌与耻骨肌之间。

（3）股神经卡压：腰肌的持续紧张，是造成股神经卡压的主要原因（股神经源自腰丛。腰丛穿过肌肉，而不是走行于肌肉旁）。表现为大腿前侧麻木、疼痛。腰肌收缩时，在腹股沟韧带上方出现疼痛。

（4）坐骨神经卡压：最常见的原因为梨状肌、闭孔内肌和股二头肌的收缩，臀部炎症造成的瘢痕，牵拉相连的疏松组织，使坐骨神经被牵拉卡压。

表现为臀部弥漫性疼痛；大腿下部麻木、疼痛，但很少延伸至小腿后方及足部，直腿抬高试验70°时出现麻木疼痛。可与腰椎间盘突出相鉴别（腰椎间盘突出往往在直腿抬高试验小于70°时即可出现锐性边界清楚的疼痛）。

坐骨神经在梨状肌部位、坐骨大结结部、坐骨结节外下方被向下旋转的闭孔内肌卡压、在大转子与坐骨结节之间被股二头肌附着处卡压以及在大收肌和股二头肌之间发生粘连卡压。

4. 肌肉　最容易受伤的髋关节肌肉是进行离心运动的股直肌和腘绳肌。股直肌通过离心收缩，使髋膝关节减速。当膝关节完全伸展时，腘绳肌开始离心收缩。

肌肉功能障碍主要有肌力不平衡和肌肉异常激活。

肌力不平衡表现为部分肌肉薄弱，其他肌肉缩短、紧张。典型的表现见于下交叉综合征。肌力的不平衡，改变了关节运动的方式，因此对关节形成一个持续的压力。

肌肉异常激活主要包括以下疾病：当股骨内旋时，伴随内收肌、腰大肌向内旋转；股直肌、阔筋膜张肌、耻骨肌、缝匠肌倾向于向内旋转；臀大中肌、梨状肌及其他外旋肌群倾向于向下旋转。

（1）臀中肌肌腱炎：臀中肌肌腱炎，好发于大转子外侧肌腱骨膜移行处，及肌腱肌肉移行处。通常见于跑步、跳舞、打棒球等可增加臀中肌负荷的运动。外展肌负荷过度往往牵拉致髂骨上抬形成骨盆倾斜。

症状主要表现在上髂窝及大转子处疼痛，运动特别是上楼梯和长时间跑跳行走时疼痛明显加重。抗阻外展时或被动内收时均可引起疼痛。臀中肌肌力减弱，阔筋膜张肌代偿性的紧张。

（2）内收肌肌腱炎：内收肌损伤好发于耻骨前方肌腱骨膜结合处以及肌腱结合处，内收肌容易成向内向后的旋转状态。

髋关节前倾、膝关节外翻、骨盆倾斜引起薄弱的内收肌紧张，持续的收缩使肌肉易于疲劳受伤，进而诱发功能障碍。长收肌是最易于受伤的肌肉。

疼痛症状局限在腹股沟及大腿内侧。抗阻髋关节内收、过度被动内收时可以引起疼痛。

（3）股四头肌肌腱炎：跑、跳、踢球等运动均会加重股直肌的负荷，进而发生肌腱炎。髋关节肌肉在离心收缩以便完成髋膝关节减速时，更易发生损伤。

疼痛通常位于髂前下棘，或髌骨上下的肌腱附着处。抗阻伸髋或者膝关节被动过伸超过120°可引起疼痛。

（4）腘绳肌肌腱炎：长期坐姿，导致腘绳肌、腰大肌短缩。短缩的腰大肌抑制臀大肌，使腘绳肌过度负荷，易于疲劳。此外，在跑跳、网球等运动过程中，由于膝关节过伸，往往导致腘绳肌因离心收缩而损伤。其中，股二头肌损伤最为多见。

腘绳肌损伤好发于坐骨结节处肌肉附着部位，大腿后侧肌腱肌腹交界处，膝关节后方肌腱附着处。

（5）髂腰肌肌腱炎：髂腰肌和腘绳肌一样容易缩短紧张。髋关节的反复收缩，如上下楼梯可以引发肌肉疲劳。长时间保持坐姿也容易导致肌肉短缩。

通常疼痛位于腹股沟韧带中点的肌腹部，小转子周围肌肉附着处。髋关节屈曲时疼痛明显。抗阻屈髋可诱发疼痛，被动屈髋也会诱发疼痛。

第二节 基本检查与评估

髋关节的基本检查与评估，是手法治疗的重要依据，通常包括病史采集、视诊、问诊、特殊检查和触诊等内容。

一、主观评估与视诊

（一）主观评估

主观评估包括当前症状和范围、疼痛的性质、疼痛的强度、疼痛的深度、异常感觉、持续时间、症状与其他部位的关系、加重因素和缓解因素、相关病史等临床资料。

(1) 疼痛的部位:髋关节本身的病变表现在腹股沟区,髂前上棘与耻骨联合中间。病变严重时疼痛可放射至大腿前部及膝关节处。大转子及大腿外侧的疼痛多因腰椎病变或转子滑囊炎引起。臀部疼痛多源于梨状肌炎、臀中肌肌腱炎或腰椎骶髂关节病变。当问及疼痛部位时患者多指向骶髂关节,因此当疼痛定位于骶髂关节时,往往暗示髋关节的病变。

(2) 症状表现

1) 加重因素:什么运动或体位加重症状、需要多长时间缓解。常见的加重因素包括蹲、走、上下楼梯和侧卧。

2) 减轻因素:什么运动或体位减轻症状、能够持续多长时间。

3) 严重性和激惹性:如果患者能够维持再次引起症状的体位,则认为其病情不严重,如果患者不能维持这一体位,则认为病情严重。如果症状在激惹后立即缓解,则认为其病情为非激惹性的,可完成所有运动检查。反之,为不加重患者症状,要避免某些运动检查。

4) 症状的24小时表现:主要问询以下内容,是否有入睡困难、什么体位最舒适或不舒适、通常什么姿势睡觉、能否侧卧、是否夜间会因症状醒来、床垫的软硬度、最近是否更换过床垫。

5) 症状的变化情况:了解症状随日常活动的变化情况,如坐、躺、弯腰、走、跑、上下楼及工作与社会中的活动情况。

6) 症状的进展:症状有无减轻、加重或者无改变。

(3) 病史

1) 现病史:症状的存在时间,是急性发病还是缓慢发病,病因是否明确,什么是诱因。若是缓慢发病,应检查患者是否有生活方式的改变。

2) 既往史:相关病史的详细情况,以前疾病发作的情况,针对相同或类似情况查明过去治疗的结果。

髋部疼痛多源于腰骶部的病变。骨盆不对称时腰部及髋部关节负荷异常而使其产生病变。主动和被动的关节活动范围评估可鉴别此两处病变。如果患者主动和被动活动时腰骶部无疼痛,直腿抬高试验呈阴性,基本可以排除疼痛由腰骶关节牵涉引起。

3) 社会和家庭史:记录任何与发作或进展有关的情况。资料包括患者的年龄、职业、家庭情况和业余活动等。

(二) 观察

1. 步态的观察　下肢的主要功能是负重和行走,髋关节在正常的行走和奔跑中发挥着重要的作用。髋关节的运动主要有屈和伸、内收和外展、外旋和内旋。在人的一生中髋关节要承受多种来自运动、负重和反复撞击的应力,任何影响关节面滑动的因素都可产生反常的应力,逐渐使关节软骨变质并最终累及关节。

使人体保持直立、行走、上下楼梯的肌肉通过髋关节施加的力量可达到体重的3~6倍。研究表明,体重增加11kg,可使髋关节多承受约68kg的力量。因此,髋关节的退行性改变(骨关节炎)多见于过度肥胖的患者,且很早就会出现症状。

在正常的步态循环中有两个时相。足部着地时为站立时相,足部向前移动时为摆动时相。病理因素可使髋关节步态发生明显改变。反常步态通常是疼痛肌力减弱或下肢不等长的后果。

大多数的髋关节问题在站立时相变得明显，髋关节有病变者呈现典型避痛步态：站立时相缩短，并向患侧倾斜。同时，在摆动时相，骨盆不能绕疼痛和僵硬的髋关节转动。(图 12-9)

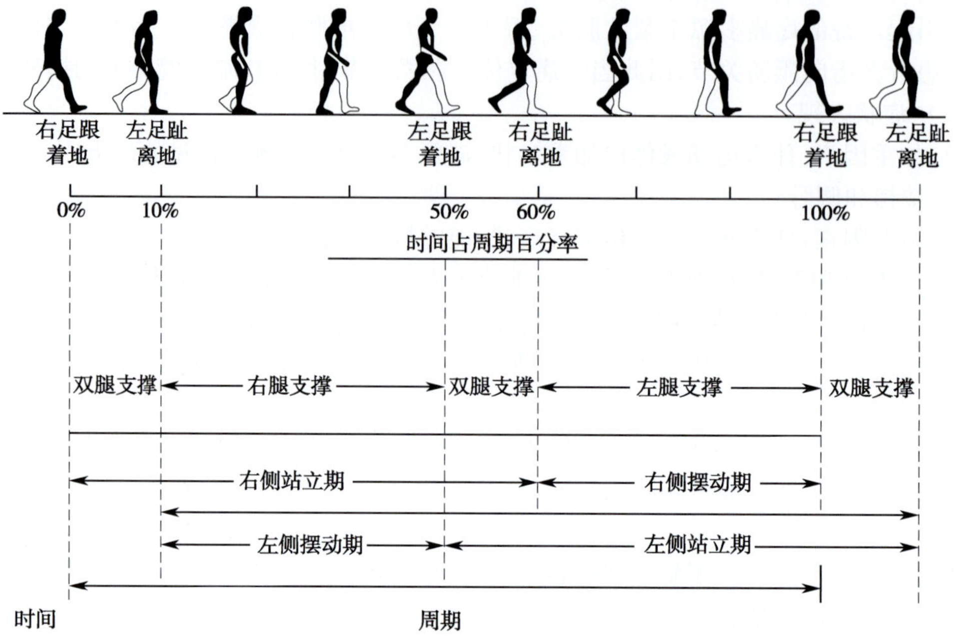

图 12-9 步态分析

观察患者的行走步态，以下步态预示髋关节可能有病变：跛行，负重谨慎步态，负重膝屈曲步态，步态较小，行走时髋关节僵直，轮换单腿负重时躯干摆动等。

减轻总的负荷或增加负荷作用部位的面积能够减少髋部的应力。手杖、拐杖和助行架等因为可以减轻总的负荷，可以有效缓解髋关节症状，手杖的正确使用会明显改善患者行走的距离和舒适程度。

2. 姿态的观察　在患者走路时应进行观察并评估，包括观察患者的表情和姿势，正是观察姿势的观察，从前面侧面和后面观察脊柱和下肢的姿势，肌肉形状的观察，软组织的观察，步态的观察。

患者背对治疗师站立，将双手放于髂嵴，观察是否水平。骨盆倾斜可由双下肢长短不一、肌力不平衡、骶髂关节或腰椎功能障碍、退变或脊柱侧弯等引起。

二、功能检查与评估

髋关节活动包括屈曲、伸直、外展、内收、内旋和外旋等活动。关节的检查应包括关节的主动生理活动（患者活动肢体）和被动生理活动（患者于放松状态下，由治疗师活动及肢体）。

治疗师应记录活动的质量、活动的范围、活动过程中疼痛的表现、活动过程中的阻力以及引起肌肉痉挛的激惹因素。

通常患者取仰卧位，接受髋关节的主动活动和被动活动检查。比较主动和被动活动所引起的症状的反应，可以帮助确定病变组织是非收缩性的（关节）还是收缩性的（关节外）。若病变组织是韧带等非收缩性组织，那么主动和被动活动将引起疼痛和同一方向的活动受限。若病变组织是肌肉等收缩性的组织，那么主动和被动活动将引起相反方向的疼痛和活动受限。

（一）主动活动

观察关节主动活动范围，确定活动范围是否有减少。

1. 伸直活动　背对治疗是站立，患者在保持舒服的情况下，躯干尽可能后伸，保持膝关节伸直。

2. 屈曲活动　面对治疗师站立，原地高抬腿慢走，使大腿尽量靠近胸部，要求患者不要后仰。这是检查髋关节疾病及髂腰肌肌腱炎的有效方法。正常髋部屈曲活动范围是100°~120°。髋关节病变时活动范围受限。肌腱炎时腹股沟处疼痛。

3. 外展　面对治疗师，患者一侧下肢外展至较舒适的部位，并嘱患者保持躯干的正直，足尖向前，不能外旋。如果髋关节功能异常，患者躯干倾向于向对侧倾斜。正常的外展范围是30°~50°。外展受限但无疼痛，可能是因为臀中肌力量减弱或退变性关节疾病所致。如果存在关节退变，在外展活动时腹股沟部位往往出现疼痛。大转子部位的疼痛多由转子滑囊炎引起。臀部疼痛可能是臀中肌肌腱炎。

4. 外旋　患者俯卧位，一侧膝关节屈曲90°，治疗师用手放于患者骶骨处稳定骨盆，让患者将屈曲的小腿向中线移动。正常的活动范围是40°~60°。比较双侧的活动范围。骨盆后倾时髋关节的双侧外旋活动范围将增大，内旋活动范围将同等程度的受限。

5. 内旋　患者俯卧位，一侧膝关节屈曲90°。治疗师一手放于患者骶骨处固定骨盆不动，嘱患者将屈曲的小腿向外侧移动，正常活动范围是30°~40°，比较双侧的活动范围，骨盆前倾时髋关节的双侧内旋活动范围将增大，外旋活动范围将同等程度的受限。内旋范围减小是髋关节退变的主要表现。

（二）被动活动

从无病变的一侧或症状较轻的一侧开始检查。如果被动活动引起疼痛时，要及时通知治疗师，并仔细询问疼痛的性质及疼痛范围并做好记录。

1. 被动后伸　俯卧位，膝关节尽量屈曲，治疗师一手放于患者骶骨处固定骨盆，另一手置于大腿的远端，慢慢上抬大腿，使髋关节过度后伸，直至引起疼痛，保持下肢中立位不要外展，正常的活动范围是10°~15°。该运动牵拉髂腰肌和前侧关节囊，当髂腰肌被牵拉时，患者有肌肉紧张的感觉。关节囊被牵拉时，患者有局部厚重的感觉。如果存在关节退行性改变的问题，被动后伸活动受限。本运动同时也是股神经牵拉试验。如果患者感觉大腿前侧麻木，疼痛，可能表明髂腰肌内的外周神经被卡压，或者 $L_{2\sim4}$ 神经根受卡压。如果股神经牵拉试验阳性，可进行肌肉力量技术，并分几个疗程松解髂腰肌和股神经。如果症状没有明显改善，应该转诊进行治疗。（图12-10）

2. 被动屈曲　仰卧位，患者一下肢屈髋屈膝，脚踩在检查床上。治疗师一手放于患者膝关节处，另一手置于髂嵴的外缘固定骨盆。

治疗师抬起膝关节向上向胸部推压，被动屈曲髋关节，直至感觉到骨盆移动（图12-11）。

大腿向胸部贴近的正常活动方式是直线运动，不伴有骨盆的活动。正常活动范围是140°左右。如果出现外展、外旋或伴有骨盆的运动，提示髋关节活动异常。如果同时伴有运动范围减小，则提示存在髂股韧带短缩、关节囊纤维化、髋关节的退行性改变等问题。活动末期的腹股沟部位疼痛提示髂腰肌肌腱炎。活动末期的腹股沟部位疼痛，并伴有空虚感，则提示髋关节滑膜炎。

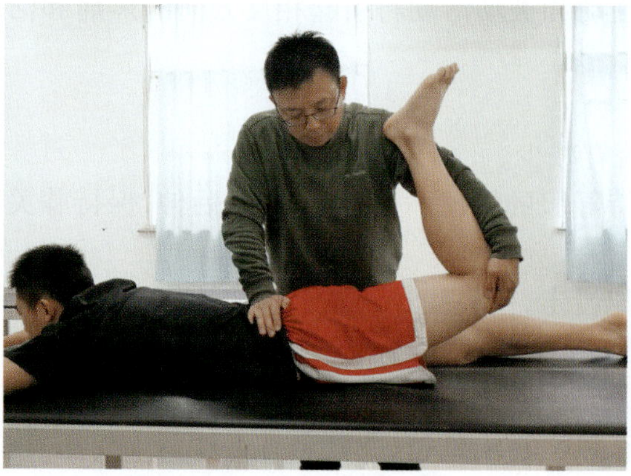

图 12-10 被动后伸

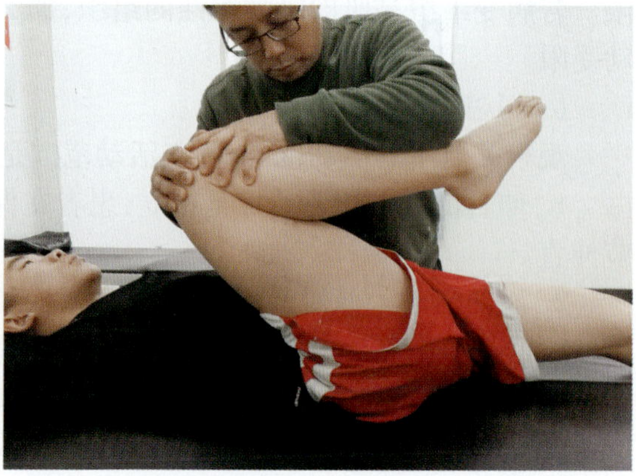

图 12-11 被动屈曲

如果活动正常，观察对侧肢体是否抬离床面。如果对侧肢体出现抬离床面，称为试验阳性。表明对侧肢体的髂腰肌紧张或短缩，这一检查也被称作 Thomas 试验。

3. 被动外展　通常双侧髋关节同时进行检查，方便左右对比，发现差异。

患者仰卧，髋关节屈曲内收，双足踏在检查床的中心。如果患者感觉该位置较舒服，可在此位置休息，双下肢如果感觉不舒服，询问患者疼痛的位置及性质。如果该位置较舒服，检查者将双手分开患者的双膝关节，慢慢的将膝关节压向床面。

比较双膝的高度，可以迅速确定髋关节内收的范围。如果感觉不舒服或在腹股沟处感觉疼痛提示存在长收肌紧张。大腿后侧疼痛提示后侧关节囊的病变。如果一侧关节活动受限，提示该侧存在关节囊纤维化及关节退变的可能。如果同时伴有被动内旋受限，即可确诊为髋关节退变。

4. 被动内收　患者仰卧，双侧屈髋屈膝，双足踏于床面，治疗师将一只手置于患者的髂前上棘部固定骨盆，另一只手放于患者一侧膝关节外侧。（图 12-12）

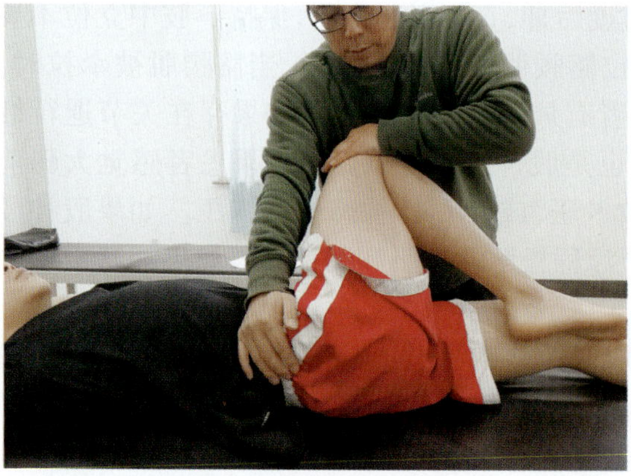

图 12-12 被动内收

在尽量屈曲膝关节的同时，将大腿压向对侧肩关节方向，与腹股沟韧带呈 90°，使膝关节处于内收位。

该活动压迫髂腰肌、牵拉髂股韧带、髂会阴韧带，牵拉梨状肌。腹股沟部疼痛伴有软组织牵拉感，提示髂腰肌紧张。腹股沟部位疼痛伴有活动受限及关节囊终末感提示髂股韧带瘢痕。腹股沟部位疼痛伴有末端空虚感，提示髂会阴滑囊炎。臀部疼痛提示梨状肌短缩。

5. 被动内旋和外旋活动　患者仰卧，一腿屈髋屈膝 90°，保持中立位。治疗师一手置于患者膝关节外侧，固定膝关节。另一手握住患者踝关节。

慢慢向外牵拉踝关节，内旋髋关节，然后将下肢移向内侧并外旋髋关节。

外旋应大于内旋 10°~20°。比较双侧的活动范围。如果患者存在骨盆后倾，则双侧髋关节外旋范围增大。如果存在骨盆前倾，表现为双侧髋关节内旋过度。如果一侧内旋受限，并在活动末端引起腹股沟疼痛，通常提示髋关节退变或韧带关节囊的纤维化。关节的退变常伴有活动范围减小，末端不舒服感及关节囊终末感。韧带和关节囊的短缩通常伴有终端粗糙感，当内旋和外旋时，髋关节囊缩短紧张。（图 12-13、图 12-14）

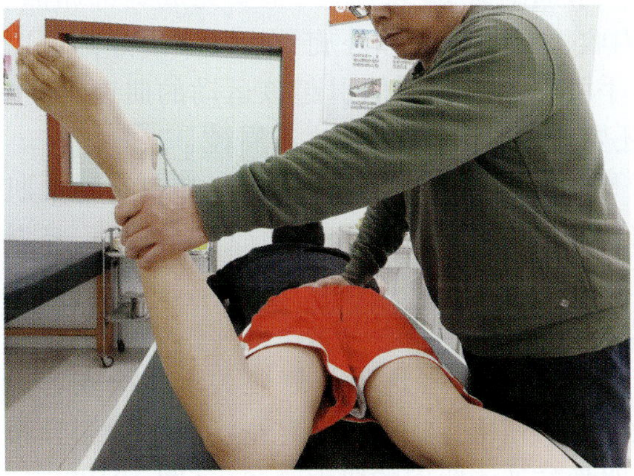

图 12-13 被动内旋

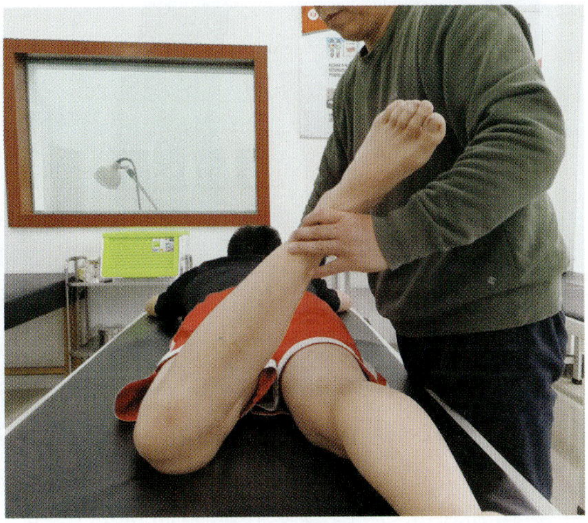

图 12-14 被动外旋

三、特殊检查

（一）Trendelenburg 试验

患者面对墙壁，背对治疗师单腿站立。正常时因臀中肌向下牵拉，站立侧髋关节而使提腿侧抬高。若站立侧臀中肌力量弱，则该侧骨盆抬高，对侧降低。这种情况为 Trendelenburg 试验阳性。如果试验阴性，则请患者闭眼重复以上试验。

该试验可以检查本体感受器平衡性及协调性，从而评估臀中肌的平衡性、稳定性及肌力。

（二）Thomas 试验

患者仰卧，一侧下肢屈髋屈膝。治疗师一手置于患者膝关节固定一侧肢体，另一手抬起患者膝关节向上向胸部推压，被动屈曲髋关节。观察对侧肢体是否抬离床面。如果对侧肢体出现抬离床面，称为 Thomas 试验阳性。表明对侧肢体的髂腰肌紧张或短缩。（图 12-15）

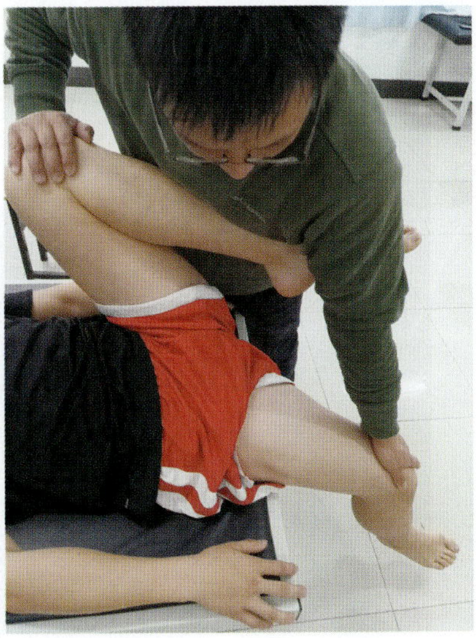

图 12-15 Thomas 试验

（三）评估髋关节外展功能试验

让患者慢慢外展髋关节。观察：①阔筋膜张肌开始收缩，导致髋关节屈曲内旋时的异常肌肉收缩启动模式。②阔筋膜张肌屈髋代偿薄弱的臀中肌是否有躯干的后旋。如果发现其中任意现象，建议患者利用臀中肌慢慢开始外展肢体，并控制此动作。（图 12-16）

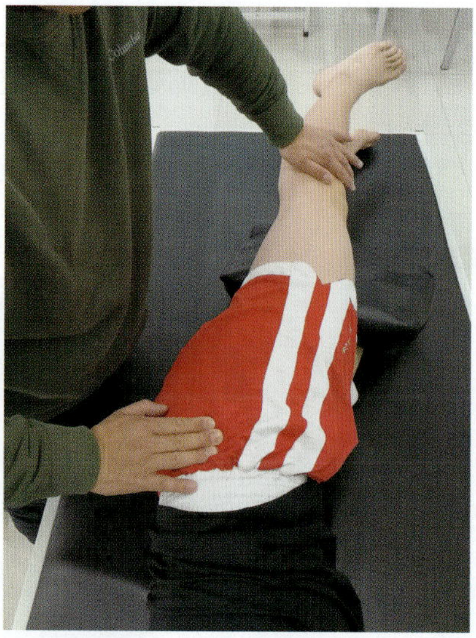

图 12-16 髋关节外展试验

（四）关节囊模式的评估

如果关节存在炎症，可出现被动牵拉关节囊引发疼痛以及受累关节的活动受限，即关节囊模式。表现为屈曲、外展和内旋受限，伸直轻度受限，无外旋受限。

（五）肌力评估

髋关节周围有 22 块肌肉，主要完成腿部屈曲、外展、内收、外展、内旋和外旋等运动。治疗师可以通过徒手肌力测试来评估引起该运动的肌肉力量。此外，还要考虑肌肉控制、长度和周径。

1. 臀大肌　患者抗阻伸髋，治疗师观察臀大肌的收缩情况。通常臀大肌和腘绳肌是主动肌，竖脊肌稳定腰椎和骨盆。如果存在肌力减弱则臀大肌收缩延迟。

2. 臀中肌　患者抗阻外展髋关节。检查者观察髋关节运动情况，如果髋关节外旋表明阔筋膜张肌的活动活跃，应用髋关节的屈肌进行运动，表明骨盆外侧肌肉的肌力减弱。（图 12-17）

3. 臀小肌　患者坐位，抗阻外旋髋关节。

4. 股外侧肌、股内侧肌和股中间肌　患者坐位，抗阻伸膝。

5. 胫前肌　患者仰卧位，踝关节抗阻背伸和内翻（图 12-18）。

6. 腓骨长短肌　患者仰卧位，踝关节抗阻外翻（图 12-19）。

7. 梨状肌　深压髂嵴和坐骨结节连线与髂后上棘及大转子连线的交点，若可触到紧张的梨状肌。

8. 髂腰肌、股直肌和阔筋膜张肌　患者左腿被固定在检查者的身体侧面，如果有髂腰肌紧张，则右髋将屈曲；伸膝表明股直肌紧张；髋关节外展，髌骨外移，在大腿外侧出现明显的

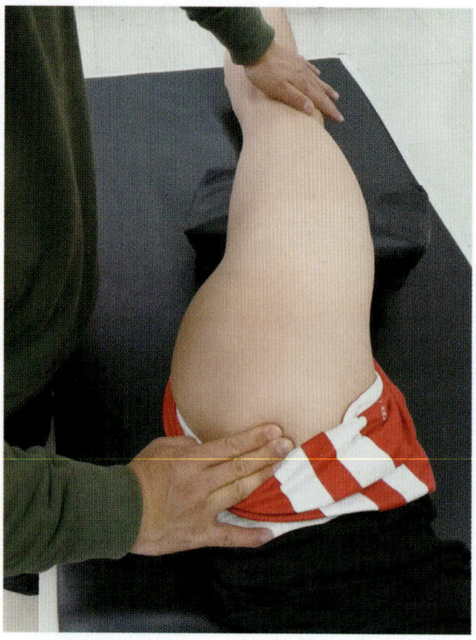

图 12-17 臀中肌检查

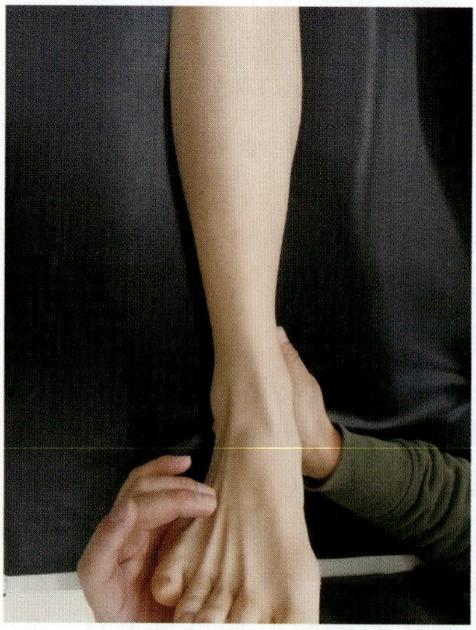

图 12-18 胫前肌检查

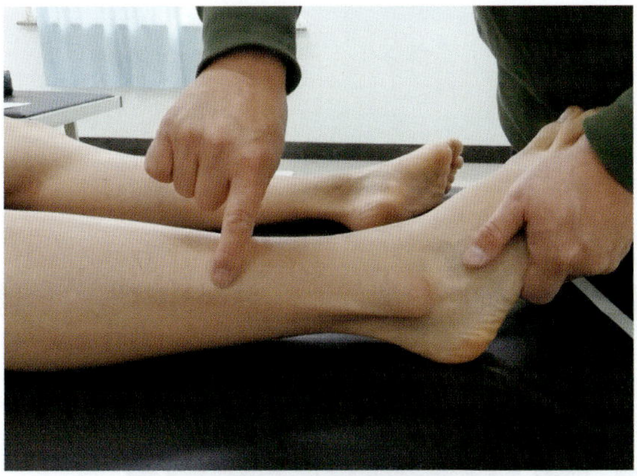

图 12-19　腓骨长短肌检查

沟表明阔筋膜张肌和髂胫束紧张。

9. 腘绳肌　治疗师压住患者一侧下肢，同时被动屈曲另一侧髋关节，正常的腘绳肌的长度允许髋关节屈曲70°，而对侧肢体仍不离开床面。如果对侧膝关节屈曲，则活动范围可至90°。若活动受限，则表明腘绳肌紧张。（图12-20）

10. 胫后肌　治疗师跖屈患者踝关节，外翻前足，如果活动受限，表明胫后肌肉紧张。（图12-21）

11. 小腿三头肌　分为膝关节伸直位和屈曲位两种体位。通过踝关节背伸的范围可测量腓肠肌的长度，若膝关节屈曲时活动范围增加，表明腓肠肌紧张。

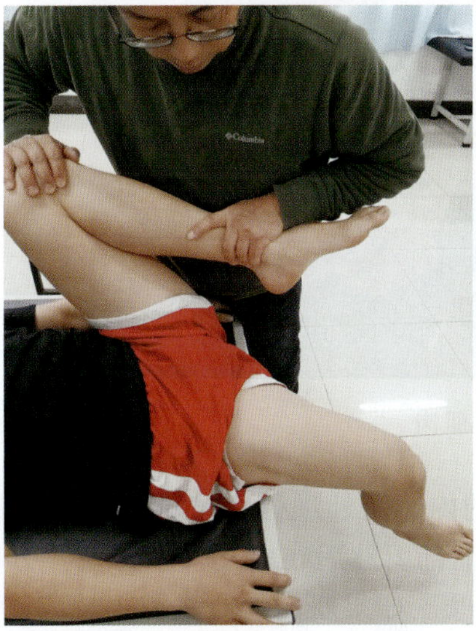

图 12-20　腘绳肌检查

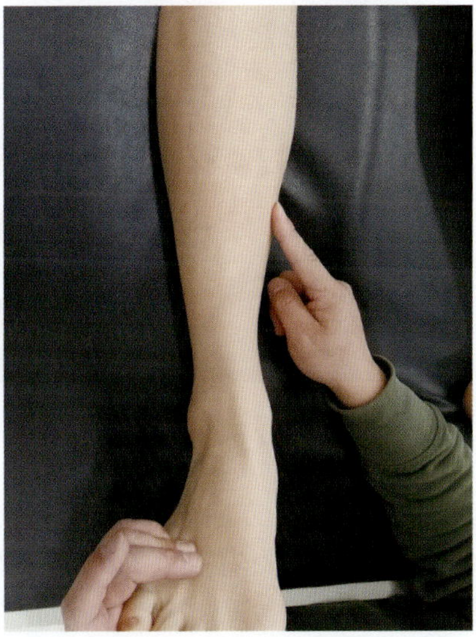

图 12-21　胫后肌检查

四、触诊

双手触摸检查局部温度、皮肤局部湿度、局部是否有水肿的表现、局部肌肉痉挛和压痛。

注意：腹股沟部位不仅因肌肉和滑囊受刺激可引发疼痛，而且该部位也是感觉敏感区。

第三节　手法选择与应用

髋关节手法的选择主要基于主客观评估的结果、临床的资料。针对不同的组织问题或疼痛分类，采取不同的治疗手段。

一、肌肉松解手法

1. 松解臀部肌肉

目的:松解深部组织。

患者体位:侧卧位,屈膝屈髋。

治疗师体位:站于患者背后。

手的位置:用双手拇指、单手拇指以及小鱼际侧面进行快速按摩,松解深部组织。越接近肌肉附着点,按摩越轻快。

步骤:见图 12-22。

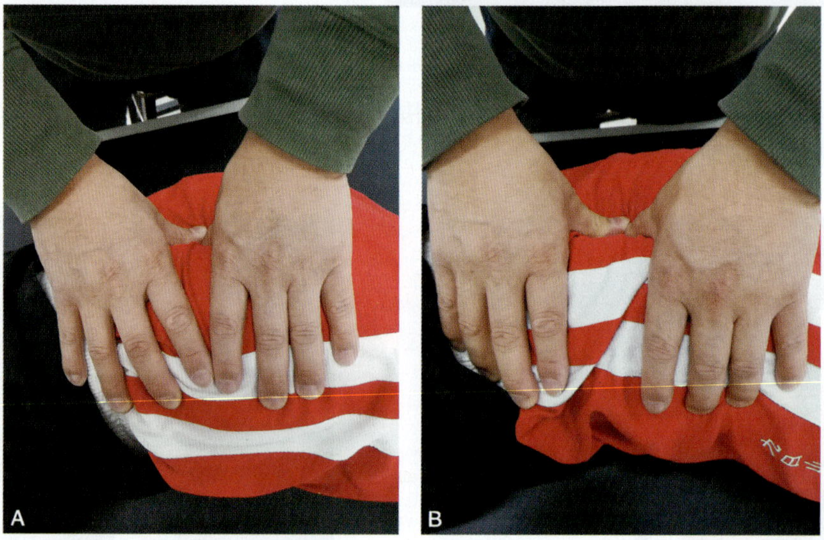

图 12-22 松解臀部肌肉

与肌纤维成垂直方向进行快速按摩,由臀中肌的内侧向外进行。起始于肌肉的最上部分(髂嵴下方的肌肉附着点处),行进至转子外侧最上部。然后在上述按摩部位下方(由髂嵴到转子部位)进行按摩,最终完成对整块肌肉的按摩。如果肌肉的肌张力仍较高,可先对臀肌和内收肌实施肌肉收缩放松技术,然后重复进行按摩。

从转子上方前侧臀小肌的附着部位轻拍臀小肌。

从髂骨的外侧(髂前上棘后方)至转子的前上部位进行一系列的由内向外的深部按摩。因为臀小肌除起止点部位,大部分位于臀中肌的下方,因此按摩时的力度要穿透臀中肌直至臀小肌才有效。

2. 松解内收肌

目的:从股骨中线松解大腿内侧的组织。

患者体位:患者俯卧位,左侧大腿保持伸直位,右侧膝关节屈曲并放于枕头上,躯干保持中立位(没有旋转)。

治疗师体位:治疗师站于患者右侧。

手的位置:指尖、拇指、双拇指尖将内侧大腿的后侧软组织向后方推移,将前侧软组织向前方推移。

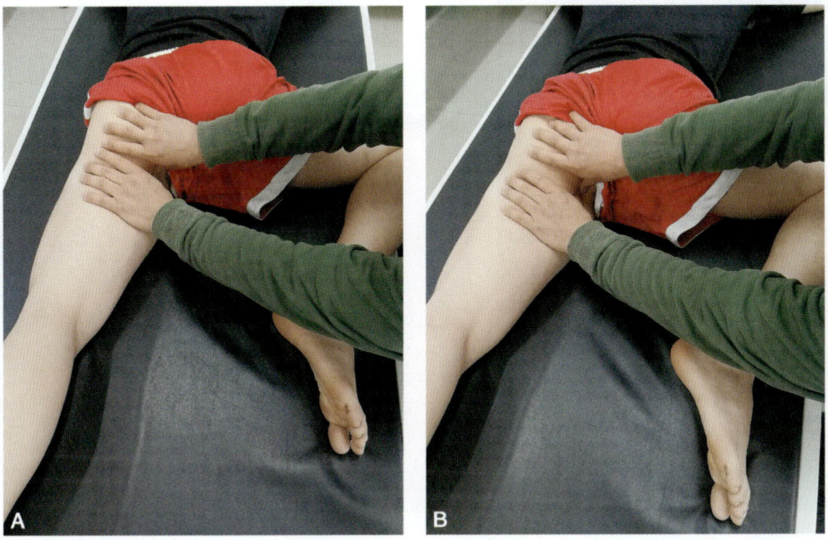

图 12-23 松解内收肌

步骤：见图 12-23。①治疗师双手环抱耻骨下方的大腿部位，将双拇指置于大腿的内侧中线部位，在内侧大腿的前方部分，自后向前进行按摩，然后再自上向下进行按摩，直至内收肌结节。②对内侧大腿后方的软组织进行按摩，自耻骨下方开始由前向后进行按摩，直至膝关节的上方。③由后向前对大腿内侧前方组织进行按摩，由大腿近端向远端进行，直至膝关节的上方。④松解大腿内侧后侧部分的软组织，患者尽量靠近治疗师可以使操作更方便舒适。治疗师用拇指自前向后对内侧大腿后侧部分进行按摩。

3. 松解腘绳肌

目的：松解紧张腘绳肌。

患者体位：俯卧位，双踝下放一枕头。

治疗师体位：治疗师站立位，面对患者的头部。在替换治疗时，面向治疗床。

手的位置：双手拇指或单手拇指松解紧张的腘绳肌。

步骤：见图 12-24。①治疗师将拇指放于患者大腿的中线，坐骨结节远端的部位。通过深部按摩自内向外松解软组织，然后向下按摩至整个大腿的后部，直至其在腓骨的止点。②用拇指从中线自外向内松解半腱肌、半膜肌，从坐骨结节略下方向下，直到膝关节为止。③松解内侧腘绳肌和内侧大腿的另一种体位是，治疗师面对床站立，将拇指放于大腿的中线部位坐骨结节下方，用拇指在内侧方向上进行深部按摩，从这股结节的下方直至膝关节处。④松解股二头肌和大腿外侧的另一种体位是，治疗师站在对侧，面向按摩床，将双拇指放于大腿的中线部位，用拇指向外侧进行轻柔的按摩，从坐骨结节的下方直至膝关节处。⑤松解腘绳肌在坐骨结节附着点，用拇指或其余四指的指尖在背侧和前侧对感觉增厚的软组织进行轻轻按摩，松解粘连，包括股骨远端及坐骨结节。

4. 松解股四头肌及内收肌

目的：①松解大腿部位旋转的软组织；②恢复特殊的肌肉。

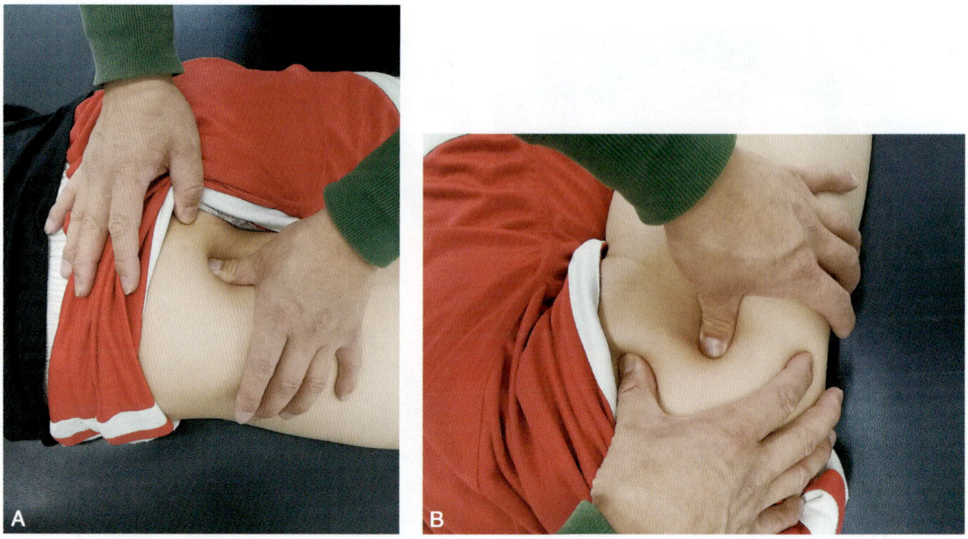

图 12-24 松解腘绳肌

患者体位:患者仰卧位,进行按摩时,膝关节屈曲或膝关节下方放一枕头,然后逐渐进一步屈曲髋关节和膝关节。

治疗师体位:治疗师面向患者站立。一腿屈膝放于按摩床上。

步骤:①患者腿部伸直或膝部垫枕。治疗师双手环抱大腿上部,用大范围浅按摩来松解肌肉组织和关节囊。右腿的按摩方向为逆时针方向,左腿为顺时针方向。从腹股沟韧带下方开始,按摩至髌骨上方。②治疗师屈膝置于按摩床上,将患者下肢放在治疗师的大腿上(也可在患者的膝关节下方多放几个枕头),使下肢成 4 字形。这一体位髋关节张开,关节囊放松。治疗师双手环抱大腿上部,从腹股沟韧带下方开始至髌骨上方,采用浅按摩松解肌肉组织和关节囊。③将患者的下肢张开呈外展外旋位放于按摩床上,从而使患者的下肢成 4 字形,如果该体位不舒服,可在腿下放一枕头。运用拇指在大腿内侧部分的中线处开始由内向外,由后向前对内收肌进行深部按摩,并将整个大腿内侧彻底放松。

5. 松解腹股沟韧带部位软组织

目的:松解位于腹股沟韧带下方的缝匠肌、耻骨肌、股直肌、髂腰肌等软组织。

患者体位:仰卧位。

治疗师体位:站立于患者体侧。

手的位置:将指尖放于髂前上棘与耻骨联合连线中点处,寻找股动脉的搏动点。在对此部位按摩时,不要用力按压股动脉。

步骤:①将患者的膝关节放于治疗师的大腿上,或置于枕头上,松解腹股沟韧带下方肌肉与肌腱结合部位。运用指尖由内向外、由髂前上棘方向直至长收肌部位进行快速的深部按摩。②使患者髋关节屈曲 90°,在试图向足侧牵拉时,嘱患者进行对抗,同时在此位置下对髂腰肌进行收缩放松技术,随后用头侧的手指尖由内向外,对腹股沟下方组织进行短促的深部按摩。同时,治疗师用一手握住膝关节,对膝关节进行环形的摇动,右侧成逆时针摇动,左侧为顺时针方向摇动。(图 12-25)

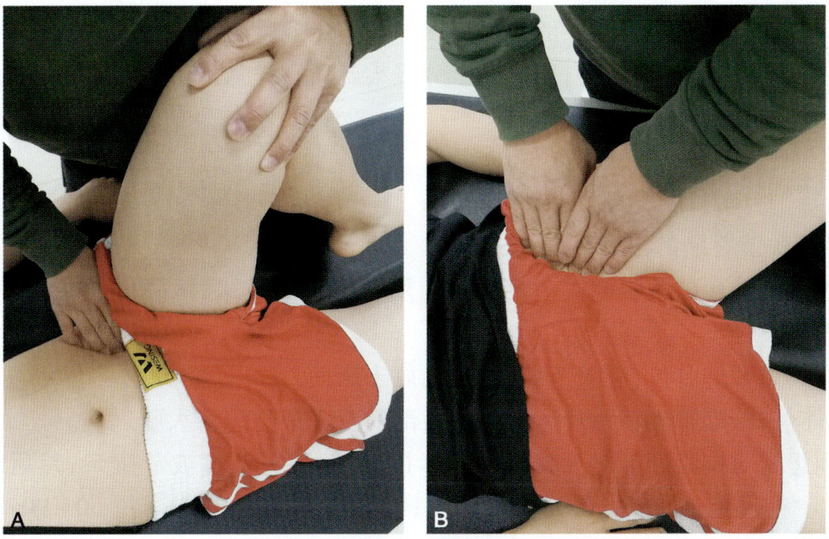

图 12-25 松解腹股沟韧带部位软组织

6. 松解阔筋膜张肌、髂胫束和转子滑囊。
目的：松解阔筋膜张肌、髂胫束和转子滑囊。
患者体位：俯卧位或侧卧位。
治疗师体位：站立位。
步骤：见图 12-26。

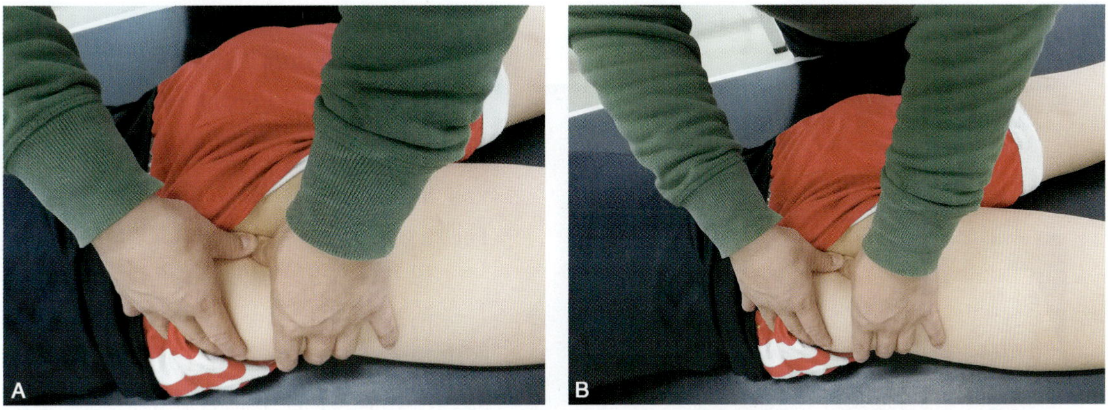

图 12-26 松解阔筋膜张肌、髂胫束和转子滑囊

用拇指或指尖在髂前上棘与大转子后侧之间进行快速的深部按摩，如果该部位已经存在瘢痕，在每次按摩时将下肢摇摆至外旋位。如果瘢痕不太严重，治疗师一手握住膝部远端，向内侧摇摆肢体并进行分离按摩。另一手则在该区域的外侧和后侧进行按摩。

如果存在髂胫束瘢痕，则让患者侧卧位，屈膝屈髋，治疗师站于按摩床旁面对患者，用双手拇指由前向后对膝关节上方的髂胫束进行深部按摩。

如果有转子滑囊的问题，让患者侧卧位，屈膝屈髋，治疗师站于按摩床旁面对患者，在大腿外侧涂抹润滑剂，用一手或双手的虎口持续轻轻按压股骨干上端的外侧和后侧，直至大转子的上方。对于急性滑囊炎患者，按摩要十分轻柔。通常先从滑囊的最上端开始，逐渐向远端按摩。通过按压挤出滑囊的液体。

二、肌肉能量技术

1. 急性髋关节疼痛的治疗

目的：髋关节的屈曲常引起关节疼痛。应用肌肉能量技术，可降低屈肌的肌张力，并对关节减压。

患者体位：患者仰卧位，髋关节屈曲，双足放于床面。

治疗师体位：治疗师坐在治疗床上患者足部。双手握住患者大腿远端。

步骤：嘱患者对抗治疗师对大腿向下的牵拉，保持髋关节囊被牵拉 5s，然后放松。如此重复 3~5 次。循环数次之后，当关节放松时，将大腿向足的方向牵拉 30~90s。如此重复数次。

2. 松解耻骨肌和内收肌

目的：通过收缩放松技术和等长收缩放松技术降低肌肉张力，拉长短缩且易扭伤的耻骨肌和内收肌，彻底消除髋关节内收的受限和疼痛。

患者体位：患者仰卧位。

治疗师体位：站立于患者体侧。

步骤：治疗师将患者膝关节向外侧推移，同时叫患者对抗，尽量使髋关节进一步外展，保持约 5s。嘱患者放松，然后慢慢的使髋关节进一步外展，逐渐拉长内收肌和耻骨肌，如此重复几次。（图 12-27）

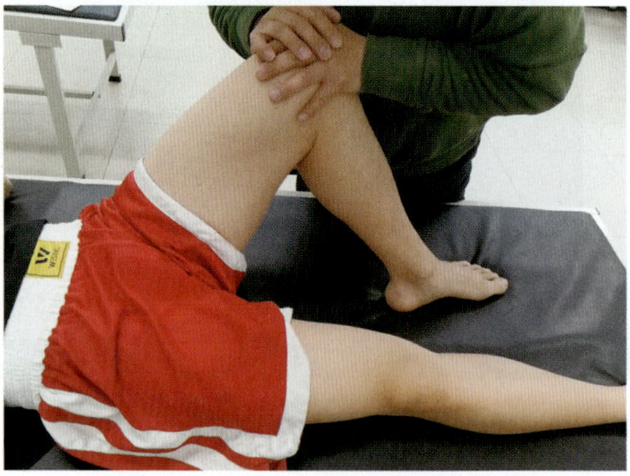

图 12-27 松解耻骨肌和内收肌

3. 松解股直肌

目的：股直肌与膝关节囊相连，股直肌短缩紧张是膝关节功能障碍的原因之一。通过收缩放松技术可以松解放松股直肌。

患者体位：患者仰卧，屈膝屈髋。

治疗师体位：治疗师一腿屈膝置于床上患者大腿下方。治疗师一手置于腿部远端，另一手置于患者膝部。

步骤：嘱患者足部轻轻抬离床面，然后对抗治疗师向下的压力。放松并将足放于床面，嘱患者对抗治疗师向上的牵拉，使腿部不离开床面。该活动收缩腘绳肌对抗股四头肌，如此重复几次。

4. 松解内旋肌群

目的：松解影响髋关节旋转功能的内旋肌群。

患者体位：患者俯卧位，一侧膝关节屈曲。

治疗师体位:治疗师站立,一手握住患者踝部,另一手置于骶骨稳定骨盆,防止其旋转。

步骤:将下肢移向对侧,并向外旋髋关节,嘱患者对抗治疗师向对侧的推压,然后放松,重复以上动作。(图 12-28)

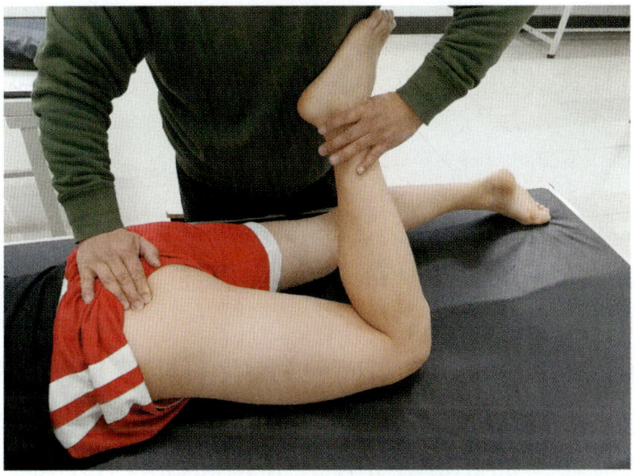

图 12-28 松解内旋肌群

5. 松解外旋肌群

目的:松解影响髋关节旋转功能的外旋肌群。

患者体位:患者俯卧位,一侧膝关节屈曲。

治疗师体位:治疗师站立,一手握住患者踝部,另一手置于骶骨稳定骨盆,防止其旋转。

步骤:向外侧移动下肢,内旋髋关节,向外侧牵拉踝部并嘱患者对抗牵拉,坚持 5s,然后放松,如此重复数次。

6. 松解腘绳肌

(1) 收缩放松技术松解腘绳肌

目的:收缩放松技术可以有效地松解腘绳肌,降低腘绳肌张力。

患者体位:患者俯卧位,一侧膝关节轻度屈曲,足放于枕头上。

治疗师体位:治疗师站立,一手放于腘绳肌上感觉肌肉收缩,另一手放于足跟背侧。

步骤:小腿压住枕头并试图伸直膝关节,让患者对抗该伸直力量 5s,然后嘱患者放松,并将足踝部放于枕头上。牵拉小腿,试图使其抬离枕头时叫患者对抗,并坚持约 5s,然后放松。重复以上动作。

(2) 等长收缩放松技术松解内侧腘绳肌和内收肌

目的:对腘绳肌进行评估,并拉长短缩的腘绳肌。

患者体位:患者仰卧,支撑腿的足跟置于床的边缘以稳定躯体。外展下肢。

治疗师体位:治疗师站于床边缘与患者外展的肢体之间。

步骤:下肢外展到内侧腘绳肌和内收肌尚未紧张的角度,重复以上练习。同样方法进行对侧肢体的练习。

使该侧肢体膝关节伸直,并且保持足中立位,外展肢体至张力产生,然后实施等长收缩放松技术,试图进一步外展该肢体,并嘱患者对抗外展活动 5s,然后休息几秒,然后再慢慢外展该肢体至新的外展极限。

(3) 收缩放松拮抗肌收缩技术松解腘绳肌

目的:使腘绳肌伸长。

患者体位:患者仰卧位,将患者的踝部置于治疗师的肩部。

治疗师体位:治疗师站立,双手环抱患者的膝部,保持膝关节伸直。

步骤:评估腘绳肌的长度,轻轻抬起下肢进行直腿抬高试验,同时实行肌肉收缩-放松-拮抗肌收缩技术,将患者的下肢置于肩上,然后向患者的头部方向抬起。患者用力对抗,坚持 5s。放松休息几秒后,患者主动向头部方向抬起下肢,并始终保持膝关节伸直位。然后放松,如此重复几次。然后进行对侧肢体的练习。

7. 松解臀大肌

目的：臀大肌是容易薄弱的肌肉，收缩放松技术松解臀大肌，并将肌纤维理顺。

患者体位：患者俯卧位，一侧膝关节屈曲。

治疗师体位：治疗师站立，一只手置于患者臀大肌，另一只手置于大腿后侧。

步骤：向上抬起患者大腿，使其离开床面，并对抗向下的压力。

如果臀大肌薄弱，患者将旋转躯干，抬高骨盆。切忌使躯干旋转。

8. 松解内收肌

目的：降低内收肌肌张力。

患者体位：患者侧卧于床边，上侧腿屈髋屈膝放于枕头上，下侧肢体伸直置于床面。

治疗师体位：治疗师站立在患者背后，一手置于患者骶骨部位，固定骨盆，另一手握住患者踝关节。

步骤：患者伸直的下侧肢体抬离床面约5s，切记使足与床面平行，并且躯干不能旋转。治疗师向下压下侧肢体时，让患者对抗下压，然后使患者放松并将肢体放于床面休息。当治疗师试图抬起下侧肢体时，让患者对抗，然后放松。如此重复几次。并用同样的方法练习对侧肢体。

9. 松解臀中肌

目的：评估臀中肌肌肉收缩启动模式，增强其力量。

患者体位：患者侧卧，并使躯干保持中立，下侧肢体屈曲约90°。

治疗师体位：治疗师站于患者背侧。

步骤：评估髋关节外展功能，让患者慢慢外展髋关节。髋关节处于外展35°伴轻度后伸外旋时，对臀中肌实施收缩放松技术。

将一只手放在踝关节附近，另一只手放于臀中肌和阔筋膜张肌处，当治疗师下压肢体时嘱患者对抗，对臀小肌施行收缩放松技术。行交互抑制肌肉放松技术时，患者肢体伸直并放于床上，当抬起肢体时嘱患者对抗。（图12-29）

10. 松解阔筋膜张肌

目的：通过收缩-放松技术和离心性收缩技术降低肌张力，拉长肌筋膜。

患者体位：患者仰卧位。

治疗师体位：治疗师站立，一手抓住患者的踝上部位，帮助患者屈曲髋关节并轻度外展内旋。将另一手放于阔筋膜张肌处，并感觉肌肉的收缩。

步骤：急性病变时可采用肌肉收缩放松技术治疗。当髋关节伸直内收时，嘱患者对抗此运动（即将肢体向对侧的肢体方向压迫）。放松并重复以上动作。利用肌肉离心性收缩技术治疗慢性疼痛。嘱患者持续对抗，并缓慢将肢体向对侧方向移动。实施肌肉交互抑制技术，使双侧肢体平放于床面，双足并齐。握住患者一侧足部，并试图使一侧肢体屈曲外展（使患者恢复开始时的体位），患者则对抗该运动。（图12-30）

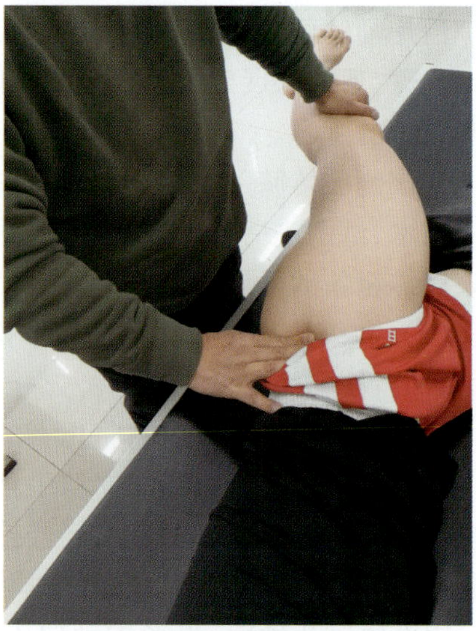

图12-29 松解臀中肌

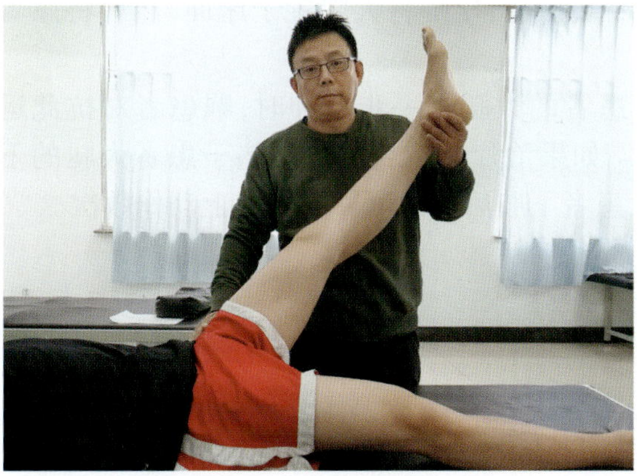

图 12-30 松解阔筋膜张肌

11. 松解阔筋膜张肌、髂胫束、腰方肌

注意：对于患有 LBP 的患者不能进行此治疗。

目的：等长收缩放松技术可有效地松解紧张和短缩的阔筋膜张肌、髂胫束、腰方肌，避免因此而导致的髋关节的内旋和膝外翻等问题。

患者体位：患者侧卧于床边缘，躯干上部位于床的前部，而骨盆则位于床的后方。下侧肢体的髋关节和膝关节屈曲，上侧肢体伸直，悬于床的边缘。

治疗师体位：治疗师站立在患者背后，一手放于大腿远端，另一手放于阔筋膜张肌和腰方肌处。

步骤：治疗师向下方压迫肢体时，嘱患者对抗约 5s，然后嘱患者放松几秒。重复以上动作数次。同样练习对侧肢体。（图 12-31）

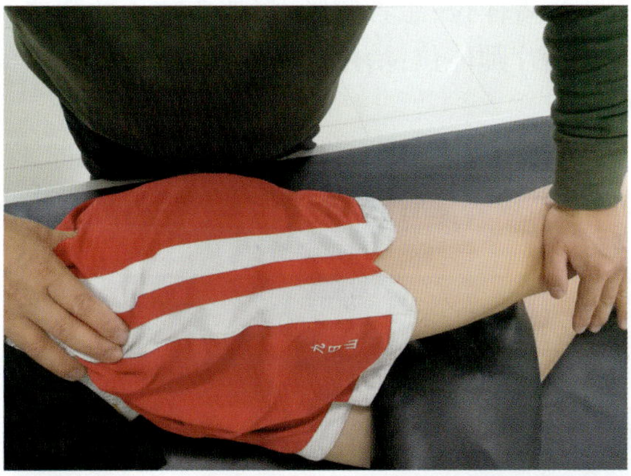

图 12-31 松解阔筋膜张肌

12. 松解耻骨肌、内收肌群

目的：采用收缩-放松-拮抗肌收缩技术，松解耻骨肌、内收肌群，增强髋关节的外展功能。

患者体位：患者仰卧，双髋关节屈曲、外旋、外展至较舒服的体位。双足踏于床面中线处，患者腰部平卧，防止过度前凸。

治疗师体位：治疗师站立。

步骤：治疗师双手置于患者大腿的远端，试图将膝关节压向床面时嘱患者进行对抗约 5s，然后放松几秒。嘱患者收缩臀部肌肉（臀肌和外旋肌），尽量使膝关节靠向床面，然后放松。重复以上动作数次。

13. 增强内旋功能

注意：禁止用于髋关节置换的患者。

目的：罹患关节囊炎或关节炎（关节退变）的患者，内旋功能受限是首发症状。肌肉力量技术可有效恢复关节内旋功能。

患者体位：患者仰卧位，患侧肢体屈髋屈膝 90°，确保髋关节处于中立位（没有内收或外展）。

治疗师体位：治疗师一只手置于膝关节的外侧，另一手握住患者踝关节部。

步骤：治疗师向外牵拉患者下肢并内旋至较舒适位置，当进一步向外牵拉及内旋下肢时，嘱患者对抗此运动，同时按压并稳定膝关节，然后放松。重复以上动作数次。

14. 延长前侧关节囊，增加髋关节的后伸范围

目的：使用肌肉力量技术延长前侧关节囊，增加髋关节的后伸范围。

患者体位：患者俯卧位。

治疗师体位：治疗师将手放于患者大腿远端，或者治疗师将大腿置于床面，然后将患者的大腿放于治疗师的大腿上。

步骤：将大腿置于最大被动后伸位。当将患者的大腿进一步后伸时，嘱患者对抗此运动，然后放松。随后进一步将患者的大腿后伸。如果治疗师将自己大腿垫于患者大腿的下方，则将自己的大腿向患者头部方向移动，加大患者下肢后伸角度。重复以上动作数次。

三、关节松动术

1. 前后运动

目的：增加髋关节的前后活动范围。

患者体位：患者侧卧，保持髋关节中立位。

治疗师体位：治疗师站立位，一手置于其髂嵴固定骨盆，另一手在大转子前。

步骤：患者侧卧，将枕头放于两腿之间，保持髋关节中立位，治疗师左手置于臀部并固定骨盆，右手在大转子前面，由前向后施加压力。（图 12-32）

2. 后前运动

目的：增加髋关节的前后活动范围。

患者体位：患者侧卧，将枕头放于两腿之间，保持髋关节中立位。

治疗师体位：治疗师站立位，一手扶住髂前上棘的前面，以固定骨盆，另一手置于大转子后面。

步骤：患者侧卧，将枕头放于两腿之间，保持髋关节中立位。治疗师右手扶住髂前上棘的前面，以固定骨盆，左手在大转子后面由后向前施加压力。（图 12-33）

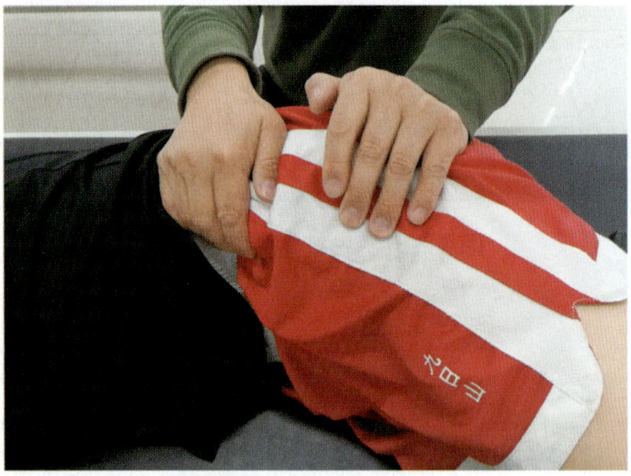

图 12-32 前后运动

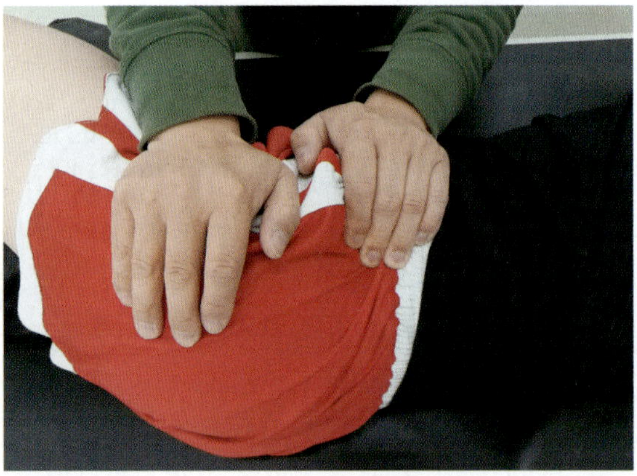

图 12-33 后前运动

3. 纵向运动

目的：增加髋关节的纵向活动范围。

患者体位：患者仰卧位。

治疗师体位：治疗师站立位，双手握住患者膝关节上方。

步骤：治疗师双手紧握股骨内外髁的近端，向踝部方向牵拉股骨。（图 12-34）

4. 侧方移动

目的：增加髋关节的内外侧方向活动范围。

患者体位：患者仰卧，髋膝关节屈曲，靠在治疗师身前。

治疗师体位：治疗师站立位，双手环抱患者大腿。

步骤：患者屈髋 90°，治疗师双手环抱在大腿内侧，向外牵拉大腿。为加强活动，检查者可用肩部抵住患者膝关节。（图 12-35）

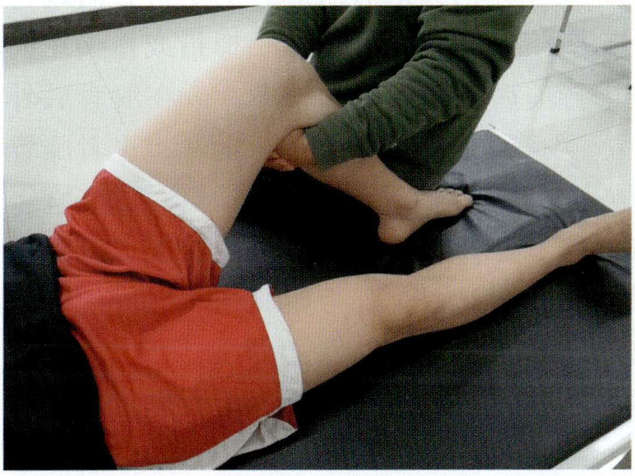

图 12-34　纵向运动

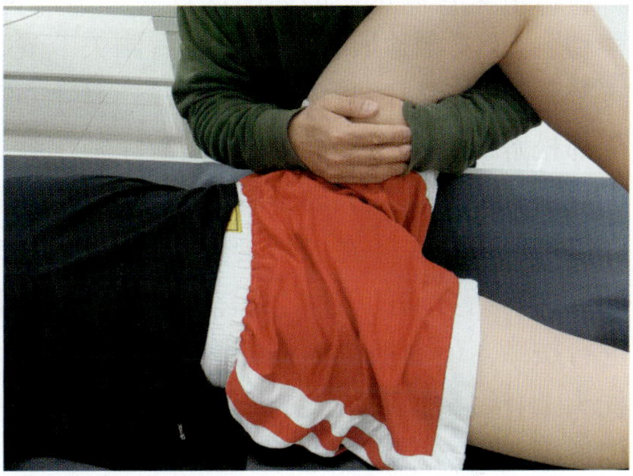

图 12-35　侧方移动

四、神经松解手法

1. 在坐骨大结节处松解坐骨神经

注意：如果患者直腿抬高试验呈阳性，则不能进行此按摩。此按摩适用于大腿慢性、轻度、弥漫性的麻木疼痛患者。

髋关节的持续屈曲动作将导致坐骨神经的紧张，而被卡压于坐骨大结节。髋关节旋转肌的紧张，也可以导致坐骨神经的卡压。

目的：松解坐骨神经，缓解和治疗大腿慢性、轻度、弥漫性的麻木和疼痛。

患者体位：患者俯卧，屈膝屈髋，使臀部浅层的软组织尽量放松。

治疗师体位：站立。

坐骨结节的体表标志：①髂后上棘外缘的垂直向下；②大转子最上缘的内外水平沿线交点。

步骤：从臀部外上方向上（向肩部方向）进行深部按摩，在坐骨大结节处松解坐骨神经。如果坐骨神经有炎症，则在坐骨结节处有瘢痕的感觉。如果存在神经卡压，按摩时患者会感觉下肢轻微的麻木疼痛。如果疼痛放射至腰部棘突部位，可能伴有神经根的病变，如椎间盘突出、间盘炎等，应停止按摩。整个坐骨结节区域约需按摩 1min。（图 12-36）

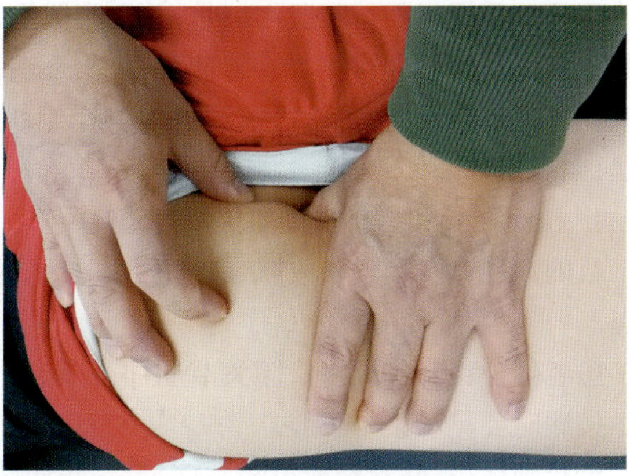

图 12-36　松解坐骨神经

2. 松解腘绳肌附着点及后侧关节囊

目的：在股骨的后内侧松解肌肉附着点及后侧关节囊。

患者体位:俯卧位,将枕头置于踝关节下方以放松腘绳肌;或者治疗师膝关节屈曲放于按摩床上,将患者的下肢放在自己的大腿上。

治疗师体位:站立位或单腿站立,另一腿屈膝置于治疗床上。

步骤:①采用快速的深部按摩手法从上向下按摩整个股骨干区域。双手指交替或四指与拇指交替做快速的深向浅按摩。治疗师的手指由内向外沿着肌纤维的走行方向进行移动,力量要深达股骨。②松解后侧关节囊。患者俯卧位,治疗师用双手拇指或指尖在大转子外缘内侧与髋骨内侧之间区域,从上向下进行前后方向的轻柔按摩。③在股骨后外侧部松解股外侧肌和股中间肌,治疗师单腿站立,另一腿屈膝置于治疗床上。将患者腿置于自己大腿上。从大转子的下方开始,双手指交替或四指与拇指交替的进行轻按摩,直至膝关节的上方。④在股骨后侧中线部位、大转子的下方对股二头肌、大收肌、臀大肌附着处进行前后方向的按摩。⑤在股骨最内侧部位,臀肌的下方对耻骨肌、长收肌、股内侧肌进行按摩。⑥在股骨内侧松解肌肉附着点。患者侧卧,下方腿伸直,上方腿屈曲,并置于枕头上,治疗师双手指交替或四指与拇指交替的从股骨近端至膝关节的上方进行前后的轻按摩。

3. 松解髋关节前方的神经

目的:松解腹股沟以上髋关节前方的股神经、生殖股神经、股外侧皮神经、闭孔神经、髂耻滑囊等组织。

患者体位:患者侧卧位,屈髋屈膝,轻度外展。

治疗师体位:站立位或单腿站立,另一腿屈膝置于治疗床上。也可以在患者屈髋 90°时,用一只手固定髋关节,另一手由内向外进行按摩操作。

步骤:①治疗师用指尖,沿腹股沟韧带上缘进行前后方向的轻按摩,松解与腹股沟韧带相互编织的筋膜组织。②治疗师双手重叠,用手指在患者腹股沟上方,身体中线的稍外侧腹部进行快速的深部按摩,松解腹股沟韧带上方的闭孔神经。双手外移,在腰肌的内侧进行内外方向上的深部按摩以松解生殖股神经。③治疗师将手指尖放于腹股沟韧带上方,耻骨联合与髂前上棘连线的中点处,进行内外方向上的深部按摩,可以松解股神经(股神经位于髂肌和腰肌之间,腹股沟韧带的上方,耻骨联合与髂前上棘连线的中点处)。④从腹股沟韧带的上方至髂前上棘处,沿骨的自然曲线,做内外方向上的深部按摩,可以松解股外侧皮神经。⑤治疗师一手拇指平行腹股沟韧带,并在腹股沟韧带下方向上方按摩髂耻滑囊,另一手同时将髋关节向对侧肩部提拉。⑥腿伸直,大腿近端涂抹润滑剂,从大腿近端至腹股沟韧带进行长时间持续的轻按摩,可以松解腹股沟淋巴组织。如果在腹股沟韧带下方增加轻柔的挤压手法,效果更好。

4. 松解耻骨和坐骨支的肌肉附着点

目的:松解大收肌、长收肌、股薄肌、耻骨肌、短收肌、闭孔神经在耻骨和坐骨支的肌肉附着点。

患者体位:患者仰卧位,髋关节屈曲外展,膝关节屈曲,放于治疗师的大腿上,或腿下垫枕。按摩时要晃动整个下肢。

治疗师体位:站立位或单腿站立,另一腿屈膝置于治疗床上。

步骤:①治疗师单腿站立,另一腿屈膝置于治疗床上,将患者的下肢放在自己腿上。治疗师用前臂压住并固定患者的大腿，用指尖从耻骨支上方长收肌的附着点开始，在长收肌上进行快速的后前方向按摩。按摩时，治疗师通过摆动全身以增加透入的力度。②治疗师单腿站立，另一腿屈膝置于治疗床上，将患者的下肢放在自己腿上。治疗师用前臂压住并固定患者的大腿，用指尖在耻骨支（长收肌附着点）的下方松解股薄肌和短收肌。按摩时，治疗师通过摆动全身以增加透入的力度。③用指尖在耻骨支的下方和坐骨结节部位进行快速的后前方向按摩，以松解大收肌。④用指尖在耻骨支上松解耻骨肌。⑤闭孔神经沿耻骨肌的下方进入大腿。因此，治疗师将指尖放于长收肌近端的外侧，沿耻骨肌边缘进行后前方向的深部按摩，然后在长收肌内侧和下方进行后前方向的按摩，彻底松解闭孔神经。

5. 在股骨干内侧和前侧及关节囊的前侧松解肌肉附着点

目的：松解髂腰肌、股内侧肌、股中间肌、股外侧肌、臀小肌、缝匠肌、阔筋膜张肌、耻骨肌等肌肉在股骨干内侧和前侧及关节囊前侧的附着点。

患者体位：患者仰卧位，屈髋屈膝或髋关节屈曲90°左右，治疗师用一只手由内向外进行深部按摩，另一手固定髋关节或由内向外摇摆髋关节。

治疗师体位：站立位。

步骤：①在髂前上棘上松解缝匠肌的附着点，用指尖或双手拇指反复进行小幅度的按摩，向缝匠肌附着处的外侧和后侧移动双手，用同样的后前方向按摩松解阔筋膜张肌。②髂前下棘位于髂前上棘下方内侧。在髂前下棘处用指尖或双手拇指反复进行小幅度的按摩，以松解股直肌。③髋关节屈曲90°，松解前侧关节囊。一只手握住膝关节，另一只手的指尖在髂前下棘下方与转子间线之间，对大腿进行后前方向按摩，同时摇动大腿。④用指尖在大转子的前上方松解臀小肌和股外侧肌。按摩时摇动下肢。⑤用指尖或双手拇指在股骨干的前侧，由内向外进行后前方向的按摩，以松解股中间肌。⑥在小转子上松解髂腰肌的附着点。大腿屈曲外展放于治疗师的大腿上，一只手放于长收肌，另一只手放于缝匠肌和股直肌，此时髂腰肌位于两手之间。小转子位于股骨干的后内侧、大转子斜下方。用手指尖由后向前的按摩，同时晃动全身增加，不要在小转子的内侧的动脉搏动处按摩。

第四节　典型病例（髋关节囊炎）

1. 主客观评估

病史：某某，48岁，1.73m，男性。主诉左侧腹股沟疼痛，疼痛为弥漫性深部疼痛，长时间行走后疼痛加重，既往无腹股沟疼痛，无背部疼痛史，无髋关节及下腰部外伤史。

查体：骨盆倾斜，左侧髂骨略高。主动活动范围内旋受限但无疼痛。被动内旋活动范围减少一半以上，并在腹股沟处引发疼痛感及关节囊终末感。检查发现髂腰肌、股直肌、阔筋膜张肌短缩。

2. 分析与诊断

（1）腹股沟部弥漫性深部疼痛，骨盆倾斜，说明有关节囊增厚。

（2）长时间行走后疼痛加重，内旋受限、被动内旋引发疼痛感及关节囊终末感说明有关节囊短缩或纤维化，内收肌短缩。

（3）髂腰肌、股直肌、阔筋膜张肌短缩表明屈髋肌短缩紧张。

3. 问题清单

(1) 弥漫性深部疼痛。
(2) 长时间行走后疼痛加重。
(3) 骨盆倾斜。
(4) 内旋受限。
(5) 关节被动活动可引发关节囊终末感。
(6) 屈曲肌群紧张。
4. 目标 止痛,纠正内收受限,恢复关节囊长度,恢复屈肌群长度。
5. 治疗计划
(1) 肌肉收缩放松手法治疗髂腰肌、股直肌、阔筋膜张肌短缩。
(2) 手法按摩放松髂腰肌、股直肌、阔筋膜张肌。
(3) 关节松动术手法纠正内旋功能,松解关节囊。
(4) 等长收缩放松技术手法松解内收肌群。
6. 干预手法
(1) 肌肉能量技术。
(2) 髂腰肌、股直肌、阔筋膜张肌放松手法按摩。
(3) 关节松动术。
(4) 肌肉牵拉放松。

(庞晓峰)

参 考 文 献

[1] 叶伟胜,Jonathan Thomas Juzi(瑞士). 骨科康复实践. 北京:人民军医出版社,2010.
[2] James RA,Gary LH,Kevin E. Physical Rehabilitation of the Injured Athlete. Saunders,Elsevier Inc. 2012.
[3] Anderson K,Strickland SM,Warren R. Hip and groin injuries in atheles. Am J Sport Med. 2000,29(4):521-530.
[4] Lacroix VJ:A complete approach to groin pain. Physician Sports Med. 2000,28(1):32-37.
[5] Swain R,Snodgrass S. Managing groin pain,even when the cause is not obvious. Physician Sports Med. 1995,23(1):54-62.
[6] Centers for Disease Control and Prevention:Health-related quality of life among adults with arthritis:behavioral risk factor surveillance system. MMWR Morb Mortal Wkly Rep. 2000,49(17):366.
[7] Cameron HU. The Cameron anterior osteotomy/Bono JV. Total Hip Arthroplasty. New York:Springer-Verlag,1999.

第十三章

膝关节疾病

第一节　膝关节常见疾病的临床表现

一、前交叉韧带损伤

前交叉韧带（anterior cruciate ligament，ACL）损伤最常见于足球、篮球、羽毛球、滑雪、高尔夫和日常生活中的滑倒伤，典型的前交叉韧带损伤发生于运动时足固定膝关节做扭转、外翻动作或起跳落地动作时膝关节过伸，常合并膝关节内侧结构的损伤，从而出现膝关节内侧不稳定。患者常主诉受伤时感到或听到膝关节内“砰”的断裂声，伴随膝关节肿胀、疼痛，不能继续运动，但往往经过一个月左右的制动、休息后，患膝基本能恢复行走等日常活动，但在剧烈体育活动时会有膝关节不稳感，典型表现为运动中不能用患肢落地或支撑身体，因患者有明显的恐惧感、不稳感或关节错动感。患膝因反复扭伤可能会表现为关节积液、疼痛及交锁症状。

二、后交叉韧带损伤

后交叉韧带（posterior cruciate ligament，PCL）损伤最常见的原因是高能量损伤使胫骨前方受到向后的暴力，如车祸伤中急刹车、重物砸伤、高处坠落等，也可见于身体冲撞对抗性运动中的跪地伤，单纯的 PCL 损伤较为少见，多合并膝关节其他韧带结构损伤，临床表现为膝关节肿胀、疼痛，腘窝处可见瘀斑，陈旧性 PCL 损伤主要表现为膝关节疼痛和不稳感，胫骨前缘出现后沉。

三、半月板损伤

半月板（meniscus）损伤好发于中青年运动人群，多数有明显外伤史，临床表现为膝关节内、外侧间隙的疼痛，并可伴随有关节响声、交锁或别卡感。急性期膝关节有明显疼痛、肿胀和积液，关节屈伸活动障碍。急性期过后，肿胀和积液可自行消退，但活动时关节仍有疼痛，尤以上下楼、上下坡、下蹲起立、跑、跳等动作时疼痛更明显，疼痛以关节间隙压痛为主要特征，严重者可跛行或屈伸功能障碍，部分患者有交锁现象，或在膝关节屈伸时有弹响。

四、骨关节炎

骨关节炎(osteoarthritis)属于退行性病变,由于年龄、肥胖、长期重体力劳损、手术史、关节先天性异常、关节畸形等诸多因素引起的关节软骨退化损伤、关节边缘和软骨下骨反应性增生,又称骨关节病、退行性关节炎、老年性关节炎、肥大性关节炎等。临床表现为不同程度缓慢发展的关节疼痛、肿胀、压痛、僵硬、关节活动受限和关节畸形等。病情进一步发展加重时,下蹲困难,夜间疼痛,影响睡眠和正常生活。晚期由于磨损严重,膝关节不能完全伸直,关节腔内可出现关节积液和游离体,造成关节内绞锁。

五、髌股关节不稳定

髌股关节不稳定的患者可能有外伤史,也可能有发育性的原因。复发性髌骨脱位既往曾有一次或多次髌骨外侧脱位病史,并且在没有或有很小的外伤因素就会导致髌骨脱位。临床表现为髌骨错动感或脱位感,膝前疼痛,膝有发软或踏空感,髌股关节摩擦感、膝关节肿胀,上下楼困难、起立下蹲困难,髌骨外推有明显的恐惧感。

六、后外侧复合体损伤

后外侧复合体(posterolateral complex,PLC)是近年膝关节运动损伤领域的热点问题,引起了学术界的高度重视。膝关节后外复合体是控制膝关节后向稳定性的次级稳定结构,由静态稳定结构(外侧副韧带、弓形韧带、豆腓韧带和后外侧关节囊)和动态稳定结构(髂胫束、股二头肌、腘肌腱、腘腓韧带)组成,主要是限制胫骨过度外旋,限制膝关节内翻和限制近伸直位的胫骨后移。PLC 损伤约占膝关节韧带损伤的 16%,极少单独损伤,常合并后交叉韧带和(或)前交叉韧带损伤,典型的受伤机制是膝关节过伸时遭受内翻和外旋应力,临床表现为膝关节后外疼痛,站立时不适感,膝关节过伸感和错动感。PLC 损伤可能合并神经血管损伤。

七、内侧副韧带损伤

膝关节内侧副韧带损伤在体力劳动和体育运动中较常见。膝关节无论是伸直位或屈曲位,强迫小腿外展的暴力,使膝关节突然外翻,即可引起膝内侧副韧带损伤。膝关节微屈时,暴力直接作用于膝外侧,也可引起膝内侧副韧带损伤。关节囊韧带中部断裂时,常合并内侧半月板边缘撕裂,或合并前交叉韧带断裂。轻度扭伤或挫伤者可见膝关节内侧部疼痛,局部有轻微肿胀和明显压痛。当韧带断裂时,除局部肿痛加重外,可在韧带断裂的裂隙,继而出现广泛性的膝及膝下部的瘀斑,膝关节功能明显障碍,活动时关节有松动不稳的感觉,膝关节呈半屈曲位 45°左右,压痛点在股骨内上髁。临床表现和诊断有明显的小腿外展、外旋的受伤史。膝内侧疼痛、肿胀、皮下淤血。部分断裂时,走路疼痛,能完成日常活动;如果损伤严重膝内侧副韧带完全断裂,则疼痛剧烈,患肢不能负重而丧失功能。浮髌试验阳性,韧带紧张试验阳性,膝关节外翻应力试验阳性。

八、外侧副韧带损伤

单纯膝关节外侧副韧带损伤比较少见,多由暴力作用于小腿内侧使外侧过度应力造成。受伤时可听到有韧带断裂声,因剧烈疼痛而不能继续运动或工作,膝外侧局部剧痛、肿胀、有时有淤斑,膝关节不能完全伸直。外侧副韧带断裂多发生在止点处,多数伴有腓骨小头撕脱骨折,故临床主要症状为膝关节外侧局限性疼痛,腓骨小头附近肿胀,皮下淤血,局部压痛,膝关节活动障碍,有时合并腓总神经损伤。

九、髂胫束综合征(髂胫束炎)

髂胫束炎是膝关节外侧疼痛最为常见的原因之一,好发于长跑、竞走运动员和长距离自行车运动员。由于结构性异常、训练方法不科学、髂胫束柔韧性不够或髋外展肌群力量不足,导致髂胫束反复与股骨外上髁摩擦导致髂胫束局部炎症或滑囊炎,髂胫束典型表现为股骨外上髁或其周围的疼痛和肿胀,以刺痛为主,日常行走疼痛多不明显,跑步时疼痛明显加剧,在下坡时尤为疼痛,膝关节屈曲 20°~30°或伸直时疼痛最为明显;髋关节外展时力量下降,滑囊炎症严重时,疼痛甚至会放射至大腿及小腿的外侧,并伴有弹响。

十、胫骨结节骨软骨炎

本病又称 Osgood-Schlatter 病,主要是髌韧带的胫骨结节附着处发生肌腱炎、腱鞘炎或肌腱下滑囊炎,与邻近形成的病灶钙化和骨化造成局部隆凸,该病是青春期和青年运动员常见病,多有剧烈运动史,男性多见,可单侧发生,也可以双侧罹患。多见于篮球、足球、体操与技巧等项目。主要临床表现为胫骨结节处的局限性疼痛,多有轻度肿胀,跑步、跳跃和上下楼时加重,休息后疼痛可减轻或消失。查体患者胫骨结节处肿胀、压痛,伸膝抗阻时胫骨结节处疼痛。本病随年龄增长症状减轻,于骨骺完全骨化、髌腱强硬后疼痛症状消失,但胫骨结节处仍隆起。发育期后遗留疼痛少见,多为伴发肌腱炎、髌腱下游离骨块或滑囊炎。

十一、鹅足滑囊炎

缝匠肌、股薄肌与半腱肌的联合腱止点有致密的纤维膜相连,形同鹅足而得名,鹅足滑囊位于鹅足肌腱下与胫骨之间,长时间进行跑跳运动后,由于膝关节过度屈伸、旋转,鹅足滑囊经过长期、反复、持续地摩擦和压迫导致劳损,发生鹅足滑囊炎(anserina bursitis)。鹅足滑囊炎主要表现为膝关节内侧疼痛,鹅足腱滑囊出现炎症时,会导致囊液分泌增加,滑囊体积增大,表现为滑囊肿胀。常可误诊为内侧间室骨关节炎、内侧半月板损伤、内侧副韧带损伤等。

十二、髌骨软骨软化症

髌骨软骨软化症是临床门诊最常见的膝关节疾病之一,好发于青年运动员和体育爱好者,女性发病率较男性高。其主要病理变化是软骨的退行性改变,包括软骨肿胀、碎裂、脱落,最后股骨髁的对应部位也发生同样病变,最终将发展为髌股关节骨关节炎。主要临床表现为膝关节前方疼痛,屈膝负重的动作比如久坐起立或上下楼梯时疼痛尤为明显,下楼、下坡时疼痛加重,常有腿打软,严重者膝关节反复肿胀、积液等。

十三、髌股外侧高压症

髌股外侧高压症(excessive lateral pressure syndrome)是由于髌骨长期向外侧倾斜(无脱位)导致内外侧关节面长期应力不平衡造成外侧髌股关节压力增高而出现的一系列症候群,

其最常见的临床表现为髌股关节前方疼痛，性质为钝痛，疼痛位置不易确定，上下楼梯、起立下蹲、起跳等屈膝负重、髌股关节负荷过度的活动会使疼痛加重，开始时疼痛多为轻度、间歇性，以后逐渐加重呈持续性，伴有关节屈伸活动范围减小、步行能力下降。后期出现髌骨活动障碍和髌股关节压痛，可伴有髌股关节摩擦感、肌肉萎缩、关节肿胀、关节活动受限，甚至关节畸形。

十四、膝关节滑膜炎

膝关节滑膜炎在关节滑膜受各种病因（损伤性、感染性、退变性）刺激或损伤直接刺激滑膜产生炎症反应、分泌渗液，从而导致关节的肿胀、疼痛；但也可以单独发病或继发于膝关节骨关节炎，后者多为老年人。其主要表现为关节肿胀、疼痛、渗出增多、关节积液、积血、活动下蹲困难、功能受限。急性创伤性滑膜炎通常在伤后 6~8 小时出现滑膜反应性积液，膝关节明显肿胀、发热，不敢活动。检查发现膝关节屈伸活动受限，下蹲困难并伴有疼痛，关节周围可有局限性压疼点，浮髌试验阳性。慢性损伤性滑膜炎，可能无明显外伤史，主要表现为膝关节持续肿胀、活动受限、打软腿，不敢下蹲、大腿肌肉萎缩，活动增多时肿胀加重，休息后减轻。

第二节 基本检查与评估

一、主观评估与视诊

（一）主观评估

一般情况下，主动检查时患者应在坐位或者仰卧位的姿势下进行。检查时应观察①髌骨的活动，髌骨是否能自由、平滑地沿轨道运动；②膝关节活动范围；③运动过程中是否有疼痛，如果有，在哪里。

膝关节完全屈曲是 135°。患者在做膝关节屈伸膝运动时，检查者应观察髌骨的运动轨迹，记录髌骨的运动轨迹是否是平滑运动，或当髌骨维持在股骨滑车中央沟移动时是否出现缓慢的或突然的髌骨跳动。一般情况下，膝关节由伸展到屈曲的过程中，髌骨不是沿直线运动的，而是沿曲线移动。在观察阶段，检查者应该记录动态运动是否会引起髌骨的外倾、前后倾斜或旋转运动。

膝关节伸展角度为 0°，但女性更容易形成膝关节的过度伸展（膝反屈），可以达-10°。坐位屈膝 90°时，胫骨在股骨上主动内旋的角度应该是 20°~30°；主动外旋的角度应该是 30°~40°。

（二）视诊

检查时患者应脱去长裤，充分暴露膝关节，呈立正姿势站立。正常时，患者双膝及踝应能同时并拢互相接触，若两踝能并拢但双膝分开者为膝内翻，又称“O”型腿；两膝并拢而双踝分开者则为膝外翻，又称“X”型腿。正常膝关节活动范围为伸 0°~屈 150°，屈膝足跟部可接触臀部，被动活动时可过伸 0°~10°，如过伸超过 15°，则成为膝反张畸形。膝关节完全伸直后无侧屈或旋转运动，当屈曲 90°时，内、外旋运动可达 10°~20°。观察步态是否平稳规律，仔细观察有无因膝关节僵直或疼痛等情况引起的异常步态。对于股四头肌的视诊，需观察膝关节上方肌肉的轮廓、两侧是否对称、有无萎缩。当膝关节有病变时，股四头肌常出现失用性萎缩，尤以内侧头明显。正常膝关节在伸直位时，可见髌腱两侧出现凹陷，俗称“象眼”。如有关节积液时，凹陷消失。

二、被动运动与触诊

（一）被动运动

如果主动运动时膝关节活动范围能达到正常的关节活动度，那么可以逐步地向胫股关节的各个运动度施加压力以检查其终末感觉。在胫股关节，屈曲的终末感就是组织挤压感；而伸直时、内外旋转时的终末感就是组织牵伸感。

在被动检查髌骨被动的内向、外向运动时应和未受影响的一侧进行比较。通常在膝关节伸直时，髌骨向内和向外移动的距离应为髌骨宽度的1/2。髌骨由一侧向另一侧的被动运动应该在屈曲45°时检测，屈曲45°是功能位，而且可以更好地显示髌骨功能的稳定与否。进行髌骨外向移位检查时必须格外小心，尤其是曾经发生髌骨脱位的患者。

在被动运动检查中，检查者也必须检查股四头肌、腘绳肌、髂胫束、大腿的外展肌和内收肌以及腓肠肌弹性。这些结构或外侧支持带的任何一结构的紧张都会导致步态和姿势的力学改变，进而导致病理改变。

（二）触诊

1. 骨　检查时患者取坐位或仰卧位，两膝屈曲90°，膝关节的骨隆起和关节边缘容易触诊清楚。先于膝关节前面触诊股骨和胫骨间关节间隙。在膝关节内侧可扪清股骨内侧髁、胫骨内侧髁。在膝关节外侧可扪清股骨外侧髁、胫骨外侧髁及腓骨小头。膝关节前下方可触及胫骨结节，检查有无压痛和异常隆起。髌骨在膝关节前方，屈膝位时位置固定，不能移动，伸直时可以移动，其内侧与外侧的一部分可摸清。当继发关节炎时，髌骨边缘变得凹凸不平。

2. 软组织　软组织触诊包括膝关节的前面、内侧、外侧、后面的检查。在膝关节前面触诊髌韧带，前内侧触诊股内侧肌，前外侧触诊股外侧肌，了解有无缺损、触痛。沿关节线向内、后方、触诊内侧副韧带，检查是否有触痛和连续中断。需注意内侧副韧带的压痛点往往不在关节间隙，而在股骨内髁结节处。缝匠肌、股薄肌、半腱肌的肌腱位于膝关节的后内侧，止于胫骨内侧髁的前下方，检查有无触痛。检查外侧副韧带时，嘱患者被检查侧的踝部横放在对侧膝上，膝关节屈曲90°，髋关节外展、外旋，使髂胫束松弛，这样可以摸清外侧副韧带，注意局部有无触痛。髂胫束位于膝关节外侧的稍前方，患者伸膝抬起下肢或抗阻力屈膝时，可以摸清，注意其紧张度及有无挛缩。检查膝关节后面时，嘱患者屈曲膝关节，对腘窝深部组织进行触诊，注意有无肿物。在膝关节后外侧可摸到股二头肌肌腱。患者在抗阻力屈曲膝关节时，在股骨后面，内、外髁的上方，可以摸到腓肠肌起点处的两个头，检查有无缺损和触痛。

三、等长抵抗运动

正确的肌肉检查必须进行等长抵抗运动。患者应该采用仰卧位。

理论上，等长抵抗运动应该在关节保持休息屈曲25°时进行，也有观点认为应在膝关节0°、30°、60°和90°时检查股四头肌，同时观察胫骨的异常运动（如韧带不稳）或压迫髌骨时出现的疼痛。表13-1列出了膝关节运动中主要参与作用的肌肉与神经支配。

表 13-1 膝关节的肌肉运动、神经支配和神经根来源

运动	参与肌肉	神经支配	神经根来源
膝关节屈曲	1. 股二头肌	坐骨神经	L_5,$S_{1\sim2}$
	2. 半膜肌	坐骨神经	L_5,$S_{1\sim2}$
	3. 半腱肌	坐骨神经	L_5,$S_{1\sim2}$
	4. 股薄肌	闭孔神经	$L_{2\sim3}$
	5. 缝匠肌	股神经	$L_{2\sim3}$
	6. 腘肌	胫神经	$L_{4\sim5}$,S_1
	7. 腓肠肌	胫神经	$S_{1\sim2}$
	8. 阔筋膜张肌(屈曲 45°~145°)	臀上神经	$L_{4\sim5}$
膝关节伸展	1. 股直肌	胫神经	$S_{1\sim2}$
	2. 股内侧肌	股神经	$L_{2\sim4}$
	3. 股中间肌	股神经	$L_{2\sim4}$
	4. 股外侧肌	股神经	$L_{2\sim4}$
	5. 阔筋膜张肌(屈曲 0°~30°)	臀上神经	$L_{4\sim5}$
屈膝内旋(无负重)	1. 腘肌	胫神经	$L_{4\sim5}$
	2. 半膜肌	坐骨神经	L_5,$S_{1\sim2}$
	3. 半腱肌	坐骨神经	L_5,$S_{1\sim2}$
	4. 缝匠肌	股神经	$L_{2\sim3}$
屈膝外旋(无负重)	1. 股直肌	坐骨神经	L_5,$S_{1\sim2}$

在做这些运动检查时应在仰卧位的情况下进行,但是腘绳肌的检查除外,需要在俯卧位下进行。

四、功能评估

如果患者在主动、被动和等长抗阻运动的检查中表现良好,那么还需要做一系列的功能性活动检查,用以排除其他潜在的疼痛或其他症状。

五、韧带稳定性

膝关节比其他任何关节更加依赖韧带来维持自身稳定性,所以韧带的检查非常重要。膝关节的韧带作为主要的稳定结构来限制关节的运动以保证关节的安全性。(表 13-2)

(1) 侧副韧带:胫侧(内侧)副韧带通常位于膝关节内侧面的后方,而不是前方,它由浅表层和深层组成。深层是由连着内侧半月板的关节囊增厚所致;有时也被称为内侧关节囊韧带。浅表层是强力的、宽大的三角条索状结构。

由于股骨髁形态的特殊性,胫侧副韧带在膝关节整个活动过程中都是紧张的,但是在膝关节运动过程中韧带的不同部分所受到的张力是不一样的。一般情况下胫侧副韧带的所有纤维在完全伸展时都是紧张的。屈曲时,前部纤维大部分是紧张的;半屈曲时,后部纤维是

表 13-2　膝关节活动时主要和次要影响因素

胫骨运动	主要影响因素	次要影响因素
前移	ACL	MCL,LCL;内外侧关节囊的中 1/3,腘肌角,半月板角,髂胫束
后移	PCL	MCL,LCL;内外侧关节囊的中 1/3,腘肌腱;前后板股韧带
外翻	MCL	ACL,PCL;膝关节完全伸直时后关节囊,半月板角
内翻	LCL	ACL,PCL;膝关节完全伸直时后关节囊,腘肌角
外旋	MCL,LCL	腘肌角
内旋	ACL,PCL	前后板股韧带,半月板角

最紧张的。腓侧(外侧)副韧带是圆形的,位于股二头肌肌腱的下方。此韧带在膝关节伸直时紧张,屈曲时放松,尤其在屈曲 30°以后。当膝关节屈曲时,它可提供对膝关节外侧面的保护。它没有与外侧半月板相连,而是被一个小脂肪垫分隔。

(2) 交叉韧带:是膝关节最主要的旋转稳定结构。每一条韧带都有前内侧部分和后外侧部分。主要功能为限制胫骨在股骨上的前移和限制屈曲时胫骨的外旋,次要功能是限制膝关节的伸展和过度伸展。前内侧束在屈曲和伸直时都很紧张,后外侧束只有在伸直时是紧张的。在膝关节屈曲 30°~60°时前交叉韧带的张力最小。防止膝关节运动时后移位的主要结构是后交叉韧带,它同时限制伸膝和过伸。

六、特殊检查

1. 浮髌试验(图 13-1)　怀疑关节内积液时,患者仰卧位,患腿伸直,治疗师以一手压迫髌上囊,将液体挤入关节腔内,然后另一手拇指和中指固定髌骨内外缘,示指反复按压髌骨,若感觉髌骨有漂浮感,重压时下沉,松指时浮起,为浮髌试验阳性。表面关节内有积液。

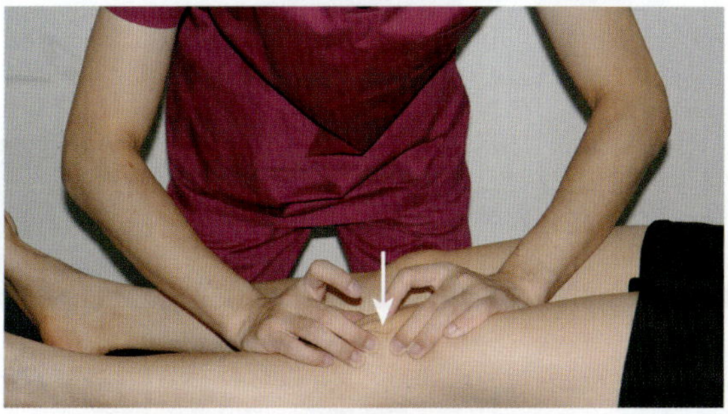

图 13-1　浮髌试验

2. 髌骨加压研磨试验　患者平卧位,患腿伸直,患者一手固定腘窝部,另一手向上、下、左、右推压髌骨,检查髌骨关节软骨面是否光滑,有无摩擦音和疼痛。当髌骨关节退行性变时,可触及捻米样摩擦音,并伴有疼痛。

3. 侧方应力试验(图 13-2)　患者仰卧位,首先进行屈膝 30°位检查,分别做膝关节的被动外翻和内翻检查,然后在膝关节完全伸直位进行检查,与健侧对比。若超出正常外翻或内翻范围,则为阳性。说明有内侧副韧带或外侧副韧带损伤。

4. 麦氏征(图 13-3)　检查时患者仰卧,检查者一手按住患膝,另一手握住踝部,使患者膝关节极度屈曲,足跟部抵住臀部,然后将小腿极度外展外旋,或内收内旋,在保持这种应力的情况下,逐渐伸直膝关节,在伸直过程中如有弹响或出现疼痛为阳性,说明半月板有病变。

5. 抽屉试验(图 13-4)　患者仰卧屈膝 90°,胫骨保持中立位,检查者轻坐在患者足背上(固定),当患者足够放松后,检查者双手抓住胫骨近端,两个拇指置于前方关节线水平,对胫骨施加向前或向后的应力。前交叉韧带断裂时,可向前拉 0. 5cm 以上;后交叉韧带断裂时可向后推 0. 5cm 以上。

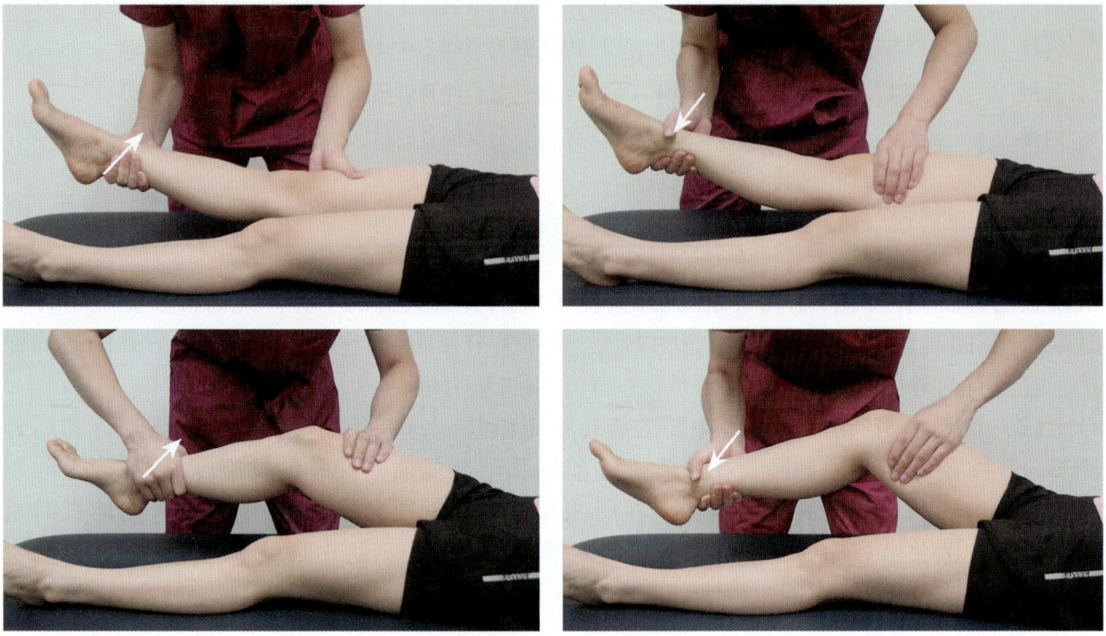

图 13-2 侧方应力试验

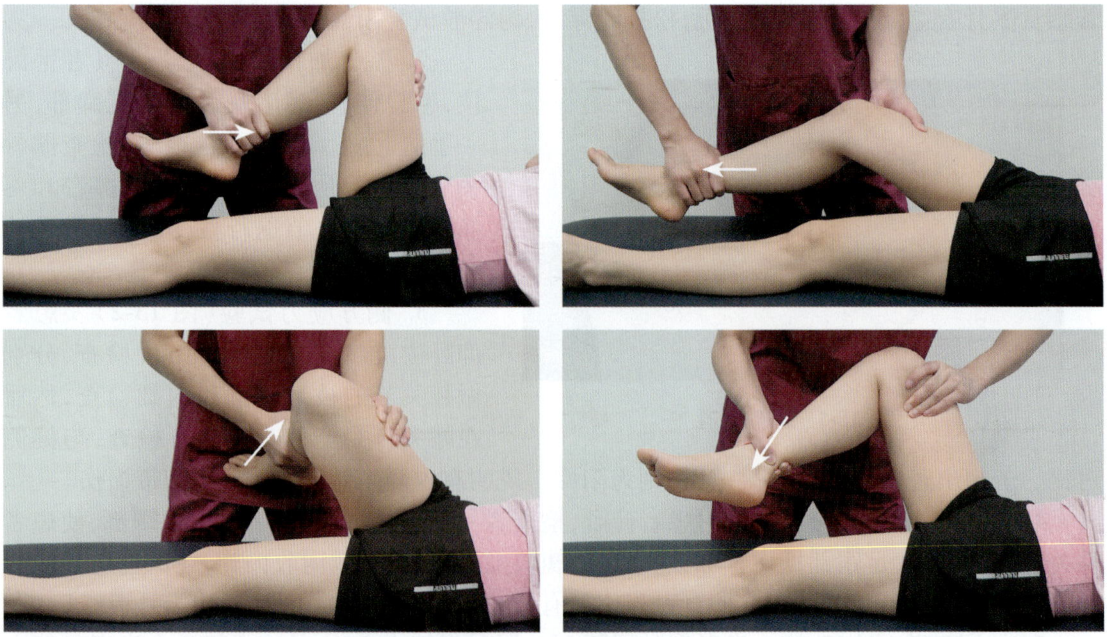

图 13-3 麦氏征

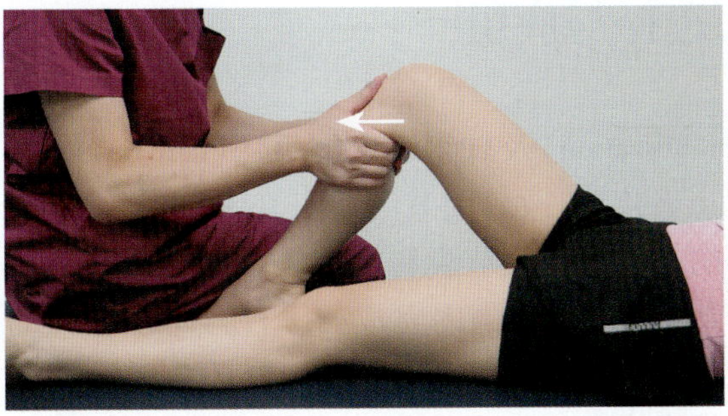

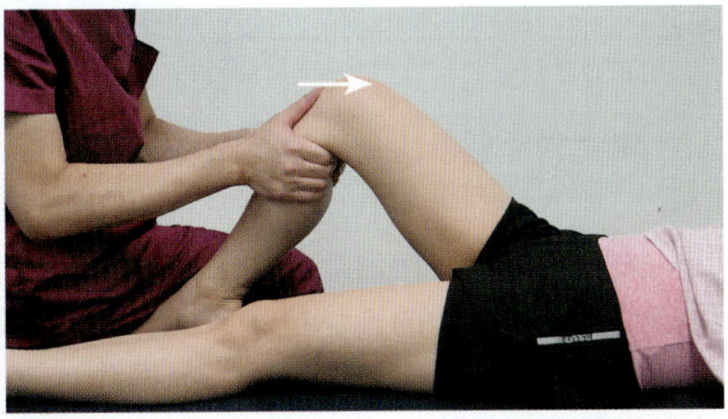

图 13-4 抽屉试验

6. Lachman 试验(图 13-5) 患者仰卧位,屈膝 30°,检查者一只手抓握大腿远端的前外侧以稳定股骨,另一只手抓握于胫骨后内侧,在胫骨后方施加前向的力量,使胫骨向前方移位。如检查者能够感觉到和(或)看到胫骨相对于股骨前移为 Lachman 试验阳性,提示前交叉韧带断裂。

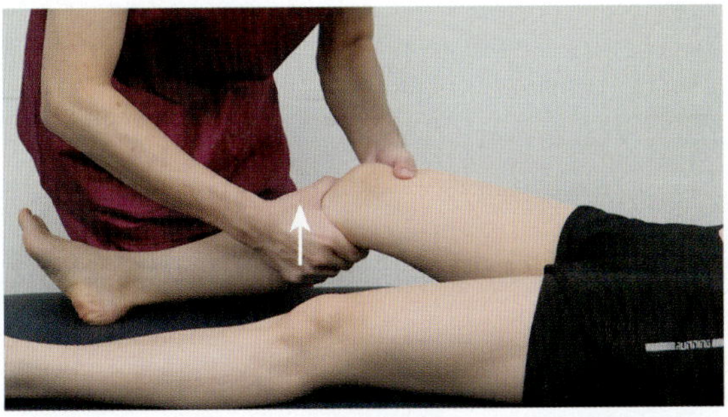

图 13-5 Lachman 试验

7. 滑膜皱襞的检查 滑膜皱襞异常的表现类似半月板损伤。如果怀疑半月板或皱襞损伤,做半月板和皱襞的检查是很有必要的。

(1) 内侧皱襞试验:患者仰卧位,患肢屈曲 30°。如果检查者将髌骨向内侧移动时患者感到疼痛,为内侧髌骨型滑膜皱襞的表现。股骨髁和髌骨间皱襞边缘受挤压引起疼痛。

(2) 滑膜皱襞遮挡(shutter)试验:患者坐于床边,双膝屈曲 90°。检查者将一只手指放在髌骨上,让患者缓慢伸膝至 45°~60°时(0°为伸直状态),如果髌骨受到卡阻或跳动,则为试验阳性。在关节无肿胀时进行检查,此试验才有效。

(3) Hughston 滑膜皱襞试验:患者仰卧屈膝,检查者以一只手内旋胫骨,以另一只手的掌部压在髌骨上并用手指触摸股骨内侧髁。患者膝关节被动屈伸同时检查者以手指感知皱襞的“弹出”。“弹出”为试验阳性。

8. 其他试验 Q 角或髌股角:患者仰卧,大腿保持中立位,因为大腿和足的内旋或外旋都会影响 Q 角。髂前上棘至同侧髌骨中点连线,胫骨结节至髌骨中点连线,两连线交叉形成的角为 Q 角。Q 角(四头肌角)的定义为股四头肌(主要是股直肌)和髌股韧带之间的角,代表股四头肌力量的角度。

一般情况下在膝关节伸直时男性的 Q 角为 13°,女性的 Q 角为 18°。如果 Q 角小于 13°,可能存在髌(骨)软骨软化症或高位髌骨。如果 Q 角大于 18°,可能存在髌骨软化症、髌骨半脱位、股骨前倾、膝外翻、胫骨结节外移或胫骨外旋。此检查也可根据 X 线诊断。检查时股四头肌须放松。如果患者取坐位,Q 角应为 0°。当患者取坐位时,如果存在“刺刀”征,表明股四头肌、髌韧带或胫骨干对线不正常。

第三节 手法选择与应用

膝关节常见手法主要有关节松动术(joint mobilization)及软组织松解手法(soft tissue release),关节松动术及软组织松解都可用于缓解患者疼痛、改善关节活动度等。

关节松动术是指治疗者用手法使组成关节的骨端能在关节囊和韧带等软组织的弹性所限范围内发生移动的操作技术,是治疗者在关节活动可动范围内完成的一种针对性很强的手法操作技术,属被动运动范畴,其操作速度比推拿速度慢,在应用时常选择关节的生理运动和附属运动作为治疗手段。常见的关节松动技术有 Maitland 关节松动术、Kaltenborn 关节松动术和 Mulligan 关节松动术。

软组织松解手法是指治疗者利用手指、手掌、肘部作用于身体皮肤、肌肉、筋膜使其放松、拉伸、重塑的手法,软组织松解术通过将机械能转化为热能的综合作用,以提高局部组织的温度,促使毛细血管扩张,改善血液和淋巴循环,软组织松解术可以增加肌肉的延展性增加关节活动范围。常见的软组织松解术有传统中医推拿、意大利 FM 筋膜手法、筋膜释放技术(FRSB)。

一、关节松动术

(一)髌股关节

1. 上下滑动

目的:向上滑动时,增加膝伸直活动范围,向下活动时,增加膝屈曲活动范围。

患者体位:仰卧位。

治疗师体位:坐于治疗床上。

手的位置:向下滑动时,双手拇指放在髌骨上缘;向上滑动时,双手拇指放在髌骨下缘,其余四指放在髌骨两侧。

步骤:双手固定,上身前倾,双上肢同时用力将髌骨向上或向下推动(图 13-6)。

如果髌骨活动明显受限,需增加用力;又或患者髌骨边缘有压痛点,需要增加接触面积以减少局部压力,可以将一手的虎口或掌根放在髌骨的上端或下端,另一手放在其前臂远端或腕部的上方操作(图 13-7)。

2. 左右滑动(图 13-8)

目的:增加髌骨活动范围。

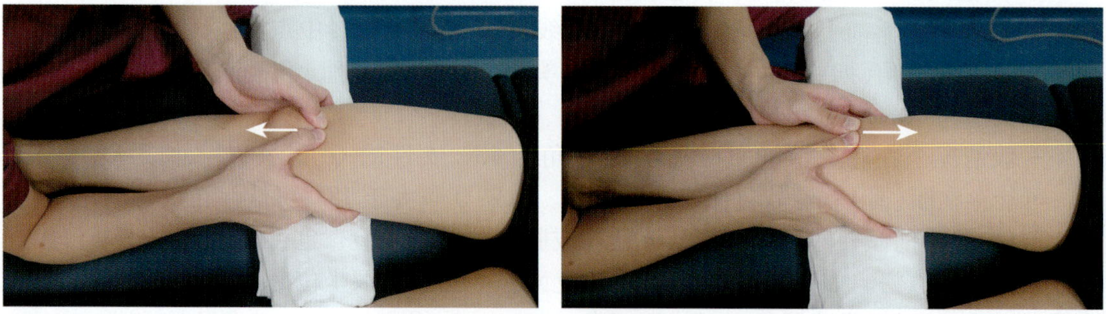

图 13-6 髌股关节上下滑动

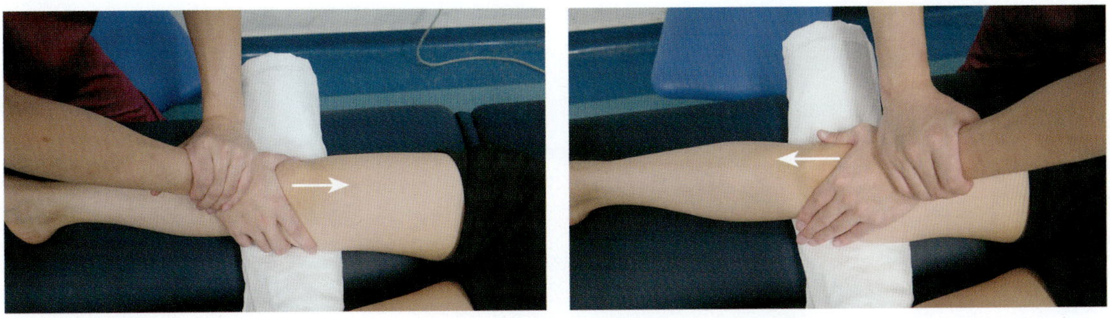

图 13-7 髌股关节上下滑动

患者体位:仰卧位。

治疗师体位:患侧站立。

手的位置:双手拇指放在髌骨侧方,示指放在对侧。

步骤:向内侧滑动时,站在膝外侧,向外侧滑动时,站在膝内侧,双手固定,借助上肢力量将髌骨向对侧推动。

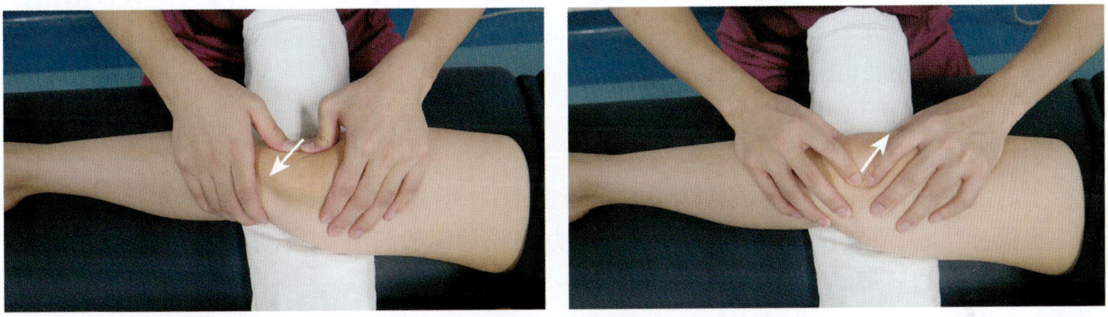

图 13-8 左右滑动

(二)胫股关节

1. 屈曲(图 13-9)

目的:增加膝关节屈曲活动范围。

患者体位:仰卧位。

治疗师体位:面向患者站立或坐在患者患侧方。

手的位置:一手在股骨远端前方作稳定;另一手放在胫骨上端胫骨平台位置。

步骤:把膝关节放在屈曲受限位置,用力将胫骨向股骨斜后方推动。

2. 伸直(图 13-10)

目的:增加膝关节伸直活动范围。

患者体位:仰卧位。

治疗师体位:患侧站立。

手的位置:一手在股骨远端上方;另一手放在胫骨远端下方。

步骤:把膝关节放在伸直受限位置。一卷小毛巾垫于膝后,双手同时用力将胫骨向上,股骨向下方向推动,使膝关节伸直。

3. 屈曲+内收/外展

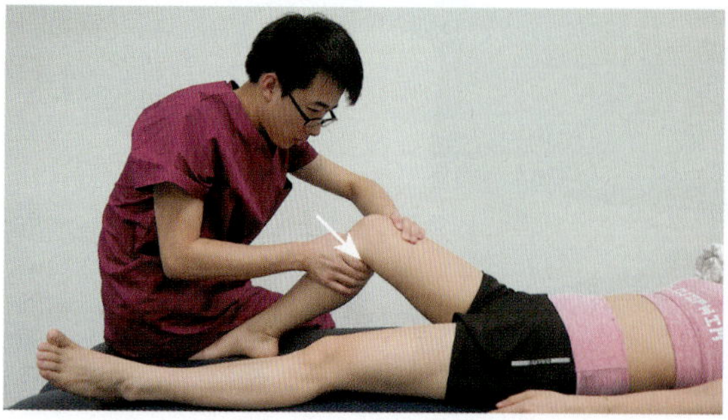

图 13-9 屈曲

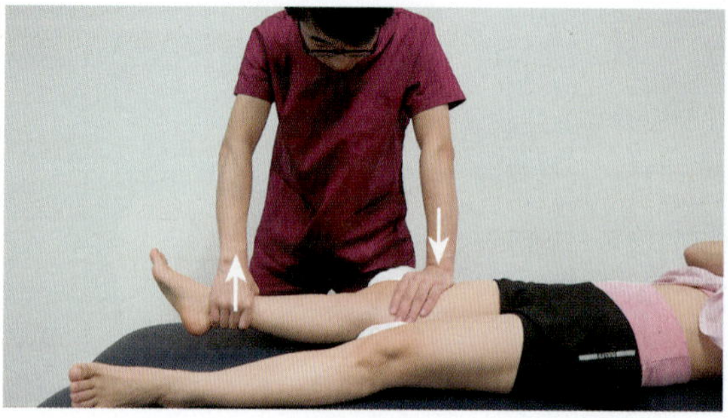

图 13-10 伸直

目的：增加膝屈曲活动范围。

（1）屈曲+内收（图 13-11）

患者体位：仰卧位。

治疗师体位：患侧站立。

手的位置：一手在股骨远端内侧下方作稳定；另一手放在胫骨远端外侧下方。

步骤：把膝关节放在屈曲的受限位置，用力将胫骨向股骨内侧推动，此动作会特别拉伸膝外侧关节囊和韧带。

（2）屈曲+外展（图 13-12）

患者体位：仰卧位。

治疗师体位：患侧站立。

手的位置：一手在股骨远端内侧下方作稳定；另一手放在胫骨远端内侧下方。

步骤：把膝关节放在屈曲的受限位置，用力将胫骨向股骨外侧推动，此动作会特别拉伸膝内侧关节囊和韧带。

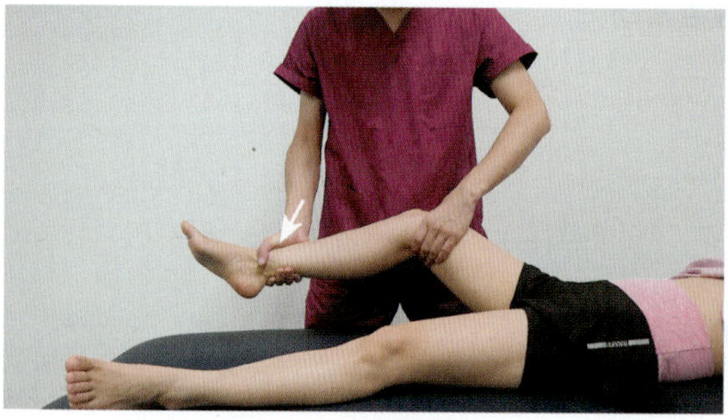

图 13-11 屈曲+内收

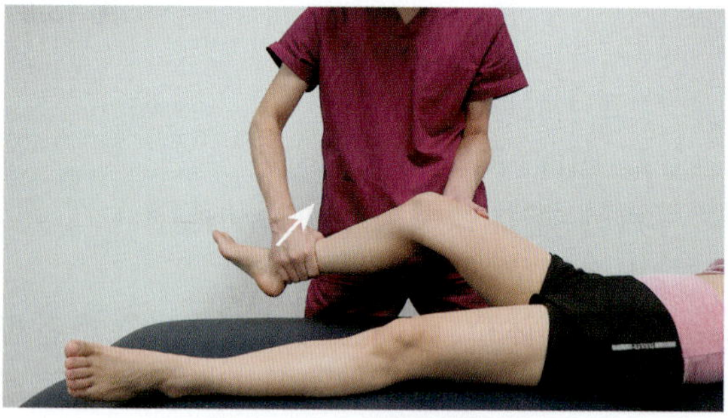

图 13-12 屈曲+外展

4. 伸直+内收/外展

目的：增加膝伸直活动范围。

（1）操作手法（方法一）

1）伸直+内收（图 13-13）

患者体位：仰卧位。

治疗师体位：患侧站立。

手的位置：一手在股骨远端下方内侧作稳定；另一手四手指围在胫骨上端胫骨平台

外侧。

步骤:把膝关节放在伸直的受限位置,用力将胫骨推向股骨内侧,此动作会特别拉伸膝外侧关节囊和韧带。

2）伸直+外展(图 13-14)

患者体位:仰卧位。

治疗师体位:患侧站立。

手的位置:一手在股骨远端内侧作稳定;另一手四手指围在胫骨上端胫骨平台内侧。

步骤:把膝关节放在伸直的受限位置,用力将胫骨推向股骨外侧,此动作会特别拉伸膝内侧关节囊和韧带。

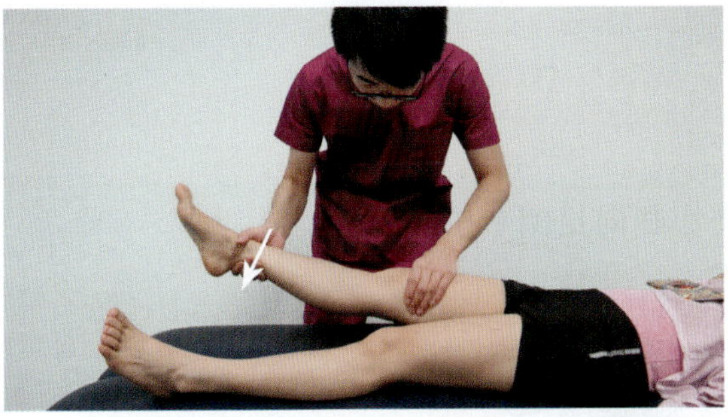

图 13-13　伸直+内收

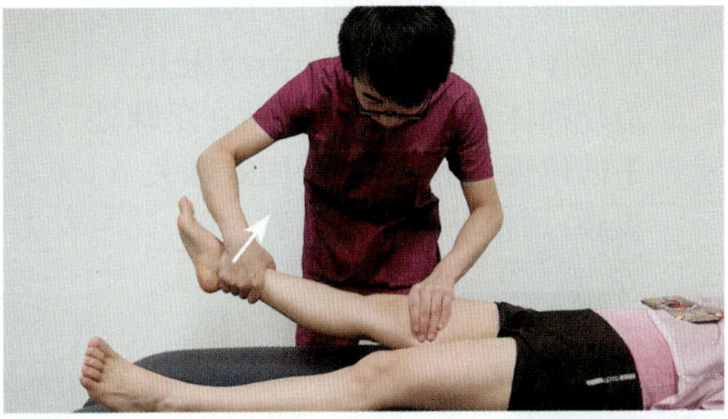

图 13-14　伸直+外展

(2）操作手法(方法二)

1）伸直+内收(图 13-15)

患者体位:仰卧位。

治疗师体位:患侧站立。

手的位置:一手在股骨远端下方作稳定;另一手四手指围在胫骨远端后方。

步骤:把膝关节放在伸直的受限位置,先将整个下肢从髋关节开始外旋,用力将胫骨向前方斜向上内方向拉向股骨内侧,此动作会特别拉伸膝外侧关节囊和韧带。

2）伸直+外展(图 13-16)

患者体位:仰卧位。

治疗师体位:患侧站立。

手的位置:一手在股骨远端内侧下方作稳定;另一手四手指围在胫骨远端后方。

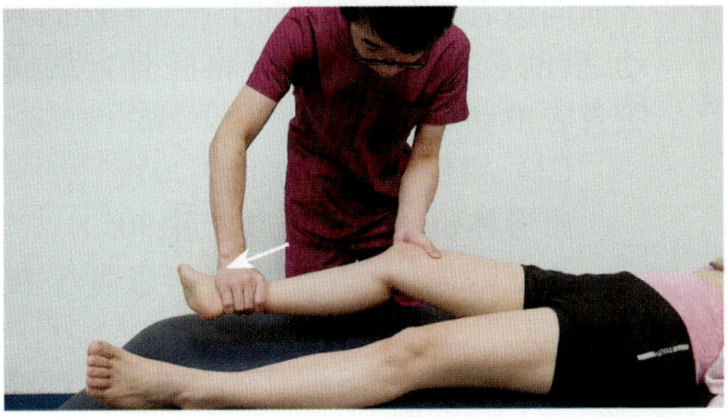

图 13-15　伸直+内收

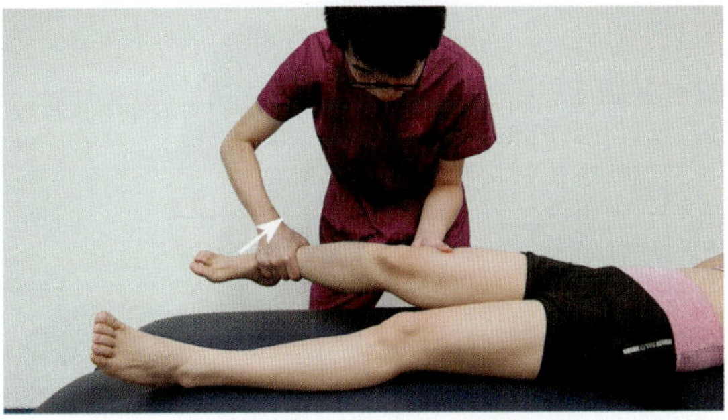

图 13-16　伸直+外展

步骤:把膝关节放在伸直的受限位置,先将整个下肢从髋关节开始内旋,用力将胫骨斜向上外方向拉向股骨外侧,此动作会特别拉内膝外侧关节囊和韧带。

5. 长轴牵引

目的: 缓解疼痛,增加膝关节活动度。

(1) 操作手法一(图 13-17)

患者体位:患者仰卧于治疗床上。

治疗师体位:治疗者面向患者半蹲。

手的位置:双手握住小腿远端。

步骤:令患者膝屈曲 15°~25°以放松关节韧带,双手在床上支撑。治疗师双手固定患侧小腿远端,身体下蹲,将小腿向足侧牵拉。

(2) 操作手法二(图 13-18)

患者体位:患者俯卧于治疗床上。

治疗师体位:面向患者,站在足踝处。

手的位置:治疗者双手固定踝关节。

步骤:用松动带固定患者大腿,同时发力,将小腿向足侧牵拉。

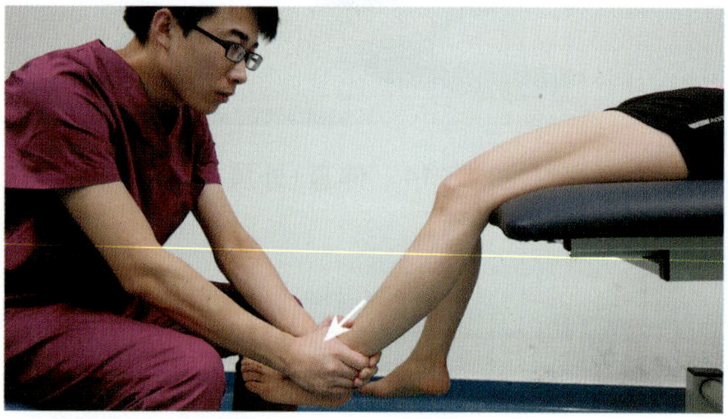

图 13-17 长轴牵引

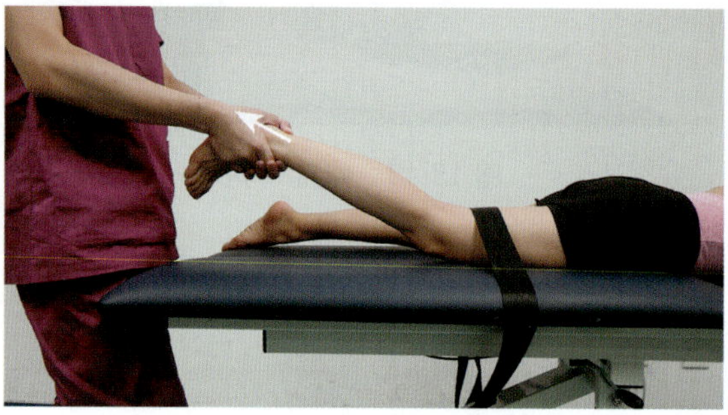

图 13-18 长轴牵引

6. 前向后滑动

目的:增加膝屈活动范围。

(1) 操作手法一(图 13-19)

患者体位:俯卧位,患肢屈膝。

治疗师体位:患侧站立。

手的位置:上方手放在大腿近端,下方手握住小腿近端。

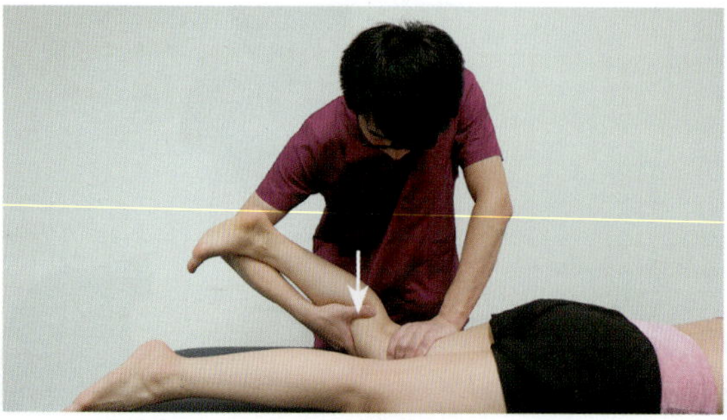

图 13-19 前向后滑动(操作手法一)

步骤:患侧膝盖下方垫毛巾卷,治疗者面向患者,将小腿稍向上抬,上方手不动,借助上身及上肢力量将胫骨近端向股骨方推动。

(2) 操作手法二(图 13-20)

患者体位:坐位,下肢屈膝 90°。

治疗师体位:治疗者面向患者坐在矮的治疗凳上。

手的位置:双手握住小腿近端,双膝夹住患者的踝部。

步骤：双手固定，上身前倾，借助上肢力量将胫骨向股骨方推动。

(3) 操作手法三(图 13-21)

患者体位：仰卧位，患侧下肢屈膝屈髋。

治疗师体位：坐在足踝处，面向患者。

手的位置：双手握住胫骨粗隆处。

步骤：治疗者坐于患者脚上，将胫骨向股骨方推动。

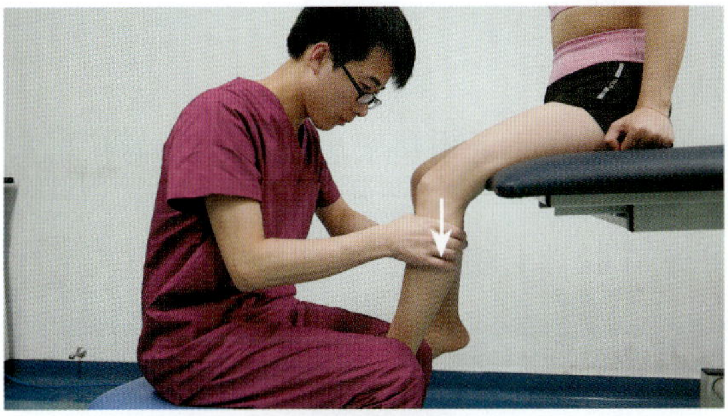

图 13-20　前向后滑动(操作手法二)

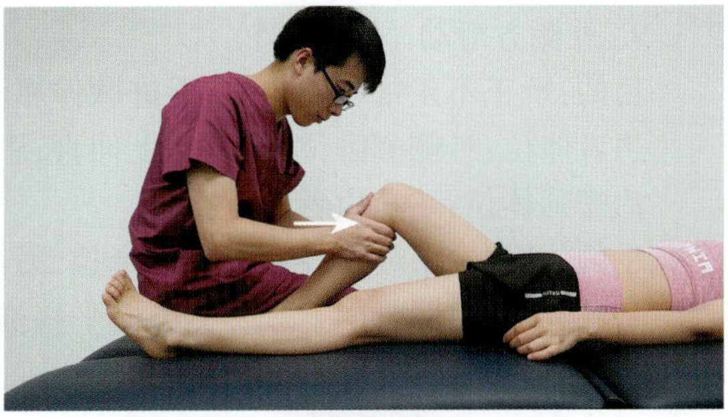

图 13-21　前向后滑动(操作手法三)

(4) 操作手法四(图 13-22)

患者体位：仰卧位，下肢尽量伸展。

治疗师体位：患侧站立。

手的位置：上方手放在大腿远端后面，下方手放在小腿近端前面，虎口位于胫骨结节稍上方。

步骤：上方手固定，上身前倾，借助身体及上肢力量将胫骨向股骨方推动。

注意事项：上述四种手法，可以根据膝关节活动受限情况加以选择，如果伸膝在中间范围受限，可用方法二、三。如果在伸膝终末端受限，可用方法一、四。

7. 后向前滑动(图 13-23)

目的：增加膝关节伸直活动范围。

患者体位：仰卧位，患侧下肢屈膝屈髋，足平放在床上，健侧下肢伸直。

治疗师体位：治疗者坐在床的一侧，大腿压住患者足部。

手的位置：双手握住小腿近端，拇指放在髌骨下缘，四指放在膝后方。

步骤：双手固定，身体后倾，借助身体力量将胫骨向后拉动。

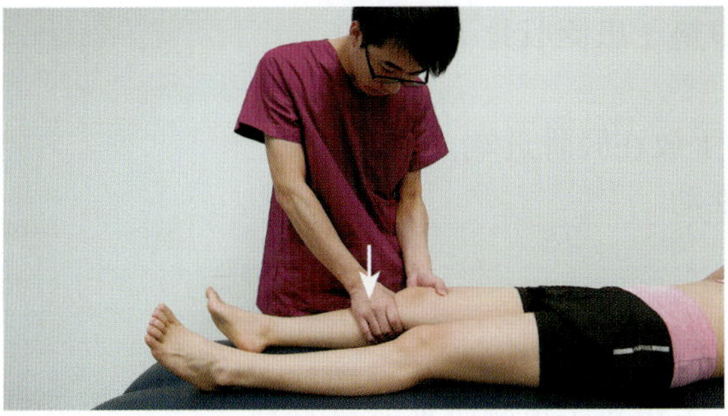

图 13-22　前向后滑动(操作手法四)

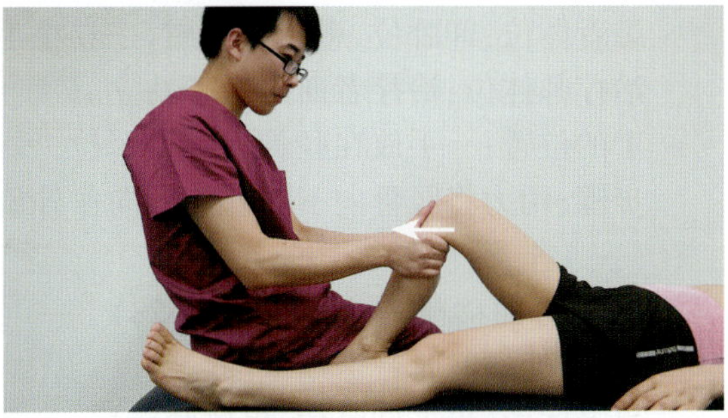

图 13-23　后向前滑动

8. 内侧方滑动（图 13-24）

目的：矫正不正常胫骨外移/促进膝伸屈活动范围。

患者体位：患者健侧侧卧位，患侧在上伸直，健侧在下膝微屈，一卷小毛巾垫于患侧股骨下端下方。

治疗师体位：站在患者后方。

手的位置：一手放在胫骨下端作牵拉，另一手放在胫骨上端。

步骤：用力将胫骨向下肢内侧方向平移推动。

9. 外侧方滑动（图 13-25）

目的：矫正不正常胫骨内移/促进膝伸屈活动范围。

患者体位：患侧侧卧位，健侧在上伸直，患侧在下，一卷小毛巾垫于患侧股骨下端下方。

治疗师体位：站在患者后方。

手的位置：一手放在胫骨下端作牵拉，另一手放在胫骨上端。

步骤：用力将胫骨向下肢外侧方向平移推动。

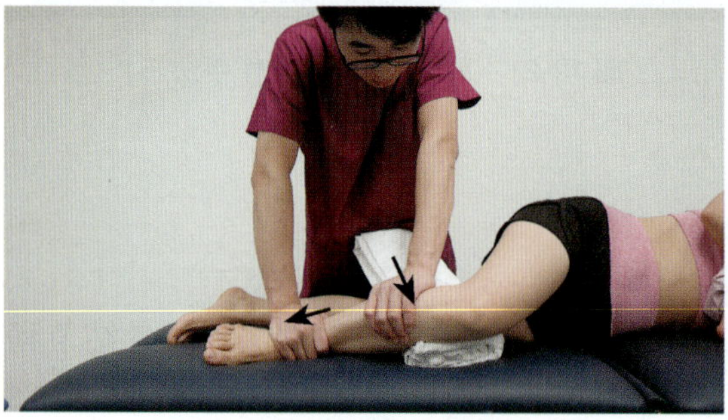

图 13-24 内侧方滑动

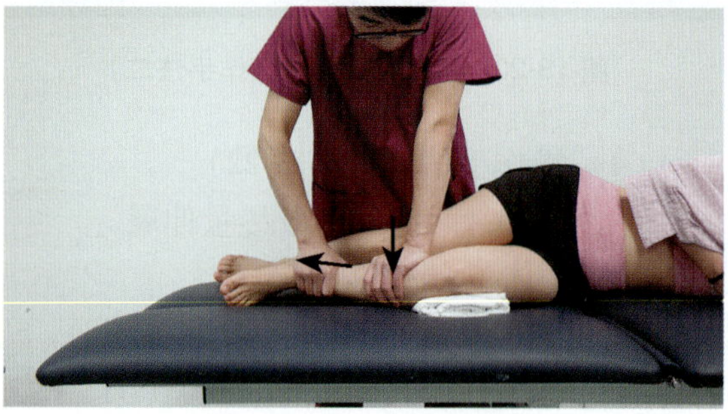

图 13-25 外侧方滑动

10. 胫骨内旋（图 13-26）

目的：矫正不正常胫骨外旋/促进膝伸屈活动范围。

患者体位：仰卧位，患侧膝微屈，一卷小毛巾垫于患侧胫骨下端下方。

治疗师体位：治疗者面向患者站立。

手的位置：一手放在胫骨下端作牵拉；另一手放在胫骨上端。

步骤：用力将胫骨向下肢内侧方向作内旋推动。

11. 胫骨外旋（图 13-27）

目的：矫正不正常胫骨内旋/促进膝伸屈活动范围。

患者体位：仰卧位，患侧膝微屈，一卷小毛巾垫于患侧股骨下端下方。

治疗师体位：治疗者面向患者站立。

手的位置：一手放在胫骨远端作牵拉；另一手放在胫骨近端。

步骤；用力将胫骨向下肢外侧方向作外旋推动。

（三）上胫腓关节

1. 胫骨前移/腓骨后移(图 13-28)

目的：促进胫腓骨活动范围。

患者体位：患者仰卧位，患侧膝微屈，一卷小毛巾垫于患侧股骨下端下方。

治疗师体位：治疗者面向患者站立。

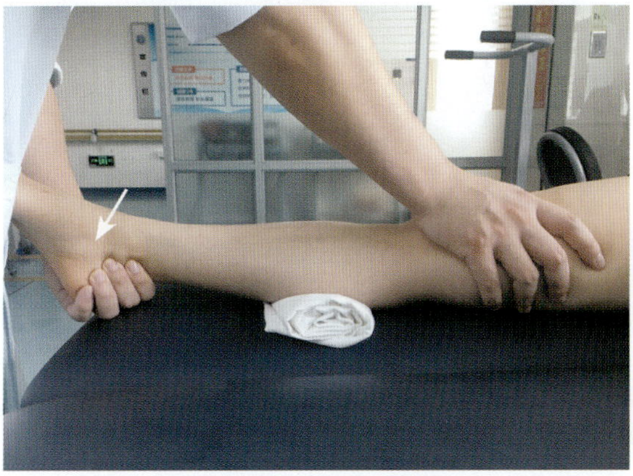

图 13-26 胫骨内旋

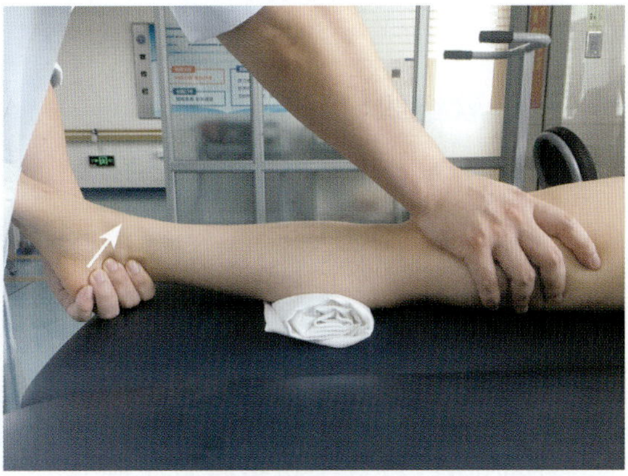

图 13-27 胫骨外旋

手的位置:一手从小腿内侧放在胫骨上端;另一手从小腿外侧放在腓骨上端。

步骤:用力将胫骨向小腿前方/近天空方向作向上拉动或用力将腓骨向小腿后方/近地面方向作向下推动。

2. 胫骨后移/腓骨前移(图 13-29)

目的:促进胫腓骨活动范围。

患者体位:仰卧位,患侧膝微屈,一卷小毛巾垫于患侧股骨下端下方。

治疗师体位:治疗者面向患者站立。

手的位置:一手从小腿内侧放在胫骨上端;另一手从小腿外侧放在腓骨上端。

步骤:用力将胫骨向小腿后方/近地面方向作向下推动或用力将腓骨向小腿前方/近天空方向作向上拉动。

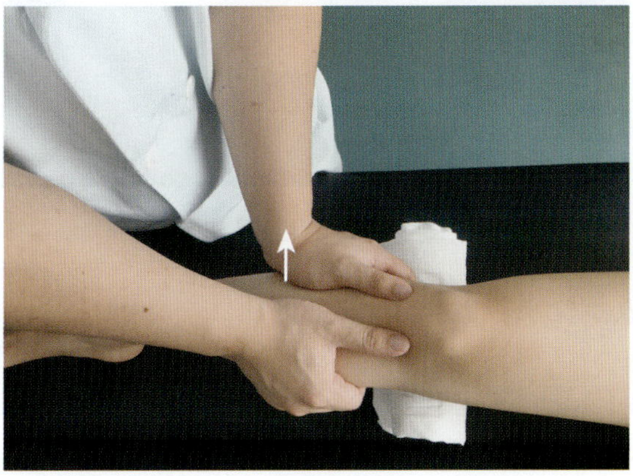

图 13-28 胫骨前移/腓骨后移

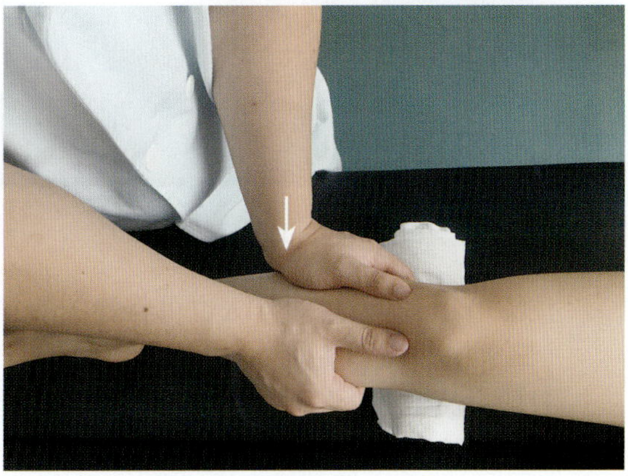

图 13-29 胫骨后移/腓骨前移

3. 胫骨上下移/腓骨上下移(图 13-30)

目的:促进胫腓骨/足踝活动范围,尤其是背/趾屈。

患者体位:仰卧位,患侧膝微屈,一卷小毛巾垫患侧膝关节后。

治疗师体位:治疗者面向患者站立。

手的位置:一手裹住跟骨;另一手放在股骨下端作稳定。

步骤:用力将足踝作内/外翻方向旋动。

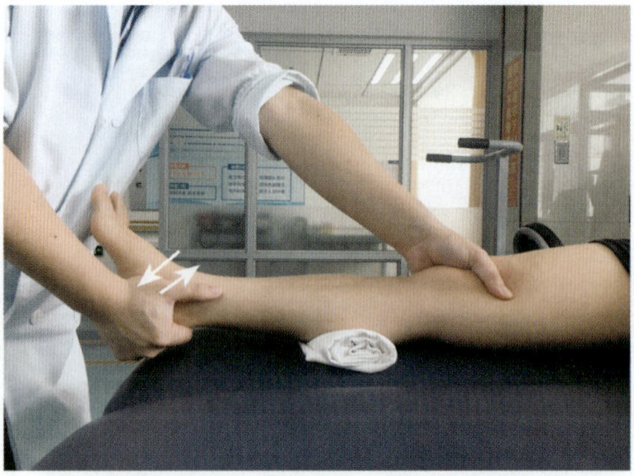

图 13-30 胫骨上下移/腓骨上下移

二、软组织松解手法

(一)松解膝关节囊

1. 上下松解(图 13-31)

目的:增加髌骨上下活动范围,增加屈膝角度。

患者体位:仰卧位,患侧膝伸直。

治疗师体位:治疗师面向患者。

手的位置:将双手指指腹置于胫骨粗隆处。

步骤:缓慢推至髌骨上缘,推的过程中不引起髌骨活动。

2. 左右松解(双侧)(图 13-32)

目的:增加髌骨左右活动范围。

患者体位:仰卧位,患侧膝伸直。

治疗师体位:治疗师面向患者。

手的位置:将双手指指腹置于髌骨前,缓慢推至髌骨外极,推的过程中不引起髌骨活动。操作完一侧再操作另外一侧。

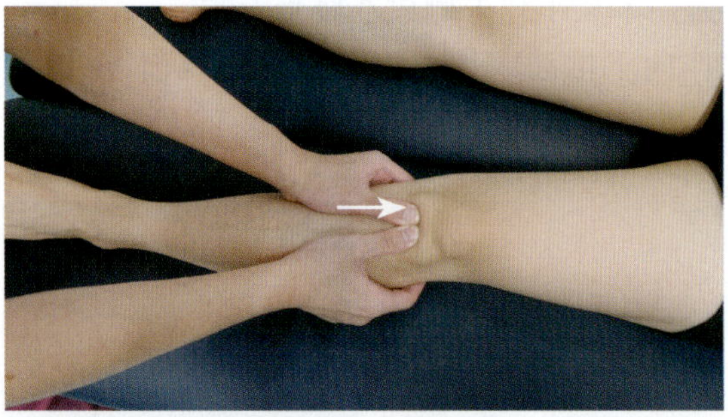

图 13-31 上下松解

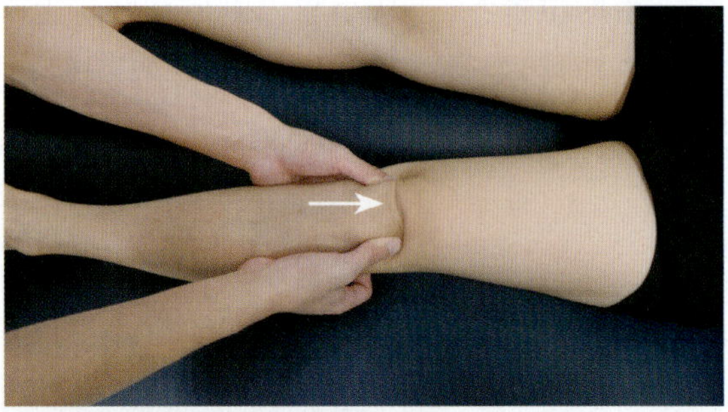

图 13-32 左右松解(双侧)

注意事项:以上两种方法也可将膝关节摆放于受限位置操作,效果更佳。

(二)松解股四头肌

目的:松解股四头肌。

1. 上下松解(图 13-33)

患者体位:仰卧位,患侧膝伸直

治疗师体位:治疗师面向患者足部。

肘的位置:将肘关节近端置于髌骨上缘髌韧带起点处。

步骤:由上往下推松解股四头肌。

2. 内侧松解(图 13-34)

患者体位:侧卧位,患侧膝伸直。

治疗师体位:治疗师面向患者。

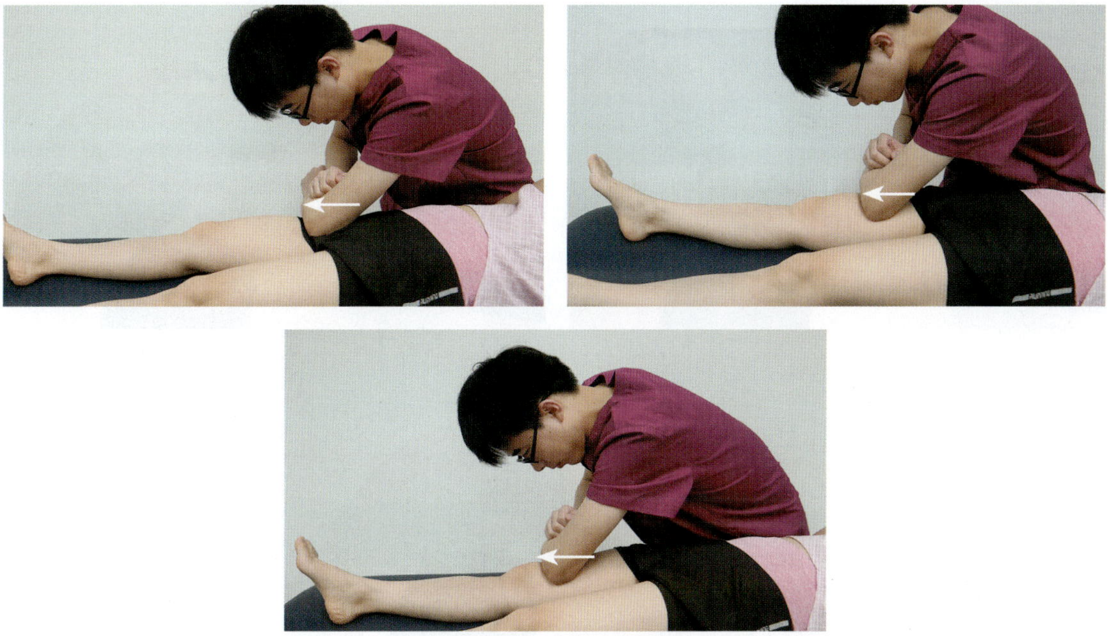

图 13-33　上下松解

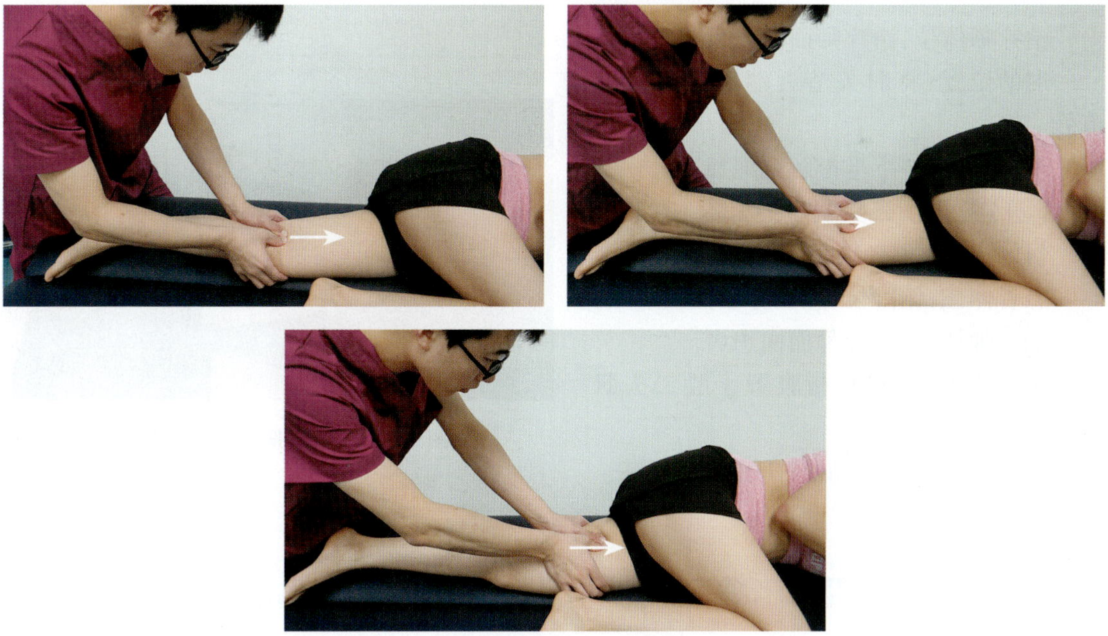

图 13-34　内侧松解

手的位置：将拇指指腹近端置于髌骨内侧上方起点处。

步骤：由下往上推松解股四头肌内侧头。

（三）松解腘绳肌（图 13-35）

目的：松解腘绳肌。

患者体位：俯卧位，患侧膝伸直。

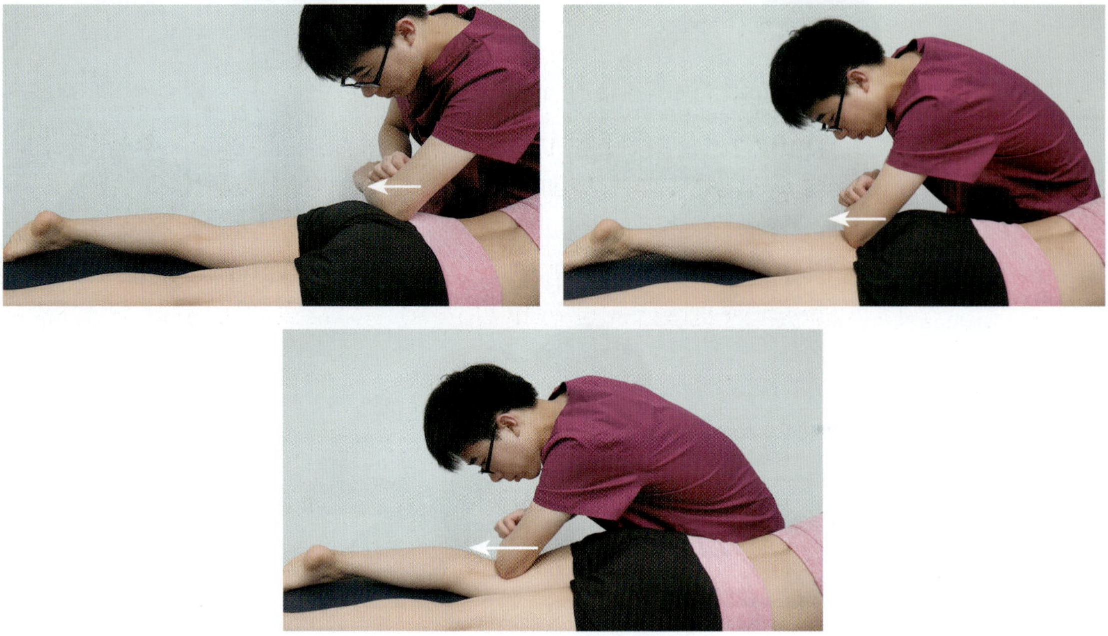

图 13-35 上下松解腘绳肌

治疗师体位：治疗师面向患者足部。

肘的位置：将肘关节近端置于坐骨结节处。

步骤：由上往下推松解腘绳肌。

（四）松解股二头肌短头（图 13-36）

目的；松解股二头肌短头。

患者体位：俯卧位，患侧膝屈曲。

治疗师体位：治疗师面向患者。

手的位置：将拇指指腹置于股二头肌短头。

步骤：由后向前推动松解股二头肌短头。

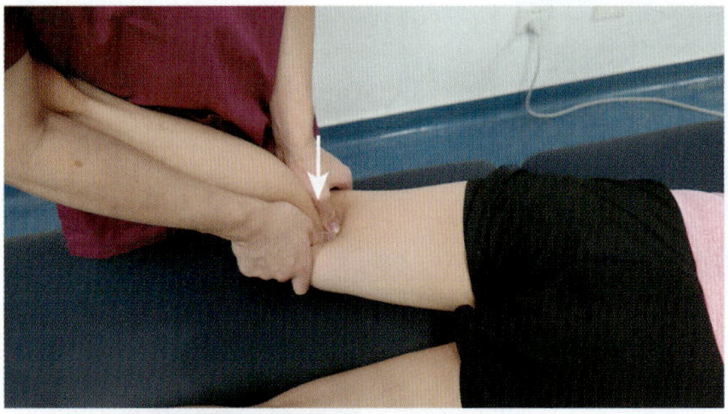

图 13-36 松解股二头肌短头

第四节 典型病例（前交叉韧带重建术后）

1. 主客观评估

病史：患者女性，45 岁，左前交叉韧带重建术后 6 周。主诉左膝关节活动受限、疼痛、行走不便。

查体：左膝关节肿胀，髌上囊稍饱满，股四头肌萎缩，髌上 15cm 大腿周径较对侧减小 3cm，前抽屉试验（-），Lachman（-），轴移试验（-），麦氏征（-），侧方应力试验阴性，推髌恐惧试验（-），被动活动时股内侧肌紧张、股直肌紧张，髌骨上下滑动受限，侧方滑动受限、胫骨外旋；膝关节关节活动范围 5°~85°，屈膝至受限位置时膝关节内侧缘疼痛，膝关节外侧间隙有压痛，长时间步行疼痛加重，休息缓解，跛行步态。

2. 分析与诊断

（1）关节活动度受限

1）术后制动导致膝关节关节囊广泛粘连，股四头肌延展性下降。

2）术后制动活动减少导致肌肉萎缩无力。

（2）疼痛

1）膝关节内侧缘疼痛考虑关节囊粘连受力牵伸引起。

2）膝关节外侧间隙疼痛考虑胫骨外旋，负重步行时关节外间隙受应力导致。

3. 问题清单

（1）软组织粘连

（2）肌肉无力

（3）疼痛

4. 目标　止痛，松解粘连组织，提升肌肉力量及协调性，改善步态。

5. 治疗计划

（1）软组织松解手法松解粘连关节囊及其周边软组织。

（2）肌肉收缩-放松手法治疗股四头肌短缩，激活股四头肌与腘绳肌。

（3）关节松动术纠正胫骨外旋，松解关节囊。

6. 干预手法

（1）肌肉能量技术

（2）软组织松解术

（3）关节松动术

（张新涛）

参考文献

[1] Courtney CA, Steffen AD, Fernandez-de-Las-Penas C, et al. Joint Mobilization Enhances Mechanisms of Conditioned Pain Modulation in Individuals With Osteoarthritis of the Knee[J]. J Orthop Sports Phys Ther, 2016, 46(3): 168-176.

[2] Jayaseelan DJ, Scalzitti DA, Palmer G, et al. The effects of joint mobilization on individuals with patellofemoral pain: a systematic review[J]. Clin Rehabil, 2018, 32(6): 722-733.

[3] Oskay D, Altmış H, Düzgün I, et al. THU0618-HPR Immediate Effects of Mulligan's Concept Mobilization with Movement on Knee Pain and Functions in Patients with Knee Osteoarthritis[J]. Annals of the Rheumatic Diseases, 2015, 74(Suppl 2): 1315. 1311-1315.

[4] Takasaki H, Hall T, Jull G. Immediate and short-term effects of Mulligan's mobilization with movement on knee pain and disability associated with knee osteoarthritis--a prospective case series[J]. Physiother Theory Pract, 2013, 29(2): 87-95.

[5] Rao RV, Balthillaya G, Prabhu A, et al. Immediate effects of Maitland mobilization versus Mulligan Mobilization with Movement in Osteoarthritis knee- A Randomized Crossover trial[J]. J Bodyw Mov Ther, 2018, 22(3): 572-579.

[6] Do Moon G, Lim JY, Kim DY, et al. Comparison of Maitland and Kaltenborn mobilization techniques for impro-

ving shoulder pain and range of motion in frozen shoulders[J]. J Phys Ther Sci,2015,27(5): 1391-1395.

[7] Zhu Q,Li J,Fang M,et al. Effect of Chinese massage (Tui Na) on isokinetic muscle strength in patients with knee osteoarthritis[J]. J Tradit Chin Med,2016,36(3): 314-320.

[8] Lu JJ, Yang XC, Ji TT, et al. Randomized Controlled Clinical Trials of Treatment of Knee Osteoarthritis of Yang-deficiency Pattern by Acupuncture Plus Moxibustion[J]. Zhen Ci Yan Jiu,2018,43(10): 661-665.

[9] Rajasekar S,Marchand AM. Fascial Manipulation(R) for persistent knee pain following ACL and meniscus repair[J]. J Bodyw Mov Ther,2017,21(2): 452-458.

[10] Comeaux Z. Dynamic fascial release and the role of mechanical/vibrational assist devices in manual therapies [J]. J Bodyw Mov Ther,2011,15(1): 35-41.

[11] Nakajima A,Sonobe M,Akatsu Y,et al. Association between limb alignment and patient-reported outcomes after total knee arthroplasty using an implant that reproduces anatomical geometry[J]. J Orthop Surg Res, 2018,13(1): 320.

[12] Choi W,Jung K. Intra-articular Large Ossicle Associated to Osgood-Schlatter Disease[J]. Cureus,2018,10 (7): e3008.

[13] Tragord BS,Gill NW,Silvernail JL,et al. Joint mobilization forces and therapist reliability in subjects with knee osteoarthritis[J]. J Man Manip Ther,2013,21(4): 196-206.

[14] Yeung E,Woods N,Dubrowski A,et al. Establishing assessment criteria for clinical reasoning in orthopedic manual physical therapy: a consensus-building study[J]. J Man Manip Ther,2015,23(1): 27-36.

[15] 王雪强. 关节松动术. 北京:科学出版社,2018.

第十四章

踝关节与足疾病

第一节　踝关节与足部常见疾病的临床表现

一、功能解剖与运动学

足踝在执行双足步行和功能中扮演着独特而复杂的角色，足部和踝部由许多骨骼、肌肉、韧带组成，依靠其外形和连接共同维持足踝关节的稳定性和灵活性。下肢远端足踝部有两个主要功能：支撑和行走。至于支撑，它就像一个坚硬的支架支撑起整个身体；对于行走而言，它就像一个灵活的杠杆。

（一）足踝关节主要功能

1. 充当支撑的基础，它能以最小的肌力提供直立姿态必需的稳定性。
2. 在站立行走时为胫骨和腓骨提供旋转结构。
3. 提供灵活性以适应不平坦的地面环境。
4. 提供弹性以减轻震荡。
5. 在行走时充当杠杆。

尽管踝部和足部的关节是分开的单独关节，但它们共同形成一个功能群，而不能作为孤立的关节。作为下肢运动链的终端，足踝关节可以通过接触地面将作用在躯体上不同的力量（如压力、剪力、扭力和张力）分散，在行走的时候尤为明显。足踝部每个关节的活动度是非常微小的，但是当联合起来就有足够的活动度来保持关节的功能运动和功能稳定。为了更好地理解，把足踝关节分成后足、中足、前足三个部分。由于它的复杂性，使这些结构成为常见的损伤和残损，而这些通常需要物理治疗师专门的手法操作治疗。

（二）前足

1. 胫腓关节　下胫腓关节是由纤维或韧带联合的关节类型，对踝关节功能有重要影响。下胫腓关节由凹形胫骨关节面与凸形腓骨关节面组成。除骨间韧带之外，它还被前胫腓、后胫腓和下横韧带支持。尽管关节活动是有限的，但这个关节的运动是正常踝关节运动中所必要的。背伸和跖屈活动时同样允许腓骨上下移动。踝关节背伸时使腓骨向上移动，并施加压力作用于踝部的下胫腓关节和膝部的上胫腓关节。当踝关节背伸时腓骨将承担更多的轴向负荷。一般来讲,腓骨承担了大约17%的轴向负荷。

2. 距小腿关节 踝关节是一个位于距骨、胫骨的内踝和腓骨的外踝之间的单轴、屈戌滑膜关节。距骨背伸时在踝穴内呈楔形,不允许距小腿关节外翻或内翻。距骨的前部比后部大约宽2.4mm,内踝更短,延伸部分在距骨之下,而外踝几乎延伸到距下关节的平面,关节由胫神经和腓深神经的分支支配。

距小腿关节的结构是稳定的,特别是在背伸时。在跖屈时,它的活动度更大,这个关节在踝和足共同产生的前后移动(背伸—跖屈)中具有非常重要的作用。最大限度地背伸时踝关节最紧张,其关节囊结构更多限制跖屈。在背伸的位置距小腿关节是最稳定的。休息位是跖屈10°,最大限度内翻和外翻之间是中立位。在背伸和跖屈活动中,距小腿关节有一个运动方向的自由度。

在关节的内侧面,重要的韧带是三角韧带或内侧副韧带。它由四条单独的韧带组成:胫舟、胫跟、后胫距韧带浅层(它们对抗距骨的外展)和胫距前韧带(它位于其他三条韧带的深部,对抗距骨的外移和外旋)。关节的外侧面则由距腓前韧带支撑,维持距小腿关节的稳定,防止距骨过度内翻;距腓后韧带对抗踝部背伸、内收、内旋和距骨内移;跟腓韧带维持踝和距小腿关节的稳定,对抗过度内翻。在足踝扭伤中,距腓前韧带是最常发生损伤的韧带,其次是跟腓韧带。

距小腿关节依赖于一个复杂的被动结构系统的支持。远端胫腓关节的骨间膜也有助于支持距小腿关节。支撑关节内侧的是内侧副韧带系统的实质部分,也被称为三角韧带。这种结构从内踝到舟骨、距骨和跟骨以扇形的方式排列,并在距小腿关节和距下关节之间提供良好地支撑以对抗外翻的力量。支持踝关节外侧的韧带不太坚固,前距腓韧带是传统上被认为最容易受伤的韧带。这条韧带从外踝前部向距骨体部水平移动。距腓后韧带也是水平移动,但是比前距腓韧带长,并且从外踝向后移动到距骨和跟骨。距腓后韧带是最强壮的外侧韧带,因此很少单独受到损伤。夹在距腓前韧带和距腓后韧带之间的是跟腓韧带,这是连接外踝和外侧跟骨的最长外侧韧带。当踝关节跖屈时这些韧带最常对内翻的力量做出受伤的反应,而在这一位置距骨不受胫腓骨远端联合的限制。额外的动态稳定性是由大量交叉脚踝的多关节肌肉提供的。无论内侧或外侧,韧带结构是在运动范围末端提供最有效地限制。

3. 距下关节 距下关节是滑膜关节,距下关节被更具体的描述为距跟关节,或更精确的描述为距跟舟关节。它可以有三个方向的活动度,其紧张位置是旋后位。支撑距下关节的是外侧和内侧距跟韧带。另外,距跟韧带限制其外翻。距下关节可能的运动是滑动和旋转。关节的轴向与垂直方向的夹角为40°~45°,与矢状面角度为15°~18°。

距骨的下侧或其底面有三个不同的关节面与跟骨连接。大的后凸被一条叫做跗骨管的凹槽与前、中侧面分开。这个凹陷可以通过X线侧位片被看到位于外踝的前方。距骨的前凸、中面与跟骨上的凹面相连,而且共用一个关节囊。这些关节面明显更小,与后面较大的关节面区别开来,所以承受着较大的自上而下的力量。距下关节松弛时处于0°~5°的旋前位,紧张下处于完全旋后位。距下关节在使足部适应不平的地形和传递承重力方面上起着重要的作用。

引起步行功能障碍中的重要因素很可能是距下关节功能受损。距下关节是重要的联合关节,在整个步态周期中发挥移动适配器和钢性杠杆的作用。足跟落地前,足部是内翻的。当足跟接触地面时,足外旋和后足部向后倾3°。从足跟到站立,足踝关节作为移动适配器,快速调整位置和适应地形环境。向上翻转实现最大程度的跟骨反转 5.5°。距下关节功能失常可能影响这一系列生物力学改变,导致代偿和损伤。因此,为了理解观察到步态偏差的本质,必须仔细考虑单个和闭链的距下关节功能表现。

距下关节由各种韧带作为基本固定,由于自身的骨骼学特征,距下关节很少出现脱位和不稳。在负重时,跗骨间关节响应,但独立于距下关节。为响应胫骨内旋,距下关节或跗骨间关节联合内翻,这样就可以使足部移动性更加灵活,并提供足部在足后跟撞击时缓冲的能力。同样,胫骨外侧的旋转会产生距下关节旋后和跗骨间关节外旋,从而使足外侧移动性减少,提供足部刚性。

(三)中足

单独看,跗骨间关节仅仅允许有最小限度的活动,可以完成显著的运动来确保足部能适应不同的复杂位置或环境以避免关节遭受过度的应力。跗横关节指的是位于距、跟骨和足舟、骰骨之间的跗骨间关节。

(1) 距跟舟关节:距跟舟关节是球臼状滑膜关节,有 3 个运动方向的自由度。它的紧张位置是旋后,由背侧距舟韧带、分歧韧带、跖侧的跟舟韧带支撑关节。这个关节可能的运动是滑行和旋转。

(2) 楔舟关节:楔舟关节是一个平面滑膜关节,其紧张位置是旋后。这个关节可能的运动是轻微的滑行和旋转。

(3) 骰舟关节:骰舟关节是纤维性关节,它的紧张位置是旋后。这个关节可能的运动是轻微的滑行和旋转。

(4) 楔间关节:楔间关节是平面滑膜关节,它的紧张位置是旋后。这个关节可能的运动是轻微的滑行。

(5) 楔骰关节:楔骰关节是平面滑膜关节,它的紧张位置是旋后。这个关节可能的运动是轻微的滑行和旋转。

(6) 跟骰关节:跟骰关节是一个鞍形关节,其紧张位置是旋后位。支撑这个关节的是分歧韧带、跟骰韧带和足底长韧带。这个关节可以进行各向旋转的滑动。

(四)前足

1. 跗跖关节　跗跖关节是平面滑膜关节,形成了它们各自和跗骨还有跖骨之间的关节。第一、第二、第三跖骨的底部分别连接足底的第一楔骨、第二楔骨和第三楔骨。第四、第五跖骨形成了足底外侧缘的骰骨基础。第二跗跖关节的作用是最有限的,部分原因是由于其相对较近的位置。除了跗跖关节正常,每个跖骨间存在小关节表面能使动作适当活动。

跗跖关节的活动是由于舟骨和三个楔骨微小的运动引起的。每个跗跖关节的运动轴都是三维且独立的。灵活性最高的是第五跗跖关节,其次是第一跗跖关节。在每个跗跖关节的运动轴都有实质的区别,然后这些轴可以适应老龄化过程中的不同变化和伤害。

跖趾关节的功能主要依赖于距下关节的位置和移动性。在这方面,在距下关节和跗骨间关节内的损伤经常影响到跗跖关节的功能。

2. 跖趾关节　五个跖趾关节是髁状的滑膜关节,可以进行两个方向的运动。它们的紧张位置是完全伸展。它们的关节囊紧缩在踇趾限制背伸,而在外侧的四个关节是可变的,它们的休息位是背伸 10°。跖趾关节可以进行屈曲、背伸、外展和内收。

每个跖趾关节有两个自由度组成的屈伸和外展/内收。在正常的功能中,屈伸是最大的活动。第一跖趾关节已经被广泛的研究,这个关节的移动性是正常步态的一个关键组成部分。据估计，正常的步行需要至少65°的第一跖趾关节伸展。第一跖趾关节伸展的正常范围是在非负重的情况下，可以达到96°。从第二跖趾关节到第五跖趾关节的活动逐渐减少，平均为60°~80°。在缺乏正常的第一跖趾关节伸展的情况下，代偿策略如跨阈步态、环行或外八字脚。第一跖趾关节活动下降、外展称为踇趾外翻。第一跖趾关节外展/内收的正常范围一般被认为在15°~19°之间。

3. 趾间关节　趾间关节是有一个方向活动度的铰链关节。其紧张位置是完全伸展，关节囊紧缩主要是限制屈曲。远节和近节趾间关节的休息位是轻度屈曲。这类关节的主要活动是屈伸运动。

在正常情况下，趾间关节的活动受限，表现出非常有限的伸展和大约90°的屈曲。趾间关节有限的伸展程度可能是后期站立时增加稳定性和增强足部功能的重要组成部分。

二、常见疾病及临床表现

1. 后足内翻　当距下关节处于中立位时，这种结构的异常包括跟骨内翻。跟骨外翻时后足轻度僵硬；因此旋前受限，它将导致弓形足外形，导致足内侧纵弓明显。它可能是胫骨内翻所致，因为在站立初期需要距下关节过多的旋前，因此限制了在举步早期的正常旋后，而需要距下关节更多的旋前。这种偏斜可引起跟骨外生骨疣、胫骨疲劳性骨膜炎、足底筋膜炎、腘绳肌劳损、膝和踝的病理改变。

2. 后足外翻　这种外翻畸形包括距跟关节中立位跟骨外翻。后足外翻可导致过度旋前和旋后受限。可能是由于膝外翻导致，而且可能导致足内侧纵弓变平的扁平足表现。因其活动度大，故问题不像外翻足那么明显。它通常都伴有胫骨外翻和胫后肌腱功能障碍。

3. 前足外翻　这种跗骨间结构异常包括距跟关节中立位时前足相对于后足外翻，因为此时已经超过正常范围的距骨头颈与滑车之间的外翻角度（35°~45°）。承重期的步态畸形引起跗骨间关节旋后以至于足侧面开始与地面接触。后足外翻亦是如此，导致足内侧纵弓减小，临床表现与平足相似。长期旋后位会引起外踝扭伤、髂胫束综合征、足底筋膜炎、前侧跗管综合征、足趾变形、籽骨炎及大腿、小腿疼痛等。

4. 前足内翻　这种跗骨间关节异常结构包括距跟关节中立位时前足相对于后足内翻，其产生原因是因为距骨头颈与滑车之间外翻角度小于正常（35°~45°）。临床上表现为足内侧纵弓减低，因此与平足表现相似。承重期的步态畸形导致在试图使第一跖骨头接触地面时跗骨间关节完全旋前位。过度旋前可导致胫骨后肌筋膜炎、髌股关节疼痛综合征、跖骨畸形、内侧韧带紧张、胫骨疲劳性骨膜炎、足底筋膜炎、姿势疲劳、Morton 神经瘤等。

5. 前足钩状畸形　这是儿童中最普遍的足部畸形。可在出生时发现，但通常情况只有在孩子开始行走时才会引起注意。表现为足内收、旋后，伴有或不伴有后足外翻。也可能与髋部发育不良有关，85%~90%能自然矫正。

6. 弓形足（高弓足或僵硬足）　弓形足可能由先天性问题、神经系统的问题（如脊柱裂、脊髓灰质炎或腓骨肌萎缩症、马蹄内翻足或肌肉不平衡）所致，也可能有遗传基因因素，因为它趋向于家族性发病。

足纵弓很明显，与后足相比跖骨头较低，在跗（骨）跖（骨）关节，前足相对于后足位置下沉。足底软组织异常的缩短，足表面看起来呈缩短外观。如果畸形持续下去，骨头最后也要改变形状，甚至永久畸形。开始时，足后跟正常。因为前足下垂和伸肌腱的牵拉，爪形足趾一般与这种情况相伴随。由于跖骨弓的消失、沿畸形足趾的触痛，检查者经常可在跖骨头胼胝体下发现疼痛。随后有跗骨区域的疼痛是因为这些关节出现骨性关节炎的改变。在内外侧面纵弧高,因此在一些严重的病例,可看到外侧纵弧和前足增厚、增大。在足趾上跖骨头显著增大,甚至在主动或被动运动时,足趾不能够接触到地面。这种类型的畸形导致足僵硬,几乎没有能力接受冲击和适应压力。这种畸形的人很难参加重复性应力活动(例如长跑、芭蕾)并需要一个具有弹性鞋垫的减震鞋。在严重病例中,弓形足经常与神经紊乱相关。

7. 扁平足　扁平足可能是先天性的,也可能由创伤导致的肌肉薄弱、韧带松弛、距骨头缺失、瘫痪、旋前足等造成。例如,创伤性的扁平足可能随跟骨骨折一起发生,也可能由体位的畸形所致,例如髋关节的内旋或胫骨内旋。它是一种相对常见的足部畸形,并且常常不会引起多大问题。

但我们必须注意的是婴儿在大约 2 岁之前都有扁平足,可能是因为足底纵弓的脂肪垫和足底纵弓发育的不成熟。随着足底内侧纵弓下降,站立时扁平足的足底内侧纵弓的边缘会更接近或接触地面。但如果这种状态一直持续到成年,那它将成为永久性。

先天性扁平足,相对少见。跟骨往往位于外翻位,但中间的跗骨位于旋前位。距骨面向内下方,并且足舟骨移位于距骨背外侧。这时往往伴随有软组织的挛缩和骨骼的改变。第二类是获得性的或弹性扁平足。这种情况下,畸形与强直性扁平足相似,但它的足部是可以活动的,另外很少有肌肉挛缩和骨骼改变。它经常是由遗传因素造成的,有时也被称为高弹性扁平足。弹性扁平足可由下列因素所致:胫骨或股骨的旋转、髋内翻、距骨小关节缺陷等。如果让患者踮着脚站立,此时脚弓出现,就提示这是一名弹性扁平足患者,这类扁平足很少需要治疗。

8. 摇椅足　在这种畸形中,前足相对于后足背伸,导致“断裂的中足”以至于横弓和纵弓消失,使足看起来呈反方向的折弯(例如凸向地面而不是正常的凹向地面)。

9. 平跖外翻足　这种畸形是足前部的加宽,往往是由内在肌肉的薄弱和与之相关的跖骨间韧带薄弱或足跖骨前弓的塌陷引起的。

10. Morton 跖痛症(跖间神经瘤)　Morton 跖痛症是跖间神经瘤损伤趾间神经,经常是第三趾与第四趾间的神经,所以检查者必须仔细鉴别应力引起的相同一位置的跖骨骨折(行军骨折)。当触及骨骼时应力骨折往往会更加疼痛,并且透视显示阳性,当行走或跑步时患者会因足前侧的剧痛而停住。这种痛往往是间断性的,就像痛性痉挛,放射到受累足趾的边缘或相邻的两个脚趾。如果趾骨被挤到也会引起疼痛,这是因为压到了趾神经。在足掌,疼痛更可能出现在骨骼间而不是骨骼上。与男性相比,这种情形更经常见于女性。

11. 外生骨疣(骨刺)　外生骨疣是骨表面骨的不正常过度生长,它实际是对过度使用、创伤、压力过大的一种反应。足部经常发生外生骨疣的位置是跗跖关节的背面、第五跖骨头部、跟骨(常称为泵样肿块或跑步者肿块)和足底筋膜的嵌入部分以及足舟骨的上面,最常见的原因是鞋不合脚使足部受到不应有的压力。

12. 踇外翻　踇外翻是指第一跖骨头相对于人体中心向内偏斜和相对于足部中心向外偏斜。踇外翻的病因多样,常是家族性发病,女性比男性更易患此病。追逐流行可能是个关键因素,如患者穿紧的尖头鞋、紧身长袜和高跟鞋。

当跖骨内移时,近节趾骨的基底被上提,包绕着收肌的趾骨嵌入其中,导致末趾尾端侧偏离身体中心。长屈肌和伸肌有一“弓弦”影响关节侧位偏移。胼胝体过度发展盖过跖骨内侧头,滑囊变厚发炎;增生骨(外生骨疣)导致踇滑囊炎,尽管它是踇外翻的结果,但它又不同于踇外翻。在正常人体,跖趾角度(跖骨和近端趾骨纵轴间的夹角)为 8°~20°。踇外翻时这个角度范围变得更加大。

第一种类型(稳定性踇外翻)是第一趾跖趾角度的单纯扩大。畸形不发展,外翻畸形在20°~30°。没有发生关节脱位。往往不需要治疗,它最大的问题是影响美观。

第二种类型(病理性踇外翻)是一种潜在的进行性畸形,从20°增加到60°。关节面不再一致,有的发生半脱位。这种类型可能发生早期移位和后期的半脱位。

检查足部的时候,诊查者会发现第一和第二跖骨(增大的跖骨间角)间有一增宽缝隙,跖趾关节处趾骨向外偏移。关节囊内侧面增长并和侧面粘连。踇趾绕着长轴旋转以至于踇趾收肌牵拉趾甲内移。有时趾偏移较远以至于它在第二趾上方或下方。

所有踇趾外翻的病例中,80%由第一跖骨内翻引起,在跖骨间角或跖骨角增长超过15°。第一跖骨内翻是第一跖骨相对于跗骨和其他跖骨的外展畸形,以至于前足的内侧缘是弯曲的。正常情况下,距小腿关节在0°~15°之间。

13. 小趾滑囊炎(小踇囊炎) 这种畸形的特点是第五趾跖头外侧面突起。如果和踇外翻联系起来,可导致前足增宽。它常和旋前足有关。

14. 踇强直 踇强直是指由于第一跖趾骨性关节炎导致踇趾背伸或伸展受到限制。踇强直也可能由足部解剖异常(异常的第一跖骨)、足前端内旋或者创伤引起。有两种类型:急性和慢性。

急性或青少年型主要见于足长而窄并旋前的青年人身上,并且男孩发病率比女孩高。很快踇趾就变得疼痛和僵硬,患者诉疼痛为持续的烧灼性的疼痛。在跖趾关节处触痛,趾部最初变僵是由于肌肉痉挛。第一跖骨头可能隆起、增大、未发育成熟。

踇强直的第二型(慢性)非常常见,主要见于成人,又多见于男性。双侧多见,通常是反复轻微创伤导致踇趾处跖趾骨关节炎变化的结果。足趾逐渐僵硬,疼痛一旦出现,将持续下去。患者主要抱怨走路时踇趾根部疼痛。

15. 跖屈 这种结构畸形发生在第一跖列 (踇趾)低于其余跖骨时,以至于当跖骨对齐时,前足呈现外翻。如果为先天性的,提示弓形足。在后天获得性的病例中,这被视为对胫骨内翻并带有轻微跟骨外翻的一种补偿。这种畸形同我们在前足外翻中看见的情况一样,在第一跖列的中立位置中,第一跖骨头处在与第二到第四跖骨头最大背伸时相同的横断面上。

16. 人工草地趾 人工草地趾是由伸展过度损伤(扭伤)合并踇趾跖趾骨关节间受到压力性负荷引起。它可引起重要的功能性障碍,特别是运动中踇趾承受广高负荷。它通常和穿柔软的鞋和使用人工草地有关。

17. 莫顿足 莫顿足中,第二脚趾比第一脚趾长,长度不同可能由于跖骨的长度不同,更多的压力落在了更长的这个脚趾上,踇趾运动性减少,由于更多的压力落在了第二脚趾上,第二跖骨过度肥大。实际上,第二跖骨能变得与第一跖骨一样大。有这种畸形的人通常穿紧脚鞋或者跳舞有困难。

18. 爪形趾 爪形趾畸形导致跖趾关节过伸、近端及远端趾间关节屈曲。爪形趾通常起因于蚓状肌和骨间肌的活动障碍,导致足趾的废用。这种状态可以是单侧或双侧旳,可能与高弓足、跖骨弓塌陷、脊柱裂或者其他神经疾病有关。

19. 锤状趾 锤状趾畸形由跖趾关节背伸挛缩和近端趾间关节屈曲挛缩构成;远端趾关节可以是屈曲、伸直或过度伸展。

骨间肌因不能将近端趾骨集拢在中间位置,因此失去屈曲的作用。这导致了用长伸肌和屈肌去完成抓挠，加重了畸形。锤状趾病因包括协同肌的不平衡、遗传因素（机械因素和比如不合脚的鞋或者踇外翻通常仅见于趾即第二趾。通常，在屈曲关节的背面皮肤上有硬结或鸡眼。通常无症状，特别是如果锤状趾是灵活的或半灵活的时候。僵硬的锤状趾可能引起较大的问题。

20. 槌状趾　槌状趾与远端趾间关节屈曲畸形有关。可在外侧四趾中任一趾发生。通常在受累关节背面可见皮肤硬结或鸡眼。通常无症状，被认为与穿不适或设计不当的鞋有关。

21. 多趾畸形　系发育异常，以额外生出一趾为特点。可单独出现，也可合并其他异常，比如手上多指和并指。这种异常主要考虑整形术治疗。

第二节　基本检查与评估

一、主观评估

当对足踝关节进行基本检查与功能评估时，详细和全面地了解病史是非常必要的。检查者应该从患者那里获得下面的信息：

1. 患者的职业是什么？患者是否需要长时间站立以及站立方式？患者通常站立采取哪一种支撑方式以及造成这种问题的原因。

2. 受伤的机制是什么？受伤时脚的位置是什么样的？当跖肌屈曲、扭转和内收时最容易发生踝扭伤，同时伴有距腓前韧带的损伤和前外侧分离，也可能有远端胫腓韧带损伤。同样的机制也能导致踝部或者距骨头骨折和跗骨窦综合征。随着外侧韧带的损伤，内侧结构（关节面）由于压迫导致损伤，表现与外侧一样的疼痛。事实上，假如外侧韧带完全断裂和损伤，内侧疼痛可能是主要的。使用过度、过度活动或高强度训练可导致跟腱退行性病变。背伸损伤伴随外侧面的弹响和疼痛迅速减少，可能意味腓侧支持带的断裂。

3. 患者有没有注意到在受伤时足或踝部有暂时性或永久性畸形。是否有暂时性的绞锁（例如游离体、肌肉痉挛）？

4. 患者在伤后是否能继续活动？假如没有失去稳定性这种伤情就不太严重。不能负重、严重的疼痛和迅速的肿胀预示有严重的损伤。可以行走一般是二度扭伤；跑步时疼痛通常预示有一度扭伤。

5. 有无肿胀或擦伤（瘀斑）进展有多快和向什么地方延伸？通过观察可以帮助我们了解肿胀的类型（血肿、滑液性、脓性），并且判断是在囊内还是囊外。

6. 症状是改善、恶化或是没有变化？这对了解发病类型（重伤、轻伤），持续时间和症状剧烈程度（急性、亚急性、慢性）是很重要的。

7. 疼痛或感觉异常的位置和界限在哪里？检查者应该注意是否为皮肤疼痛、周围神经痛或者其他组织痛。

8. 通常的活动或娱乐活动是什么？这个问题能让我们了解下肢、踝和足的应力位置和使用的频率，并且患者是否在遭受重复的外伤困扰。

9. 运动方式是否有差异？活动后出现疼痛意味着运动过度。例如，过度活动引起的损伤，疼痛最初在运动后很快到来。随着损伤的持续，疼痛或痛苦出现在运动开始的时候，然后在运动期间消失，在活动后又再次发生。在这种情况的晚期，疼痛持续存在。运动期间的疼痛意味受伤的组织受到了压力。

10. 痛的位置？患者是否指明特殊位置或区域？例如，随着胫骨骨赘或间隔综合征的发生，通常指出的是一个比较大的范围。而对于应力性骨折，疼痛的区域则更加特定。前外踝的冲击伤导致前外踝关节的触痛，单腿下蹲活动和可能存在的距小腿关节不稳定引起的疼痛。腓骨肌的问题导致后外侧的疼痛并且合并外踝的不稳定性。

11. 不同的地方行走导致足部出现不同的问题。假如这样的话，哪一种地形会引起更加显著的问题？例如，在草地上行走（不平坦的表面）对患者造成的麻烦可能多于行走在人行道上（相对平坦表面患者可能发现行走在相对柔软的地面例如草地）比行走在坚硬地面（例如水泥地）上更舒适。预先铺好的地面（如人行道、道路和运动场）常常制作成弧形以便于积水流出。这些弧形可以造成疲劳性骨折。

12. 患者穿哪种类型的鞋？这些鞋是什么鞋跟？这些鞋状况良好吗？患者使用矫形器吗？假如使用，它们仍然起作用吗？预约在什么时间有利于诊断？告诉患者不要穿新鞋，检查者可以通过鞋来断定患者通常穿什么样的鞋。检查者也应该知道这种鞋是否能提供合适的支持保护。评估检查时，患者不要使用任何矫形器。

13. 患者以前有无受伤史或病痛史？例如，脊髓灰质炎导致的弓形足。全身性疾病如糖尿病、痛风、牛皮癣和胶原病等可能最初的症状都表现在足部。

二、客观评估

检查者必须比较双足的情况，记录不对称的地方。这个比较是有必要的，因为正常人中也存在个体差异。

（一）主动运动

检查中先是检查主动运动，最后是疼痛运动。这些检查均应在负重和非负重状态下（直腿坐位或仰卧位）进行，任何不同都应记录下来，因为除了减少活动度外，足畸形和异常会导致损伤。有研究提倡在检测负重位活动度时将测试足放在30cm高的凳子上，以便于检查测量。

1. 跖屈　踝关节跖屈大约50°，患者的足跟一般会在负重位运动时内旋。如果足后跟没有内旋，则提示足是不稳定的，可能会有胫骨后肌功能障碍或紧张。

2. 背伸　踝关节背伸通常约20°。对于正常运动，距小腿关节要求背伸10°、跖屈20°~25°。

3. 旋前和旋后　虽然个体间存在变异，旋后角度为45°~60°，旋前角度为15°~30°。更重要的是与患者正常一侧的运动进行比较。旋后合并有内翻、内收和跖屈；旋前则合并有外翻、外展以及脚和距小腿关节的背伸。

4. 足趾的背伸和跖屈　足趾运动发生在跖趾关节及近端和远端趾间关节部位。踇趾的伸展主要在跖趾关节。而趾间关节伸展很小或没有。踇趾跖趾关节能屈45°，而趾间关节能屈90°。对外侧四个足趾而言，伸展运动主要发生于跖趾关节和远节趾间关节。伸展在近节趾间关节可以忽略。对外侧四个足趾而言，跖趾关节屈曲40°，近节趾间关节屈曲35°，远节趾间关节屈曲60°。

5. 足趾的内收和外展　足趾的内收和外展的测量是以第二趾为中线。尽管外展的活动范围是可以测量的，但一般不做。

（二）被动运动

患者在非负重状态下，小腿、踝、足和其他关节可以进行被动运动。一般来讲，假如主动运动范围正常，在主动非负重运动时可加压测试末梢感觉，而不必去做被动运动检查。每一次运动应该被仔细地检查，尤其是在观察中注意到畸形或不对称时。这些畸形或不对称会导致下肢链其他部位的问题。例如距小腿关节背伸受限或跟腱紧张可导致膝前部疼痛或踝部受伤。因为腓肠肌是连接两个关节的肌肉。踝关节背伸被限制在20°以内。如果患者的踝关节背伸仅能达到解剖或中立位置，那腓肠肌和比目鱼肌一般会是紧张的。假如腓肠肌是紧张的，随若膝关节伸展，距小腿关节的活动范围受到限制。假如比目鱼肌是紧张的，随着膝关节的屈曲，距小腿关节的活动范围受到限制。假如胫后肌紧张，足的旋后将受到限制。

在足踝关节被动运动时，应该注意关节囊紧缩。距小腿关节囊紧缩时，跖屈与背伸相比更受限制；距下关节囊紧缩时，内翻范围比外翻运动范围更受限。跗骨间关节囊紧缩使背伸受限最大，其次是跖屈、内收和内旋；第一跖趾关节囊紧缩使伸展最受限制，其次是屈曲；第二到第五跖趾关节囊紧缩是变化的；趾间关节囊紧缩使屈曲最受限制，其次是伸展。

（三）特殊检查

对踝关节和足部的体格检查在许多文献中已经清楚地描述出来了。因此，这里只提供选定的主要特殊测试进行说明。

（1）前抽屉试验

目的：主要用于检查距腓前韧带韧带的完整性和损伤。

患者：仰卧位，足部放松，踝关节处于跖屈位10°~15°。

方法：检查者固定其胫骨和腓骨，保持跖屈角度在距小腿关节的位置，向前牵拉距骨。

解释：没有松弛表示试验阴性，松弛则表示试验阳性。检查者可以增加在距腓前韧带和跟腓韧带上的应力。在距腓前韧带单独撕裂的情况下，前抽屉试验即为阳性。如果前述的两个韧带都撕裂的话，尤其是在足背伸的时候，向前的移位会更大；如果出现直接的前向移位，则试验提示内外侧的韧带均有撕裂。如果双侧韧带都有问题，通常在足背伸的情况下更明显，意味着内侧的深浅韧带、距腓前韧带和前外侧关节囊撕裂；如果只有单侧撕裂，则只会出现此侧的前向移位。例如外侧韧带撕裂，则外侧会向前移位，引起距骨的内向旋转和前外向旋转的不稳定。（图14-1）

（2）距骨倾斜试验

目的：检查跟腓韧带是否撕裂，确定距骨小腿和距下关节外侧韧带的完整性。

患者：仰卧或侧卧，踝关节处于跖屈位10°到15°，足部放松，屈膝保持腓肠肌松弛。

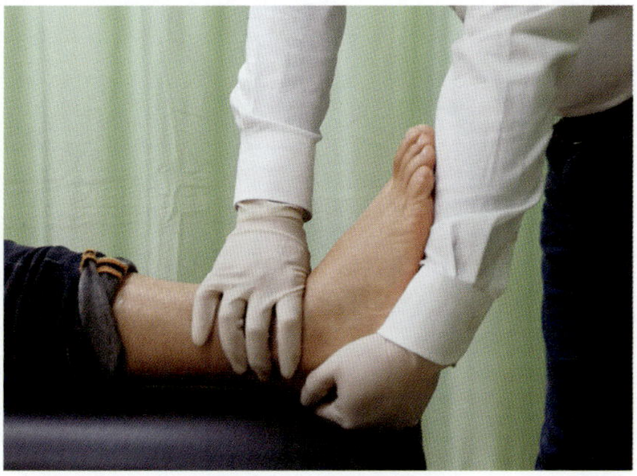

图14-1 前抽屉试验

方法：检查者固定其胫骨和腓骨，保持跖屈角度。在距小腿关节的位置，侧向按压距骨。（图14-2）

解释：与健侧相比时有不稳定的感觉，那么患侧韧带松弛，试验阳性。如果足部趾屈，则会检查到距腓前韧带。然后，倾斜距骨做内收和外展运动。内收时检查跟腓韧带，再增加一定程度的压力检查距腓前韧带；外展时检查内侧韧带，主要是胫舟韧带、胫跟韧带和胫距韧带。

（3）小腿挤压试验

目的：确定是否存在胫腓联合扭伤，也

被称为高位踝关节扭伤。

患者：仰卧位或坐位。

方法：检查者在腓肠肌中部抓住小腿，并将胫腓骨向一起挤压。（图 14-3）

解释：如果近端距小腿关节有发作疼痛，则试验阳性。出现小腿的疼痛提示有韧带联结的损伤，但要先排除骨折、挫伤和间隔综合征。

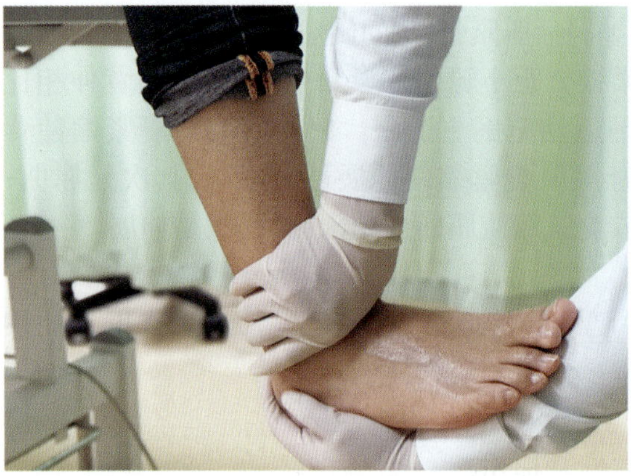

图 14-2 距骨倾斜试验

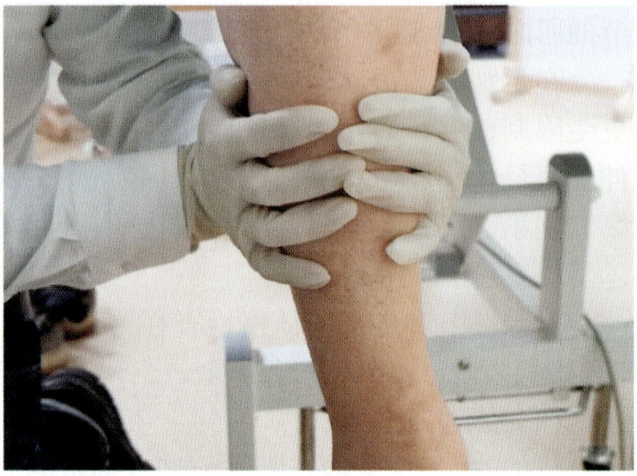

图 14-3 小腿挤压试验

（4）外旋试验

目的：确定存在下胫腓联合扭伤，也被称为高位踝关节扭伤。

患者：仰卧位或坐位，膝关节屈曲 90°。

方法：用一手支撑小腿，另一手支撑足底。保持距小腿关节处在中立位，然后给踝关节施加外旋转力（图 14-4）。

解释：如果近距小腿关节、前后胫腓韧带和骨间膜出现疼痛，则试验呈阳性。

（5）Thompson 试验

目的：检查跟腱是否存在断裂。

患者：俯卧位，足部置于治疗床沿外。

方法：患者放松，检查者挤压其腓肠肌（图 14-5）。

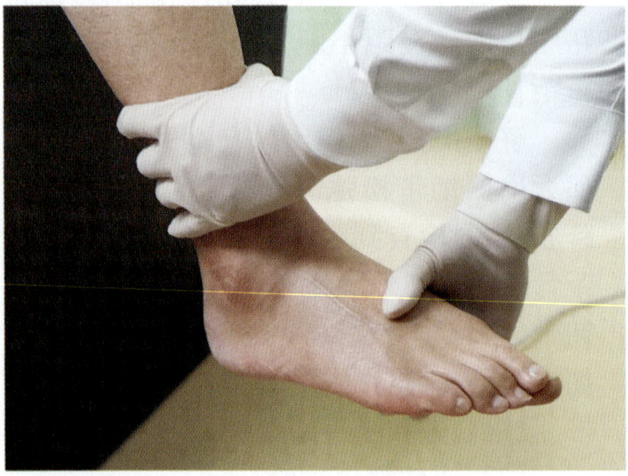

图 14-4 外旋试验

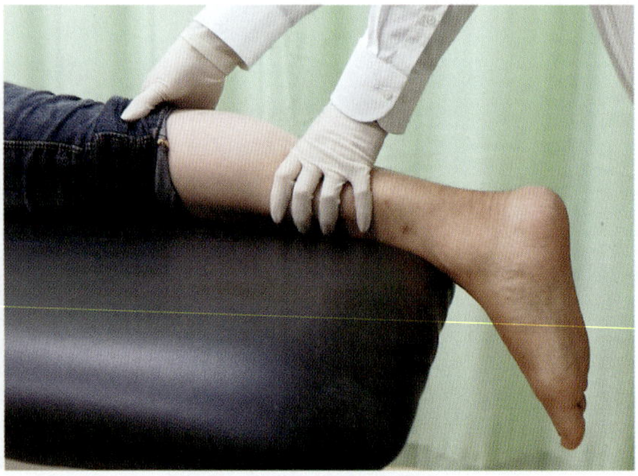

图 14-5 Thompson 试验

解释：如果在挤压时脚没有跖屈，则试验阳性，提示有跟腱断裂（三度损伤）。应当注意的是，当患者在不负重的情况下，足如果能够跖屈，并不能说明没有跟腱的断裂。因为在跟腱断裂的情况下，趾长屈肌在不负重时也能够完成跖屈的动作。

（6）撞击征试验

目的：确定踝关节撞击的存在。

患者：仰卧位或坐位，膝关节屈曲 90°。

方法：检查者一手拇指在距骨前外侧固定胫骨。另一手施加压力将踝关节背屈、外翻。（图 14-6）

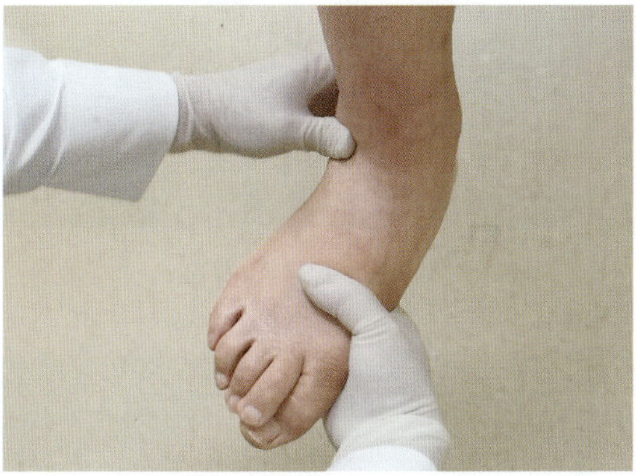

图 14-6 撞击征试验

解释：如果踝关节前外侧有疼痛的出现，则为试验阳性。如果超过以下五个标准怀疑是撞击：①前外侧压痛；②外侧水肿；③背屈、外翻疼痛；④单腿下蹲痛；⑤疼痛与活动；⑥踝关节不稳定。

（7）Windlass 测试

目的：评估足底筋膜炎。

患者：不负重或负重。

方法：检查者一手固定足跟部，使踝关节保持中立位，另一手伸展大足趾。（图 14-7）

解释：如果沿着内侧纵弓疼痛，则测试阳性。

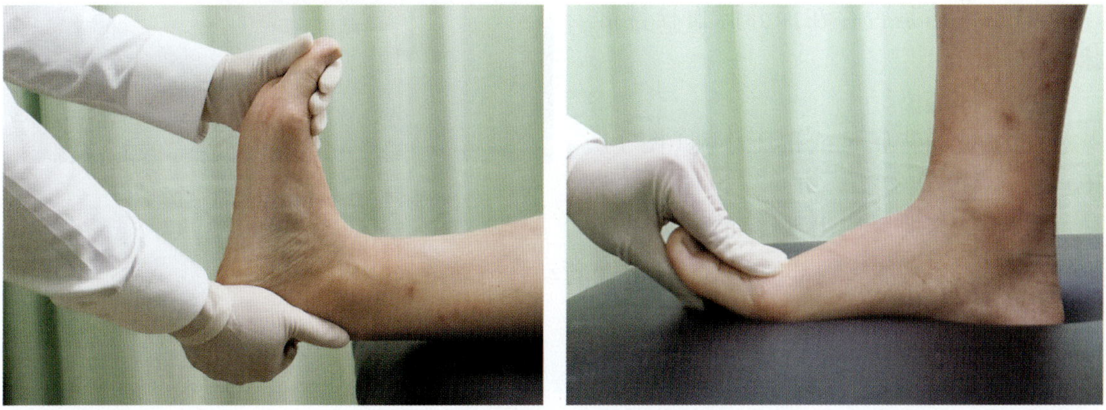

图 14-7 Windlass 测试

（8）Morton 测试

目的：检查是否存在神经瘤或应力性骨折。

患者：仰卧位或坐位。

方法：检查者用手抓住其全部跖骨头，并向一起挤压（图 14-8）。

解释：如果有疼痛，其中可能包括前足的感觉异常，则试验呈阳性。

（9）Tinel 征

目的：检查是否存在跗骨隧道胫神经卡压。

患者：俯卧位。

方法：在跗管上轻轻叩击（图 14-9）。

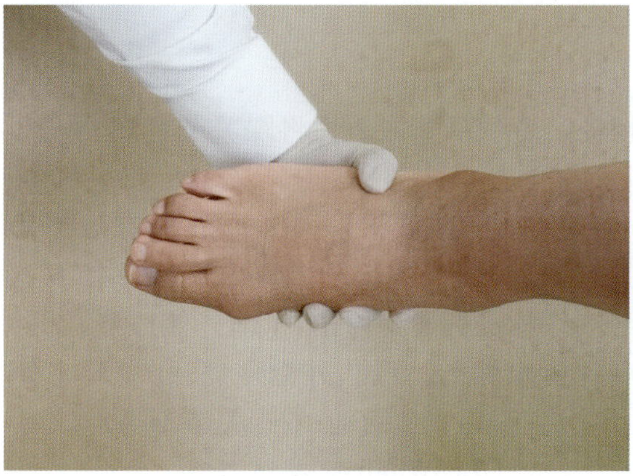

图 14-8 Morton 测试

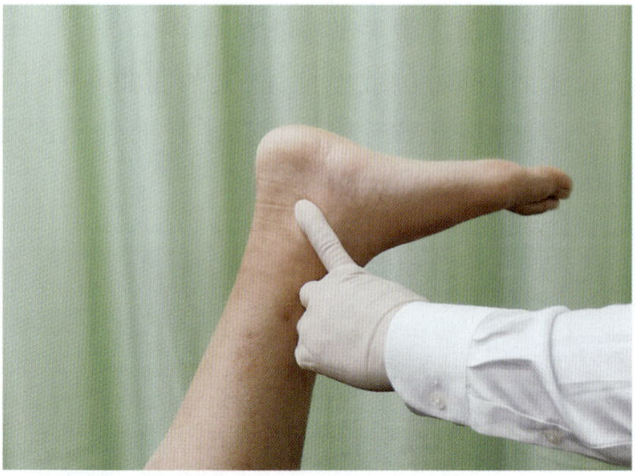

图 14-9 Tinel 征

解释：如果有疼痛和（或）感觉异常，则试验是阳性的。腓深神经的胫前支可以在踝前部触到，胫后神经可以在其过内踝后方处触到。在这两处，若有麻木、刺痛和其他感觉异常，则均为试验阳性。

（10） Homans 征试验

目的：评估是否存在深静脉血栓性静脉炎。

患者：仰卧位。

方法：被动背屈足或挤压小腿（图 14-10）。

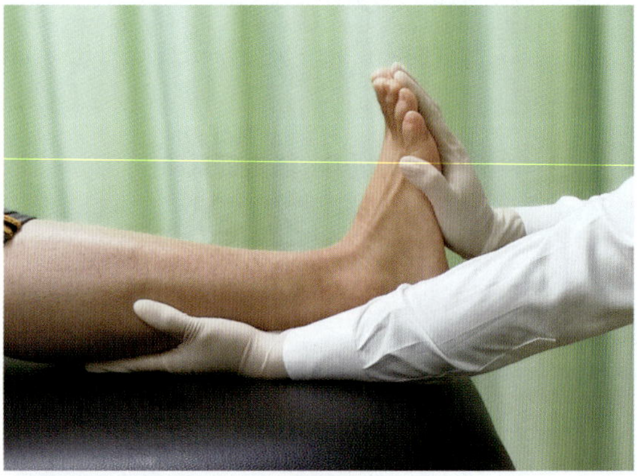

图 14-10 Homans 征试验

解释：如果腓肠肌出现疼痛，则为试验阳性。另外，还可能有腿部的苍白肿胀和足背动脉搏动消失。

第三节 手法选择与应用

本节主要介绍关节松动术，其适应证是基于预期的关节运动学。

一、下胫腓骨滑动

适应证：胫腓骨远端滑移适用于所有距小腿关节活动受限。

1. 前后向或后前向滑动

患者/治疗师位置：患者仰卧位，患足中立位放置于治疗床面上，治疗师站在患者足底部，面朝头部。

操作方法:治疗师双手蚓状肌抓握胫骨和腓骨的远端。在固定胫骨远端后,腓骨头向前或向后滑动。(图 14-11)

2. 向内侧或向外侧滑动

患者/治疗师位置:患者和治疗师都在同一个位置,如前所述。

操作方法:治疗师一手握住内外踝后面固定,另一手握住跟骨及距骨,借助上肢力量将跟骨及距骨向内侧或向外侧推动。(图 14-12)

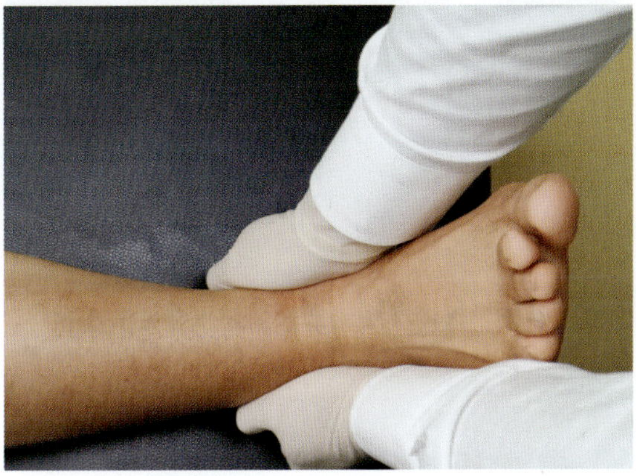

图 14-11　下胫腓骨滑动

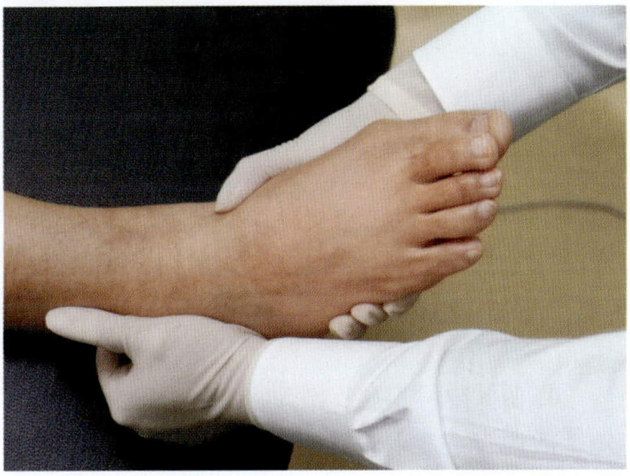

图 14-12　向内侧或向外侧滑动

二、距小腿关节手法治疗

1. 距小腿关节分离牵引

适应证:牵引适用于所有方向的活动受限,缓解疼痛。

患者/治疗师的位置:患者仰卧位,把患足放在床缘外;治疗师站在患者足底部。

操作方法:治疗师双手的手指交错在足背和距骨前缘(若需要,还可在小腿远端使用关节松动带),同时治疗师拇指在足跖面和前臂在力的方向上平行上施加一个拉力。(图 14-13)

2. 距小腿关节前向后滑动

适应证:适用于踝背屈受限。

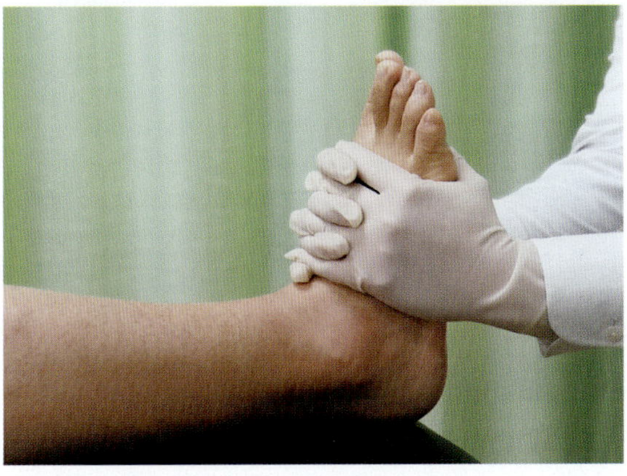

图 14-13　距小腿关节分离牵引

患者/治疗师位置:患者仰卧位,把患者放在床缘外,下肢伸直,小腿后面垫一毛巾卷。治疗师站在患者的足底部。

操作方法:治疗师一手托住跟骨保持稳定,另一手放在距骨前部,借助上肢力量将距骨向后推动,在整个运动范围内末端保持(图 14-14)。

3. 借助关节松动带的距小腿关节滑动

患者/治疗师位置:患者弓步站立,患足放在治疗平台上。治疗师面对患者,将关节松动带套在患者足部后方。

操作方法:治疗师双手交叉固定在患

者距骨前部，前臂用力与后方松动带方向相反。让患者缓慢膝关节前移，将重量转移到患足上，同时松动带给予向前的拉力。在整个运动范围内保持施力，末端停留。（图 14-15）

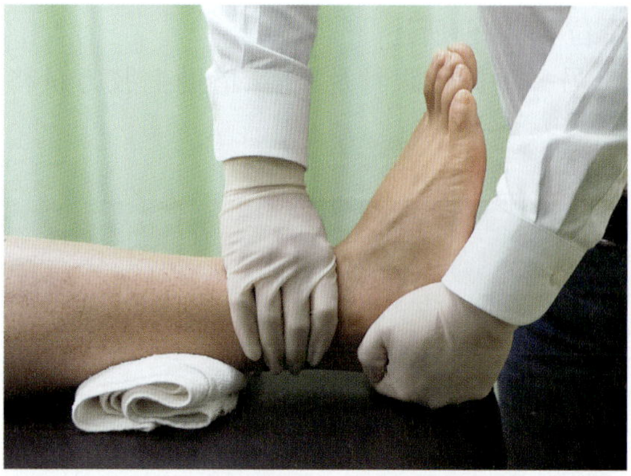

图 14-14 距小腿关节前向后滑动

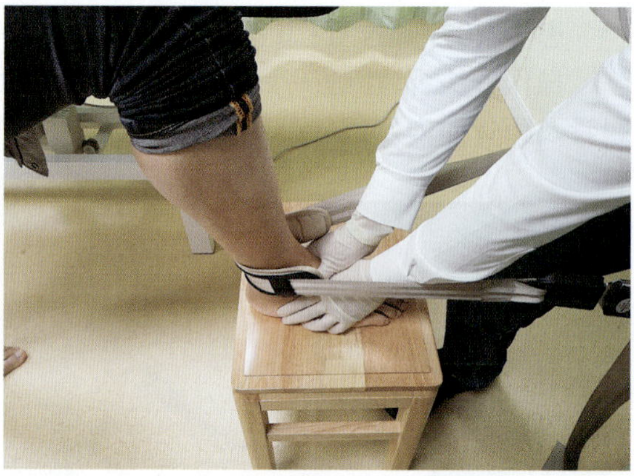

图 14-15 借助关节松动带的距小腿关节滑动

4. 距骨小腿关节滑动

适应证：适用于踝跖屈受限。

（1）后向前滑动

患者/治疗师位置：患者俯卧位，下肢伸直，足部放于治疗床缘外。治疗师站在患者患侧。

操作方法：一手握住内外踝后面固定。另一方手虎口放在距骨后面，借助上肢力量将距骨向前推动（图 14-16）。

（2）前向后滑动

患者/治疗师的位置：患者仰卧位，髋关节、膝关节屈曲，足底放置在床面或楔形垫上。治疗师站在患者足部，面对患者头部。

操作方法：治疗师一手握住外踝处，使患者足部呈跖屈状态固定在楔形垫上。另一手握住距骨前部，借助上肢力量将距骨向后推动。保持在整个运动范围末端。（图 14-17）

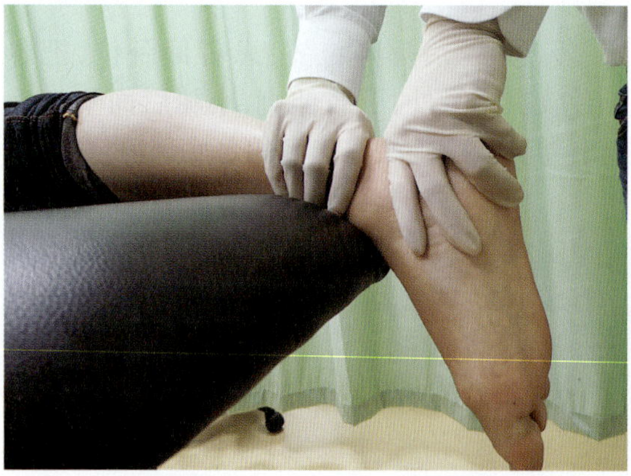

图 14-16 距骨小腿后向前滑动

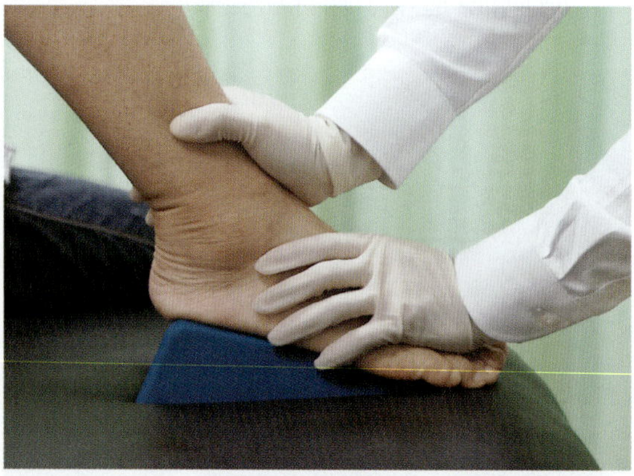

图 14-17 距骨小腿关节前向后滑动

三、距下关节手法治疗

适应证:距下(距骨)关节分离适用于所有距下关节受限。距下(距骨)关节向内和向外滑动分别适用于后足外、内翻受限。

1. 距下关节分离技术

患者/治疗师的位置:患者俯卧位,足部放于治疗床外。治疗师站在患足同侧。

操作方法:治疗师一手托握住患者远端距骨前面,外侧手握住跟骨。上方手固定,下方手借助上肢力量将跟骨向远端牵拉。(图 14-18)

2. 距下关节侧方摆动

患者/治疗师体位:患者健侧卧位,患侧膝关节屈曲。治疗师坐于患者背侧。

操作方法:治疗师双手握持小腿远端固定内外踝,躯干维持姿势的稳定。进行踝关节上下摆动,全运动范围内活动。(图 14-19)

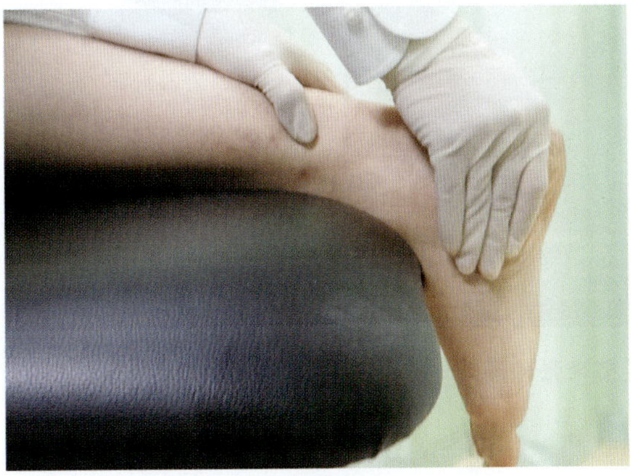

图 14-18 距下关节分离技术

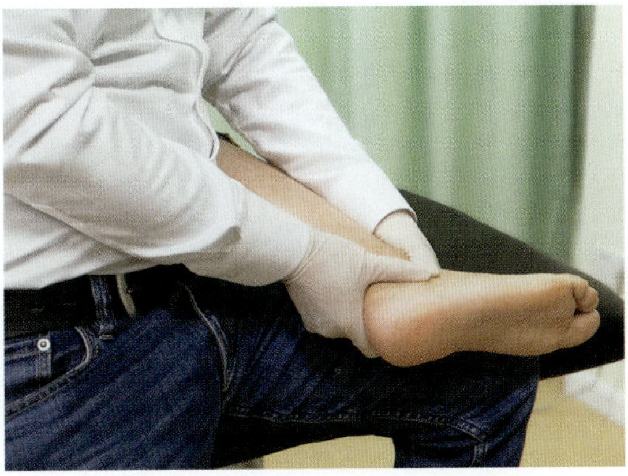

图 14-19 距下关节侧方摆动

四、跗骨间关节手法治疗

适应证:跗骨间关节上下滑动适用于跗骨间关节背屈、跖屈。

患者/治疗师体位:患者俯卧位,下肢伸直,足部放置在楔形垫上。治疗师站在患者足部。

操作方法:治疗师通过一手抓握患者跟骨固定在楔形垫上。另一手挤压抓握或全掌抓握足中部,固定舟骨进行距舟关节松动或者抓住足外侧固定骰骨进行跟骰关节松动。通过手接触施加舟骨内侧或骰骨外侧的向背侧或足底方向推动。(图 14-20)

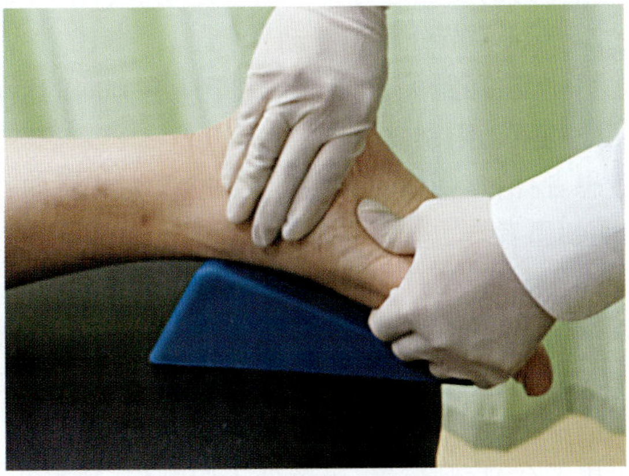

图 14-20 跗骨间关节上下滑动

五、跗跖关节手法治疗

适应证：跖趾关节牵张和滑动适用于所有跗跖关节活动受限。以及足中段、前足部分。

患者/治疗师体位：患者仰卧位，膝关节屈曲，足部放松置于楔形垫上。治疗师站在患者足部内侧松动外侧或者站在外侧松动内侧。

操作方法：治疗师一手抓握跗骨固定在楔形垫上。另一手抓握跖骨下方作为松动手，并用上肢借力推动。如果要松动某个单一跗跖关节，则将双手拇指分别放在相邻跗骨和跖骨近端的背面，示指放在足底相应的跗骨和跖骨的跖面，上方手固定，下方手将跖骨近端向足背或足底方向推动。（图 14-21）

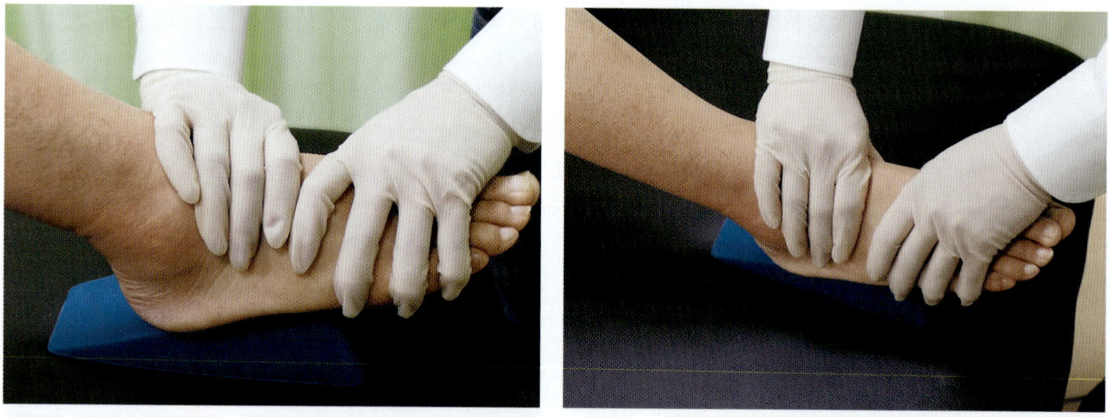

图 14-21 跗跖关节牵张和滑动

六、跖骨间关节手法治疗

1. 趾骨间关节旋转摆动

适应证：趾骨间关节旋转摆动适用于中足和前足活动受限。

患者/治疗师体位：患者在仰卧位，足部置于床缘外；治疗师在患者足部站立面朝头部。

操作方法：治疗师拇指置于足底稳定趾骨间关，手指水平置于前足足背。通过治疗师双手拇指作为的支点进行交互摆动运动。（图 14-22）

2. 跖趾关节分离和滑动

适应证：跖趾关节分离适用于所有方向的活动限制，跖趾关节滑动适用于跖趾关节伸展和屈曲的活动限制。

患者/治疗师体位：患者仰卧位膝关节屈曲，患足放置于治疗床上。治疗师站在患者足部，面朝患者。

操作方法：治疗师一只手用抓握固定跖骨头远端。另一只手抓握或者勾状抓握接触趾骨近端。稳定相邻趾骨时，在近端趾骨处施加一个分离或者滑动的力。（图 14-23）

3. 跗骨间高速松动技术

适应证：适用于跟骰或距舟关节移动受限。

患者/治疗师位置：患者处于俯卧位，膝关节放置于治疗床边缘，屈曲 45°～60°。治疗师站在患者足侧，面对头部。

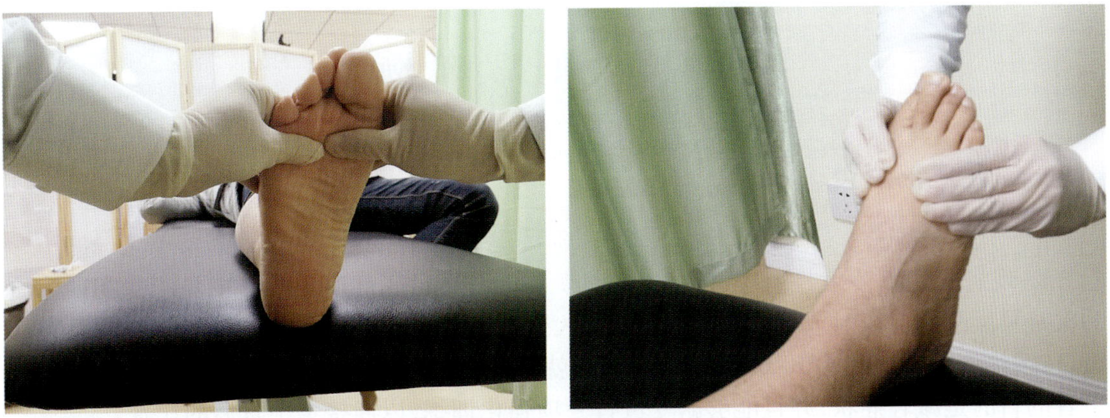

图 14-22 趾骨间关节旋转摆动

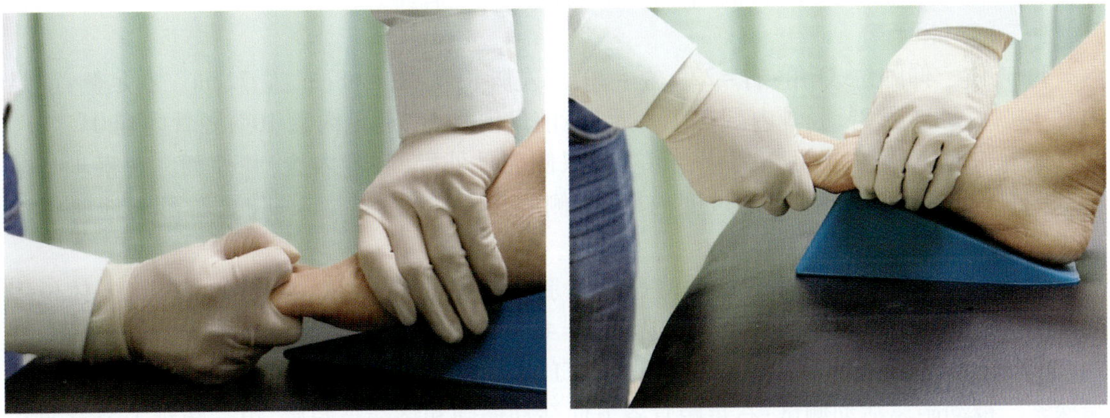

图 14-23 跖趾关节分离和滑动

操作方法：治疗师双手拇指互相叠压在足底部的骰骨或舟骨上，双手手指环绕放在患者的足背。用双手拇指在足背侧固定，快速将膝关节伸展，踝关节低幅跖屈。（图 14-24）

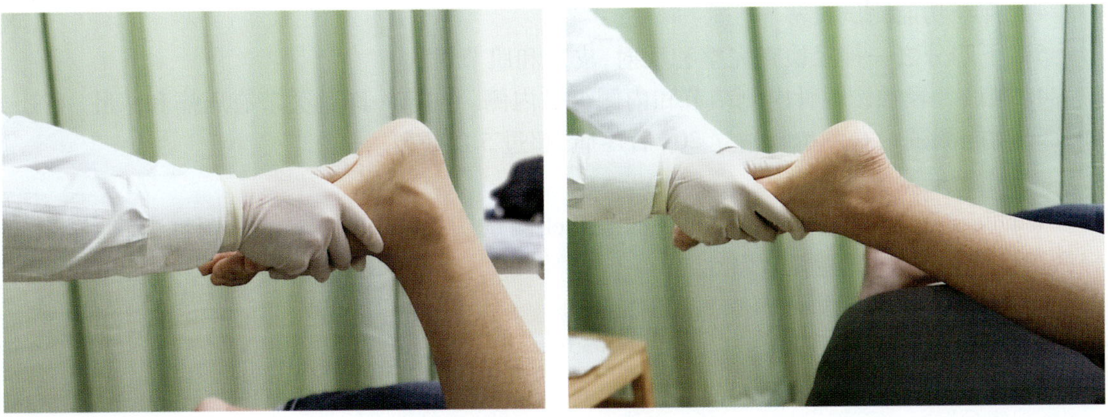

图 14-24 跗骨间高速松动技术

第四节 典型病例

一、足底筋膜炎

(一)主观测试

1. 现病史 25岁女性患者,田径运动员。主诉右足足底疼痛。疼痛主要产生在训练后的次日早晨刚刚起床时或者超过20分钟的久坐后站立走动时。更严重时,疼痛高达7/10级,持续疼痛平均达到4/10级。之前未有过就诊史,6周前开始发病,症状逐渐加重就诊。患者的目的是减轻症状,并且能够耐受进行专项强化训练,以迎接1个月后的比赛。

2. 既往史 之前有过类似的症状,但是通过休息和用非处方药有所缓解,既往双侧复发性踝关节扭伤,髌股关节疼痛综合征,间歇性腰痛,左肩痛。

(二)功能检查

1. 查体 仰卧位,Q角:右=22°,左=20°。左脚长度:右=68cm,左72cm。右足侧:前足内翻14°,后足内翻8°,胫骨内翻3°。左足侧:前足内翻5°,后足内翻10°,胫骨内翻0°。

站立位时,双侧扁平足,右侧好于左侧;双侧前足外翻,胫骨内旋,膝外翻。观察步态显示双侧右脚跟落地到支撑中期过度内旋,右侧好于左侧,在支持末期时,右足离地时疼痛减少。

2. 活动性检查 被动生理活动检查:DF(膝关节屈曲)右=5°,左=10°,在STJN体位下活动减少;DF(伸膝)右=0°,左=3°,PF双侧=40°;前足内翻:右=40°,左=30°;前足外翻:双侧=10°;伸大脚趾:右=14°,左=20°;前足MTJ旋前旋后过度活动;在无痛下完成轻微的终端探索。被动附属活动测试:右足距骨各方向活动僵硬和终端被膜感,第一跖趾关节背屈和跖屈滑动减少,有僵硬和终端被膜感。距舟、距下关节过度活动。

3. 移动性检查

1)腓肠肌有明显的限制。参见活动性测试。

2)肌肉功能测试正常。

3)徒手肌力测试5/5级,无痛。

4)神经功能测试正常。

5)下四分之一神经检查完整和反射,皮节和肌节对称。

4. 触诊 轻触诊跟骨内侧结节和内侧纵弓内侧。在第一跖趾关节有压痛和水肿。

5. 功能测试 右侧单腿站立20s后疼痛,超过5次重复。

(三)特殊测试

Windlass测试阳性,Homan测试阴性,Tinel测试阴性,Thompson测试阴性,前抽屉试验轻微阳性,距骨倾斜试验轻微阳性。

二、足内翻

(一)主观测试

1. 现病史 患者四十五岁男性,肥胖,六个月前出现右足内侧疼痛和感觉异常,站立超过10分钟或者步行100步后加重。主要是足的内侧和足底感觉异常,现在的症状限制他作为卡车司机的日常工作，尤其是脚踩离合器的时候。

2. 既往史 患者7年前被诊断为1型糖尿病，3年前有心肌梗死病史，有高血压病史并通过药物控制。

（二）功能检查

1. 体格检查 步态分析是臀中肌步态，疼痛代偿。

2. 活动性检查 被动生理活动检查：当后足外翻活动限制。被动附属运动活动测试：提示跟骰关节、距下关节和2~5跗跖关节可动性减少。

3. 肌肉功能检查 足部内侧肌肉无力，测试时出现疼痛。休息时无明显疼痛。

4. 神经功能测试 足底内侧的轻微的触觉。

5. 触诊 沿肌腱胫后肌及屈指肌腱轻触诊。

（三）特殊测试

Tinel征跗管处阳性，Morton试验阳性，Homans征阴性，squeeze试验阴性。

（吴 华）

参考文献

[1] Richard AM, George JL. Sports Injuries of the Ankle and Foot[M]. Berlin :Springer, 2012.

[2] Magee DJ. Orthopedic Physical Assessment[M]. 5th ed. philadelphia: WB Saunders, 2008.

[3] Thomas AS. Differential Diagnosis and Management for the Chiropractor[M]. 5th ed. Burlington: Jones & Bartlet Learning, 2015.

[4] Elly H, Kevin B. Maitland's Peripheral Manipulation[M]. 5th ed. Amsterdam: Elsevier, 2013.

[5] Rajiv S. Handbook of Foot and Ankle Orthopedics[M]. Stuttgart: Thieme, 2016.

第十五章

内脏功能障碍

第一节　内脏功能障碍的临床表现

内脏的手法治疗在物理治疗学领域涉及比较少，但在中国传统手法治疗里已经有悠久的历史。内脏的手法治疗也是西方整骨医学(osteopathy medicine)的重要组成部分。

由于内脏的主要功能不是运动，我们很少去研究内脏的运动问题。但是我们的内脏时时刻刻都以不同的形式运动着，如肺的膨胀与收缩、心脏的跳动、肠胃的蠕动等。内脏的运动可以分为几个类别：

被动性运动：内脏在外力推动下产生的运动。包括腹腔脏器在膈肌推动下产生的运动、四肢和躯干运动时带动内脏的运动，如弯腰时肝胆肠胃系统向下的移动。

自主性运动：内脏在自主神经支配下产生的运动。如前面提到的心脏跳动、肠胃蠕动等。

固有性运动(visceral motility)：各个脏器本身所具有的内源性、自动性的节律运动。这种节律运动被认为是胚胎细胞分裂活动节律的保留与延续。这种运动的幅度极小，每分钟7~8个循环。内脏固有性的运动属于整骨医学特有的范畴，在此不作进一步讨论。

内脏虽然被包裹在体腔内，但它们并不是简单地被装在体腔内。在内部通过胸膜、腹膜以及韧带悬吊固定在体腔的骨骼肌肉上。如心脏通过椎体心包韧带和胸骨心包韧带被悬吊和固定在胸腔内特定的位置；肝和胃通过韧带组织被悬挂在膈肌上。脏器与脏器之间也通过膜或者韧带相互连接，如肝和胃通过小网膜和肝胃韧带相互连接。另外，相邻的脏器之间还会相互接触，在运动过程中脏器之间的接触面需要能够相互滑动，被称为“内脏关节”，尽管它们并不是真正的关节，但需要与关节有相似的功能。当体腔内的筋膜、韧带或者“关节”因为某些原因(如炎症)发生限制的时候就会影响脏器的运动，从而影响脏器的功能。当然如果脏器本身出现了问题也会导致脏器运动的障碍。

内脏的手法治疗并不针对某个脏器或某个系统的特定疾病，而是通过手法来解除对脏器的运动限制，从而改善内脏的血液循环、免疫功能和神经传导，激发和促进人体的自愈能力，最终达到最佳的内在平衡。

内脏并不是孤立的系统，它与身体的其他部分有着密切的联系。当某个脏器发生功能障碍的时候，症状也不一定局限于脏器本身。有时候甚至不出现内脏方面的症状，患者可能是因为肌肉骨骼系统的疼痛来就诊，经过仔细的检查和评估以后才确定患者的症状是内脏方面的功能障碍所引起的。除了检查评估和病史追踪要认真仔细，手法治疗师还要将人体的整体观念牢记于心，不能简单地“头痛医头，脚痛医脚”。当内脏发生功能障碍的时候，可能会表现出四个方面的症状：

1. 与功能障碍脏器本身相关的症状　这类症状直接与发生功能障碍的脏器有关，比如胃发生了功能障碍，患者可能会有胃胀、胃痛、泛酸等与胃相关的症状；肺发生功能障碍的时候患者可能会感觉呼吸费力、胸闷等；膀胱发生功能障碍的时候可能会感觉尿频、尿急等。

2. 与功能障碍脏器相邻组织器官的症状　这类症状大多与直接的生物力学因素有关，如两个脏器之间有直接的筋膜韧带相连接或存在相互滑动的表面而相互影响。如肝脏发生了功能障碍，患者并不一定表现出肝脏的症状，但与之相邻的胃、结肠、横膈膜、右下肋区可能出现症状 。

3. 与功能障碍脏器相关的远处身体部分的症状　这类症状可能是通过①神经方面的影响，如“节段性敏化(facilitated segment)”、内脏躯体反射(viscerosomatic reflexes)；②生物力学方面的影响，如筋膜链；③血液淋巴循环的影响而发生的。最常见的就是内脏问题引起的牵涉痛(referred pain)，如肝胆方面的问题引起右肩痛，胃的问题引起左侧肩背痛等。

4. 与功能障碍脏器相关的全身症状　这类症状大多与内分泌和神经免疫方面的因素有关。如肾脏、肾上腺发生功能障碍的时候可能会诱发一系列的全身症状。

第二节　基本检查与评估

与肌肉骨骼系统类似，内脏的基本检查与评估也包括病史采集、视诊、问诊和触诊等内容。

一、主观评估

主观评估包括疼痛的性质、加重因素和缓解因素，相关病史和临床资料等。

详细的病史可以为评估治疗指明正确的方向，并为发现内脏系统功能障碍提供重要的线索，病史也是患者是否存在手法治疗禁忌证的重要依据。包括身体各个系统曾经发生过的重要伤病史和手术史，也包括那些与目前症状似乎毫无相关的伤病史。尤其要了解各个体腔是否有过外科手术。因为外科手术会不可避免地改变胸膜、腹膜或其他筋膜的结构，甚至会造成滑动表面的粘连。不仅会在生物力学上改变脏器局部的张力和运动，而且会通过力的传导和神经反射影响到身体其他部位。在临床上胆囊炎手术后引起右肩痛的患者或妇科问题引起腰痛的患者并不少见。

另外，疼痛发作或加重的时间对发现内脏功能障碍也非常重要。大多数肌肉骨骼系统问题在患者晚上睡觉的时候会减轻，而内脏功能障碍引起的症状通常会在夜间某个时间段加重。

二、视诊

除了对患者整体姿势的观察和分析外，发现内脏系统问题应该更加注重对各个体腔区域的观察。观察的内容包括：

皮肤的颜色和完整性：是否存在瘢痕、是否存在皮肤颜色改变（某些皮肤颜色改变是内脏问题诱发的自主神经反射改变的结果）。

脊柱的曲度：应该从前、后和侧面分别观察脊柱的曲度，而不应该仅仅从后面观察。脊柱曲度的改变可以引起体腔形态的改变，导致内脏功能障碍。内脏功能障碍也可以通过生物力学或神经因素引起脊柱曲度的改变。仔细观察和分析脊柱曲度的变化对发现内脏功能障碍非常重要。

体腔形态的变化：胸腔、腹腔和盆腔是否有明显的畸形。体腔的某个部分突出，可能预示着相应部位脏器可能发生了问题（如水肿）而需要更大的空间。例如当观察到上腹部有凸出，我们再去触诊这个部位的话，往往会发现单个脏器有压痛或者诱发恶心等自主神经症状。体腔某个部分的凹陷，可能是相应部位脏器需要更多的保护。例如肝胆系统发生了功能障碍，可能会导致右侧下肋区的凹陷，这是为了减少肝胆的活动，使它们能得到相对的固定。这与周围关节损伤导致肌肉保护性收缩使关节相对固定类似。

三、触诊

触诊是发现内脏功能障碍的主要手段。内脏系统都深藏在体腔内，我们不能通过眼睛直接观察到它们的运动。只能通过仔细的触诊来感受它们的运动。因此触诊技巧在内脏手法治疗中尤其重要。

胸腔的触诊主要是轻轻按压肋骨和胸骨的各个区域，看看有没有哪个特别僵硬或者有诱发症状的部位，还要评估各个区域的张力。腹腔触诊一般分为两个步骤，浅表触诊和深部触诊。腹腔的浅表触诊主要触摸腹腔壁、腹膜壁层和大网膜等比较表浅的组织。将手轻轻沉入皮肤，去感受各个区域的张力，还要注意有没有压痛和其他诱发症状。有些诱发症状会给我们很好的治疗思路。如一个腰痛的患者在触诊某个脏器时诱发出了腰痛，这个时候我们可能需要将腰痛和内脏功能障碍一起来考虑了。如果存在瘢痕，还要评估瘢痕与周边组织的关系（瘢痕是否可以滑动等），以及瘢痕周围的张力情况。腹腔的深部触诊主要触摸单个脏器的情况。将手慢慢沉入腹腔皮肤，直到感觉到脏器的表面。需要评估单个脏器的位置、张力、有无疼痛和其他诱发症状等，尤其重要的是评估脏器的活动情况，如是否可以随着呼吸在膈肌的推动下有相应的活动。在腹腔深部触诊时对某些诱发的症状要特别引起重视，如恶心呕吐、冒冷汗、心跳加速、头晕、严重疼痛甚至抵抗检查以及相应脏器的坍塌感。当检查和治疗过程中发生以上情况时，可能是患者内脏器官发生器质性病变的征象，应该立即停止治疗，必要时建议患者到相关临床学科做进一步检查。内脏的触诊时应该做到"温柔体贴"。温柔是指力度要轻，切忌暴力；体贴是指深度一定要达到相应脏器的表面，要感觉触诊的手指能轻轻贴在相应器官的表面上。

第三节 消化系统的评估和手法选择与应用

根据切入点不同，内脏的手法治疗也分为很多种类，有针对筋膜的手法、有针对血液淋巴系统的手法、有针对神经反射点的手法等。由于篇幅的限制，下面我们就以消化系统为例，向大家介绍几种简单但在临床上非常实用的手法技术。

一、食管的评估和治疗手法

虽然食管跟颅底有很多纤维的连接,但一般认为食管起于舌骨止于贲门。在 T_4 以上食管紧贴椎体前缘,然后稍偏向左侧直到通过膈肌左圆顶的食管裂孔,止于胃食管交接处的贲门。根据解剖位置,食管可以分为颈段、胸段和腹段。颈段从舌骨到 C_6 高度的环状软骨,胸段从 C_6/C_7 高度到 T_9 高度水平,腹段在 $T_9 \sim T_{10}$ 水平。食管颈段活动范围很大,主要跟随颅底、颈椎、舌骨等一起活动;胸段可以相对于气管和心包后壁有轻微滑动;在膈肌食管裂孔处,可以在膈肌食管裂孔中上下滑动;在腹段食管跟随胃的运动进行拉长和回缩的运动。

1. 食管的评估　主要评估食管被拉伸和回缩的能力。患者仰卧,治疗师站在患者侧面。评估颈段食管时,治疗师上方手固定舌骨,下方手轻轻捏住环状软骨,并将环状软骨沿着食管纵轴向下拉长,在此过程中治疗师要感受食管的张力和可以被拉长的能力。当拉到末端时下方手突然放开牵拉,但治疗师的手还要保持与环状软骨接触,来评估食管回缩的情况(图 15-1A)。评估胸段食管时,治疗师上方手压住患者胸骨柄进行固定,下方手放在患者左侧第 6 肋软骨上并向背侧压,用下方手将食管向腹部方向牵拉,在此过程中治疗师也要感受食管的张力和可以被拉长的能力。到达末端时,下方手突然放开牵拉,但治疗师的手还要保持与第 6 肋软骨的接触,来评估食管回缩的情况(图 15-1B)。腹段食管评估时,治疗师两个拇指放在肋骨-剑突角的下方,先慢慢向背侧压,直到胃的深度,然后相对于左侧肩部向右下方牵拉。到达末端时,两拇指突然放开牵拉,但治疗师的拇指还要保持与表面皮肤的接触,来评估食管回缩的情况(图 15-1C)。

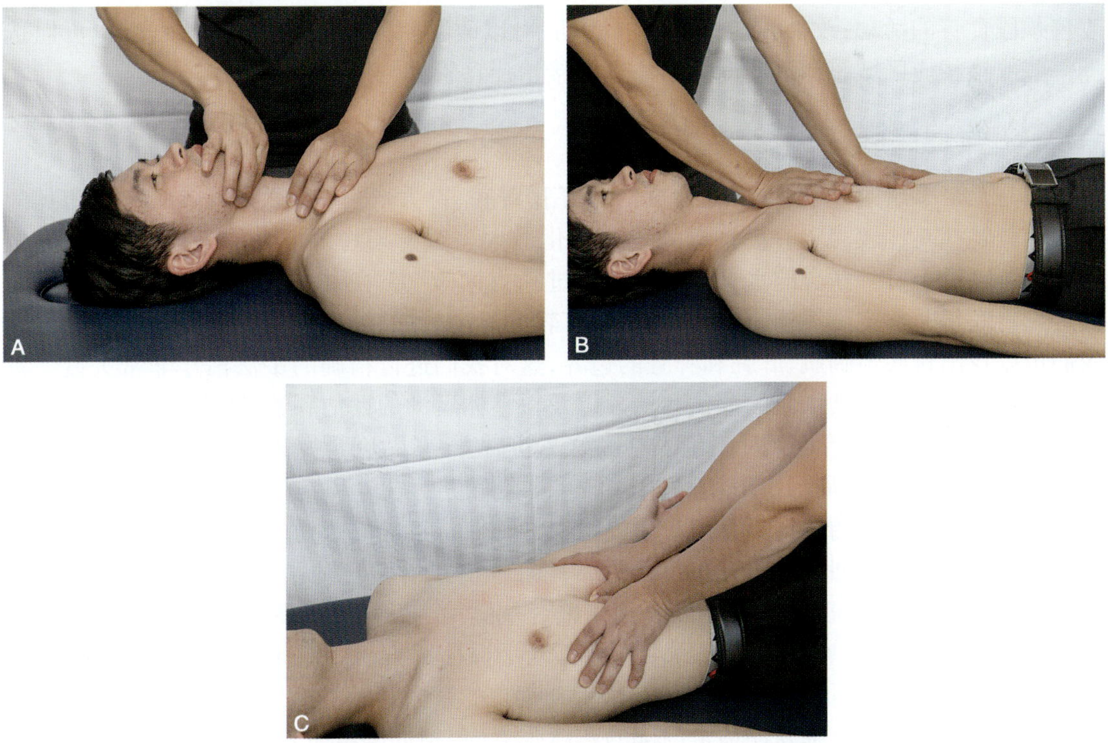

图 15-1　食管的评估

A. 颈段食管评估;B. 胸段食管评估;C. 腹段食管评估

2. 食管的治疗 食管治疗的手法与评估时的手法相同。如果评估时发现食管在牵拉时张力比较高,那么在治疗时主要用牵拉的手法。即用上方手固定,下方手牵拉,到达末端时稍做停留,然后缓慢松开。如果评估时发现食管在回缩时比较困难,或者在牵拉和回缩时都比较困难,可以选择回缩技术(recoil techniques),即在达到牵拉末端的时候稍作停留,然后沿着牵拉方向突然松开牵拉的手,让食管快速回缩。图 15-2 展示了胸段食管的回缩技术,治疗师双手交叉,一手放在胸骨柄上,另一手放在左侧第 6 肋软骨上。加压达到食管深度时双手向两端牵拉,待感觉到松弛后双手突然沿着牵拉方向松开,使食管回缩。

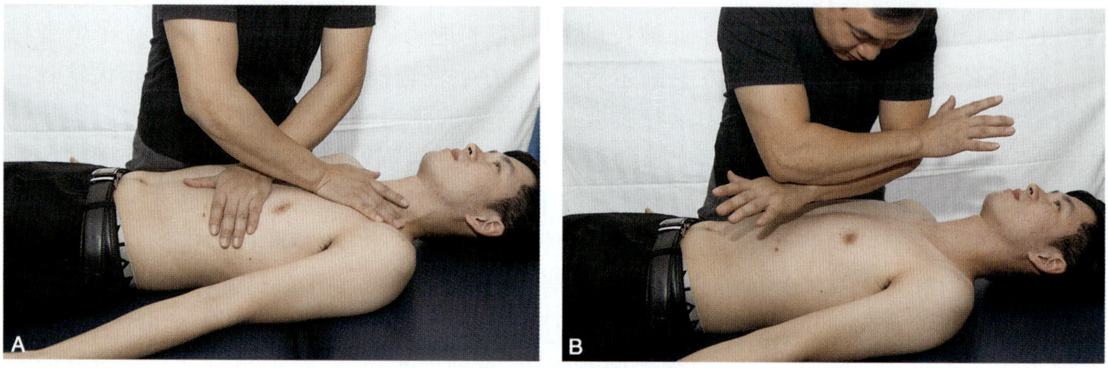

图 15-2 食管的回缩技术

A. 食管回缩技术开始位置;B. 食管回缩技术结束位置

食管的活动也可以通过相应区域的整体活动治疗得到改善。如改善颈部的活动也可以改善颈段食管的活动;改善胸椎和胸腔的活动,可以改善胸段食管的活动。因此,也可以选择一些改善相应区域整体活动度的手法来间接治疗食管。

二、胃的评估和治疗手法

胃是一个多层肌纤维囊,可分为贲门、幽门、胃底、胃大弯、胃小弯和胃体。贲门和幽门部分的位置相对比较固定。胃大弯的位置变化最大。对于某些胃下垂的患者,胃大弯的位置甚至可以低至耻骨联合的水平。胃底部通过膈胃韧带“悬吊”在膈肌上,位置也相对比较固定。胃底部通常充满气体,在叩诊的时候有较明显的特征,被称为“泛鼓音区”。通过叩诊我们可以找出胃底与膈肌、肝脏和脾脏的边界,这对我们进行精确的手法治疗非常关键。胃的评估治疗主要包括括约肌的评估和治疗以及胃整体运动的评估和治疗。

1. 贲门的评估和治疗 贲门位于左侧第 7 肋后方,紧贴胸骨左外缘的位置。作为括约肌,贲门的张力往往比周围组织稍高。我们可以在第 7 肋软骨和胸骨左侧交界的附近通过触压检查来找到贲门的位置。贲门和周围组织必须保持正常的张力,以便食物能正常通过,同时又防止食物反流回食管。评估贲门通常用加压测试。治疗师站在患者右侧,下方手作为固定手用来感知组织张力,掌根尺侧放在患者左侧第 7 肋软骨和胸骨左侧缘交界处的前面(具体位置以触压检查为准),上方手作为移动手握住下方手手腕来施加压力。治疗师缓慢向背侧加压,直到到达贲门的深度(能感受到贲门的紧张感),然后向各个方向轻轻推动贲门。在整个过程中治疗师要评估贲门部的整体张力(包括周围组织)和贲门在各个方向上的张力。如果贲门和周围组织存在异常的张力,说明贲门部有功能障碍。

贲门的治疗通常采用回弹技术(rebound techniques)。治疗的手法与检查手法相似。治疗师向背侧并向贲门张力异常增高的方向施加压力，然后跟随患者的呼吸，当患者吸气时治疗师保持压力，呼气时稍增加压力（也可以在这个过程中施以振动手法），2~3 个循环后，治疗师在患者再次吸气时突然松开压力让整个加压区域回弹（图 15-3）。

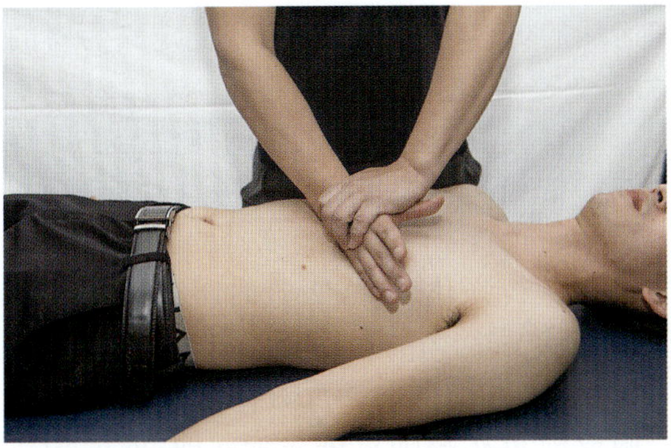

图 15-3　贲门的回弹技术

2. 幽门的评估和治疗　幽门位于 L_1~L_2 水平，紧贴前正中线的右侧，大约在左右第 9 肋软骨尖连线中点的右侧。幽门作为一块很强的括约肌，张力要比周围组织高很多，当找到幽门时，我们可以感受到一块硬币大小的高张力区域。评估时，治疗师站在患者右侧，双手拇指紧贴在一起，放在幽门部。其余手指自然张开，放在患者腹壁上。治疗师用双拇指向背侧加压，达到幽门深度后向各个方向推动幽门，评估幽门整体的张力和各个方向上的张力，并评估有无压痛。如果幽门部有异常增高的张力和较明显的压痛，说明幽门部存在功能障碍。如果压痛非常严重，应立即停止操作，必要时将患者转介到其他相关科室。幽门的治疗可以用回弹技术，也可以选择回缩技术。进行回弹技术时在幽门部持续加压，在患者呼气时可以施加振动手法，当感觉到幽门部松弛时，治疗师突然松开两个加压的拇指，让组织回弹。进行回缩技术时，两拇指在向背侧加压的同时分别向高张力方向和相反方向牵拉（图 15-4A）。待松弛后，治疗师突然向牵拉方向松开两个拇指，让组织回缩（图 15-4B）（如向左侧张力最高，治疗师右手拇指向左、左手拇指向右牵拉，松弛后，右手向左、左手向右突然松开）。

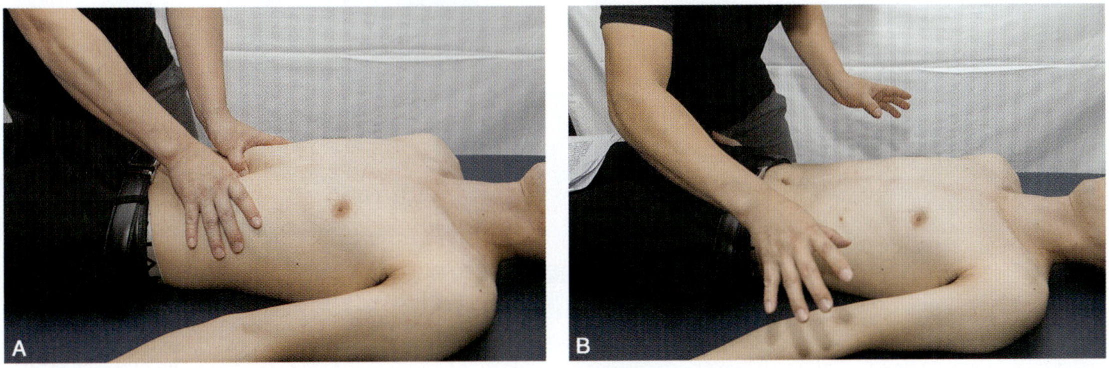

图 15-4　幽门的回缩技术

A. 幽门回缩技术开始位置；B. 幽门回缩技术结束位置

3. 胃的运动评估和治疗　胃通过韧带“悬挂”在膈肌左圆顶下方。在呼吸过程中，胃在膈肌的推动下可以进行特定的运动。我们可以通过评估该运动来了解胃的活动情况以及胃与周围组织的张力关系。从冠状面看，吸气时胃向下内侧转动，胃底部与幽门窦的距离变短。从前面看，整个胃好像围绕着通过胃小弯下部的前后轴顺时针旋转。从矢状面看，吸气时胃沿着通过胃体中央的左右轴从后往前旋转，即上面的胃底部向前，下面的幽门窦往后。从水平面上看，吸气时胃向右旋转。在吸气时，胃整体上向前、内、下的“合力方向”旋转。呼气时的运动正好与吸气时运动相反。

评估时治疗师站在患者右侧。先用叩诊和触诊确定胃的位置。治疗师上方手放在胃底部,手掌尺侧缘正好在胃与膈肌交界处,下方手掌根放在幽门处,手指张开包覆胃体,手掌尺侧缘贴着胃大弯。然后轻轻加压,感觉到达胃的深度时让患者进行深呼吸,用双手分别感觉吸气时和呼气时胃的运动情况,如果在吸气时胃运动的更容易、质量更好,我们定义为胃的吸气功能障碍,反之为胃呼气功能障碍(图 15-5)。

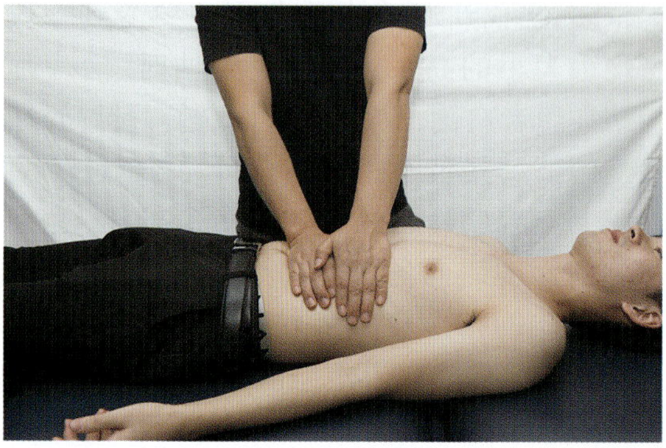

图 15-5 胃的运动评估

胃运动功能障碍调整的体位与手放置与评估相同。如果胃存在吸气功能障碍,调整的时候先向着功能障碍的方向对胃的运动进行强化,即在吸气时跟随胃进行向前、向下和向内的运动,在呼气时保持胃的位置,并阻挡胃向相反方向运动。下一次吸气时再次跟随胃进一步向前、向内和向下运动,呼气时依然保持住胃的位置,直到胃吸气时的运动达到最大(图 15-6A)。紧接着,将胃向着呼气时的运动方向进行调整,即在呼气时跟随胃向后、向外和向上运动,吸气时保持胃的位置,直到胃在呼气时的运动达到最大(图 15-6B)。胃的呼气功能障碍的调整过程正好与吸气功能障碍相反。

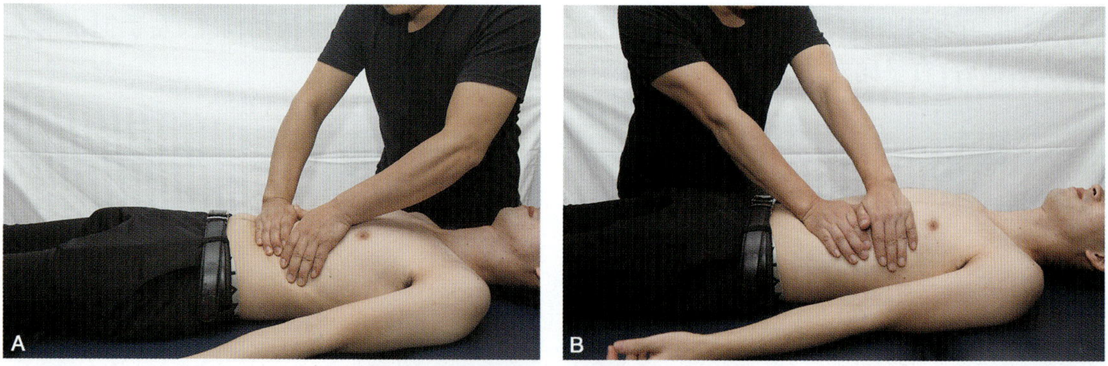

图 15-6 胃吸气运动功能障碍调整

A. 向吸气运动功能障碍方向强化;B. 向呼气运动方向调整

三、肝脏的评估和治疗手法

1. 肝脏相关韧带的评估和治疗 肝脏的重量大约有 2. 5kg,通过很强的韧带“悬挂”在膈肌上。实际上膈肌承担肝脏的重量很小,腹腔和胸腔的压力差平衡了肝脏的大部分的重量。连接膈肌和肝脏的韧带主要有左右的三角韧带和肝脏上方的冠状韧带。其实左右三角韧带和冠状韧带的左右两端,在解剖上是一个连续的结构。左三角韧带的连接点在左锁骨中线的正下方,右三角韧带的位置比较靠外,在腋前线的正下方。评估这些韧带的时候也用加压测试。先用叩诊找到膈肌与肝脏的交界处,右侧大约在第 5 肋间隙,左侧大约在第 5、6 肋间隙之间。然后在肝脏与膈肌交界处从前往后加压,达到韧带深度时,可以向各个方向进行加压，以此来评估该部位的张力情况和有无压痛的情况。如果韧带的部位存在异常的张力或有压痛，代表功能障碍的存在。

肝脏韧带的治疗可以用回弹技术或者回缩技术。进行回弹技术时，只要在患者呼气时向张力高的方向加压，吸气时保持，进行3~5个循环，然后在患者吸气时突然松开压力即可。进行冠状韧带回缩技术时，治疗师将左手掌根尺侧放在患者右侧第5肋间（膈肌与肝脏的交界面，以叩诊为准）锁骨中线的外侧，右手掌根尺侧放在右侧第5肋间锁骨中线的内侧。治疗师先向背侧加压，达到冠状韧带深度时，右手与左手向相对方向牵拉（即左手向右，右手向左）（图15-7A），待感觉到韧带松弛时治疗师突然向左右两侧牵拉的方向松手，使韧带回缩（图15-7B）。相同的技术也可以用在左右三角韧带上，只要变换接触点即可。进行三角韧带的回缩技术时，治疗师左手放在患者右侧腋前线，右手放在左侧锁骨中线。

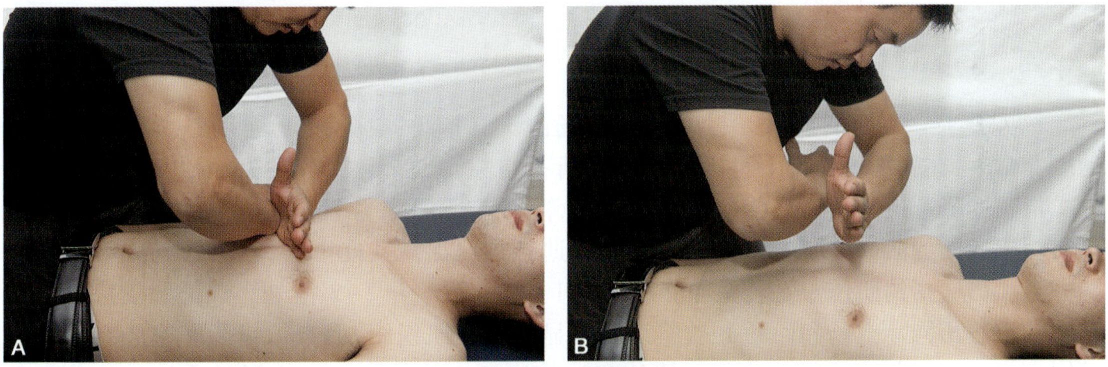

图15-7　冠状韧带回缩技术
A. 开始位置；B. 结束位置

2. 肝脏的运动评估和治疗　在呼吸运动中，肝脏的运动基本上与胃成镜像。吸气时肝脏在冠状面向内下旋转，从前面看肝右叶沿着通过左三角韧带的前后轴逆时针旋转；在矢状面上沿左右轴向前旋转，即肝的前面向下、后面向上；在水平面上向左旋转，从上面看呈逆时针旋转。呼气时则相反。评估肝脏运动时，治疗师站在患者右侧，面对患者头端。首先通过叩诊确定肝脏的具体位置，然后治疗师双手以右锁骨中线为界限包覆整个肝脏，治疗师左手掌根放在患者右侧锁骨中线外侧，指尖朝向患者右侧腋中线，右手掌根紧贴着左手掌根放在患者右侧锁骨中线的内侧，指尖朝向左三角韧带。治疗师双手轻轻加压，感觉达到肝脏深度时让患者深呼吸，感觉并比较肝脏在吸气和呼气时的运动，如果吸气时肝脏的运动质量更好或幅度更大，我们就定义为肝脏的吸气运动功能障碍，反之为呼气运动功能障碍（图15-8）。

肝脏运动功能障碍的调整与胃相似，也是利用呼吸先向运动好的方向进行强化，然后向运动受限的方向进行调整。图15-9展示了肝脏吸气功能的调整，阶段一向吸气功能障碍方向强化（图15-9A），阶段二向呼气方向调整（图15-9B）。

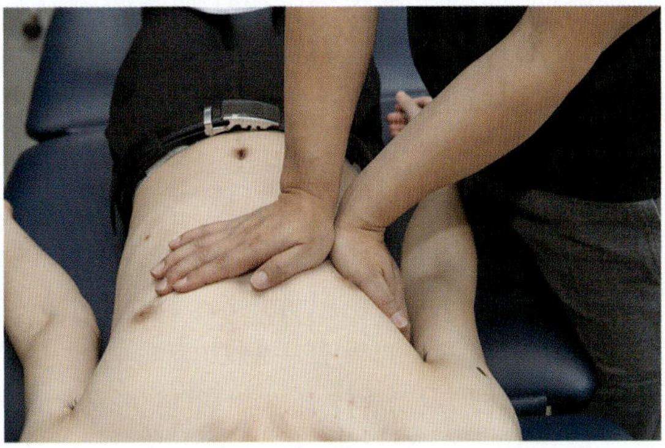

图15-8　肝脏运动评估

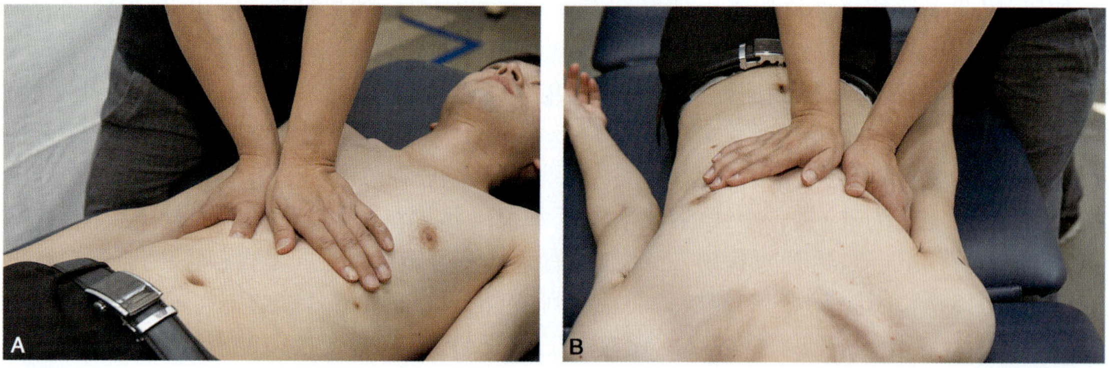

图 15-9 肝脏吸气运动功能障碍调整

A. 向吸气运动功能障碍方向强化；B. 向呼气运动方向调整

四、肠的评估和治疗手法

1. 小肠括约肌的评估和治疗手法　小肠由十二指肠、空肠和回肠组成，整个小肠的活动度非常大，在膨压的作用下可以填满腹腔所有空隙，只有十二指肠的位置相对比较固定。十二指肠的降部最为重要，它的壶腹部有胆总管和胰管汇入，并且这里有一块非常重要的括约肌叫奥迪括约肌（Oddi sphincter）。如果奥迪括约肌出现功能障碍，就会影响胰液和胆汁的分泌。奥迪括约肌位于右乳头与肚脐连线上，在肚脐上方 2~3 指处。评估和治疗方法与幽门的方法相同。空肠和回肠上虽然没有明显的括约肌组织，但十二指肠和空肠结合部以及回盲瓣有类似于括约肌的功能。评估和治疗这两个部位对整个小肠的手法治疗非常关键。十二指肠空肠结合部与奥迪括约肌的位置正好左右相对，该处有十二指肠提肌（treitz's muscle）附着，该肌肉将十二指肠末端固定到左膈肌脚上，但对它的具体功能还不清楚，可能扮演了部分括约肌的功能。回盲瓣是回肠末端翻入盲肠形成类似两片唇样的组织，回肠末端和盲肠的关系有点像食管与胃的关系。回盲瓣的位置位于肚脐与右侧髂前上棘连线的外 1/3 处。评估和治疗该部位时要先进行压痛和反跳痛的检查，如果有严重压痛或反跳痛的存在，表明该部位（盲肠、阑尾或回盲瓣）可能有炎症，不适合进行直接技术的治疗。对回盲瓣的评估和治疗的方法同幽门，此处不再赘述。

2. 小肠的运动评估和治疗　很难单独评估空肠和回肠的运动，往往把小肠作为一个整体进行运动评估。在吸气的时候整个小肠向下移动，并且向两侧扩张。评估时治疗师站在患者侧面，面朝患者头端。治疗师两侧豌豆骨放在患者左右髂前上棘的内侧，两拇指紧靠在一起，手掌尺侧贴在左右锁骨中线的内侧，指尖朝上，使两个手掌包覆整个小肠区域。治疗师先轻轻向背侧加压，达到小肠深度时让患者深呼吸，正常情况下吸气时治疗师会感觉到两个手掌向下移动并向两侧分开，呼气时相反。治疗师不仅要比较吸气和呼气时小肠运动的情况，也要比较两侧运动的对称性（图 15-10A）。如果上腹部没有出现过诸如手术之类的严重问题，小肠的运动功能障碍通常是向下的吸气功能障碍。治疗小肠吸气功能障碍时，治疗师站在患者侧面，面朝患者尾端。治疗师一手尺侧缘放在患者两侧髂前上棘连线中点的稍下方作为固定手（如果有一侧功能障碍比较严重，可以稍向那一侧移动一点），另一手叠在其背侧作为移动手。治疗师在患者呼气时两手先轻轻向背侧加压，直到手掌托住整个小肠下缘。然后让患者深呼吸，当患者吸气的时候，治疗师保持手的位置，不让小肠向下移；患者呼气时治疗师双手像用勺子舀水一样，把小肠向上向前“舀”出来。可以重复 3~5 个循环，或

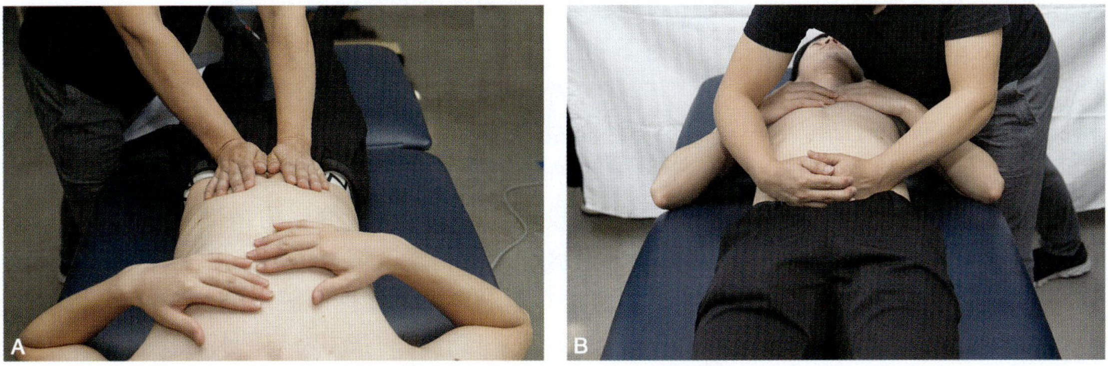

图 15-10　小肠运动评估和调整

A. 小肠的运动评估；B. 小肠吸气功能障碍调整

者感觉到小肠下方组织(主要是肠系膜根部)松弛为止。(图 15-10B)

3. 大肠的评估和治疗　大肠可以分为盲肠、升结肠、横结肠、降结肠和乙状结肠。升结肠和降结肠被筋膜牢牢的固定在后腹壁上,这两个部分的活动度比较小,横结肠的活动度最大,位置也不太固定。结肠的功能障碍通常发生在右侧的肝曲和左侧的脾曲两个转弯的部位,还有盲肠和乙状结肠与髂窝连结处。针对这些部位都可以用加压测试来进行评估,加压并向各个方向推动,了解张力与活动受限的情况。盲肠和乙状结肠的治疗可以参照小肠的治疗,即用勺状的手形将盲肠或乙状结肠从髂窝里“舀”出来。结肠肝曲或脾曲的治疗可以用回弹技术或者回缩技术。需要注意的是肝曲的位置大约在右侧第 10 肋与锁骨中线交界处,而脾曲的位置在第 8 肋和腋前线交界处,而且整个被胃遮挡。治疗时通常用一手固定住肝曲或脾曲部位,另一手沿着横结肠的方向牵拉并突然放松(图 15-11)。对于升结肠或降结肠可以采用评估和治疗食管相同的方法,这里不再赘述。

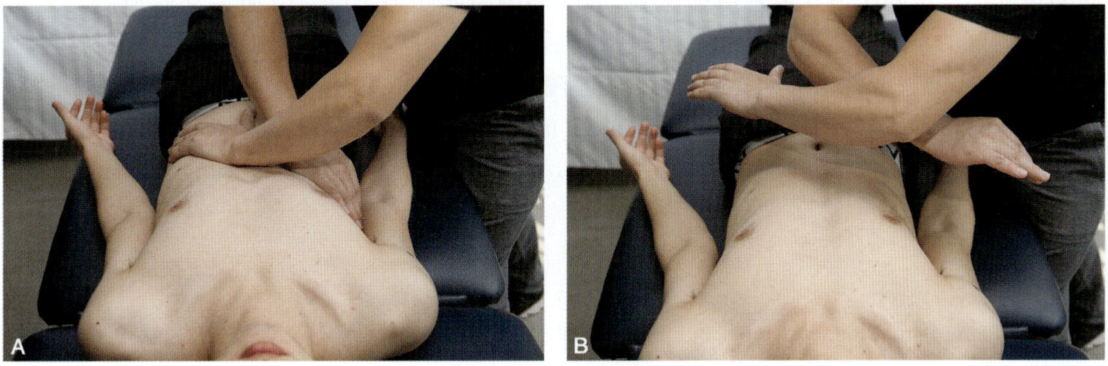

图 15-11　结肠肝曲的回缩技术

A. 开始位置；B. 结束位置

第四节　典型病例(胆囊术后粘连)

1. 主客观评估　50 岁家庭主妇,因右肩胛区疼痛 2 个月就诊。患者疼痛与活动无关,但在夜间和进食后一段时间比较明显,有时还会出现食物难以下咽的情况。通过追问病史,患者并没有明显外伤，除了半年前做过胆囊切除手术外没有其他健康问题。

视诊：患者脊柱侧弯，右肩下沉，右季肋区凹陷，皮肤有明显褶皱。由于是微创手术，并没有在患者腹部表面发现明显的瘢痕。让患者上举双手时，右肩活动度比左侧稍差，右侧肩胛骨上提和上回旋活动度小于左侧。脊柱向左侧侧弯的活动度明显低于右侧。

触诊：患者上腹部张力非常高，尤其是右侧。小网膜、胃、十二指肠等围绕着肝区的部位都可以感觉到异常的张力。右下肋和中下胸段脊柱也可以感受到张力增高，T_7 ~ T_9 棘突旁有压痛，T_9 向右旋转向右侧屈（FRS_R）。对肝区和十二指肠区域进行加压测试时可以感到明显的抵抗感，患者有较明显的压痛。对肝脏进行运动测试时发现肝脏区域过于紧张，几乎测不到明显的运动。肩胛骨活动检查时可以感觉到来自肝区的张力将肩胛骨往下拉。

2. 分析与诊断　患者没有明显外伤的情况下出现肩痛，并且活动并不增加肩痛。患者的疼痛在夜间和进食后有加重，根据这些特点基本排除肩痛来自肩关节本身。患者肩痛出现在胆囊手术后，而且夜间比较重，患者同时还存在进食后疼痛加重和偶尔发生食物难以下咽的情况，这些特点提示我们患者的症状可能与内脏系统有关。经过对病史的追查、观察和触诊等结果的综合分析，我们认为患者的右肩痛可能是由于胆囊手术后造成周围组织粘连、保护性反应和交感反射导致的牵涉痛以及肝区与右肩部的直接或间接生物力学影响而导致的肩胛带活动受限和疼痛。

3. 问题清单　①肝区周围张力增高；②肝脏活动受限；③T_9 功能障碍；④肩胛骨活动受限。

4. 目标　①松解手术区域组织粘连；②降低肝区周围张力；③改善胸椎及季肋区活动度；④减轻右肩疼痛。

5. 治疗计划　内脏及相关部位手法治疗，每周一次或根据情况两周一次。

6. 干预手法　前两次治疗主要应用肝区周围软组织技术，包括三角韧带、冠状韧带的回缩技术、贲门和胃底部的回弹技术、小网膜的松解手法、结肠肝曲的回缩技术、十二指肠的回缩技术。经过两次治疗患者肩痛减轻，肝区周围组织张力下降。肝脏活动有所改善后增加肝脏运动功能的调整技术。经过三次治疗后患者症状基本消失，肝区张力和肝脏运动得到明显改善，但患者胸椎活动受限和 T_9 功能障碍依然存在，在原来治疗基础上增加了针对功能障碍的技术，包括胸椎的松动术、针对 T_9 的快速低幅技术（HVLA）。

（章国伟）

参考文献

[1] Jean-Pierre Barral, Pierre Mercier. 内脏手法调理术[M]. 董福慧，章瑛译. 西安：陕西科学技术出版社，2016.

[2] Jean-Pierre Barral, Pierre Mercier. 内脏松弛术[M]. 萧宏裕译. 新北市：易利图书出版社，2015.

[3] Eric U. Hebgen. Visceral Manipulation in Osteopathy. New York：Thieme Publishing Group，2010.

[4] Caroline Stone. Visceral and Obstetric Osteopathy. Armsterdam：Elsevier Inc，2007.

[5] Helsmoortel, Hirth & Wuhrl. Visceral Osteopathy：The Peritoneal Organs. Seattle：Eastland Press，Inc. 2010.